儿童青少年常见
心理障碍的诊治

阎加民等主编

吉林科学技术出版社

图书在版编目(CIP)数据

儿童青少年常见心理障碍的诊治 / 阎加民等主编. —— 长春：吉林科学技术出版社，2020.11
ISBN 978－7－5578－6590－0

Ⅰ.①儿… Ⅱ.①阎… Ⅲ.①儿童－精神障碍－诊疗 ②青少年－精神障碍－诊疗 Ⅳ.①R749.94
中国版本图书馆CIP数据核字(2020)第212063号

儿童青少年常见心理障碍的诊治

主　　编	阎加民等主编
出 版 人	李　梁
责任编辑	练闽琼　王运哲
助理编辑	李红梅
封面设计	山东梦信德文化传媒有限公司
制　　版	山东梦信德文化传媒有限公司
幅面尺寸	787 mm×1092 mm　1/16
字　　数	360千字
页　　数	330
印　　张	20.75
印　　数	1－1500册
版　　次	2020年12月第1版
印　　次	2021年5月第2次印刷

出　　版	吉林科学技术出版社
发　　行	吉林科学技术出版社
地　　址	长春市净月区福祉大路5788号
邮　　编	130118
发行部电话/传真	0431－81629529　81629530　81629531
	81629532　81629533　81629534
储运部电话	0431－86059116
编辑部电话	0431－81629518
印　　刷	保定市铭泰达印刷有限公司

书　　号	ISBN 978－7－5578－6590－0
定　　价	85.00元

版权所有　翻印必究　举报电话：0431－81629508

编 委 会

主　　编　阎加民　崔明湖　唐秀娟

副主编　李洪伟　司健成　王　莹
　　　　　　牛　勇　史玉梅　赵爱芹

编　　委　冯清祥　庞吉成　周　成
　　　　　　张　健　谭连洋　刘冬英
　　　　　　孙　建　王延廷　成国萍
　　　　　　朱世丽　韩锦赫　宫荟萃
　　　　　　宗学艳　殷宗礼　吴群芳
　　　　　　邢惠春　孙　赟

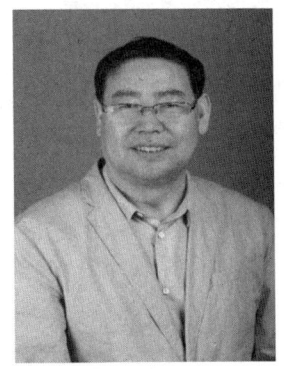

阎加民

主任医师、教授、硕士研究生，淄博市妇幼保健院心理科主任，擅长诊治疾病：失眠症、抑郁症、焦虑症、恐惧症、强迫症、癔症、躯体形式障碍、多动抽动症、厌食症、厌学症、网瘾、心脏神经症、胃肠神经症。擅长心理咨询(治疗、辅导)：1.青少年学生心理问题(怨妒、孤独退缩、冲动攻击、偏执多疑、逆反执迷、自卑自傲、恋爱与人际关系障碍、注意力障碍、厌学、考试焦虑等)。2.妇女儿童、婚恋与家庭的心理障碍。3.心理养生。社会任职：国家中医重点专科学术带头人、中华中医药学会心身医学分会常委、中华中医药学会神志病分会常委、世界中医药联合会中医心理学专委会常委、世界中医药联合会睡眠医学分会常委、中国妇幼保健协会中西医结合分会常委、山东中西医结合临床心理学专委会副主委、山东残疾人协会精神康复专委会副主委、淄博市中西医结合临床心理学专委会主委、淄博市妇幼保健协会心理学专委会主委、淄博市中医药学会中医心理学专委会主委、淄博市残疾人心理康复咨询培训中心主任。论文科研：国家核心期刊论文15篇，市级以上科研项目9项，专著11部，科普文章670余篇，公益讲座550余场。

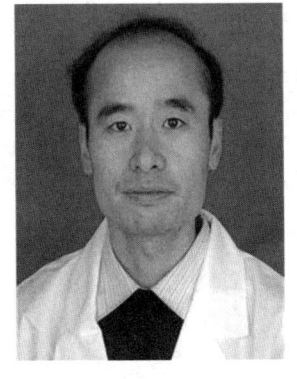

崔明湖

博士，副教授，硕士研究生导师，滨州医学院精神卫生教研室主任，滨州医学院附属医院心理科主任。中国医师协会精神科分会成瘾专业委员会委员，中华医学会心身医学专委会成瘾学组组员。

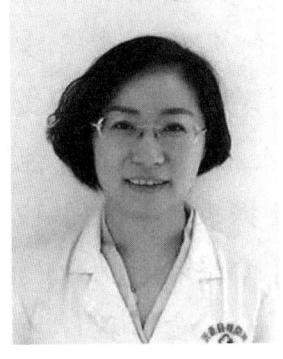

唐秀娟

女，1977年4月15日出生。现就职于沂源县精神病卫生中心，副主任医师。发表国家级论文多篇，先后获得县市级荣誉多项。

序 言

六月的天空，白云朵朵，晴空万里，呈现出一种万物峥嵘，绿意盎然的景色。人们从新冠肺炎疫情的阴霾中走出，复工复产复学，旅游运动健身，尽情享受阳光。

前不久，我收到了同道阎加民教授等人主编的书稿《儿童青少年常见心理障碍的诊治》，一本可广泛用于专科医生、学校老师、儿少心理卫生工作者以及家长的专业书籍。该书从正常儿童心理发展、心理测量、常见心理障碍等方面进行了详细描述。打开书稿，顿觉兴奋，一口气读完，书中文笔流畅，描述准确，通俗易懂，使我领悟到作者对儿童心理知识的专业，对儿童少年的深情关怀。加民主任就职于山东淄博市妇幼保健院心理科，一直从事心理卫生工作，是优秀学科带头人。在心理障碍、心理疾病诊治方面颇有建树，有多部专著，发表科普文章630余篇。特别可贵的是，带领一支20余人的团队，默默耕耘。人员精干，经验丰富，工作理念中西融汇，预防与保健结合，收获了很多荣誉，在全国市级妇幼保健机构中，心理专科建设和发展取得了丰硕成果。

儿童青少年时期是个体发育过程中比较特殊的时期，心理发育特别容易受到外部环境的影响，尤其在当今社会经济快速发展，工作生活压力日益加剧的情况下，我们成年人心理都受到巨大的影响，更何况是儿童青少年。另外，成年期的很多精神及心理问题都源于儿童青少年时期，若早发现，早诊断，早治疗，有利于孩子养成很好习惯，树立健全人格，日后才可能有较好的社会适应能力。根据国家卫生健康委的最新数据表明：我国17岁以下的儿童青少年当中，约3,000万人受到了各种情绪障碍和行为问题的困扰，必须采取综合措施予以干预。据WHO预测，全国儿童心理障碍还会增长50%，将成为致死、致残、致病的主要原因之一。

实际工作中，儿童青少年心理障碍的预防和诊治遇到的难点比较多。一方面，随着社会快速发展，儿童青少年对全新环境的适应、人际关系的选择、学习知识的获得等方面的压力都成倍增长；另一方面，由于传统文化的影响，大多数家长对心理问题讳疾忌医，加上心理卫生知识缺乏，延误治疗现象相当普遍；还有，原本带孩子去心理门诊，却遭遇的是公立医院人满为患，没问上几句便被"打发"，而私立机构并不专业且费用极高的境遇。我想，要解决以上难题，除了父母要有健康心理，尊重和理解小孩，建立良好的亲子关系，进行有效的沟通和交流外，能够有一大批专家将自己的经验著书分享给天下所有的父母、专业工作者，将会有利于儿童青少年心理问题的解决。

期待加民的新作能提升儿童心理保健水平，祝福他们不断有新的作品问世。

是为序

2020 年 8 月 21 日

盛小奇　于国家卫生健康委出生缺陷与预防重点实验室

前言

当今,我国正处于社会和经济急速变革之时,随着我国社会经济体制改革的日益深入,人口和家庭结构的变化,人们新旧观念的冲突,生活方式改变和节奏加快,社会竞争不断加剧。这一切必然给人口中最为脆弱部分的儿童在发展中带来各种应激,儿童精神卫生问题日益突出。据调查在17岁以下的儿童青少年中,至少有3000万人受到各种情绪障碍和行为问题的困扰,且有继续上升趋势。有资料表明,儿童青少年时期有心理障碍者,成年早期的犯罪、酒瘾、吸毒、反社会性人格障碍率是普通人群的5~10倍。据世界卫生组织估计,2020年以前全球儿童精神障碍人数会增长50%,成为最主要的5个致病致死和致残原因。这些问题的严重性已引起社会的关注。为了促进儿童心理的健康发展,出版更多系统完整的有关儿童精神医学的书籍实属必要。为此,我们编写了《儿童青少年常见心理障碍的诊治》一书。

本书跟踪国际儿童精神病领域前沿,参阅了近5年来最新发表的国内外参考书和论著,具体写作内容如下:正常儿童心理发展、心理测量、精神发育迟缓、孤独症谱系障碍、注意缺陷多动障碍、儿童青少年焦虑障碍、儿童青少年抑郁障碍、儿童青少年分离(转换)障碍、儿童青少年适应障碍、儿童其他情绪障碍和进食障碍。

本书可作为儿童精神科医生、儿科医生、儿童保健医生、学校心理卫生老师、儿少卫生工作者、儿童心理工作者等从事儿童工作专业人员的参考书,也可供教育工作者、中小学老师、妇幼工作者、社会工作者、少先队干部、共青团干部及广大家长阅读。

本书借鉴了国内外文献资料,也希望具有中国特色,但世界上没有一本完美无缺的书,希望广大读者多多批评,借此为动力,以便将来不断修订和完善。以此为共勉。

目 录

第一章	正常儿童心理发展	5
第一节	正常儿童心理发展的基本理论	5
第二节	正常儿童心理发展的生理基础	11
第三节	正常儿童心理发展的特点	13
第二章	心理测量	23
第一节	发展量表	25
第二节	智力测验	31
第三节	儿童神经心理测验	36
第四节	行为评定量表	42
第三章	精神发育迟缓	58
第一节	概述	58
第二节	原因	62
第三节	诊断	68
第四节	合并症及精神医学问题	77
第五节	治疗	79
第四章	孤独症谱系障碍	85
第一节	核心症状	85
第二节	诊断步骤与方法	97
第三节	诊断标准	103
第四节	早期诊断	108
第五节	鉴别诊断	111
第六节	增加孤独症儿童行为不足的方法	113
第七节	减少孤独症儿童行为过度的方法	119
第八节	孤独症儿童心智解读训练	128
第九节	孤独症治疗的常用药物	132
第十节	阿斯伯格综合征	141
第五章	注意缺陷多动障碍	145
第一节	注意缺陷多动障碍的概念	145
第二节	注意缺陷多动障碍的临床诊断	146
第三节	注意缺陷多动障碍的共病及诊断	166
第四节	注意缺陷多动障碍的治疗	170

第六章　儿童青少年焦虑障碍 ………………………………………………… 212
- 第一节　概述 ………………………………………………………………… 212
- 第二节　临床表现、诊断和鉴别诊断 ……………………………………… 214
- 第三节　治疗 ………………………………………………………………… 223

第七章　儿童青少年抑郁障碍 ………………………………………………… 229
- 第一节　概述 ………………………………………………………………… 229
- 第二节　临床表现 …………………………………………………………… 231
- 第三节　诊断和鉴别诊断 …………………………………………………… 232
- 第四节　共病 ………………………………………………………………… 235
- 第五节　治疗 ………………………………………………………………… 236

第八章　儿童青少年分离(转换)性障碍 ……………………………………… 242
- 第一节　概述 ………………………………………………………………… 243
- 第二节　临床表现 …………………………………………………………… 244
- 第三节　诊断和鉴别诊断 …………………………………………………… 247
- 第四节　治疗 ………………………………………………………………… 250

第九章　儿童青少年恐惧障碍 ………………………………………………… 252
- 第一节　概述 ………………………………………………………………… 253
- 第二节　临床表现、诊断和鉴别诊断 ……………………………………… 254
- 第三节　治疗 ………………………………………………………………… 256

第十章　儿童青少年适应障碍 ………………………………………………… 259
- 第一节　概述 ………………………………………………………………… 259
- 第二节　临床表现、诊断和鉴别诊断 ……………………………………… 260
- 第三节　治疗 ………………………………………………………………… 262

第十一章　儿童其他情绪障碍 ………………………………………………… 264
- 第一节　儿童广泛性焦虑症 ………………………………………………… 264
- 第二节　儿童社交焦虑障碍 ………………………………………………… 269
- 第三节　学校恐惧症 ………………………………………………………… 282

第十二章　进食障碍 …………………………………………………………… 292
- 第一节　神经性厌食症 ……………………………………………………… 293
- 第二节　神经性贪食症 ……………………………………………………… 299
- 第三节　神经性呕吐 ………………………………………………………… 303
- 第四节　异食癖 ……………………………………………………………… 304

附：常用心理量表 ……………………………………………………………… 305
- 附录1：儿少心理健康量表(MHS-CA) …………………………………… 305
- 附录2：安全感量表 ………………………………………………………… 311
- 附录3：UCLA 孤独量表 …………………………………………………… 312
- 附录4：青春期性心理健康量表 …………………………………………… 316
- 附录5：抑郁自评量表(SDS) ……………………………………………… 318
- 附录6：焦虑自评量表(SAS) ……………………………………………… 319
- 附录7：社交回避及苦恼量表(SAD) ……………………………………… 320

参考文献 ………………………………………………………………………… 323

第一章 正常儿童心理发展

儿童心理发展是指个体从出生到成熟这一成长阶段的心路历程。成熟即身心发育过程的完成，一般认为人类个体的发育成熟大致在17、18岁左右。儿童的心理发展是不断完善、逐步进行的，研究者们通常将儿童期这一整个发展过程划分为如下几个主要发展阶段：婴儿期(0~1岁)，幼儿期(1~3岁)，学龄前期(3~6、7岁)，学龄初期(6、7~11、12岁)，学龄中期或少年期(11、12~14、15岁)，学龄晚期或青年初期(14、15~17、18岁)。

在个体心理发展的研究中，儿童心理发展是被研究最多的部分，研究内容主要涉及两个方面，一个方面是有关儿童心理发展规律的理论，另一个方面是儿童发展各年龄阶段的心理特征。

第一节 正常儿童心理发展的基本理论

有关儿童心理发展比较科学的研究始于德国生理学家和实验心理学家普莱尔(W.T.Preyer，1841—1897)。他对自己的孩子从出生到3岁每天做系统的观察，有时还进行实验，并把这些记录整理出来，写成了一部著作《儿童心理》，这部著作于1882年出版。虽然在莱尔以前就有人从事儿童心理发展的观察研究工作，但《儿童心理》一书的出版标志着儿童心理学正式成为一门学科。以后，众多的研究者从事这一领域的研究，他们就儿童心理发展的动力、趋势、规律和过程进行了探讨。

关于儿童心理发展的研究呈现出各种各样的学术观点和理论派别，虽然不同的理论强调了儿童心理发展的不同方面，但各种理论均涉及心理发展的四个基本论题：遗传因素和环境在决定人类的发展中哪个更重要？个体发展变化是连续的量变过程还是阶段性的质变过程？儿童是自身发展的积极参与者还是受环境影响的被动接受者？人类发展的各个方面，如生理、认知、情感、社会性等，是否相互联系并具有整体性？

关于儿童心理发展比较有影响的理论派别有：精神分析理论、学习理论、认知发展理论、以生物学为基础的发展理论和生态系统理论等。

一、精神分析理论

(一)弗洛伊德的精神分析理论

弗洛伊德(S.Freud，1856—1939)是奥地利的精神病学家，他根据治疗精神病的临床实践经验创立了精神分析理论。精神分析学派认为，人类的一切行为都根源于心灵深处的某种欲望或动机，特别是性欲的冲动。他的性欲阶段理论及人格结构理论对儿童心理发展的研究有一定影响。他认为个体的发展是伴随着性的发展而发展，与性本能的驱动有关，根据"里必多"(Libido)的投放，他将儿童的发展分为：0~1岁的口唇期，1~3岁的肛门期，3~6岁的性器期，6岁至青春前期的潜伏期及青春期。这几个时期对于一个人的人格发展极为重要，他认为5岁前的经验对个体将来发展是否正常具有决定性的意义。

弗洛伊德的研究指出了早期经验的重要性,提示人们关注这一关键时期的发展变化,但他忽视了社会环境对人格发展的影响,他的性决定论观点遭到了许多学者的反对,这些人重视自我在人格形成中的作用,强调人格发展中自我与社会环境的相互作用,成为新精神分析学派,比较有影响的是埃里克森。

(二)埃里克森的心理社会发展理论

埃里克森(E.Erikson,1902—1994)生于德国,是一位著名的精神分析学家。他继承了弗洛伊德的许多观点,但很少强调性驱力,而是更强调社会和文化对人格发展的影响。

埃里克森认为,人的一生可分为既连续又不同的八个阶段,每一阶段都有其特定的发展任务。根据发展任务完成的成功与否,就有两个极端,靠近成功的一端,就形成积极的品质,靠近不成功的一端,就形成消极的品质。教育的作用就在于发展积极的品质,避免消极的品质,如果不能形成积极的品质,就会出现发展的危机。埃里克森认为前五个阶段属儿童期,与弗洛伊德的五个阶段时间相当。埃里克森的八个发展阶段以及每个阶段的发展任务如下。

第一阶段(0~2岁)信任感对不信任感:本阶段的儿童主要是满足生理上的需要,如果他们得到爱抚与精心的照料,获得舒适和安全的感觉,就会对周围环境产生一种基本信任感。反之,就产生不信任感。信任感的形成是以后各阶段发展的基础。

第二阶段(2~4岁)自主性对羞怯和疑虑:2~3岁的儿童学会了说话和走路,自信增强,认识到自己的意志,产生一种自主感,同时又因为还需要别人的帮助而感到羞怯和疑虑。父母既要给予自主让儿童做其力所能及的事,又要对儿童的行为有所控制,以培养自主性,克服羞怯心理。

第三阶段(4~7岁)主动性对内疚:由于语言和运动能力发展,儿童的独立性增强,自由更多,行动开始具有主动性和目的性。本阶段儿童开始意识到性别差异,逐渐建立起适当的性别角色。发展的任务是获得主动感,克服内疚感。

第四阶段(7~12岁)勤奋对自卑:这一阶段是有关自我生长的决定性时期,儿童意识到社会赋予并期望他完成的任务,必须勤奋学习以期在学业上有所成就,避免失败,克服自卑感。

第五阶段(12~18岁)同一感对角色混乱:本阶段儿童必须思考他所掌握的全部信息并为自己确立生活目标。如能做到这一点,则获得了自我同一性,它标志着儿童期的结束和成年期的开始。

以下三个阶段发生在成年后:

第六阶段(18~25岁)亲密感对孤独感:青年人寻求建立对他人的信任,期望与人分担工作、娱乐、生育等生活内容,在自我同一性的基础上获得共享的同一性,建立美满的婚姻关系而得到亲密感。否则,感到孤独。

第七阶段(25~50岁)繁殖感对停滞感:成熟的成年人承担起繁殖和指导下一代的任务,缺乏这种体验的人常沉浸于自我而产生停滞感。

第八阶段(老年期)完善感对失望:这一时期人生进入到最后阶段,如果对自己的一生比较满意,则产生一种完善感。缺乏这种感觉,就会感到失望。

在精神分析理论中,由于弗洛伊德过分强调性本能,许多人倾向于埃里克森的理论。然而,埃里克森并未明确阐述前一心理社会阶段的发展结果如何影响下一阶段的人格发展,他的理论仅仅是真实描述了人类的情绪和社会性发展,而不足以解释其发展的原因。

二、学习理论

学习理论强调学习在发展中的作用,认为儿童的行为是由环境塑造的,否认行为发展的内部规律。这种理论主张研究人类发展应该基于对外显行为的观察,而不是基于对无意识动机或不可观察的现象的内省。学习理论有两种重要的观点:行为主义学习理论和社会认知学习理论。

(一)行为主义学习理论

行为主义学习理论是由美国心理学家华生(J.B.Watson,1878—1958)创立的,他认为有什么刺激,就有什么反应;已知反应,就能推断先行的刺激,即"刺激→反应(S→R)"理论。其主要实验方法是条件反射法,他曾将其应用于研究儿童情绪的发生发展。儿童本来不怕兔子,但是如果每次都让能够引起惧怕的刺激(如大声尖叫)与兔子同时出现,使两者建立起条件反射关系,以后儿童见了兔子也害怕起来。

华生是一位极端的环境决定论者,他认为婴儿是一张白纸,没有天生的倾向性,他们的发展完全取决于养育环境和父母或其他重要养育者对待他们的方式。他否认遗传的作用,认为学习是行为发展的唯一条件。他曾说:"请给我十几个健康而没有缺陷的婴儿,让我在我的特殊世界中教养,那么我可以担保,在这十几个婴儿之中,我随便拿出一个来,都可以训练他成为任何一种专家——无论他的能力、嗜好、趋向、才能、职业及种族是怎样的,我都能够训练他成为一个医生,或一个律师,或一个艺术家,或一个商界首领,甚至也可以训练他成为一个乞丐或盗贼。"

与华生一样,美国心理学家斯金纳(B.F.Skinner,1904—1990)也关心环境对行为的控制作用。斯金纳创立的这种新行为主义学习理论,又称操作性条件反射,主张让研究对象在自由自在的活动中操作环境。他指出动物和人类往往会重复可以产生愉快结果的行为,抑制导致不愉快结果的行为。在动物实验中,白鼠按压杠杆获取到美味食物的结果有利于再次产生这种行为。自由按压杠杆的反应叫做操作,增强反应的食物叫做强化物。这种操作性行为更加符合正常的生活条件,当动物或人的某一个行为发生后,得到了强化,这一行为发生的次数就会增加,如婴儿的微笑和发声如果得到成人的赞许,就会更频繁地出现。斯金纳还发现,人的操作行为不是一次就成功的,需要一点点地学习,强化方式不同,对行为的作用也不一样。改造某种不良行为时,成人可以忽视,而当儿童出现一个正确行为时则给予强化。

斯金纳的操作条件反射为行为矫正提供了实用的操作技术,他的科学理论和方法对行为训练和心理学的发展具有重大贡献。然而,很多人认为斯金纳过分强调外部刺激塑造操作行为的作用,忽视了认知对学习的影响。

(二)社会认知学习理论

美国心理学家班杜拉(A.Bandura,1925—)认同操作性条件反射是动物的一种很重要的学习方式。然而,他强调人类与动物不同,人类具有认知能力,能够思考行为与结果的关系,更多受事件后果的影响,而非所经历的事件的影响。他提出了社会认知学习理论:儿童通过观察和模仿他人的行为进行学习,并在大脑中将这些行为整合成新的模式,形成自己的行为特征。

社会认知学习理论从人的社会性角度研究全体发展,强调观察学习,认为行为的发展是由个体与环境相互作用来决定的。环境影响儿童,儿童的行为也影响环境,儿童是塑造影响他们发展的环境的积极参与者,这一观点近年来已被广泛接受。

社会认知举习理论提供了理解个体发展的有价值的信息,但是许多人认为它对人类发展的解释过于简单,对认知因素在发展中的作用关注太少,因为个体对环境的理解和反应在很大程度上取决于其认知发展水平。

三、认知发展理论

(一)皮亚杰的认知发展理论

认知发展理论是瑞士心理学家皮亚杰(J.P.Piaget,1896—1980)创立的。他认为人的认知结构既不起源于先天的成熟,也不起源于后天的经验,而是人通过对客观现实的适应逐步建构起来的。他把认知结构看成是主客体相互作用的结果,而人的动作是连接主、客体的桥梁和中介。主体通过动作对客体的适应,是儿童心理发展的真正原因。

皮亚杰认为,儿童心理的发展是一个连续而又有阶段的过程。每一发展阶段都有其特定的心理结构,这些阶段按一定程序相继发展,每一阶段的形成都是前一阶段发展的结果,又为下一阶段打好基础。他还运用数理逻辑中运算的概念将智力发展分为如下四个阶段。

感知运动阶段(0~2岁):婴儿运用感觉和动作探索来获取对环境的基本理解,建立了客体永存性,发展了复杂的感知动作协调能力。

前运算阶段(2~7岁):这一阶段的儿童学会了使用语言和表象进行思维,能从事象征性游戏,思维具有较大的灵活性。但此阶段的儿童思维还不能深入到事物的本质,受到具体形象的束缚,思维缺乏系统性和逻辑性。

具体运算阶段(7~11岁):儿童获得并运用认知运算,不再被事物的表面所蒙蔽,当一定量的物体以不同的形式表现时,则能发现物体的量不因形式的变化而变化。但具体运算阶段的思维还离不开具体事物的支持,难以进行抽象的推理。

形式运算阶段(11~16岁):儿童思维不受具体事物内容的局限,通过假设演绎的方式进行推理,形成完整的认知结构系统,儿童的智慧发展趋于成熟。

皮亚杰把智力的本质看做是适应,忽略了人的社会属性,忽视了社会交往与实践对发展的影响。

(二)新皮亚杰主义

20世纪70年代起,日内瓦出现了一支新皮亚杰学派,他们充分重视社会关系、社会文化对儿童心理发展的作用,认为个体在与外界相互作用时,不仅依赖于个体与外部事物的相互作用,也依赖于个体与其他人之间的社会交往。人与人之间的社会交往是个体获得知识的源泉。

(三)信息加工理论

1990年以后,一些发展学家既不满意于行为主义理论,也看到了皮亚杰理论存在的缺陷,转而在认知心理学和计算机科学的基础上建立了信息加工理论,试图通过分析感知和信息处理过程来解释认知发展。信息加工理论认为人类大脑对信息的加工处理过程类似电脑的信息输入、加工和转换输出,大脑和神经系统的发育成熟对认知发展有重要影响。并且,在整个儿童青少年时期认知发展是连续的,而非阶段式。虽然信息加工理论提供了看待认知能力发展的新见解,但是仍有人对其适用性提出了质疑,认为以计算机模拟为基础的信息加工理论严重低估了人类认知的多样性和丰富性。

四、以生物学为基础的发展理论

(一)自然成熟理论

盖塞尔(A.Gesell,1880—1961)是自然成熟理论派别的主要代表人物。他是美国著名的儿童心理学家,通过大量且细致的儿童神经运动发育的研究,他提出了自然成熟观点。他发现无论是胎儿期还是出生后的儿童发展,总是遵循从头到脚、从近到远的法则,头部在胎儿时期最早发育,出生后也是如此。婴儿总是先坐后站,先站后走,身心发展有一定的模式,什么时候出现什么功能似乎受一个天然进度表控制。

这种理论特别强调生物因素在儿童发展中的作用,认为儿童身心的发展变化受机体内部的因素,即生物基因固有的程序所制约,外部环境只是为正常生长提供必要的条件,但不能改变发展本身的自然成熟过程。在盖塞尔一个著名的双生子爬梯实验中,双生子 T 和 C:T 从第 48 周起每日作 10 分钟爬梯训练,连续 6 周。在此期间,C 不作训练,只从第 53 周起开始作爬梯训练。根据他的结果,C 只接受 2 周的爬梯训练,就能赶上 T 的水平。因此他认为,不成熟就无从学习,而学习只是对成熟起一种促进作用。

盖塞尔的自然成熟论观点是偏激的,遭到很多发展学家的排斥,但是它阐述了生物因素对人类发展有重要影响,这是非常有价值的。

(二)习性学和进化论的发展理论

盖塞尔认为生物因素对人类发展有显著影响,这一观点在习性学中同样富有生命力。习性学是一门研究行为的生物进化基础以及影响种族生存发展因素的科学。该学科的起源可追溯到达尔文(C.R.Darwin,1809—1882)理论。达尔文认为所有动物都是通过"适者生存"和"自然选择"的过程发展起来的,只有个体拥有适应生存环境的特质才能生存。并且,通过繁衍,这种适应性特征被选择性地保留下来,传给后代。

现代习性学源于动物学家洛伦兹(K.Lorenz,1903—1989)和廷伯格(N.Tinbergen,1907—1988)的工作,他们强调进化过程与适应性行为有重要联系。习性学家认为所有动物生来就有许多生物性的程序化的行为,这些行为是有利于生存的适应性行为,是进化的产物,可以世代相传。

习性学理论出现在 20 世纪 60 年代,早期习性学家是研究动物行为的,仅近 40 年左右,习性学家才致力于论述进化对人类发展的重要影响。人类习性学家认为儿童生来就有许多适应性的先天特性,这些特性通过影响他人对儿童的反应,而影响个体可能的发展进程和结果。英国心理学家鲍尔贝(J.Bowlby,1907—1990)将习性学的原理应用到发展心理学领域,他认为婴儿对照料者的依恋是促进种族生存而进化出来的行为。

依恋由鲍尔贝提出,他认为依恋是一个个体与另一个个体形成强烈情感联系的一种倾向,是在养育过程中所建立起来的亲子关系。儿童依恋于为之提供安全与照顾以满足其各种需要的特定养育者,这个人通常是母亲,也可以是其他的抚养者或与儿童联系密切的人。依恋是儿童与养育者之间一种积极的、充满深情的感情联结,它可以激发父母和照顾者更精心地照料后代,对儿童发展有重要影响,是将来所有社会关系的原型。

依恋关系的出现不是突然的,其发展可分为 4 个阶段。

第一阶段(出生到第 8~12 周):婴儿对所有人的反应都是一样的,不知道害怕陌生人,见到任何人都会微笑或发声。

第二阶段(3~6个月):婴儿对人的反应有了选择性,能认识其父母并开始优先对他们予以反应,在这些熟悉的人面前婴儿的微笑、大声笑或发声更多一些。

第三阶段(6个月~3岁):婴儿从6~7个月大小起,开始对特定的人发展特殊的依恋,常常是母亲(也可以是其他养育者,或无生命物体),她被作为探索周围环境的安全基地,如果与之分开,儿童会变得不安,当她回来,儿童则显得十分高兴,如果面对不熟悉或恐怖性情境,儿童会寻求与她躯体的亲近。

第四阶段(3岁以后):最后的伙伴关系阶段,儿童较少以自我为中心,能理解母亲的动机和行为,依恋关系变得依赖性更少。

一般认为,儿童自身的成熟因素和照料者的养育特征对依恋类型的形成有重大影响。如果儿童接受的照料是积极的、敏感的,他们就会形成安全的依恋关系,对自己有信心,具有克服困难的勇气;如果他们接受的照料是不敏感的、拒绝的,就不能很好地与人相处,增大形成不安全依恋的可能性。

习性学家与弗洛伊德一样强调早期经验的重要性,认为人类的许多特性的发展都有一个"敏感期"。敏感期是指特定能力和行为发展的最佳时期,在此时期内个体对环境影响特别敏感,生命的前三年是人类社会性和情绪发展的敏感期。

尽管习性学和进化论的发展理论对发展科学是有价值的,但是仍然有一些发展学家提出了质疑,如进化论的方法难以被验证,以及寻求进化论的意义,因为他们认为先天倾向会因为学习而改变。

五、生态系统理论

许多发展学家认识到环境对个体发展的影响,但他们并未就影响个体发展的环境作出明确描述。美国心理学家尤瑞·布朗芬布伦纳(U.Bronfenbrenner,1917—2005)对环境进行了详细分析,提出了生态系统理论。由于布朗芬布伦纳承认生物因素与环境因素交互作用影响着人的发展,这一理论也称作生物生态学理论。

生态系统理论强调发展个体嵌套于相互影响的一系列环境系统之中,在这些系统中,每一系统都与其他系统以及个体交互作用,共同影响着发展的许多方面。布朗芬布伦纳的环境系统也括5个系统。

(1)微观系统:是布朗芬布伦纳环境层次的最里层,是指个体活动和交往的当前环境。对婴儿来说,微观系统仅限于家庭。随着儿童进入幼儿园等更广阔的空间,社交面越来越广,此系统变得越来越复杂。儿童不仅受微观系统中人的影响,他们的生物与社会性特征如气质、能力、习惯等,均影响同伴的行为。

(2)中间系统:是布朗芬布伦纳的第二个环境层次,是指个体微观系统之间的相互关系。

(3)外层系统:是布朗芬布伦纳的第三环境层次,是指儿童并未直接参与但却对他们的发展产生影响的系统,如父母的工作环境、社会关系网等。这层系统对个体发展的影响是间接的。

(4)宏观系统:是个体发展所处的大的文化、亚文化环境,是布朗芬布伦纳环境系统结构的最外层。某种文化或亚文化的价值观、习俗、经济社会体系等渗透到日常生活之中,个体发展不可避免地受到文化宏观系统的强烈影响,它规定着如何对待儿童以及儿童发展的方向。

(5)历时系统:布朗芬布伦纳的生态系统还包括了时间维度,即历时系统。环境变化带来的影响也取决于时间变量——儿童的年龄,如青春期的生理变化似乎增加了青少年与父母间的冲突。

生态系统理论的主要贡献在于它强调发展的动态环境系统,其研究焦点从单一的个体转向更多的相互作用体,如亲子关系、家庭结构以及更大的社会制度。但是,该理论过分强调环境变化的特殊性,以致不能描绘出一个人类发展的一般模式。并且,生态系统理论虽然以生物生态模型为特点,却很少关注特定的生物因素对个体发展的影响。

六、各种理论的折衷学派

至今为止,没有一种理论能够对人类的发展作出完美解释,也没有任何理论被所有人认可。不同的理论强调了发展的不同方面,每一种理论都对理解个体的发展作出了贡献。因此,当今许多心理发展学家均是各种理论的折衷学派,他们用多种理论来解释和预测人类的发展。

(邢惠春　博山区教育局教研室)

第二节　正常儿童心理发展的生理基础

人的生命是从受精卵形成的时候开始的,而心理和行为的发展也在此时奠定了基础。个体的生长发育可分为出生前与出生后两大阶段。

一、出生前的生理发育

当一个精子和一个卵子成功地结合成一个受精卵,则标志着一个新的生命诞生的可能性。受精卵在前2周细胞迅速分裂,形成胚泡并成功着床于子宫。此后进入胚胎时期(妊娠3～8周),这一时期是胎儿器官、四肢和其他生理系统分化、生成最重要的时期。如果某器官或生理系统在这一阶段不能发生,胎儿出生后将成为永久性残疾。这一阶段也是胎儿发育的敏感期,最容易受药物或其他不良因素的影响,造成疾病或残疾的发生。胚胎期里,增殖的细胞群发生分化形成三个细胞层,这三个胚层就是胚体发生的始基。此后,三胚层逐渐发育成名:系统的器官:外胚层发育为神经系统、表皮和毛发;中胚层发育成肌肉、骨骼和循环系统;内胚层分化成泌尿系统、消化系统及其他重要器官,如肝脏和胰腺。胚胎期的发育速度很快,至妊娠第3周,部分外胚层发育成神经管,继而形成大脑和脊椎。妊娠第4周时,心脏已形成,并开始搏动。妊娠第6周末,四肢出现。妊娠第8周末,所有主要的人体结构都已经形成,胚胎初具人形。

自妊娠第9周开始,进入胎儿期发展。此期是一个快速发育期,胎儿由初具人形到各组织器官发育成熟离开母体后能适应外界生活条件。妊娠第3个月时,各器官快速生长并相互联结,如神经系统和肌肉系统协同作用可使胎儿打哈欠、伸展肢体,甚至产生一个类似微笑的复杂面部活动;消化和排泄系统也一同工作,胎儿可吞咽、消化和排泄。妊娠第4或第5个月时,母亲可以感觉到胎儿的振动,它常作为检测胎儿健康状况的标志。

胎儿不仅具备运动能力,还具备调整情绪、自我管理、适应社会及一定的认知能力。胎儿的大脑在第20周左右形成,妊娠第5个月起胎脑开始有记忆功能。胎儿在出生前所听到的声音如母亲的心跳和说话声、母亲反复讲过的小故事或在妊娠后期听过的某个音乐片段,可影响出生后的行为如心率、呼吸等。胎儿具有感觉、理解、学习等方面的奇特的潜能。

妊娠第7～8月时,胎儿大脑皮质已经相当发达,达到新生儿水平,显示出睡眠状态和觉醒状态。此时,胎儿具备了子宫外存活的能力,但由于肺部的发育不够成熟,需要外界帮助。妊娠第9个月中期,胎儿睡眠增多、活动变慢。随着孕期进展,子宫收缩增强,分娩在即,胎儿出生。

二、出生后生理发育

(一)中枢神经系统的发育

神经系统的发育在胎儿期领先于其他各系统,新生儿脑重平均为370g,相当于体重的10%～12%,已达成人脑重的25%左右。出生后第一年脑的生长特别迅速,1岁时脑重达900g,为成人脑重的60%。4～6岁时脑重已达成人脑重的85%～90%。出生时大脑已基本具备成人所有的沟回,但沟裂较浅,皮质较薄。新生儿神经细胞数目已与成人相同,但其树突与轴突少而短。出生后脑重的增加主要由于神经细胞体积增大和树突增多、加长,以及神经髓鞘的形成和发育。3岁时神经细胞分化已基本完成,8岁时接近成人。

头围与脑的发育密切相关,胎儿期脑发育居全身各系统领先地位,故出生时头围相对较大,为33～34cm,1岁时头围为46cm。出生后第二年头围增长减慢,2岁头围为48cm,5岁时为50cm,15岁时头围接近成人,为54～58cm。头围测量值在2岁以内最有价值,连续追踪测量比单次测量更重要。较小的头围常提示脑发育不良、小头畸形等;头围增长过速则常提示有脆性X染色体综合征(此病常伴有明显的孤独症表现),或脑积水等多种脑病。

神经纤维外层髓鞘的形成表明了传导通路和神经纤维形态学的成熟程度,其形成早晚在中枢神经系统各部位有所不同。脊髓神经纤维的髓鞘化是在胎儿4个月时开始的,以后渐渐发展为感觉神经(出生后2～3个月)及运动神经系统,锥体轴是在出生后5个月至4岁时形成,皮质的髓鞘化则更晚。大脑的某些区域可能在15、16岁时还未完成髓鞘化。在婴幼儿时期,由于神经纤维髓鞘的形成不全,当外界刺激作用于神经而传于大脑时,因无髓鞘隔离,兴奋可传于邻近的纤维,在大脑皮质内就不能形成一个明确的兴奋灶。因为未髓鞘化的神经传导刺激较慢,所以,小儿对外来刺激的反应较慢且易于泛化。

小儿大脑皮质功能的发展较其形态的发展慢。皮质的复杂功能是靠机体与外界经常的相互作用、相互影响而获得的。

小儿一出生就具有吸吮、吞咽、觅食、握持等一些先天性反射和对强光、寒冷、疼痛等的防御性反射。随着大脑及各感觉器官的发育,在这些先天性反射的基础上,产生了各式各样的后天性反射,即条件反射。由于条件反射的形成,使得小儿能更快更好地熟悉并适应环境。

(二)体格的生长

1.身高和体重

儿童体格发展的重要标志是身高和体重,它们标志着内部器官,如呼吸、消化、排泄系统以及骨骼的发育水平。

新生儿出生体重与其胎次、胎龄、性别和宫内营养状况有关。我国1995年九市城区调查结果显示平均出生体重男婴为(3.3±0.4)kg,女婴为(3.2±0.4)kg。小儿体重的增长不是等速的,年龄愈小,增长速度愈快,出生至、足月呈现第一个增长高峰。出生后前3个月的增长速度为700~800g/月,4~6个月时为500~600g/月,7~12个月时为300~400g/月。因此,出生3月龄的婴儿体重约为出生时的2倍(6kg),12个月龄时婴儿体重约为出生时的3倍(9kg)。生后第二年体重增加2.5~3.5kg,2岁时体重约为出生时的4倍(12kg)。2岁至青春前期体重增长减慢,年增长值约为2kg。进入青春期后,由于性激素和生长激素的协同作用,体格生长又会加快,体重猛增达4~5kg/年,持续2~3年,是第二个增长高峰期。

身高(长)的增长规律与体重相似,年龄愈小增长愈快,也出现婴儿期和青春期两个生长高峰。出生时身长平均为50cm,生后第一年身长增长最快,约为25cm,第二年身长增长速度减慢,约为10cm,即2岁时身高约为85cm。2岁以后增长平稳,每年增长5~7cm。2~12岁身高的估算公式为:年龄×7+70cm。身高在进入青春早期时出现第二个增长高峰,其增长速率达儿童期的2倍,持续2~3年。女孩进入青春期较男孩约早2年,故女孩在10~13岁时常较同龄男孩高;男孩的青春发育期虽开始较晚,持续时间却较女孩长,故男性成人身高通常较女性高。

2.上、下部量与胸围

上部量是从头顶至耻骨联合上缘的长度,下部量是从耻骨联合上缘到足底的长度。有些疾病可造成身体各部分的比例失常,这就需要测量上、下部量以帮助诊断。初生婴儿上部量大于下部量(中点在脐上);随着下肢长骨的增长,中点下移,2岁时在脐下;6岁时在脐与耻骨联合上缘之间;12岁时即位于耻骨联合上缘,即上、下部量相等。

胸围的大小与肺和胸廓的发育有关。出生时胸围平均为32cm左右,比头围小1~2cm;1岁左右胸围等于头围;1岁以后胸围逐渐超过头围,头围与胸围的增长曲线形成交叉。头围、胸围增长曲线的交叉时间与儿童的营养和胸廓发育有关,发育较差者头围、胸围增长曲线交叉时间延后。我国男童头围、胸围增长曲线交叉时间是15个月龄。

(孙建　淄博市妇幼保健院)

第三节　正常儿童心理发展的特点

一、动作的发展

在个体发展的早期阶段,心理发展的水平更多地是通过其动作表现反映出来,动作与心理发展之间存在着某种相互作用。

儿童出生后从先天的无条件反射到形成复杂的动作技能的发展过程,并不是杂乱无序的,而是有着细致严密的内在规律。

(一)动作发展的规律

1.从整体动作到分化动作

婴儿最初的动作是全身性的、笼统的、散漫的,以后才逐渐分化为局部的、准确的、专门化的动作。如把毛巾放在2个月婴儿的脸上,就会引起全身性乱动;而5个月的婴儿则开始出现定向动作,双手向毛巾的方向乱抓;到了8个月,婴儿能毫不费力地用一只手拉下毛巾。

2.从上部动作到下部动作

婴儿早期首先发展的是与头部有关的动作,其次是躯干动作,最后才是脚的动作。首先最先学会抬头和转头,然后翻身和坐,接着是使用手和臂,最后才学会脚和足的运动,能直立行走和跑跳。任何一个儿童的动作发展总是沿着抬头—翻身—坐—爬—站—行走的方向成熟。

3.从大肌肉动作到小肌肉动作

婴儿首先发展的是躯体大肌肉动作,如双臂和脚部动作等,以后才是灵巧的手部小肌肉动作,以及准确的视觉动作等。

4.从中央部分的动作到边缘部分的动作

发展从身体中部开始,越接近躯干的部位,动作发展越早,而越远离身体中心的肢端动作发展越迟。以上肢为例,从抬肩、伸臂到握物,最后才是手指动作的发展。

(二)动作发展的顺序

1.大运动

大运动是指身体姿势或全身的活动,如抬头、坐、站、走、跑、跳跃等。

(1)抬头:俯卧位时新生儿能勉强抬头1分钟左右,3个月时抬头较稳,4个月时则能抬头与抬胸。坐位时2个月婴儿的头仍晃动竖不稳,3个月时开始稳定,4个月时竖头很稳,并能左右自由转动。

(2)翻身:2~3个月的婴儿可以从仰卧位翻至侧卧位,4~5个月时则能完全翻至俯卧位,6个月时又能从俯卧翻转至仰卧位。

(3)坐:6个月婴儿会独坐,7个月独坐时能自动向左右转身而维持身体平衡。

(4)爬:婴儿2个月俯卧时能交替踢腿,3~4个月能用肘支撑数分钟,6个月以腹部为中心转圈,7~8个月用手支撑腹部使身体离开床面,9~10个月能用手和膝盖着地爬行,12~15个月能爬越障碍物或爬上台阶。

(5)站立和行走:婴儿5~6个月时双下肢可负重,并能扶着在成人怀中跳跃;8个月时背、臀、腿能伸直,扶立能站;9个月会自行扶栏站立;10~11个月扶栏时能抬起一只脚,此时牵着两只手还能向前走;12~15个月能独立行走;18个月能倒退走;2岁时能跑,但动作欠协调;4~5岁以后能快跑,手臂摆动协调。

(6)上下楼梯和跳:1岁半牵手能上台阶,2岁时自己扶着栏杆上下楼梯,3岁能一步一级上楼梯,3岁半能下楼梯。2岁开始能原地双足并跳,3岁能跳远,4岁能单腿跳,5~6岁能两脚交替跳着走。

2.精细动作

精细动作是指手和手指的运动及手眼协调操作物体的能力。精细动作多为小肌肉的运动,在全身大肌肉发育后迅速发育。儿童的手在精细动作方面有着重要的位置。新生儿多为两手握拳,玩具碰到手指时手握得更紧。3个月握持反射消失后两手能张开,开始能有意识地握物。4个月对刺激手指的玩具出现主动抓握。婴儿抓握物体最初是用手掌尺侧抓物,进而用全掌抓物,然后发展到桡侧抓物。8~9个月婴儿开始用手指抓物,能灵巧地拾起糖丸。1岁能翻书页,恰当地握持画笔。以后动作的灵巧性继续发展。随着精细动作水平的提高,手眼协调能力占据愈来愈重要的位置。

儿童精细运动发展进程如下:

1个月:两手握拳,玩具碰到手指时握得更紧。

2个月:两手常张开,眼睛追随移动的人或物品。

4个月:伸手取方木时眼手协调,并能将玩具在手中留置较长时间。

6个月:灵巧而直接地拾起方木,寻找掉落的勺子。

8个月:使两个勺子或方木在中线相碰,精细地抓糖丸。

10个月:能够拇一食指对指取小物品。

1岁:翻开书页。

1岁半:用方木搭四层塔,握笔乱写。

2岁:模仿画垂直线和水平线,搭八层塔,正确使用勺子。

3岁:穿珠子,系纽扣,临摹"O"形和"+"字。

4岁:能使用剪子,画简单的图画。

5岁:会使用筷子夹小物品,临摹"□"形和"△"形。

6岁:会做橡皮泥造型,使用胶水、小刀等工具,能系鞋带。

动作及其技能的发展对儿童智力发展和个性形成有重要作用。一定数量的动作技能的掌握可以帮助儿童及早摆脱对成人过多的依赖,学会独立自主,开阔眼界,增长知识。

(三)玩具的选择

为了使儿童动作得到更好的发展,除了重视儿童的营养和环境条件,还应有一定练习动作的机会,这就要求提供适当的设备,如使儿童在干净的地板上爬来爬去,在有栏杆的床上学习站立相迈步,同时,还要提供一些适当的玩具。

玩具在儿童生活中是非常重要的东西,也是学习工具,它可以促进儿童智力、运动能力的发展。但玩具的选择并不是价格越高越好,而应根据儿童不同年龄阶段的发展特点和需要选择适宜的玩具。

0~6个月主要是视、听、触摸等感觉器官发育的时期,可给小儿选择一些彩球、彩环、悬挂的塑料小动物、带音乐的玩具等,以给小儿更多视听刺激,吸引他们练习抓握。

7~12个月的小儿,运动能力不断增强,手的活动多起来,可给小儿提供各种可供抓握和摆弄的玩具,如积木、摇铃摇鼓、敲响玩具、各种小动物、镜子、彩笔等。使小儿能够动手操作、模仿和探索,锻炼手的灵巧性。

1~2岁小儿能独立行走,活动范围加大了,模仿能力加强了,可为其选择能在地上活动的牵拉小车和小球等,可以放进与拿出物品的盒子、瓶子等。

2~3岁小儿学习能力增强,手的操作能力更强,可提供搭积木、串珠子、拼图、小三轮车等,以帮助其学习形状、颜色等概念。

随着儿童年龄的增大,游戏内容增加,还可提供卡片、球类、各式拼装积木等。

同时,选择玩具应注意安全、卫生、无毒,不会伤害儿童。

二、认知的发展

(一)言语的发展

语言是人和其他动物相互区别的主要标志之一,是人类相互交流的工具,它包括语音、语义、语法三个部分。言语是指发出的声音和说的话,它是语言的组成部分,是心理物理现象。

新生儿呱呱坠地时的第一声啼哭,就是最早的发音,然而在儿童掌握语言之前,有一个较长的言语发生准备阶段,称"前言语阶段",指从婴儿出生到第一个真正意义上的词产生之前这一时期。研究表明,婴儿的第一个词语大约产生于10~14个月之间,即1岁左右。

根据婴儿语言发展的规律,前言语阶段又分为单音节阶段(0~4个月)、多音节阶段(4~10个月)和学话萌芽阶段(10~13个月)。婴儿在最初的2个月发的都是单音节,而且都是元音,如"a""o""au"等;3~4个月开始发出辅音,且能把元音和辅音结合起来,如"ha""kou";4~10个月是小儿的连续音节阶段,这一阶段里,小儿明显地活跃起来,发音增多,在他兴奋时发音更多,可出现一些重复、连续的音节,如"baba""dada",但并无所指。这些音本以后正式说出词和理解词作了准备。

8~9个月时,婴儿已开始表现出能听懂成人的一些话,并作出相应的反,先是对叫自己的名字有反应,之后是在说"欢迎"时小儿会拍手,说"再见"时小儿会摇摇手等。这种以动作来表示回答的反应最初并非对语词本身的确切反应,而是对包括语词在内的整个情境的反应。11个月左右,语词才逐渐从复合情境中分解出来,作为言语信号而引起相应的反应,这时小儿才真正开始理解词的意义。

儿童1岁左右,讲出了第一批能被理解的词,这标志着言语的发生,儿童进入了语言发展期。1岁到1岁半语言的发展主要还是对言语的理解,可以听懂一些词和句子。儿童也能说出某些词,但数量非常少,一般是单词句。1岁半到3岁,这是儿童积极的言语活动发展阶段,在儿童言语发展上是一个飞跃。儿童的积极言语表达能力也很快发展起来,言语结构更加复杂化。从单词句到双词句、多词句,不仅句子的字数增加了,句子结构也在完善。3岁时词汇量已达1000个左右,能够进行问答式交流。

3岁以后,儿童的实践活动增多,交际范围日益扩大,言语能力也随之得到充分发展。有的研究表明,3岁至7岁是人一生中词汇量增加最快的时期,7岁时的词汇量大约是3岁时的4倍。儿童在学前时期,已基本掌握了言语交际的能力,能正确运用口头语言来表达自己的思想,进行日常交流的口头语言发展基本完成。

儿童入学以后,开始了以学习为主导活动的新生活,学习书面言语成为主要任务之一。掌握了书面言语,意味着儿童开始有可能通过书面语言来掌握几千年来所积累起来的知识经验,开始有可能不仅利用口头语言,而且利用书面语言来表达思想,进行交际。

随着口头语言、书面语言、智力活动的发展,儿童内部语言迅速发展起来。内部语言是和逻辑思维、独立思考、自觉行为有更多联系的一种高级的语言形态。内部语言的出现和发展,标志着儿童语言发展进入了更高一级的阶段。

儿童语言发展进程见表1-1。

表1-1 儿童语言发展过程

2个月	可发出几个单元音,如"a""o""au"等
4个月	可发辅音,会出声笑
6个月	在熟悉的人面前,笑声、发音更多一些
8个月	能发出重复音节"mama""baba""dada"等,对叫名字有反应
10个月	咿呀学语,能听懂成人的一些话,并作出相应反应,如拍手表示"欢迎",摇摇手表示"再见"
1岁	说出第一批能被理解的词,如"爸爸""妈妈"
1.5岁	能听懂一些常用的日常词汇和少数简单句子,辅以手势和表情表达需要能说出10~20个词,用言语
2岁	能说出双词或三词组成的语句,如"妈妈鞋""宝宝坐"
2.5岁	会说6~8个字的简单句,唱短的歌谣
3岁	词汇量达1000个左右,句子结构完整,会说姓名、性别,能回答成人简单的问题
4岁	词汇量约2000个,能分辨前后、里外、上下等方位概念
5岁	会用一切词类,能以自身为中心辨别左右
6岁	已掌握时间词,如"今天""明天""上午""晚上"等
7岁	词汇量为3岁时的4倍,已基本掌握口头语言能力

言语交流困难是孤独症患者的典型表现。大多数孤独症患儿来就诊的主要原因是因为语言发育落后,在婴幼儿期叫其名字没有反应,对他人的话不理不睬,但听力却没有缺陷。孤独症患者说话晚,甚至不会说话,并且也不善于用手势等姿势语言形式来表达自己的要求。他们常常出现模仿语言、重复语言,以至于自言自语,多为别人无法理解,缺乏实际意义的言语交流,语言运用能力明显受损。左侧大脑为语言优势半球,功能性磁共振成像(fMRI)的研究结果显示言语障碍与前额叶、颞叶功能损害有关,且以左半球为显著。语言加工脑区的同步性减少、自动性降低,导致孤独症患者持续语言、重复语言和自我调节不良,缺乏从多种信息中理解抽象含义的能力。

(二)感知觉的发展

感觉是人脑对直接作用于感官的刺激物的个别属性的反映。知觉是大脑对直接作用于感觉器官的事物的整体的反映,是个体选择、组织并解释感觉信息的过程。感知觉是儿童认识世界和自我的重要手段,记忆、思维、想象等心理活动都是直接或间接地在感知觉基础上产生和发展起来的。

新生儿一出生就有看的能力。用一个颜色鲜艳的红球,在距他眼睛约20cm处轻轻移动,可发现他的眼睛在观看和跟随。新生儿调节焦距能力差,距离太远或太近,均看不清楚,要引出新生儿看东西的能力必须将物体放在距婴儿眼约20cm的距离,婴儿4个月时才有调节视焦距的能力。

现代研究证实,小儿出生前几个月已有听的能力,刚出生的新生儿即有声音的定向力。觉醒状态下,在新生儿耳旁10~15cm处轻轻摇动装有黄豆的小塑料盒,发出柔和的声响,他会变得警觉起来,并向声音发出的方向转眼或转头。

新生儿出生后就有很好的触觉、味觉和嗅觉能力。他们有冷热、疼痛的感觉,喜欢接触质地柔软的物体。味觉是新生儿出生时最发达的感觉,新生儿对于浓度不同的糖水吸吮的强度和量不同,表现出偏好甜的物品,对于咸、酸、苦的液体则有不愉快的表情。

知觉的发生较晚,婴儿大约在3个月时开始产生物体整体性知觉,初步将物体同背景区分开来。一般认为,出生后4～5个月才出现明显的知觉活动,视觉和运动觉协同发展时出现的手眼协调运动是最明显的表现。6个月的婴儿已有深度知觉,此后,空间知觉、距离知觉等也逐渐发展起来。

2～3岁儿童的感知觉发展迅速,这时,他们能辨别几种基本的颜色,如黄、红、蓝、绿,也能辨别物体的上下、远近。3岁时时间知觉也开始清晰起来,能正确运用早上、晚上的概念。

刚入学的低年级儿童已能指出红、黄、蓝、白、紫、橙黄、粉红等颜色,也能辨认自己的左右方位,但对时间的估计尚不准确。8岁儿童时间知觉的准确性和稳定性开始接近成人。9～11岁儿童已较灵活地掌握了左右方位。

孤独症患者的感知觉异常很常见,对外界刺激麻木,感觉迟钝。他们对环境中的物体常常缺乏注视,跟他们说话时他们会像聋子一样没有反应,很多父母正是因为怀疑小儿"耳聋"而初次就诊。也有一些患者感觉过敏,对某些视、听刺激恐惧不安,如有的患儿遇到一点小声音就捂上耳朵。有的孤独症患儿对触觉过敏,不愿与人拥抱或被人抚摸。有的痛觉迟钝,打针、摔跤时从不哭闹。

(三)记忆的发展

记忆是婴儿心理活动在时间上得以延续的根本保证,是经验积累的重要前提。没有记忆就没有经验,更没有个体行为的发展。

一般认为,第一个条件反射(哺乳姿势的条件反射)的出现是记忆产生的标志,大约发生在出生后10天。然而,对胎儿的研究却发现人类个体在胎儿期就有记忆,记忆发生的时间在妊娠末期,而不是出生以后。研究者们发现孩子出生后普遍爱听他们在子宫内听过的声音或音乐。

在2～3个月时,当婴儿注意的物体从视野中消失时,他能用眼睛去寻找,表明这时已有短时记忆。5～6个月的婴儿就可以认出妈妈,把她与陌生人区别开。

婴儿的记忆,以无意识记为主。2岁以前,最容易记住的是那些印象强烈或带情绪色彩的事情。2岁以后婴儿的有意识记开始萌芽,它和言语的发展、词汇的扩大直接相联系。这一时期,小儿可以记住一些歌谣与故事,能够再认相隔几十天或几个月的事物。

学前时期儿童,由于活动的复杂性、言语的发展,记忆的范围进一步扩大起来。但仍以无意识记为主,尚不能利用语词为中介帮助记忆。

儿童入学以后,在学习过程中,老师会要求他们学着、识字、数学和记住课文,这就给记忆提出了新的要求,记忆得以迅速发展。这时,从记忆的目的性来说,有意识记逐渐占主导地位;从记忆的方法来说,从机械记忆逐渐过渡到理解记忆;从记忆的内容来说,词的抽象的记忆也在迅速发展。因此,大部分少年已能较好地运用理解识记的方法记忆材料。

由于感知觉障碍、对周围环境缺乏注意,孤独症患者常常记忆力低下。但是,有多数孤独症患儿表现出特殊的机械记忆能力,对数字、地名、人名等有不寻常的记忆力,如有的患儿能背诵过往汽车的车牌号,甚至过目不忘。有研究认为孤独症患者的大脑额叶、颞叶、顶叶及枕叶区域功能连接下降、协作性降低,导致神经活动脱抑制和局部皮质联络增强,涉及某些内容记忆的神经区域的功能得以超常发展,出现这种"岛性"不寻常的能力。

(四)思维的发展

思维是人脑对客观事物的概括的、间接的反映,是客观事物的本质和规律的反映。它以感知觉、表象、言语等为基础。

从种系和个体发生的角度来看,人类思维可按顺序划分为直觉行动思维、具体形象思维和抽象逻辑思维三种。新生儿刚生下来时,是没有思维的,只有一些无条件的反射。出生后的头半年,主要是感觉和知觉的发展期。大约在出生后的第二年,儿童出现了初步的概括能力,即能以相同的行为来反应相类似的情景,也能以间接的手段来达到目的,如儿童会用小木杆为工具勾取桌上的小兔子玩具。当儿童获得这种对动作的概括性时,也就获得了直觉行动思维。

直觉行动思维使儿童的思维与感知觉和行动密切相联系。儿童只能在感知行动中思维,反映自己动作所能触及的具体事物,而不能在感知和动作之外思考,更不能计划自己的动作,预见动作的后果。例如,儿童玩布娃娃的游戏,给它喂水、擦嘴,如果布娃娃被拿走了,游戏也结束了。

直觉行动思维在幼儿时期最突出。随着学前儿童生活范围的扩大,接触事物增多,语言的丰富,他们的思维水平逐步发展起来,具体形象思维成为主要的思维方式。这个时期儿童的思维离不开事物的形象,思维具有直觉形象性。例如计数时,必须把数目和具体事物联系起来才能进行。

抽象逻辑思维是在感性认知的基础上,通过概念、判断、推理来揭示事物本质特征的过程。儿童入小学后,就逐步从以具体形象思维为主要形式过渡到以抽象逻辑思维为主要形式。这种过渡主要表现在儿童对事物性质、内容或关系的理解,以及判断、推理能力的形成和发展。在学校的教学活动中,不只要求儿童掌握直接的知识经验,更重要的是掌握大量的间接的知识经验。儿童必须学会通过分析、综合、比较、抽象、概括来掌握概念,进行逻辑判断和推理。这就促使儿童独立思考能力迅速发展起来。一般认为,从具体形象性向抽象逻辑性转化的过程中,存在一个关键转变点,就是小学儿童思维发展的关键年龄,约在小学四年级。低年级儿童形象思维所占成分较多,高年级儿童则以抽象思维为主。

儿童进入初中以后,教学活动向他们提出了更高更复杂的要求,抽象逻辑思维占主要地位,但这种抽象思维在一定程度上是以具体形象作支柱,到高中才能摆脱具体形象,从经验型抽象转化为理论型抽象。初中学生的思维的独立性和批判性有了显著的发展,但容易产生片面性和表面性。他们常常不满足于教师或教科书中关于事物现象的解释,喜欢独自寻求答案,经常要独立地、批判地对待一切。

学龄晚期即高中阶段的学生思维具有更高的抽象概括性,并且开始形成辨证逻辑思维。思维的独立性和批判性更加鲜明,片面性有所改善,独立思考能力得到高度的发展。

孤独症患儿沉浸在自己的世界中,对环境缺乏关注,缺少对周围环境事件的感知。他们对语言的感受、理解及运用存在障碍,也不能理解他人的姿势及面部表情。孤独症患儿对周围情况的理解、分析和推理能力以及逻辑思维能力的发展,特别是对社会认知和理解能力的发展均较差。

三、情绪的发展

情绪是人们在感知事物时对客观事物的主观态度,喜、怒、哀、乐、爱、憎等是情绪的表现形式。人们利用这些情绪方式来表达需要与愿望。新生儿一出生就需要成人的照料,只有在成人钓哺育与照料下才能得以生存和发展。情绪反应是两者之间沟通的重要讯号。婴儿的哭表示躯体的饥饿、寒冷,需要成人的注意与照顾;微笑反映舒适、愉快,吸引成人的关注和抚爱。情绪反应是儿童适应生存、人际交往的重要工具。

一般认为,儿童出生后就有情绪,它是先天的,与生俱来的,新生儿或哭、或安静、或四肢舞动,都是情绪反应的表现。从目前研究来看,新生儿已有两种可以区分的原始情绪,即积极的、愉快的情绪与消极的、不愉快的情绪。以后,在成熟和学习的作用下,各种不同的情绪逐渐分化出来。2个月的婴儿吃饱后就会微笑,3~4个月的婴儿开始出现愤怒、悲伤,6~7个月开始表现怯生情绪,对陌生人惧怕,并产生对照料者的依恋。

在小儿的情绪反应中,依恋是一种重要的情感,其作用在于促进安全,进而促进独立,是一个促使社会功能成熟的因素。如果婴儿与母亲或其他的养育者之间建立了良好的依恋关系,他就会感到愉快,情绪活跃,喜欢探索新事物,有助于形成积极、健康的情绪,养成自信、勇敢、易于与人相处的人格特征。

随着儿童年龄的增长,社会活动增多,一些高级情感发展起来,如1岁的婴儿产生了一种对人的最简单的同情感,1岁半开始出现羞愧、骄傲、内疚等情绪,2~3岁的儿童产生了简单的道德感、理智感、美感。幼儿的情绪体验已相当丰富,一般成人体验的情绪大部分已为他们所体验,只是他们的情绪常常强烈而缺少控制。入学以后,儿童的社会情感占主导地位,但一直到少年期,他们的情绪都是冲动的,行为难以预测。

青年初期是人生观形成的重要时期,在长期的教育下,他们的道德感、理智感、美感都有了深刻的发展,情绪体验已比较稳定。

孤独症患儿的情绪反应比较原始、单调,高兴时他们不会微笑或大声笑,生气时往往尖叫、哭闹,甚至出现打自己、撞头等自伤行为。他们不会与周围环境建立情感联系,不能发展较高级的情感活动,如他们不懂得关心别人,没有羞耻感等。

四、个性的发展

儿童一出生就显示出种种个体差异,到新生儿室观察一下就会发现:有的孩子吃、睡、排泄都有一定规律,而有的孩子这些生理活动紊乱,缺乏规律;有的孩子表现安静,易安抚,另一些孩子则易哭闹、急躁、难以安静。这些个体差异就是气质的差异。

气质是受个体生物组织所制约、不以活动目的和内容为转移的典型、相对稳定的心理活动的动力特征。气质由遗传决定,但在某种程度上,可因环境因素而发生改变。20世纪50年代中期,Chess和Thomas等为了调查个体间人格的差异,从新生儿开始,进行了长达几十年的长期追踪观察,基于对婴儿最初几个月行为特征分析所得的资料,描述了气质的9个基本特征:活动水平、规律性、趋避性、适应性、反应强度、情绪性质、注意力分散度、坚持度、反应阈。这9个基本的气质特征,构成了不同的气质类型:容易抚养型、困难型、发动缓慢型及介于三者之间的中间型(包括中间近困难型与中间近容易型)。

婴儿最初表现出来的这些气质特点,是个性形成的基础,正是这些与生俱来的行为方式差异,制约了他们与父母或其他教养者的相互作用,决定了行为发展的方向。每个儿童正是在带着自己特有的气质特点与父母、周围环境交互作用的过程中,逐渐形成个性。

个性指一个人整体的精神面貌,即具有一定倾向性的各种心理特征的总和。它是一个复杂的、多层次的动力结构系统,包括一个人的气质、性格、能力、自我意识、动机、兴趣、人生观。

自我意识是人对自己的认识和调节。它不是天生的,是在社会实践中形成的。新生儿没有自我意识,婴儿1岁左右学会了走路,逐步认识到自己的动作与动作的对象,可以把自己与别的物体区分开来。认识了自己的存在与力量,这就是最初的自我意识。随着言语的发展,幼儿开始用"我"称呼自己,自我意识的发展进入了一个新的阶段。儿童把自己当作一个主体的人来认识,他们也逐步学会了对自己的评价。

3岁前儿童的心理活动几乎完全是依赖于外界环境的影响,随着外界环境的改变而改变。3岁左右,幼儿的独立性发展,他们不再按照成人的指令来行动,而开始渴望像成人一样独立行动,想到什么就做什么,不考虑后果。表现为不听话、执拗、顶撞,常常要"自己来"。

幼儿的独立性发展还表现为行为的模仿性。模仿是幼儿行为的显著特点,他们经常模仿父母、老师、小朋友以及影视作品中的人物,更喜欢模仿他们的动作和喜爱的人物的言行。教师和父母要善于利用、引导幼儿的模仿性,注意以身作则,树立良好的榜样,让幼儿在模仿中学习。

学前期,儿童的自我意识、性格、能力等个性心理特征已初步发展起来,有稳定倾向性的各种心理活动的独特组合已开始成型,人的个性初步形成。这时,儿童道德意识有了进一步的发展,学前儿童有了同情、互助、尊敬、羞愧感、自豪感、友谊感等道德体验。

儿童进入学校学习,开始真正成为集体的成员,在教育的影响下渐渐发展了班级集体荣誉感,自觉参加班级各项活动,懂得要关心集体、关心同学。以后又把这种关心扩展到学校、祖国。学校要求儿童遵守各种规章制度,好好学习,这将促使儿童的组织性、纪律性等性格特征的形成。这时,儿童的个体倾向性越来越突出,学习成绩的好坏、社交能力、教师和同伴对儿童的评价对个性的形成均有一定影响。

从初中时期开始,少年日益能够自觉地认识和评价自己的个性品质、内心体验,从而更能独立地支配和调节自己的活动和行动,力求摆脱对成人的依赖,反抗成人的干涉。少年时期是道德信念和道德理想形成的时期,道德行为更加自觉,又能通过具体的事实概括出一般原则,并以此指导自己的行为,只是自我控制能力还不强,有时会出现一些矛盾的行为。

少年期是一个从儿童期向青年期过渡的时期,是一个半幼稚、半成熟的时期,是独立性和依赖性、自觉性和幼稚性错综矛盾的阶段。青年时期是个体身心发展的成熟时期,自我意识在继续发展。随着自我意识的发展和理论思维的形成,儿童对社会、政治、经济的了解越来越多,不断认识了自我在社会中应肩负的历史使命,因而,对人生观的考虑越来越自觉。然而他们对人生的看法还不稳定,易受外界的影响而改变。人生观的基本形成一般在进入青年中期之后。

总之,个性是在儿童与环境相互作用的过程中形成的,孤独症患儿不理睬他人,对周围事物缺乏反应,个性的发展受到阻碍。幼儿期的孤独症患儿常常缺乏对自己的认识,不会用"我"称呼自己,学习能力低下。随着年龄的增长,他们的个性发展仍停留在较原始的水平,没有独立性,需要他人的照料和帮助。

五、社会性与生活技能的发展

(一)社会性的发展

婴儿从一出生就既是一个生物的人,又是一个社会的人,处于各种社会关系的包围之中,与各方面的人发生着联系。儿童的社会性是在社会交往过程中形成的。在不断的交往活动中,儿童学习各种知识和经验,学会基本的生活技能,掌握社会规范,形成社会所认可的行为方式。

1岁前的婴儿由于缺乏独立生活的能力,需要母亲和其他成人的照料,所以他的社交活动限于母子之间、父子之间,或许有时与家族外的人也有些接触,但是,与母亲的交往占据了最重要的地位,是母亲给婴儿喂食、换尿布,照顾他的饮食起居,陪他游戏。婴儿最初的人际交往以情感性行为表现为主要手段,愉快的时候微笑、哈哈笑、手舞足蹈,不适、饥饿、寂寞时则啼哭。1岁以后,儿童的语言能力发展,能够独立行走,与同伴的接触日益增多。游戏是儿童交往的媒介,在这种平等、合作的游戏活动中,儿童可获得许多社会交往的本领。同伴交往有着与成人交往所无法替代的作用和重要性。

幼儿与同伴的活动在生活中所占比例不断增长。大部分的幼儿喜欢与同伴一起玩,而且玩伴也随年龄增长而增多。游戏已从平行性游戏转向合作性游戏,玩伴关系更加协调,社会化程度大大提高。3岁儿童已知道自己的性别,在教育的影响下,幼儿已认识到男女性别行为的差异。4岁以前男女儿童与同性或异性玩伴都相处融洽,4岁以后男女儿童游戏内容开始分化,儿童大多接受一些与自己性别角色相适应的行为。

小学生喜欢过群体生活,常常三五成群,一起上学,一起做游戏。这时,老师的指导起着决定性作用。如果指导得当,低年级就会形成一个团结的集体。在一个紧密的集体中,儿童会更自觉地遵守集体规则,对集体产生一种强烈的依恋感。小学生对性别行为有了明确的认识,他们的学习兴趣和游戏也明显分化。男同学喜欢从事冒险、刺激的活动,女同学喜欢从事读书、听音乐等较安静的活动。

在初中时期,少年开始从幼稚过渡到成熟,为了适应社会的需要,他们必须学习知识和技能,这是少年社会化的主要任务。

随着身体的发育成熟,少年开始更多地关心自己,产生了"成人感",力求独立,反对成人的干涉。而且少年对性别角色的确认进一步发展,能根据社会文化对男性、女性的期望而形成相应的动机、态度和行为。这时,少年在青春发育期第二性征出现,为了适应遗精、月经,形成健康的性观念,性教育是少年必修的课程之一。

青年初期的社会化任务不仅是少年期社会化任务的延续,而且,包含了新的内容。由于高中生的身体进一步成熟,他们感到自己已经长大了,对成人的依赖更少,社会交往日益扩大,同伴的友谊越来越深厚。这时,性机能的发展已经成熟,青年对异性的好奇与爱慕日益增强,有了相互交往的愿望。而且,高中生就要走入社会,进入成人世界,学习适应成人社会是青年最迫切的任务。

社会性是在社会交往中通过学习、模仿而逐渐实现的。孤独症患儿对周围环境和别人的活动不感兴趣,常常独自玩耍,沉迷于自己感兴趣的事物,不懂得如何与人交往,没有微笑,缺乏眼对眼的凝视,不能与照料者形成正常的依恋关系。社会交往障碍是孤独症的核心症状,缺乏目光接触为其典型特征。随着时间的推移,孤独症患者与人交往的能力可能有所改善,但不能理解、无法洞察他人的感受使得他们很难建立正常的伙伴关系。至成年期,他们依然离群索居、为人冷漠,人际关系困难。fMRI有关孤独症的脑功能研究发现其前额叶、颞叶、杏仁核活性降低,表明与社会活动有关的脑区域和与面部表情有关的梭状回功能受损。

(二)生活技能的发展

生活技能是自己料理生活的能力,是每个健康的人所必须具备的生存和发展最基本的能力。对婴幼儿来说,生活技能限于饮食、大小便、穿着等方面,随着年龄的增长,生活技能多极化发展,表现在生活的各个方面。儿童生活技能发展的进程见表1-2。

表1-2 儿童生活技能发展简表

2个月	能微笑,面部有表情,眼随物体转动
4个月	伸手抓面前的物体
6个月	能分辨熟人和陌生人
8个月	能握饼干吃
10个月	能模仿成人的动作,如拍手、招手,能抱奶瓶喝奶
1岁	穿衣能配合,能说出少数物品的名称,用杯喝水
2岁	会表示自己大小便的需要,懂命令,会用勺子吃饭
3岁	说自己的姓名,会洗手、洗脸,穿脱简单衣服
3.5~5岁	穿脱一般衣服,大便后能清洁,能自己去附近小朋友家
5~6.5岁	能穿鞋,左右不弄错,自己换脏、湿衣服,能前往约1公里内常去的地方,能独立上学校
6.5~8岁	自己洗澡,能照吩咐打扫房间
8.5~10.5岁	自己剪指甲,根据天气更换衣服,能买票乘车到常去的地方,能按路线说明独自步行20分钟的距离

孤独症患儿的生活自理能力普遍低下,这与他们不关心周围环境、理解能力低下、模仿能力差、难以执行指令有关,也与家长不注重培训有密切关系。对多数患儿经过耐心、长期的培训,可养成良好的个人卫生习惯和不等水平的照顾自己的能力。

(韩锦赫 济南大学教育与心理科学学院)

第二章　心理测量

　　心理测量是指根据一定的心理学理论,采用一定的操作程序,对人的行为作出某种数量化确定的过程。就儿童而言,心理测量包括智力和发展量表、神经心理测验、行为评定量表等。发展量表包括心理发展量表和适应行为量表,实施方法是观察儿童、询问父母及儿童的操作,类似于纵向观察;智力测验采用儿童操作的方式,类似于横断面观察,需要儿童的心理发展到一定水平才有可能测定,常用于幼儿期以后。神经心理测验是对脑与行为的关系进行研究,需要被试者操作。行为评定量表是依据个人判断来评估行为的心理测验方法,儿童行为评定量表多为他人评量表,主要有父母用、教师用、专业人员用,年长儿则常用自评量表。但这些分类之间的界限并不十分清楚。

　　临床使用一个测验,首先要考查测验是否进行了标准化。标准化测验是指依据测量学的理论与方法,按照一定的系统程序和统一标准编制,并对测量误差做了适当控制的测验,从国外引进的测验需要经过我国修订和再标准化,达到测量学指标方可应用。标准化测验的主要技术指标包括:

一、标准化样本

　　标准化样本是指有一定代表性且数量足够大的样本在某项测验上的分数分布,是一种参照标准,在使用心理测验时必须考虑被试者情况与该测验样本背景资料相符合的程度;如果不得已使用了不很相符的测验,则在解释测验结果时须持谨慎态度,否则容易得到错误的结论。

二、信度

　　信度又称可靠性,指的是测试结果是否稳定可靠。凡测验必有误差,信度受随机误差影响,随机误差越大,信度越低。因此,信度可视为测量结果受机遇影响的程度。考核信度的方法有:

(一)重测信度

　　用同一种测验,对同一组受试,前后两次测验的相关系数,主要反映测验分数的稳定程度。用于儿童青少年的量表,因为儿童的行为常有变化,重测信度两次时间间隔不能太长。

(二)分半信度

　　按照项目的单双或其他方法将项目分成两半,计算两半之间的相关系数。

(三)内部一致性系数

　　反映测量工具内部的同质性,即量表是在测量相同的特质。用 Cronbach'sa 计算。

(四)评分者间信度

　　不同的评分者间分数的相关系数。使用组间相关系数(ICC)考察评分者间,如父母、教师之间、父母和孩子之间的一致性、不同教师之间的一致性。

三、效度

　　效度又称测试的有效性,指测试工具确能测得所欲测量对象的真正特质或功能的程度。效度是科学测量工具最重要的必备条件,选用测验或自编测量工具,必须首先评价其效度。测验的效度通常以测验分数与其所欲测量的特质之间的相关系数表示。效度分为以下3种类型:

(一)内容效度

反映测量工具本身内容的适切程度,采用逻辑分析方法由专家评判所选项目是否符合测量的目的和要求;采用项目与总分的相关分析法获得评价结果。

(二)校标效度

是根据已经得到确定的某种理论,选择一种指标或测量工具作为准则(效标),分析量表项目与效标的联系,以测验分数和特定效标之间的相关系数表示。会聚效度指某一特定测验的分数与测量同一构想的其他测验的分数之间的相似性证据;也可以选用临床诊断作为效标,如该量表与一种已被认为是金标准的测量(K-SADS)的一致性。

(三)构想效度

是根据测验所测量的心理学概念或"构想"来分析测验分数的意义。所采用的方法是因子分析,探索性因子分析从量表全部变量中提取一些公因子,各公因子分别与某一群特定变量高度关联,这些公因子即代表了量表的基本结构。验证性因子分析用来检验已知的特定结构是否按照预期的方式产生作用,通过结构方程建模来测试。

四、如何评价信度和效度的高低

Andrews(1993)就青少年抑郁量表的信度和效度的评价提出以下标准,并被广泛应用:信度和效度系数>0.90 为很好,0.80~0.90 良好;0.50~0.80 中等;0.30~0.50 低;<0.30 为差,一般认为其结果虽然有理论意义但无实际意义。但 Collett(2003)认为这些标准并不适用于所有信度、效度。信度系数一般较高,但可接受范围随信度形式不同而异,内部一致性要求在 0.8 范围,评分者间信度常常较低,特别是与儿童在不同环境相处的成人,例如父母和教师评分者信度在 0.3 范围是很常见的,一般不考虑为量表有缺陷;重测信度在短期间隔后相关系数在 0.8 范围为良好,而在较长的时间间隔 0.6 也是可以接受的。效度一般比信度低,有统计学显著意义即可。

第一节　发展量表

生命早期的心理发展与生理生长紧密联系,随年龄加大,生理和心理的发展才能逐渐区分,故用于婴幼儿的量表称心理发展量表。本文将其他适用于婴幼儿的量表也一并在此介绍。

一、发展水平评估

(一)发育筛查

筛查是对整个儿童群体在规定的年龄或月龄以心理筛查工具进行测查以检出未被怀疑而实有重要偏离正常危险的那些儿童的保健措施。它不是准确评定发育水平的手段。

1.丹佛发育筛查测验

丹佛发育筛查测验(DDST)适用于 2 个月到 6 岁儿童的智力发展筛查量表,由 Frankenberg WK.于 1960 年代编制。由 105 个项目组成,分为 4 个能区。

(1)个人社交技能:测查人际关系和自我帮助行为。

(2)精细动作:测查手的操作和眼手协调能力。

(3)语言:测查言语接受和表达能力。

(4)粗大运动:测查爬、坐、行、走、跳等身体运动控制和协调能力。

国内目前广泛使用的是经过国内修订的、共有104个条目的版本。原作者于1990年对DDST重新修订形成了DDST-Ⅱ,收集了2000例儿童样本进行了量表的标准化,对语言和发音相关的内容进行了调整。

该量表只能用作筛查用,不能用于诊断。适合基层儿科医生在进行儿童健康体检时使用,对筛查对象的个人-社交技能、精细动作、粗大动作和语言等方面发展的大概范围进行了解,然后对可疑的落后者进行诊断性检查,这样可以提高工作效率。每一个条目通过给1分,不通过给0分。最后评定结果为正常、可疑、异常、无法测定,不评智商,初测结果为后3项者,2～3周后应复试,可疑或异常者应进一步作诊断性测验。

2.发育筛查测验(DST)

由上海医科大学儿科医院修订的0～6岁发育筛查测验,由一般情况部分和正式测验部分组成。正式测验部分由运动能区、社会适应能区和智力能区3部分组成。共120个项目,其中运动能区和社会适应能区各有30项,智力能区60项。测验从0～96个月分29个年龄组。每个年龄组中运动和社会适应能区各有1个项目,智力能区有2个项目。

DST适用于0～72个月儿童。虽然测验表中的项目一直延伸到96个月,但这仅是为了使6岁及以下儿童超过平均水平的能力也能得到合理的评价而设计的,绝非用于测量7岁甚至8岁儿童的得分。3岁以下用DQ(发育商)划分正常、可疑和异常;4岁以上同时用DQ和MI(智力指数)划分正常、可疑和异常。

(二)发育诊断测验

1.Gesell婴幼儿发育诊断量表(GDDS)

是由儿科医生Gesell根据他自己创立的儿童心理发展理论为基础而编制并经过几次修订,是目前国际上应用最广的发育诊断测验之一,之后的一些儿童发展量表都是借鉴其理论并在其基础上发展形成。该量表分为5个能区:

(1)适应行为:是最重要的能区,它涉及对刺激物的组织,相互关系的知觉,将刺激物的整体分解为其组成部分,并将这些组成部分按有意义的方式再组成整体。在这个能区里包括对物体和情境精细的感知运动调节,接近和玩弄物体时手眼协调,解决问题时恰当的运动控制装置的能力,对简单问题出现的情景发挥新的调节能力。

(2)粗大运动能力:涉及对身体的粗大运动控制,包括姿势反应,头的稳定,坐、爬、站、走等。

(3)精细动作能力:包括手和手指的抓握和操纵物体。

(4)语言行为:涉及前语言行为、言语模仿、言语表达、言语理解和姿势语言等。

(5)个人社会行为:包括婴儿对他所居住的社会文化的个人反应。如控制大小便,吃东西的能力,独自游戏与合作性,对训练和社会习俗的反应等。

量表适用于4周到6岁的婴幼儿。设定4周、8周、12周、16周、20周、24周、28周、32周、36周、40周、44周、48周、52周、18月、24个月、36个月、42个月、48个月、54个月、60个月、72个月21个年龄阶段。每个年龄组选择50%～75%的儿童能够通过的项目定位。测查时,根据筛查结果或临床表现确定测查起始年龄,测查至最低水平(该年龄段所有项目都通过)和最高水平(该年龄段项目都不能通过),然后根据通过项目情况计算出发育年龄,再除以实际年龄得出儿童各能区的发展商数,发展商数的计算是采用比率法。

由于量表在设计上区分5个能区,给儿科医生提供儿童不同领域发展水平的信息,对于临床干预具有直观的指导意义,所以该量表在国外是儿科医生在临床工作中喜欢使用的量表。

2.贝利婴幼儿发育量表(BSID)

系由美国心理学家 NancyBayley 编制(1933年发表,1969年修订),1994年修订成第二版(BSID-Ⅱ)。该量表在编制上借鉴了Gesell的一些经验,但是与之最大的不同是没有区分不同能区。因为编制者Bayley认为,婴幼儿在不同年龄阶段不同能力发展的速率是不同的,如1岁左右的儿童对动作模仿最感兴趣,而2岁左右则对语言学习模仿更感兴趣。所以在结构上设置为智力量表、运动量表和行为记录3个量表。BSID的适合年龄为2~30月龄的婴幼儿,BSID-Ⅱ的适用年龄范围扩展到42月龄。国内目前广泛应用的是由易受蓉于1992年修订的BSID中国城市常模。

(1)智力量表:由163个条目组成,评估感知敏锐性、辨别力及对外界的反应能力,目标定向能力,记忆、学习及解决问题的能力,发声、言语交往以及早期的概括和分类能力。用智力发展指数(MDI)表示结果,平均数100,标准差16。

(2)运动量表:由81个条目组成,评估粗大运动(抬头、坐、爬、站、走等)及精细运动(对指和抓握等)等运动控制与协调能力,用运动发展指数(PDI)表示结果,平均数100,标准差16。

(3)行为记录:是上述2个量表的补充,在上述两项测验结束后进行,对儿童在测验过程中的行为作出总的评价。主要通过行为观察评价儿童的情绪、社会行为、注意广度及目标定向等行为表现,反映儿童能力以外的个性成分。

该量表的优点是按照现代心理测量学要求编制和制订常模,采用离差法计算智力发展指数与运动发展指数,数据精确,适合科研中使用。因此,在国外除了临床医生使用外,更是临床心理学家广泛使用的量表。

二、语言能力评估

目前国内缺乏标准化的语言测试工具,以下是国际上的几种语言测验,国内未对其汉化,仅供参考。

(一)早期关键性语言指标发展顺序表第二版(ELMS-2)

ELMS-2是由Coplan1993年编制,是儿科医生在临床中评定儿童早期语言发展最简单的筛查工具。它包括43个条目,分为视觉理解、听觉理解和语言表达3个能区。其评分方法与丹佛发育筛查量表Ⅱ相同,但在测试语言和表达的范围及程度要求更高。

该筛查工具适用于出生到3岁的婴幼儿及语言能力低于3岁的儿童。

(二)幼儿语言筛查测验第二版(KLST-2)

KLST-2是Gauthier和Madison(1998)对他们自己在1983年编制的幼儿语言筛查测验重新修订形成,适用于4岁到6岁11个月幼儿的语言能力筛查量表,大约需要5分钟时间,能够大致测查幼儿口头语言能力。该量表包括18个条目,通过听言语指令完成多种任务,反映幼儿语言理解与表达的能力。这些任务包括如指出身体的部分、数数、重复句子和自己造句等。

根据每条评分标准计算得分,将所有得分相加得到一个粗分,再根据孩子的年龄算出其处于什么水平(包括1~9级)。≤3级者可能有较显著的语言能力缺陷,需要进一步了解其水平;4级者需要进一步收集资料以确定其是否需要进一步检查;≥5级者表示没有语言能力缺陷,不需要进一步检查。

(三)伊利诺斯言语能力测验第三版(ITPA－3)

ITPA－3是由美国伊利诺斯大学的Kirk(1961)依据语言神经心理机制,为语言矫治而设计的语

言能力评估量表,它是以奥斯古德的交流模型为基础而编制。所评估内容涉及口语、书写、阅读和拼写等语言功能。全套测验包括12个分测验,其中口头语言方面7个,书写语言方面5个。原作者于2001年对其进行修订形成第三版,适用年龄范围为5岁～12岁11个月的儿童。

ITPA可以帮助临床医生与言语治疗师了解儿童的言语发展水平和评估言语治疗效果;了解儿童言语能力的优势与不足,以指导治疗干预计划的制订;帮助诊断阅读障碍儿童。因此,该测验能够有效地检测精神迟滞儿童和语言迟缓儿童的语言能力,也能够有效地了解儿童的心理语言能力的个别差异。测验的结果用心理语言年龄和测验得分来表示。

(四)学龄前儿童语言量表

学龄前儿童语言量表由Zimmerman I等最初于1969年编制,经过1979年和1992年的修订,2002形成第四版(PLS－4),目前最新的第五版(PS－5)也已经出版。

PLS－4包括听觉理解和表达交流两个核心分测验,也包括照顾者问卷、发音筛查和语言样本调查表3个补充量表。听觉理解分测验评估语言理解能力和语言前行为,涉及注意、游戏、手势、词汇、概念、语态、句法、语音意识和语言整合等内容。表达交流分测验评估儿童与他人进行交流的能力,涉及语音发展、手势、社会交流、词汇、概念、语态、句法、语音意识和语言整合等内容。发音筛查评估发音的发展水平,照顾者问卷提供儿童在家庭中的语言交流的相关信息。

该量表是目前国外诊断语言障碍的常用工具,能够评估婴幼儿的语言前行为、语言理解和语言表达技能,有效地确定语言功能的缺陷。PLS－4适用于0～6岁儿童,PLS－5的适用年龄范围扩大到7岁。

三、运动能力评估

Peabody运动发育量表(PDMS)是由Folio和Fewell于1983年编制,2000年对其修订发展形成第二版(PDMS－2),是目前国外评定6岁以下儿童运动功能发展水平最常用的工具,由粗大运动发育量表和精细运动发育量表两部分组成。

(一)粗大运动发育量表

PDMS－2的粗大运动发育量表包含170个项目,归为5类技能,即反射、平衡、接与抛、非移动和移动等,包括4个分测验:

1.反射

含8个项目,评估0～12个月龄婴儿对环境事件自动反应能力。

2.姿势

含有30个项目,评估儿童维持其身体控制在重心之内的能力和保持平衡的能力。

3.移动

含有89个项目,评估儿童由一处移往另一处的能力,包括爬、走、跑、单脚跳、向前跳等。

4.实物操作

含24个项目,评估12个月以上儿童的接、扔、踢等动作发展情况。

(二)精细运动发育量表

精细运动发育量表含112项,归纳为4类技能,即抓握、手应用、手眼协调和手灵巧性;包括2个分测验。

1.抓握

含有26个项目,评估手指精细运动与手的灵活运用能力。

2.视觉动整合

含有72个项目,评估应用视知觉技能来执行复杂的手眼协调任务的能力,如伸手抓握一个物体、堆积木、模仿绘画等。

采用离差法计算粗大运动商(GMQ)、精细运动商(FMQ)及总运动商(TMQ)来表示结果,反映儿童的粗大运动、精细运动和总体运动能力发展水平。运动商数的均数为100,标准差为15。

(三)PDMS主要用途

(1)其结果可用来评估小儿相对于同龄儿的运动能力。

(2)GMQ和FMQ可进行比较以确定小儿运动能力是否存在相对分离。

(3)对教育性和治疗性干预均有价值,既能识别技能缺陷又可以转化为个体化训练的目标。

(4)可用于评估小儿进步情况。

(5)可作为科研工具使用。

PDMS-2的2003名儿童常模样本来自于美国46个州和加拿大的一个省。研究显示该量表具有较高的信度与效度指标。各年龄组样本的各个分测验、GMQ、FMQ和TMQ的重测相关系数在0.73~0.96。PDMS-2的GMQ与贝利量表运动发展指数高度相关,FMQ与贝利量表的智能发展指数也明显相关。PDMS-2的GMQ及FMQ分别与Mullen早期学习能力量表(MSEL:A)的粗大运动发育量表评分及精细运动发育量表评分的相关系数是0.86及0.80。该量表已经被翻译成中文出版,但是没有进行中国文化下的标准化。

四、气质评估

气质量表是用来评估儿童与生俱来的气质特点的量表,国外有多种气质评定量表,目前应用最多,并且在国内进行标准化和得到广泛推广的是由Carry等编制的儿童气质评定量表系列。该系列量表是以Tomas和Chess的儿童气质理论为基础而设计,测量了婴幼儿的活动水平、生活节律性、趋避性、适应性、反应强度、情绪性质、坚持度、注意分散度和反应阈值9个气质维度的特点。包括小婴儿气质量表(1~4个月)、婴儿气质量表-修订版(4~8个月)、幼儿气质量表(1~3岁)、幼儿行为方式问卷(3~7岁)和小学儿童气质量表(8~12岁)5个问卷。每一个问卷由95到100个行为条目组成,每一条目按照"从不、很少、偶尔、常常、经常、总是"的频度顺序,给予1~6的6级评分。有的条目采用正性回答方式,有的条目采用反向回答方式。若是反向回答的条目在计分前将得分从1~6的顺序翻转为6~1后参与累积计分。将上述9个气质维度的每一维度中各条目得分相加再除以条目数,得出每一维度的得分。得分以均数加减标准差的方式表示(表2-1)。

表 2-1 婴儿气质问卷各气质维度得分高低的意义

得分低	←气质维度→	得分高
活动水平低	←活动性→	活动水平高
生活节律强	←节律性→	生活节律弱
接受新环境	←趋避性→	拒绝新环境
适应能力强	←适应性→	适应能力弱
反应微弱	←反应强度→	反应强烈
正性情绪占优势	←情绪性质→	负性情绪占优势
坚持性高	←坚持度→	坚持性低
不易分心	←注意分散度→	容易分心
反应阈值高	←反应阈值→	反应阈值低

根据生活节律性、趋避性、适应性、反应强度、情绪性质以及活动性 6 个气质维度之间的得分高低不同,归类为容易抚养型、难于抚养型、兴奋缓慢型、中间偏易养型和中间偏难养型 5 种气质类型。

该量表条目数量多,涉及日常生活中较广泛的行为和多方面的气质特点。国内外都建立了大样本的常模,有较好的信度与效度,适合于临床中个别使用,也适合于进行科研时大样本的团体应用。

五、儿童感觉功能评定

儿童感觉功能评定量表是 Dunn(1999)编制用于评估儿童的感觉处理特点和感觉统和功能的量表,其理论依据是她提出的神经反应阈值和行为反应相互作用的感觉处理模型。在这个模型中,以神经阈值的高低为横坐标,个体与神经系统阈值是否一致的行为反应为纵坐标,划分出代表儿童不同感觉特点的 4 个象限。

(1)低登记:神经反应阈值过高,并且个体的行为反应与阈值一致。神经反应阈值高,对周围环境刺激不敏感,神经兴奋不够,容易产生习惯化。在行为上表现为无兴趣,情感平淡或迟钝,低的能量水平,安静、疲劳和没有活力。在学习与生活中容易遗漏背景中的线索。

(2)感觉敏感:神经反应阈值过低,行为反应与阈值一致。低反应阈值导致接受背景中的各种刺激,神经系统不能过滤掉无关刺激,从而干扰大脑对主要刺激的反应,导致分心、多动、烦恼。例如,就餐时电视机中声音会干扰进食过程。

(3)感觉寻求:神经反应阈值过高,行为反应抵抗阈值。由于过高的神经反应阈值,环境中的一般刺激不能够引起个体神经系统反应,为了维持神经系统兴奋,个体主动增加活动获得更多刺激以兴奋大脑。所以这些儿童表现活跃,持续性地沉浸于环境中,工作时他们制造噪声,玩弄、摩擦或不断地进行触觉探索,咀嚼物品,用身体部分去接触物体或他人以增加感觉的输入。

(4)感觉回避:神经反应阈值过低,行为反应抵抗阈值。因为过低的神经反应阈值,对环境中的无关刺激不能过滤,过多的刺激使儿童不舒服或恐惧。此时,个体应付的策略就是保持这种事情不发生,通过退缩或情绪的爆发以逃离令人恐惧的情境。他们可能形成一些刻板的习惯,产生一种限制感觉输入的情境,这种情境是熟悉的,易于被神经系统理解接受。这种儿童抵抗变化,因为变化代表受到不熟悉刺激(或潜在性伤害刺激)轰击的机会。

该量表分为婴儿、幼儿和儿童3个年龄版本。

(一)婴儿版本

婴儿感觉功能评定量表适用于0~6月龄婴儿。由36个条目组成,涉及听觉处理、视觉处理、触觉处理、前庭感觉处理和一般感觉处理等内容。归类为低感觉登记、感觉寻求、感觉敏感和感觉回避4个因子。由父母或抚养人填写问卷,每个条目按"从不、很少、有时、常常、总是如此"分别给予5、4、3、2、1的五级评分,各因子所有条目得分相加形成该因子分。以每个因子的均数加减标准差的方式划分感觉功能等级,当分数处于均数加减一个标准差的范围之内表示感觉处理功能正常,大于均数加一个标准差或小于均数减一个标准差即认为感觉处理功能失调,需要接受咨询指导。

(二)幼儿版本

幼儿感觉功能评定量表适用于7~36个月婴幼儿。由48个题目组成,涉及听觉处理、视觉处理、触觉处理、前庭感觉处理、口腔感觉处理和一般感觉处理等内容。也归类为低感觉登记、感觉寻求、感觉敏感和感觉回避4个因子。条目评分与婴儿感觉功能评定量表一样。最后结果评定除了评定上述4个因子分以外,还对听觉、视觉、触觉、前庭感觉、口腔等感觉领域进行评分。

(三)儿童版本

儿童感觉功能评定量表适用于3~11岁的儿童。由125个项目组成。量表结构设计为感觉处理、感觉调节和行为与情绪反应3个层面14个分量表。当儿童各分量表得分在均数减一个标准差以上属于正常水平,低于均数减一个标准差为可疑,低于均数减两个标准差为感觉处理功能异常。

以上3个量表在美国制定有常模,信度与效度经验达到心理测量学要求。该量表的评定结果对于临床医生指导家长养育孩子和进行感觉统合训练具有积极的指导意义。

六、适应行为量表

适应行为量表从测量方式来分类也属于发展量表,指个体有效地应付社会环境的行为,具体表现在生活能力、定向能力、与环境交往能力参加社会活动的能力、自律能力等,类似于认知和心理能力,这些能力是随年龄而发展的。

(一)婴儿初中学生社会生活能力量表

左启华等修订的婴儿初中学生社会生活能力量表适用于0~14岁儿童,用于测定儿童独立处理日常生活与承担社会责任的能力。量表共132个项目,分为7个年龄段及6个领域:独立生活、运动、作业操作、交往、参加集体活动、自我管理。由经过培训的评定者向父母、主要照顾者、老师询问,按照0、1计分。检查时,按照相应年龄段开始询问,如开始部分未能全部通过,应继续向前提问,直至连续10项均通过,可认为以前全部通过,应继续向后提问,直至连续10项不能通过,检查即可结束。一项记1分,最后将得分相加得总分,查表换算出对应标准分。该量表应用简便、省时、应用较广。

(二)儿童适应行为评定量表

姚树桥(1993)编制了儿童适应行为评定量表,并制定了全国常模。用于3~12岁儿童,该量表的结构与美国智力低下协会的适应行为量表类似,共有59个项目,8个适应技能领域(分量表):感觉运动、生活自理、言语发育、个人取向、社会责任、时空定向、劳动技能、经济活动。并提取独立能力、认知功能、社会/自制3个因子,3个因子得分相加,得到适应能力商数(ADQ)。既适用于评定智力正常儿童的适应行为发展水平和特征,也可作为智力低下儿童诊断的辅助工具。已在国内广泛应用。

(司健成 淄博市中小学心理健康研究会)

第二节 智力测验

智力是儿童精神病学领域涉及较多的心理品质,然而有关智力的定义及性质,研究者们一直未有完全相同的见解。总的看来大多数心理学家赞成智力包括以下4个方面的内容:

(1)抽象思维和推理能力。

(2)学习能力。

(3)适应环境的能力。

(4)解决问题的能力。智力测验是对智力水平进行量化的一种心理测量工具,智商(IQ)是智力的数量化单位,用于衡量个体智力发展水平的一种指标。1961年LM Terman在修订Stanford Binet(S—B)量表中首先采用智商的概念。当时,IQ被定义为智龄(MA)与实龄(CA)之比,再将商数乘以100(为了避免小数),即IQ=100(MA/CA),这种方式所获得的IQ称比率IQ。比率IQ的问题在于人的智力到了一定年龄阶段后(有人定为18岁或20岁)并不与年龄的增加呈线性关系,而且人的智力发展起步、速度及停止年龄因人而异,因而采用比率IQ估计智力不是很准确,以致受到批评。直到1939年Wechsler编制韦氏智力量表时,用离差IQ代替比率IQ。离差IQ是将被试的测验分数与同龄组的人比较所得到的标准分数。计算公式为:离差IQ=100+15((X—)/SD)(X为某被试原始分数,又为标准样本均数,SD为其标准差)。这样,离差IQ作为一个数值,代表被试的测验成绩在标准化样本中与同龄者相比所处的相对位置。智力测验的种类很多,以下介绍临床中常用的几种智力测验。

一、韦氏智力量表

现在国内外使用最为广泛的智力量表当首推韦氏智力量表。美国心理学家大卫·韦克斯勒(David Wechsler)编制了用于学龄前儿童、学龄期儿童和成年人的一系列智力量表。其中韦氏智力量表(WTSC)和韦氏学前儿童智力量表(WPPSI)与儿童精神医学关系甚为密切。韦氏儿童智力量表于1949年出版,适用于6~16岁人群。1974年发表了修订版WISC-R,1991年再次被修订,修订后的测验称韦氏儿童智力量表第三版(WISC-Ⅲ),适用年龄范围没有变化。我国于1984年由林传鼎、张厚粲完成了WISC-R的修订,修订版称韦氏儿童智力量表中国修订本(WISC-CR)。1991~1993年,龚耀先、蔡太生对WISC-R做了进一步修订,该修订版称中国修订韦氏儿童智力量表(C-WISC)。C-WISC适用于6.5岁至16岁11个月的儿童。韦克斯勒试图将WISC的使用年龄往下延伸时,发现一些测验形式并不适合学龄前儿童。因此,1967年发表了适用于4~6.5岁儿童的韦氏学龄前儿童智力量表(WPPSI)。1989年韦氏学龄前儿童智力量表修订版(WPP

—SI－R)发表,WPPSI－R适用的年龄范围扩大为3～7岁儿童。1986年龚耀先和戴晓阳引进修订了WPP－SI,其修订版称中国－韦氏幼儿智力量表(C－WYCSI)。这两个韦氏智力量表分别测量学龄期和学龄前儿童的一般智力水平、言语和操作智力水平,以及各种具体能力,如知识、计算、记忆、抽象思维等,是智力评估和精神发育迟滞儿童诊断的主要方法。

(一)中国修订韦氏儿童智力量表(C－WISC)

包括言语和操作两个分量表,一共11个分测验。

1.言语分量表

(1)知识测验:要求受试者回答涉及不同方面知识的常识问题,测查一般知识兴趣及长时记忆的能力。

(2)领悟测验:要求受试者回答有关社会价值观念、社会习俗的理由等问题,测查社会适应程度,尤其对伦理道德的判断能力。

(3)算术测验:要求受试者心算,算法只涉及加、减、乘、除,测查心算能力、选择性注意和短时记忆能力。

(4)分类测验:这是C－WISC新编的一个分测验,用来代替WISC的相似性测验,要求受试者将4张(或3张)图片分为两类并解释分类理由,测查与言语有关的抽象概括和逻辑推理能力。

(5)背数测验:要求受试者复述主试念出的一系列数字,包括顺背和倒背两式,测查瞬间听觉记忆、注意力,倒背部分还测查心理过程的可逆性。

(6)词汇测验:要求受试者解释一些词汇的词义,测查言语发展的情况,词汇理解、言语表达和长时记忆等能力。

2.操作分量表

(1)译码测验:C－WISC采用的是图形－符号形式,要求受试者用一系列无意义符号来标记图形,测查学习新联想的能力、手眼协调能力、短时记忆及注意力。

(2)填图测验:由一系列图卡组成,每张图卡上的画都缺少了一个重要的部分,要求受试者指出缺失部分的名称和位置,测查视觉分析和转换能力,视觉再认能力(即长时视觉记忆)。

(3)积木图案测验:要求受试者用有色的木块拼出规定的平面图案,测查空间关系、空间结构和视觉－运动协调能力等。

(4)图片排列测验:要求受试者将一些打乱的图片重新排序,使其成为有意义的故事,测查计划行动能力和逻辑联系能力。

(5)拼物测验:要求受试者在规定时间内将一物的碎片复原,测查想象力、手眼协调能力、及时根据感觉－运动的反馈信息调整自己行为的能力。

(二)中国修订韦氏幼儿智力量表(C－WYCSI)

该量表的结构与中国修订韦氏儿童智力量表(C－WISC)相同,也包括两个分量表和11个分测验。

1.言语分量表

C－WYSCI无分类测验和词汇测验,增加了图片概括测验和图片词汇测验。

(1)图片概括测验:要求受试者从3个备选图中挑出1个与刺激图相似、属于同一类的图,并说出理由,测查与言语有关的抽象概括和逻辑推理能力。

(2)图片词汇测验:要求受试者在4张图片中找出代表某一个词(如"动物")的那张图,该测验测查词概念形成、词汇量和对词的理解能力。

2.操作分量表

无译码测验、图片排列测验和拼物测验,增加了动物下蛋测验、几何图形测验和视觉分析测验。

(1)动物下蛋测验:要求受试者在每个动物下面的洞内放入相应颜色的蛋,完成时间越快且错误和遗漏越少,得到的分数越高,测查视觉-运动速度和协调能力、短时记忆和注意力。

(2)几何图形测验:要求受试者准确地临摹一系列几何图形,测查感知觉、视觉-运动组织能力,也测量心理和运动功能的发展水平。

(3)视觉分析测验:要求儿童在6张备选图片中找出一张与刺激图完全一样的图,测查视觉感知和辨别能力。几何图形测验和视觉分析测验只需任选一个,在智商换算时,言语智商和操作智商只各取5个分测验。

C-WYCSI和C-WISC均为个别测验,需由受过专门训练的专业人员按测验手册规定的标准方法施测。主试者根据手册的记分方法和记分标准记录受试者各项目得分,再累加得到各分测验粗分,通过粗分等值量表分转换表将分测验粗分转换成量表分,将言语量表和操作量表的各分量表分分别相加可得到言语量表分、操作量表分和全量表分,再根据受试者年龄查表可得言语智商(VIQ)、操作智商(PIQ)和总智商(FIQ)。总智商反映受试者智力的总体水平;言语智商和操作智商反映受试者的言语智力和操作智力水平;分测验量表分反映受试者各个方面智力功能的强弱。

C-WYCSI和C-WISC都有城市和农村两个版本,并分别建立了城市和农村的年龄常模。这两个量表均有较好的信度和效度。以C-WISC为例,该量表各年龄组言语、操作和全量表分半信度在0.88~0.94;各分测验的重测信度从0.58(图片排列)至0.80(积木图案测验),言语、操作和全量表的重测信度为0.84、0.79和0.86。效度研究结果表明:智商与学生学业成绩的相关为0.29~0.42;该量表与原量表(WISC-R)的相关系数为0.66~0.78。许多研究者还用因素分析方法证明各套韦氏智力量表各分测验因素负荷值相似。也以C-WISC为例,因素分析结果表明三因子模型能较好地解释11个变量的方差;其中知识、分类、词汇、领悟四个分测验负荷在言语理解因素(VC)上,填图、图片排列、积木图案、拼物四个分测验负荷在知觉组织因素(PO)上,算术、背数和译码3个分测验负荷在不分心/记忆因素(FI/M)上。研究者还发现,有些分测验的因子负荷值在不同年龄会有变化,尤其在某些疾病病种及某一段病期具有一些特征。例如,慢性精神分裂症出现智力衰退者及慢性脑器质性精神病患者的知识测验在言语理解因素上负荷相当高。此外,脑损伤患儿也会在韦氏智力量表成绩上反映出特征性改变,如FIQ、VIQ、PIQ均普遍下降。智力低下儿童通常出现这种情况:当左右大脑半球损伤程度不同时,可出现VIQ与PIQ不平衡(相差15以上);言语优势半球损伤时,VIQ明显低于PIQ,非优势半球损伤时则反之;急性脑损伤时可出现保持得住的测验(如知识、词汇等)成绩相对不变,而保持不住的测验如译码、背数、积木图案等测验成绩明显下降。因此,韦氏智力量表也常常在临床上作为神经心理测验使用。

韦氏智力量表测查的智力面广,将多种能力集中测验,分言语和操作两类智商,从而可进行多层次能力差异性比较,也可全面了解受试者智力结构特点,结果精确,适合临床使用。缺点是测验时间较长(1.5小时左右);量表的起点较难,不便于测验低智力者;结果分析解释比较复杂,需较长时间的专门培训才能掌握。

二、斯坦福—比内智力量表

法国心理学家 Binet 和 Smon 于 1905 年编制出版的比内—西蒙量表被认为是现代心理测验中第一个智力测验。美国斯坦福大学心理学教授 Terman 及其同事 1916 年修订了此量表,称斯坦福—比内智力量表(S—B),此套量表曾先后 2 次修订,1986 年又作了第 4 次修订,简称 S—B4。在我国使用的为 S—B 第一版的修订本,称中国—比内智力量表,主要测量智力的一般(g)因素。

S—B4 与以往的版本在结构和内容上有很大的不同。与韦氏智力量表一样,改用了分量表式结构。全量表包括 4 个分量表和 15 个分测验。

(一)言语推理
由词汇、领悟、找错、词分类 4 个分测验组成,测查词汇、理解、言语关系等能力。

(二)抽象/视觉推理
由模型分析、复制图形、矩阵推理、纸的折剪 4 个分测验组成,测查临摹和图像分析推理等能力。

(三)数量推理
由数量分析、数字系列、等式建立 3 个分测验组成,测查计数、心算和逻辑运算等能力。

(四)短时记忆
由串珠记忆、句子记忆、数字记忆、物体记忆 4 个分测验组成,测查数字记忆、句子记忆和物体记忆等能力。S—B4 适用年龄为 2 岁到成人,许多分测验只适合某一特定年龄段,只有 6 个分测验可适应于这全部年龄段。

施测时,先进行词汇测验,根据词汇测验成绩和实际年龄查表选择其他测验的起始水平,还要根据实际年龄决定实测多少个分测验,一般要做 8~13 个分测验。S—B4 也采用离差智商形式,全部测验结果均用标准年龄分表示,先将各分测验的粗分转换为标准年龄分(均数为 50,标准差为 8),再由分测验标准年龄分转换成四个分量表标准年龄分和一个全量表标准年龄分(均数为 100,标准差为 16)。全量表标准年龄分作为总智力水平的估计值,4 个分量表标准年龄分分别反映言语、抽象思维、数量和记忆等方面的能力水平,各分测验标准年龄分则进一步反映各方面智力水平情况。

S—B4 与韦氏智力量表是一套全新的测验,在临床上是与韦氏智力量表相媲美的两套主要智力评估工具。但在我国尚无应用,其价值和在我国适用性还有待于进一步研究。

三、麦卡锡儿童能力量表

麦卡锡儿童能力量表(MSCA)是美国 DA McCatthy 在 1972 年编制的一套用于测量 2 岁半至 8 岁半儿童认知能力的测验,主要目的在于测查受试者的认知和行为发展水平,协助诊断发育迟滞和学习无能儿童。尽管其中某些内容具有发展量表的性质,但与发展量表有所不同,可以有效地预测学龄前儿童的未来学习能力。1992 年,李丹和陈国鹏引进修订了该量表,并建立了中国常模。

MSCA 包括 5 个分量表和 18 个分测验:

(一)言语分量表
由图画记忆、词语知识、词语记忆、词语流畅性和反义词类推 5 个分测验组成,测查言语表达、词语概念及词语理解能力。

(二)知觉操作分量

表由积木、拼图、连续敲击、左右方向、图形临摹、画人和概括归类 7 个分测验组成,测查知觉、操作和非言语概括、推理能力。

(三)数量分量表

由数的问题、数字记忆和数的区分 3 个分测验组成,测查数的概念和对量词的理解。

(四)记忆分量表

包括图画记忆、连续敲击、词语记忆和数字记忆 4 个分测验,测查短时记忆能力。

(五)运动分量表

由腿的动作、手臂动作、动作模仿、图形临摹和画人 5 个分测验组成,测查精细动作的整体协调性。

有些分测验属于两个以上分量表(如图画记忆)。言语、知觉操作和数量 3 个分量表(包含 15 个分测验)构成一般认知能力量表,经过标准分转换(均数为 100,标准差为 15)可得到一般认知能力指数(GCI)。GCI 反映受试者总的认知功能水平,其性质与智商相同,但 McCarthy 却特意避免使用"智商"一词,以示与智商概念不同。5 个分量表采用的标准分为 T 分(均数为 50,标准差为 10),以评估认知活动各方面功能。所有指数和 18 个分测验粗分均可转化成相应的年龄当量。

MSCA 信度理想,GCI 的分半信度为 0.93,5 个分量表的分半信度在 0.79～a88;125 名儿童间隔 30 日后重测,其 GCI 的重测信度为 0.90,分量表为 0.69～0.89。MSCA 的效度研究较多,大多数研究者发现此量表成绩与 S～B 和韦氏智力量表成绩呈中度相关。有些研究者发现,正常儿童的 GCI 与传统的智商无显著差异,但对于特殊儿童如发育迟滞、学习无能及智力超常儿童,GCI 值比传统智商低 5～10 分。我国的修订本应用结果分析表明 MSCA 特别适用于智力低下儿童,对高智商年长儿童测试结果则不太准确。目前多数研究者认为该量表对学习无能的诊断功能还有待于进一步研究。

四、瑞文渐进模型测验

瑞文渐进模型测验(RPM)是由英国心理学家 JC Raven 基于 Spearman 关于智力的两因素理论于 1938 年编制,之后又多次修订,主要目的是测量一般智力(g 因素)。RPM 既可用作个体测验,又可用作团体测验,由于该测验采用几何图形的测验形式,被认为是一个较少受到文化背景影响的"文化公平"测验,且特别适用于儿童和老年人,用于评估受试者的非言语智力功能,一般作为智力筛查手段。我国已有北京和上海的修订本。

该测验由系列图案项目组成。每副图案缺少某一部分,要求受试者在 8 个或 6 个类似的备选碎图中选择一个填补所缺的部分。按从易到难又分为 3 个水平的版本:

(一)彩色渐进模型(CPM)

适用于 5～11 岁儿童和智力水平较低者。

(二)标准渐进模式(SPM)

适用于 6 岁以上的一般人群。

(三)高级渐进模型(APM)

适用于 11 岁以上的平均智力和高于平均智力的人。

RPM采用百分位方式表示测验成绩,由原始分(粗分)通过分年龄组的转换表直接查出受测者测验成绩所对应的百分位。与同龄组的百分位常模比较,百分位高于95%的属高水平智力;75%~95%的属高于平均智力;25%~74%的属平均水平智力;5%~24%属低于平均水平智力;低于5%的提示可能存在智力缺陷。

编制者1986年报道不同版本RPM的重测信度为0.71~0.93,年龄越小信度越低。RPM与其他智力测验的相关在0.50~0.80。研究者认为该测验是一个有效的测量非言语推理能力的测验。它容易实施,特别对于那些有言语、听觉和肢体功能缺陷的人群相当方便;另外,它相对较少地受到文化背景的影响。但值得注意的是该测验不适合进行能力差异比较或智力结构特点分析;其测验成绩(结果)不能与韦氏智力量表或S—B4同等看待,因为它提供的智力评价只涉及图形推理。

(司健成 淄博市中小学心理健康研究会)

第三节 儿童神经心理测验

神经心理测验是测量可观察行为的方法,是研究大脑与行为关系的重要方法之一,这些可观察的行为受大脑和中枢神经系统的基本结构和功能的影响。神经心理测验可以评估个体在完成言语任务和非言语任务上的能力及其缺陷,揭示神经系统功能损害或功能失调的具体表现形式,它既用于研究正常人脑与行为之间的关系也用于研究各种脑损伤对心理和行为的影响。儿童神经心理测验是通过一系列检查方法来理解、描述儿童的能力或缺陷的模式。该类心理测验的施测内容有:

(1)感、知觉反应的信息(触、听、视感知过程)。

(2)运动和心理运动技巧(握力、运动速度、上下肢的心理运动速度)。

(3)(感觉语言、表达语言、联系语言技巧)。

(4)概念形成和问题解决能力等。其基本目的包括诊断形成、儿童缺陷和残余能力的描述,有些病例的预后以及指导康复措施的制定等。具体地,当怀疑患儿有脑肿瘤或其他严重脑损害时,有必要对其进行全面的神经心理检查。这不仅有助于临床医生的诊断,更有利于对脑功能进行全面的评估,指导治疗计划、康复措施的制定以及估计预后等。对于学习困难儿童,成套的神经心理检查有助于确定困难的原因,以及为治疗、特殊教育提供依据。

儿童的认知发展有一个过程,神经心理测验有助于确定儿童是否有认知发展的缓慢,或在某发展阶段是否有恒定的缺损存在,从而在儿童心理发展水平的监测方面有其重要意义。

尽管儿童神经心理测验的发展落后于成人,但近十年来儿童神经心理测验方法也有了重要发展。儿童的神经心理测验比成人困难,其困难之一就是它只是评定了测量时儿童的操作反应,如其作业成绩会随着年龄的增长而有变化。因此,测验只反映了一个时期儿童的作业特征,且年龄越小,评估神经心理状态越困难,故在对测验结果进行解释时一定要慎重考虑。不管是用筛查方法或成套测验,结果提示儿童有某种缺陷时,有必要定期进行全面的神经心理成套检查,以确定这种缺陷是否稳定,干预方法是否有效。系列测评对于追踪缺损的性质、追踪缺损对儿童的影响是至关重要的。大多数儿童神经心理测验工具8岁左右的儿童才能提供稳定的常模资料。

以下将介绍一些常用的儿童神经心理测验,具体分为单项神经心理测验和成套神经心理测验两个方面:

一、单项神经心理测验

单项测验测量某种主要的神经心理功能,重点突出,简捷,省时,但测验形式单一,功能局限。常用的有以下几种。

(一)神经心理筛选测验

这类神经心理测验主要用于筛查患儿有无神经学问题,即了解患儿的行为问题是器质性还是功能性的,以决定病儿是否进行更详细的检查。

1.快速神经学甄别测验(QNST)

此测验由 Margaret Mutti 等所编,主要用于测量与学习有关的神经学的综合功能。它只是一种甄别工具,不能对诊断神经学缺损提供足够的信息,也不是标准的神经学检测或心理学评估。此测验适用于 5 岁以上儿童,包括 15 个项目:

(1)手的技巧。

(2)图形认识和再生。

(3)手心形状辨认。

(4)眼跟踪。

(5)声音形式。

(6)指鼻测验。

(7)手指成圆。

(8)手和颊同时刺激。

(9)手掌迅速翻转运动。

(10)伸臂和伸腿。

(11)跟尖步。

(12)一脚独立。

(13)跳跃。

(14)辨别左右。

(15)行为反常。主要测查运动发展、控制粗大与精细肌肉运动的技巧、运动和计划的顺序性、速度和节奏感、空间组织、视知觉和听知觉技巧、平衡和小脑前庭功能、注意障碍等与学习有关的功能。该测验在我国初步应用结果表明 QNST 对学习困难儿童具有较好的鉴别作用。

2.Bender 格式塔测验

此测验是 L.Bender1938 年为研究儿童智力发展而设计的,后来很快作为器质性精神疾病和精神发育迟滞的评估方法而用于临床。Bender 认为用一定的刺激群可研究在不同病理状态下的综合功能。此测验由 9 个几何图形组成,实施方法有 Hutt3 个阶段法(临摹阶段、精心描绘阶段、联想阶段)、加压法和记忆法。早期的临床研究表明:此测验能有效地区分脑损伤患者和正常人。但后来的研究提示单独用此测验结果判断有无脑损伤是不够的,目前此测验常用作为脑器质性疾病的初步筛查工具。也有研究者将其用作投射测验来研究人格。目前尚无统一的记分系统。我国已有该测验的较大样本常模。

3.Halstead－Wepman 失语甄别测验

该测验适用于 5~14 岁儿童。用于测查有无失语,失语性质,包括对常用物品命名、拼音、识别字和数、读、写、计算、发音、理解说出的语言、辨认身体部位、区别左右等内容。

4.汉语失语症检查

由胡超群等人 1988 年编制,后进行了修订,可用于判断有无失语和汉语语言机制的研究。测验包括 4 个部分:

(1)口语表达:包括自发言语、系列言语、复述、命名和说出颜色名称 5 个分测验。

(2)听语理解:包括听名指物、听名指图、执行命令、短句理解 4 个分测验。

(3)阅读:包括图形视觉感知辨认、字词阅读、语句阅读和篇章阅读 4 个分测验。

(4)书写:包括抄写、听写、自发书写、看图书写和系列书写 5 个分测验。汉语失语检查法已在临床研究广泛应用,结果表明对判断有无失语和失语类型有效。

(二)记忆测验

可用于儿童神经心理评估的记忆测验有韦氏记忆量表、图案记忆测验,Benton 视觉保持测验等。

1.韦氏记忆量表(WMS)

及中国修订本原量表只用于 20 岁以上的成人。1980 年龚耀先等修订此测验时把成人本推前至 16 岁。后又制定了 7~15 岁的常模,组成儿童本。

修订韦氏记忆量表(儿童本)内容有 10 个分测验,仍分甲、乙两式,主要测查长时记忆、短时记忆和瞬时记忆。测长时记忆的包括 3 个分测验:个人经历、时间空间记忆(定向)、数字顺序关系(顺数从 1~100,倒数从 100~1,从 1 上累加 3 或 4 到 49);测短时记忆的包括 6 个测验:视觉再认、图片回忆、视觉再生、联想学习、触觉记忆、理解记忆等。测瞬时记忆的包括顺背和倒背数目分测验。仿 Wechsler 的离差智商计算方法将各分测验的原始分换算成量表分,再将各年龄组的总分换算成标准分(均数取 100,标准差取 15),即离差记忆商数(MQ)。

2.图形记忆测验(MFD)

此测验系 1946 年 F Graham 和 BS Kondal 编制,适用于 8 岁半以上儿童,是器质性问题较常用的测验之一。主要用于测量视知觉记忆方面的功能障碍。本测验有 15 张图卡,每卡有一简单或复杂图形。每次给受试者呈现一卡 5 秒,要求受试者凭记忆画出图形。

3.视觉保持测验(BVRT)

此测验系 ALBenton 于 1955 年所创,可适用于 8 岁以上儿童,广泛用于脑损害后视知觉、视觉记忆、视觉空间结构能力的评估。该测验有 3 种不同形式的测验图(C、D、E 式),每式都有 10 张图卡,每卡上有一个或一个以上的图形。测验方法分 4 种:

(1)A 法:每张图卡呈现 10 秒,随即让受试者默画出来。

(2)B 法:呈现 5 秒,随即默画出来。

(3)C 法:临摹图卡。

(4)D 法:呈现图卡 10 秒,间隔 15 秒后让受试者默画出来。

A 法、B 法(即时回忆)主要测查视觉记忆的保持能力;C 法测查视觉结构能力;D 法(延迟回忆)主要用于那些在即时回忆测验中未表现出有意义缺陷的脑病患者,期望在经过一段时间间隔后会表现出视觉保持能力的缺陷。该测验有两套记分系统:一是记录正确分;二是记录错误分,可分

6类错误,即遗漏、变形、持续、旋转、位置错误和大小错误。1992年国内已有研究者用此测验于8~15岁正常儿童建立了儿童常模。

(三)注意功能测验

1.符号-数字模式测验(SDMT)

该测验呈现一组共9个不同符号,分别对应不同的数字。然后将上述符号随机排列,要求受试者在90秒之内将不同符号对应的数字写出,然后计算正确数。也可以口头说出数字,以便于对脑损伤及偏瘫患者的检测。当受试者成绩低于常模1.0~1.5个标准差时,提示存在脑功能损害。

2.划销测验(Test)

该测验有各种不同的类型,如数字、字母、符号的划销等。要求受试者按照规定正确而快速地划去字母或数字等,记录完成时间、错误数和遗漏数。该测验主要评估选择注意、抑制反应和视觉扫描等功能。

(四)执行功能测验

1.威斯康星卡片分类测验

最早由Berg用于检测正常人的抽象思维能力,后经修订和发展,现已成为评估执行功能常用的工具,临床上主要用于检测心理灵活性和大脑功能障碍。测验包括4张模板和128张卡片,要求受试者根据颜色、形状和数量3个不同的维度对卡片进行分类。操作时受试者不知道分类的原则,只知道每个选择的正误。当受试者连续10次分类正确就改变分类原则,以此类推。完成全部3种分类原则之后,再重复一篇。选取的评定指标包括总正确数、总错误数、持续错误数、非持续错误数、完成分类数等。该测验成绩差被认为与前额叶损害有关,其中持续错误指标对额叶背外侧病变较敏感。

2.Stroop色字干扰测验(StroopTest)

该测验包括3张卡片:

(1)A卡:黑体字红、绿、蓝、黄。

(2)B卡:红、绿、蓝、黄4种颜色的点。

(3)C卡:用绿、蓝、黄、红4种颜色书写的红、绿、蓝、黄4种字,字的颜色和字义不一致。

要求受试者先读A卡上的字,然后读B卡上点的颜色,再读C卡上的字,最后读C卡上字的颜色。记录其在读C卡上字的颜色时的错误次数和反应时间。该测验测查选择性抑制和冲动控制能力。

二、成套神经心理测验

成套神经心理测验由多个分测验组成,形式多样化,测查范围广泛,全面反映脑功能状况,但其缺点是费时,重点不突出。下面以Halstead-Reitan成套神经心理测验(HRB)为例进行介绍。

Halstead-Reitan神经心理成套测验(HRB)系由美国WC Halstead编制,后经Ralph M Reitan加以发展,最后形成了用于成人、少年和幼儿3套。用于儿童的HRB主要有两套:分9~14岁的少年本和5~8岁的幼儿本。我国龚耀先教授于1986年和1989年分别主持修订了HRB的幼儿本和少年本,并制订了全国常模。以下介绍的以我国的修订本为主。

(一)HRB少年本

HRB少年本由下列10个分测验组成:

1.范畴测验

共107张刺激图卡,用一个反应仪可自行强化选择反应。测查抽象思维和概括能力,此测验有助于反映额叶功能。

2.触摸测验

采用修改的Saguin形板测验,要求受试者将木板放入相应的木槽中并记忆木块形状和位置。测查触觉运动知觉、空间知觉、形状记忆、位置记忆能力。

3.节奏测验

采用Sashore的音乐节奏测验。有30个项目,要求判断每组2次出现的节奏是否相同。主要测查注意力、瞬时记忆力和节律辨别能力,有助于右半球功能。

4.语音知觉测验

用一特制中国词表,受试者听发音后从3个相近词中找出听到这一词来。测查辨认语音和匹配字的能力。

5.手指敲击测验

要求受测者分别用左右手食指快速敲击计算器的按键。测查手指精细运动速度。

6.连线测验

分甲、乙两式:甲式为15个数字,乙式为8对数字和字母,要求受试者认识数和字母的符号意义,依次从一个到另一个连接起来。主要测查受试者的空间能力和顺序化能力。

7.握力测验

要求受试者分别用利手和非利手紧握握力器,测量握力,有助于反映左右半球功能和运动功能的差别。

8.感知觉检查

包括触觉、听觉、视觉、手指认识、指尖数数、触觉辨认。分别检查左右听觉、指尖识别数字、触知觉的能力和视野情况等。注意有无感觉缺失和手指失认。

9.失语甄别测验

采用修订的Halstead-Wepman失语甄别测验以甄别失语性质。

10.侧性优势检查

通过对受试者写字、投球、拿东西等动作的询问和观察,判断其利手或利侧,进一步判断言语优势半球。

(二)HRB幼儿本

为将此测验适应幼儿的年龄特征,幼儿本在形式上作了一些改变,并省掉了少年本中的一些测验:

1.与少年本相同的分测验

(1)侧性优势检查。

(2)失语检查。

(3)握力测验。

(4)感知觉检查。

(5)范畴测验。

(6)触摸测验。

(7)敲击测验。这些测验中内容为文字和数字的都用颜色或图案代替,或者进行了省略,或者有些分测验项目(如范畴测验、触摸测验等)减少了。

2.新增加的测验

(1)图画配对测验:一是幼儿本特有的测验,要求受试者将卡片上下两行图片按相似性一一配对,测查儿童分析综合能力(包括视觉的和语言的)。

(2)个别操作测验:幼儿本特有的测验,包括图形配对、"V"形配对、临摹星形、方形等,测量视觉-空间关系、视觉-空间结构能力。

(3)色形和渐进图形测验:用以代替少年本中的连线测验甲、乙式,测量视觉-空间能力和顺序化能力。

(4)靶测验:是幼儿本又一特有的测验,要求儿童按主试者在刺激图上的指点顺序,再写在回答纸上,可测查视觉-空间形象的再生能力。

HRB少年本、幼儿本的常模,均未采用划界分和损伤指数(划入异常的测验数与测验总数之比)方式,而是采用正常组及各种脑病组各项分测验的均数和标准差。

(孙赟 幽兰心理工作室创始人)

第四节 行为评定量表

一、概述

评定量表是指设置一系列行为项目,根据规定的标准将所得资料用数字表示的一种检查工具。它是按照标准化样本中大量测验结果制定的有一定单位和参照点的、标度由低到高或由高到低排列的连续体。20世纪后半叶,随着科学测量的兴起、对诊断的精确度的要求、儿童青少年精神病理学的发展、临床对结局测量的需求,评定量表得到很大发展。国外在临床和研究领域有大量用于评估儿童青少年心理的评定量表,Verhulst和der Ende(2006)出版的儿童青少年评定量表——用于精神障碍部分就收录了95个/套量表。有的量表用以全面评估儿童行为问题,也有的仅用于某些症状、某些疾病,这些量表已成为评估和诊断儿童行为问题的主要辅助工具。我国20世纪80年代末开始引进,有些制定了全国或区域性常模,近年来国内学者已开始尝试编制适合我国应用的量表。

(一)量表的用处

(1)调查病史,筛查症状:医生在患儿就诊时与之有限的接触中,不可能观察到所有的症状。量表多由与儿童密切接触者(父母、教师)来填,故可以收集到一段时期内患儿的各种表现,可以较全面地了解病史,记录症状。

(2)协助诊断:一般量表都制订了划界分,凡高于或低于此划界分者,即可认为具有这些方面的问题。许多量表根据因子分析,得出了一些因子并根据每组因子所描述的特征给其一个标签,如CBCL的焦虑/抑郁、攻击性行为等,某一因子得分高,可以为临床诊断提供参考,但这些因子分不等同与临床诊断。

(3)制订治疗方案,评定疗效:对儿童的治疗包括心理行为治疗、家庭治疗、特殊技能训练及药物治疗等。根据量表所描述的行为问题,可以确定选用何种治疗方案;通过比较治疗前后的得分,可以判断疗效。

(4)追踪研究:使用量表定期评定,可以记录病情变化情况,追踪预后,分析影响预后的因素。

(5)流行学调查:使用量表作为筛查工具,用于流行病学调查的第一阶段,可以节省人力,缩小访谈范围。

(二)量表评定结果的分析

量表将项目评分数量化或等级化,可以得到以下结果:

1.单项分

量表分成若干项目,每项根据评分标准评出具体等级。如按严重程度0~2评分,所得的即为单项分,这是量表所得的最基本结果。单项分一般只能反映某一项症状的严重程度,有时一个项目就可以提供诊断信息;大多数量表是按0(无)、1(有时)、2(经常)三级评分,采用0(无),1(有)计分的比较少,因为有些情况并非非是即否,特别是儿童的行为,似乎每条都有一点儿,使答题者很难定夺;有的量表按照1~7、2~5评分,这种量表信度较低,因为人们很少选择极端值,习惯于选中间范围,可能会使答题者每次评分不一致,判别正常/异常能力较差。

2.因子分

一般量表均有较多项目,用以反映各方面的症状。为了使某一障碍的症状群集中,许多量表编制者使用因子分析方法从总量表中提取几个因子,每一因子反映一个方面的问题,即分量表。将每一分量表的单项分相加即为分量表粗分。有的量表为了使各分量表得分具有可比性,采用不同方法将粗分换算为T分(标准分)。因子分反映该儿童在这一因子的得分,有的为正性评分,得分愈高表明儿童该行为愈好;有的为负性评分,得分愈高说明问题愈严重。还有的量表将各因子分画成折线图,称剖析图(profile),能够形象地反映个体或样本的症状群特点。

3.总分

即单项分的总和,反映儿童的总的功能或症状水平,同因子分一样,有些得分高表示功能良好,有些得分高表明问题严重。总分的信度较因子分高,但因为缺乏区分度而使效度降低。

4.划界分(cut-off point)

许多量表根据临床组患者和正常组儿童的分布规律选择区别两组儿童最敏感的界值,定出划界分,得分高于或低于此最高/低限,即可认为存在这方面的问题。但将国外量表的划界分直接引入临床,由于人种和文化背景等因素常造成误诊和漏诊,需制定本国的常模方可应用。

(三)使用量表的优点

1.资料完整全面

使用量表收集症状比较完整,不容易遗漏症状,量表由与儿童密切接触的人填写,得到的信息比医师在短时期内所观察的症状更全面。

2.方便

量表由父母或老师根据儿童的表现填写,易于掌握,无须经特殊训练。

3.客观

使用统一的评分标准,使个人的主观因素大大减少,能够较客观地反映问题。

4.便于统计

由于将资料数量化,特别便于计算机统计处理,不仅提高速度而且提高了计算、统计的可靠性,容易标准化。

5.便于交流

由于定式、半定式的评定,使观察者之间有了共同的尺度,可以在不同评定者之间相互比较、验证,便于交流。

6.经济、省时

量表多采用纸、笔填写的方式,花钱不多,比较经济;完成量表费时不多,特别适合于大规模的流行病学调查。随着计算机的普及,将量表编制成软件,由计算机录入、输出结果,省去了计算、统计的麻烦,更适合在临床应用。

(四)量表的局限性

(1)对每一症状条目,填表者会根据自己的判断来选择,由于与儿童的关系、填表者自己的文化程度、情绪、智力等因素的影响,使之对条目的理解可能比较片面,不够客观。因而对同一儿童,可能父母之间,父母与教师之间得出不一致的结论。解决方法是尽可能对条目给以较严格的定义,并对不一致的结论进行综合分析。

(2)量表记录的仅为患儿症状的一个断面,不能从纵的方向说明症状的起源、发展及背景差别,且受固定条目限制,可能漏掉重要的少见症状。为弥补这一缺陷,常采用增加项目的方式,但项目太多填写者容易疲劳而致马虎,又影响准确性。

(3)项目的权重:绝大多数量表对每一问题的评分使用同一标准;而在临床实践中有的儿童问题的项目数不多但性质严重,单看量表分可能因得分不高而被漏诊。特别是用计算机输入、算分时医生只能看到报告单的分数,不能辨别最突出的症状,会丧失有价值的信息。在这种情况下,临床医生可以根据临床直觉或推理来判断权重进行诊断。

因为量表是通过因子分析得来的,项目的因子负荷大小可以反映项目对量表的相对贡献。某问题对诊断更重要,是因为这个项目比那些不重要的项目对量表有更大贡献。在群体研究时,可以通过因子负荷来观察该症状的权重。ABC量表在计分时考虑了权重。例如,第3项"没有接触环境或进行交往的要求",回答"有"得4分,而第37项"不能指出五个以上物体的名称"回答"有"只得1分,这是因为第3项对孤独症的诊断更具特异性,第37项可以见于任何有认知缺陷的儿童。作为临床医生,在评价量表结果时建议看看原始表而不是只看得分。如何为量表中的某些项目合理加权至今仍未能完全解决,因此,也部分限制了量表的实用价值。

(五)使用量表的注意事项

1.年龄特异性

许多行为问题,如发脾气或拒绝上学在幼儿可能是正常的,在大年龄则可能是异常的,要综合考虑儿童发育水平。

2.评估者特异性

儿童(特别是婴幼儿)对自己的行为缺乏自我评价能力,常需由父母或直接抚养人评价。因此,在测量儿童的心理行为时应考虑评价者因素,父母通常在许多场合、有许多时间接触儿童,对儿童的行为了解较全面;而教师对儿童的学习、伙伴关系了解较多,能提供父母所不了解的学习和社交技能;青少年是自己的情绪和内化性问题的最好提供者。Achenbach(1987)的一个荟萃分析:对比成人对儿童行为问题的评估发现自评和父母、教师、精神卫生工作者之间平均相关仅0.22,但父亲和母亲、教师和教师之间的平均相关可达0.6。儿童的行为比成人更多变,儿童对环境变化更敏感,信息提供者在判断儿童行为方面的不同的标准,以及他们对儿童行为的特殊影响,都导致信息的变异。每一个信息都有他潜在的作用,有时不一致的信息是有价值的。例如,可能反映了父亲的忽视和母亲的过度关注。临床医生在应用中,应综合考虑这些因素。

由此可见,量表不能代替临床观察,只有将量表与临床工作相结合,才能得出确切诊断及可靠的科研资料。

二、常用量表介绍

选择一个量表取决于使用目的、量表的测量学性质,必须经过综合考察,判断哪个量表最适合特殊目的。本章仅介绍国内已经标准化的量表内容和适用范围,有关测量学指标可以查阅相关文献。

(一)多维度的综合性评定量表

1.Achenbach 儿童行为量表(CBCL)

系美国心理学家 Achenbach 等于1976年编制、1983年、1991年修订的父母用儿童行为量表,是一个综合评定儿童行为和情绪问题及社会能力的量表。之后又编制了教师报告表(TRF)和青少年自我报告表(YSR),评估者直接观察表(DOF)。分为4~11岁、12~18岁男/女4个年龄/性别常模。可以用于流行学调查、临床行为评定,也可以用于追踪治疗效果。该量表被70多个国家广泛引进及应用,认为其信度、效度较好,但也发现受文化背景影响存在一些差异。

2001年作者对量表再次进行修订,称 Achenbach 学龄前期和学龄期儿童基于经验的评估系统(ASEBA),包括 CBCL,TRF 1.5岁到18岁,YSR6~18岁,医生用半定式临床访谈(SCICA),直接观察表和测验观察表,其分量表向 DSM-Ⅳ 靠拢,更有助于辅助诊断。详见 http://www.aseba.org/。

目前国内常用的是1991版 CBCL,TRF 及 YSR。

CBCL 所评估的内容包括社会能力和行为问题两部分。

(1)社会能力:包括7个项目。Ⅰ参加运动、Ⅱ参加活动、Ⅲ参加课余爱好团体、Ⅳ家务劳动、Ⅴ交往、Ⅵ与人相处、Ⅶ学习绩效,组成3个分量表,即活动能力(包括Ⅰ、Ⅱ、Ⅳ项);社交能力(第Ⅲ、第Ⅴ、第Ⅵ项);学习绩效(第Ⅶ项),并计算社会能力总分,用于6~18岁儿童。

(2)行为问题:共120项(包括2个开放项),按0、1、2三级评分。4~11岁男孩/女孩有9个分量表:退缩、躯体主诉、焦虑/抑郁、社交问题、思维问题、注意问题、违纪行为、攻击性行为、性问题;12~16岁为8个因子(无性问题分量表)。又分为内化性和外化性问题2个维度,并计算行为问题总分。

社会能力以常模样本第2百分位作为各分量表的划界分,社会能力总分以第10百分位作为划界分,行为问题以各分量表第98百分位为划界分,行为问题总分第90百分位(T分63)为划界分。并输出各年龄/性别常模的剖析图(profile)。

教师报告表(TRF)和青少年自我报告表(YSR)的项目与 CBCL 略有不同,TRF 的适应能力包括学校成绩、学习努力、行为得体、学习绩效和快乐5项;行为问题分量表除了没有性问题因子外,8个因子与 CBCL 一致;YSR 则增加了自伤/自我身份识别障碍因子。

苏林雁等(1996)采用分层-随机-整群抽样的方法,在湖南省采集 CBCL4~16岁样本,TRF5~16岁样本,以1991年版为蓝本制定了父母和教师湖南常模。研究发现量表的信度效度符合测量学要求,仅 CBCL 社会能力的活动能力和社交能力,行为问题的思维问题、性问题效度不理想,可能与文化因素有关。

唐光政等(2005)在成都市区随机抽取1740名青少年(11~18岁)和300名青少年就诊者,建立 Achenbach 青少年自评量表问题部分(YSR-1991年版)的成都市区常模,发现 YSR 问题部分有较好信度和效度,对青少年内化性问题更敏感。

2.Rutter 儿童行为问卷

由英国著名儿童精神病学家 Rutter 设计,分父母和教师问卷两种,适用于学龄儿童。父母问卷 31 项;教师问卷 26 项。该量表简单、明确,易于掌握。

问卷包括一般健康问题和行为问题。行为问题分为两大类:第一类包括经常破坏自己和别人的东西、经常不听管教、时常说谎、欺负别的孩子、偷东西等,将这类行为问题称 A 行为,即违纪行为或称反社会行为;第二类包括肚子痛和呕吐、经常烦恼、对许多事情都烦、害怕新事物和新环境、到学校就哭、或拒绝上学、睡眠障碍等,这类问题称 N 行为即神经症行为。两种问卷均为 0,1,2 三级评分,父母问卷的总分为 62 分。教师问卷的总分为 52 分。

根据原量表和我国试测情况,父母问卷以 13 分为临界值,教师问卷以 9 分为临界值,凡等于或大于此者,被评为有行为问题。有行为问题者,如 A 行为总分大于 N 行为总分,则归为"A 行为";反之,则归为"N 行为";评分相等者则为"MRS",即混合性行为。王玉凤等在国内测试,灵敏度为 90.2%,特异度为 100%,总效率为 91.4%。

3.Conners 评定量表

Conners(1970)编制了一套评估儿童常见行为问题的量表,后来扩展成 93 项的 Conners 父母评定量表,及 39 项的 Conners 教师评定量表,用于评估儿童多动症及相关行为。进行了多次修订,1997 年版纳入了基于 DSM-Ⅳ的 ADHD 诊断标准和其相关特征的项目,有长的 80 项父母量表、59 项教师量表,以及简式量表和青少年自评版。详见 www.mhs.com。

我国目前常用的是 1978 年版 Conners 父母症状问卷(PSQ)和教师评定量表(TRS)。PSQ 适用于 3~17 岁儿童,共 48 个项目,内容简单易懂。包括 5 个分量表:品行问题、学习问题、心身问题、冲动—多动、焦虑;按 0~3 四级评分,将项目得分相加除以项目数得到 Z 分。还设计了仅有 10 项的简明症状问卷(即多动指数)。TRS28 项,3 个因子:品行问题、多动、注意力不集中—被动;也有多动指数,用于筛查儿童多动症及追踪疗效。

苏林雁等(2001)在全国 20 个大中城市 6~17 岁儿童中取样,制定了 PSQ 及 TRS 全国城市儿童常模。宋芳等(2004)在长沙市幼儿园和小学采集 3~7 岁儿童 190 例,发现 PSQ 各分量表得分性别、年龄之间差异无显著性。TRS 各分量表男童得分高于女童,年龄小的儿童得分高于年龄大些的儿童。

4.长处和困难问卷(SDQ)

由 Goodman(1997)根据 DSM-Ⅳ和 ICD-10 诊断标准编制,用于 4~16 岁儿童。有父母、教师、儿童自评(11 岁以上)版本。SDQ 包括了儿童的主要情绪和行为问题,计分简单,容易完成,既可以评估儿童情绪问题,也评估儿童的长处,适合非卫生专业人士和父母应用。SDQ 被认为是在全球应用最广泛地用于儿童精神卫生的评定工具,已经翻译成 66 种语言,许多国家进行了标准化。

SDQ 共有 25 个项目,每个项目按 0~2 三级评分,含 5 个因子:情绪症状、品行问题、多动—注意缺陷、同伴交往问题和亲社会行为,前 4 个因子组成困难总分。

杜亚松等(2008)在上海采集 3~17 岁儿童,制订了 SDQ 父母、教师和学生版上海常模。

(二)用于评估外化性问题的量表

1.注意缺陷多动障碍评定量表-Ⅳ(ADHD RS-Ⅳ)

由 DuPaul 等(1998b)基于 DSM-Ⅳ的 ADHD 诊断标准的 18 项症状学标准编制,有父母用的家庭版和教师用的学校版,适合临床评估个体注意缺陷、多动冲动的程度,用作ADHD辅助诊断及流行学调查的筛查工具。之后许多国家都制定了基于DSM-Ⅳ诊断标准的量表。

量表共有18个项目,奇数为注意缺陷的9个项目,偶数为多动冲动的9个项目。按0～3四级评分,将奇数项目分相加为注意缺陷分量表分,将偶数项目分相加为多动冲动分量表分,所有得分相加为总分。

苏林雁(2006)在全国12个大中城市6～17岁儿童中抽样,制订了注意缺陷多动障碍诊断量表父母版(ADHDD&P)中国城市儿童常模。和美国常模比较,发现我国儿童得分低于美国儿童。

2.Brown儿童青少年和成人注意缺陷障碍量表

由美国耶鲁大学Brown编制,有父母和教师版;因为注意和执行功能缺陷不容易被他人观察到,使用自评量表很重要,1996年出版了青少年和成人自评量表。BADDS与其他用于ADHD的量表不同,主要用于测量ADHD相关的执行功能缺陷。

BADDS(2001)适用于3～7岁,8～12岁,13～18岁3个年龄组,每一年龄组的量表按照年龄相适应的ADHD表现评分,有父母、教师和儿童自评版,条目有44～50,按四级评分。作者推荐以访谈方式评估这个量表,允许追问问题和说明。BADDS包括5个分量表:

(1)对工作的组织、优化和激活。

(2)注意的集中、保持和转换。

(3)调节警觉、持续努力和加工速度。

(4)应对挫折和调节情绪。

(5)工作记忆;(1)～(5)各分量表相加得到注意总分;3～7岁、8～12岁还有第6个分量表,称之为监测和自我调节功能,(1)～(6)相加得ADD总分。每个分量表的粗分可以转换为T分和百分位。提供了使用各种划界分的灵敏度和特异度资料以便确定假阴性和假阳性。但得分高可能发生在许多不同的障碍,不应该仅考虑诊断ADHD。

王玉凤等引进Brown儿童青少年ADHD量表用于评估ADHD的执行功能,认为适用性好。

3.SNAP-Ⅳ教师和父母评定量表(SNAP-Ⅳ)

是一个在ADHD文献中有很长历史的量表,开始是基于DSM-Ⅲ ADD诊断标准编制,后根据DSM-Ⅳ诊断标准编制了SNAP-Ⅳ,有父母版和教师版。该量表广泛用于研究,特别是大样本研究,例如MTA治疗追踪研究,发现其对治疗敏感。用作ADHD治疗缓解的评估工具,前18项平均分≤1,或每一项≤1,即不再满足DMS-Ⅳ的ADHD诊断标准。

SNAP-Ⅳ分为短版和长版两个版本:短版由DSM-Ⅳ ADHD的症状学标准和对立违抗障碍的诊断标准组成,共26项;长版包括短版的26项,及从其他量表选出的一些测量ADHD的相关特征(内化、外化症状和运动失调等),共40项,9个分量表。按0～3四级评分,计分方法为计算各分量表项目的均值,得分小于1为正常范围。临床使用者常常从SNAP-Ⅳ选择某些特征和分量表作特殊用途。

高淑芬(GauSS)等(2011)在台湾地区采集城市和农村1～8年级学生样本,建立了台湾父母和教师常模。认为中文版SNAP-Ⅳ量表是一个具有良好信效度的量表。

4.IOWA Conners教师评定量表

是Loney和Milich(1982)编制的量表,IOWA是Inattention/Overactivity With Aggression的缩写。作者从原来的Con-ners教师量表中提取了多动和攻击的条目,产生了一个仅10项的量表,也可以用于父母和青少年自我报告。IOWA Comiers 评定量表简洁可靠,适用于 ADHD 的药物治疗研究,可以在短期内多次评估疗效。

IOWA Conners 量表包括 10 项,注意缺陷/活动过度分量表(I/O)5 项,相当于 DSM-Ⅳ描述的多动和注意缺陷;攻击分量表 5 项,描述好争论和违抗的行为,相当于 DSM-Ⅳ描述的 ODD,因此被许多使用者重命名为对立/违抗(O/D)分量表。按照 0~3 四级评分,将 1~5 项得分相加得到 I/O 分,将 6~10 项得分相加得到 O/D 分,还可以使用总分。

苏林雁等在长沙市采样 11~13 岁儿童,对 IOWA 父母评定量表进行信度和效度检验。因子分析支持对立违抗和注意缺陷/多动两个因子。

5. Vanderbilt ADHD 评定量表

是另一个基于 DSM-Ⅳ诊断标准的量表,有教师(VADTRS)和父母(VADPRS)报告表。研究发现,VADTRS 和 VADPRS 评估 ADHD 是信、效度很强的量表。学习绩效和行为绩效分量表可以评估 ADHD 儿童的社会功能。分量表筛查共患的内化和外化问题可能有助于制订治疗计划。

父母版 47 项,教师版 35 项,包括了 DSM-Ⅳ ADHD、ODD 及品行障碍(12 项)诊断标准,焦虑和抑郁分量表的 7 条来自 Lindgren(1987)的儿童行为量表,以及绩效能力项目。按照 0~3 四级评分。VADTRS 包括 4 个学校行为问题的分量表:注意缺陷、多动/冲动,对立违抗/品行障碍和焦虑/抑郁;学校功能因子包括学习绩效和行为绩效。VADPRS 包括注意缺陷、多动/冲动 2 个分量表。此外,当 DSM-Ⅳ症状得分为 2 或 3 时可以视为有该条症状,从而得到症状计数分。

张丽珊等(2008)将 Vanderbilt 父母评定量表应用于门诊中疑为 ADHD 的儿童 1478 名,同时专业医生按照 DSM-Ⅳ标准对儿童进行诊断,将两种方法的结果进行比较,认为该量表对 ADHD 及各亚型有较好的敏感度和特异度,与 DSM-Ⅳ诊断结果较符合,能提供关于常见共患病及功能损害的信息。

6. 家庭情境问卷(HSQ)

由 Alttepeter 等(1989)编制,Du-Paul 和 Barkley(1992)修订,评估在家庭和公共场合的注意和多动问题的广泛性和严重性,用于 4~11 岁儿童,由父母评。在正式诊断多动症前,请父母连续 1 周记录 HSQ。可以观察多动症状发生的场合;也可用于追踪疗效。

HSQ-R 包括 16 个项目,代表 16 个场合,如独自玩耍时、吃饭时、看电视时、家中来客时、在公共场所时、做家庭作业时等,由父母根据儿童出现行为问题的情境评定,评分时先评数量,按照是或否评定,如果回答是,再按 0~9 级计分评定严重性。如果有 5 个以上的情境的得分大于划界分,则可判定该儿童有 ADHD。

苏林雁等(2001)在全国 6~17 岁儿童中抽样,制订了全国城市儿童常模。在使用中发现 0~9 级计分方法家长不适应,以致 3~9 分的严重程度不易确定。建议改为 0~3 四级评分。

7. 儿童活动水平评定量表(WWPARS)

是美国 Routh 修订的用于评定儿童活动水平的父母用量表,可用于临床评定 ADHD 的多动水平、追踪治疗效果,也可以用于流行学调查辅助筛查多动症儿童。

WWPARS 量表包括 22 个条目,根据儿童在就餐、看电视、玩耍、睡眠、外出时的活动情况,综合评估儿童的活动水平,由父母按 0~2 三级及不适用评分。将项目单项分相加则得到活动水平总分。

谭立文等(2001)在全国6~17儿童抽样制定了全国城市儿童常模,认为适用于我国儿童。

8.Barratt冲动量表(BIS)

由Barratt于1959年编制,BIS已被修订多次,最新版是BIS-11,由Pattont(1995)修订。量表由30个条目组成,分为3个因子:注意因子、运动因子、缺少计划因子。高分分别代表注意力不集中、多动、缺少计划性。根据每个条目出现的频度按1~4四级评分。其中11个条目为反向计分。问卷总分越高,说明个体的冲动水平越高。

李飞等(2006)对某些条目进行修改,如经常改换工作改为我经常一件事没做完就做另一件;常更换住所改为我不喜欢在一个地方待得太久。将第一人称改为第三人称,由父母评估儿童情况,组成BIS-11父母版。采集长沙市7~18岁儿童青少年541例,考察其信度和效度。发现父母BIS-11的信、效度均较理想,测量学指标符合心理计量学要求,适用于我国儿童,杨会芹等(2007)对396名高中学生进行Barratt冲动量表测查,认为BIS-11是一个比较好的评估冲动行为的工具。

9.成人ADHD自我报告量表(ASRS-Ⅴ1.1)

是Kessler(2005)等编制的一个用于成人ADHD的自评量表,是WHO国际诊断访谈的一部分。量表简洁、计分方法简单,适用于对成人ADHD的筛查(表2-2)。

量表仅有6个项目,来自一个较大的成人自我报告样本,最初由DSM-Ⅳ18个症状组成,通过逐步回归得到6个项目。按0~4五级评分,得分0~9被认为高度不可能有ADHD,10~13不可能,14~16可能,17~24高度可能。用于筛查时,被试在量表阴影部分只要达到4个,即为可疑。

表2-2 成人ADHD自评筛查量表-Ⅴ1.1(ASRS-Ⅴ1.1)

请回答下面的问题,根据你最近6个月的情况,在你认为能最好描述你的情况的格子里打"√"。并将完成的问卷交给医生	从不	很少	有时	经常	总是
1.当你把一项工作的最具挑战性的部分完成后,你是否经常不能圆满完成最后的细节部分					
2.当要求你完成一件有条理性的任务时,你是否经常难于按部就班地做好					
3.你是否经常忘记约会的时间或自己对一些事情的承诺					
4.当你要完成一项需要动脑筋的任务时,你是否经常逃避或推迟开始的时间					
5.当你不得不坐很长时间时,你是否常感到心烦意乱或手足无措					
6.你是否经常感到自己过分活跃,非要做某些事不可,好像有个发动机在驱动似的					

注:把表格阴影部分所打的钩相加,如果有4项以上,说明你可能有成人多动症症状,去咨询一下心理医生或许对你有帮助。

(三)用于评估内化性问题的量表

1.儿童焦虑性情绪障碍筛查表(SCARED)

由 Birmaher(1997)编制,1999年修订,用于8~18岁儿童青少年自评焦虑障碍,是一个实用有效的焦虑症状筛查工具,也可以用于父母评,该表最大的特点是可以把焦虑和抑郁分离开来,避免了焦虑和抑郁的混淆,为临床诊断提供参考,且对治疗敏感。

量表共41个条目,按0~2三级计分,由5个因子组成:躯体化/惊恐、广泛性焦虑、分离性焦虑、社交恐怖、学校恐怖,平行于DSM-Ⅳ焦虑性障碍的分类,其中5个项目组成简明焦虑量表。得分高提示存在焦虑。

王凯等(2002)在全国14个大中城市抽样[年龄(11.29±2.34)岁]制订了全国城市儿童常模,信度和效度较好。

2.儿童青少年多维度焦虑量表(MASC)

March(1997)编制,是近年来应用较多,被认为能够在临床上较好区分和评估儿童青少年焦虑的量表。

MASC由39个条目构成,主要评估情感、认知、行为和躯体4个方面的状况。具体由4个分量表构成:

(1)躯体症状。

(2)社会焦虑。

(3)分离性焦虑。

(4)伤害逃避。除分离性焦虑外,其他3个维度可以进一步分为两个亚因子,躯体症状分为紧张和躯体化两个亚因子;伤害逃避可以分为完美化和焦虑应对两个亚因子;而社会焦虑可分为拒绝恐惧和执行焦虑两个亚因子。MASC评估过去1周的焦虑状况,采用0~3四级评分。

邹涛等(2007)在高中生中采样,进行信度、效度分析,与美国常模比较,中国样本有较高水平的社会性焦虑和分离性焦虑。社会焦虑的两个亚因子,执行恐惧和拒绝恐惧也呈现类似的情况。认为可能与中国文化属于集体主义文化范畴,中国青少年在人际交往中表现更多的敏感性和在意人际交往中的地位。

3.焦虑敏感指数问卷(ASI-R)

由 Reiss 编制,Taylors(1998)制订了ASI修订版,用于测定个体的焦虑敏感水平。焦虑敏感是相信与焦虑有关的感觉对自身的生理、心理和社会评价有危害,从而产生的对焦虑症状的害怕和担心,是反映个体对自身发生焦虑的恐惧程度的一个相对稳定的指标。

问卷包括36个项目,采用0~4五级评分,提取3个因子:对公众中引人注目的焦虑反应的恐惧、对认知失控的恐惧、对生理唤醒的恐惧。

李茜茜(2006)抽取重庆市中学初一至高三学生进行信度和效度检验,发现信度和效度比较理想。

4.儿童社交焦虑量表(SASC)

是Greca(1988)编制的一种儿童社交焦虑症状的筛查量表,适用年龄为7~16岁,用于评估儿童焦虑性障碍,可作为辅助临床诊断、科研及流行病学调查的筛查工具。

量表由10个条目组成,按0~2三级计分,分为两个因子:即害怕否定评价、社交回避及苦恼。

李飞(2006)采集全国14个城市[年龄(11.29±2.34)岁]样本,建立该量表的中国城市常模,信度和效度符合计量学要求。

5.儿童抑郁障碍自评量表(DSRS)

由Birleson(1981)编制,是一个用于评估当前抑郁症状和抑郁病史的自评量表,适用于8~14岁儿童。该量表在焦虑症、创伤后应激障碍、抑郁症等研究中都被广泛使用。

量表共有18个项目,按0~2三级评分。量表为负性评分,得分高表示存在抑郁;其中10个项目为反向记分,将各项目分相加即为量表总分。

苏林雁等(2003)在全国14个大中城市抽样[年龄(11.46±2.24)岁],建立了中国城市儿童常模。研究发现:有3项区分度不佳,可能与我国儿童对反向计分不习惯有关。比较反向计分和正向计分的项目,虽然都能够区分正常和抑郁患儿,但正向计分的项目效度优于反向计分的项目。

6.心境和感受问卷(MFQ)

由美国精神病学家Angold(1987)编制,用于评估6~17岁儿童青少年的最近感受和行为,包括父母版(MFCH5)和儿童版(MFQ-C),分别包含34个条目和33个条目。1997年为了流行病学研究的需要抽取13个条目,制定了MFQ简化版。该量表已经广泛应用于流行病学和临床研究,需要注意的是该筛查工具并不评估自杀意念。它在抑郁症患者中比在社区病例检测中具有更高的诊断效度。

MFQ-P和MFQ-C均按0~2级评分方法记分,其中MFQ-P总分范围0~68,原划界分为27;MFQ-C的总分范围0~66,划界分为21。

曹枫林等(2009)在长沙市采集12~18岁学生样本,对儿童版(MFQ-C)进行信效度检验,发现具有较好的效度,简化版MFQ-C也有很好的信度和效度。

7.流调中心用抑郁量表(CES-D)

是由Radloff(1977)编制的抑郁症调查工具,在国际上广泛用于不同年龄、性别、民族及语言的一般人群,是特别为评估当前抑郁症状的频度而设计的,着重于评定抑郁情感和心境,用于不同时点横断面调查结果的比较。还出版了一个用于儿童的版本,流调中心儿童抑郁量表(CES-DC)。

CES-D共有20个条目,其中有4项为反向评分,按照受试者最近1周症状出现的频度四级评分,偶尔或无(少于1天)计0分,有时(1~2天)1分,经常或一半时间(3~4天)2分,大部分时间或持续(5~7天)3分。得分越高抑郁出现频率越高。总分16为可能有抑郁症状,20分为肯定有抑郁症状,24分为重度抑郁。

凌宇等(2008)在长沙市城乡采集高一至高三学生,进行了因素结构研究,发现Radloff所提出的四因素结构模型:

(1)负性情感。

(2)正性情感。

(3)躯体症状。

(4)人际关系与本研究数据拟合最佳。

范娟等(2010)采用CES~DC对上海市浦东新区3685名8~12岁儿童进行二阶段法调查,发现CES-DC对抑郁障碍的流行病学筛查有效。

8.儿童抑郁量表(CDI)

由Kovacs(1985)编制,使用年龄段为7~17岁,是当前国际上针对儿童青少年抑郁使用最多的自评量表,评估过去2周的抑郁感受。CDI的突出优点在于它所需阅读水平最低(只需一年级阅读水平),且题目内容贴近日常生活。包括27项的CDI和10项的短版CDI-S,还出版了17项的父母版(CDI-P)和12项的教师版(CDI-T)。

CDI共27个条目,分为5个分量表:快感缺乏、负性情绪、低自尊、低效感、人际问题。按照0～2三级评分,分数越高表示抑郁程度越重。

吴文峰(2010)在湖南采集7～17岁CDI样本,进行信度、效度检验。证实量表具有良好的信效度,适合国内中小学生的使用,但其中的人际问题分量表还需进行文化差异上的探索。

9.行为抑制量表行为抑制(BI)

指儿童对新奇和(或)不熟悉的情境的过分的害羞、害怕和退缩倾向,行为抑制被认为是从儿童期到成年早期最稳定的气质特征之一。追踪研究发现BI童年早期的行为抑制可以预测青少年和成年早期的适应能力、焦虑和抑郁。Gest(1997)编制了行为抑制量表(BIS)用于定量及定性评估个体的行为抑制性气质,由年长儿自评,适用年龄11～18岁,也可以由父母评定。该量表已被国外研究者广泛应用。

BIS由两部分构成:

(1)第一部分:包括4个条目;其中,2和4为反向评分。每个条目按1=从不;2=有时;3=经常;4=总是四级评分,相加为行为抑制总分;高分表示在陌生人面前紧张不安、害羞、不善交往。

(2)第二部分:为行为抑制概况评定。要求儿童自我评价,并给自己评定行为抑制等级:

1)高BI。

2)低BI。

3)中等BI。范方(2007)对该量表进行了信度、效度检验,认为适用于我国儿童。

10.青少年认知方式问卷(ACSQ)

是由Hankin(2002)编制,Abela(2011)修订的测量青少年负性认知的量表。原量表共12个情境,Abela将其修订为9个。

量表设想了9个负性生活事件,如考试成绩很差,有人说了一些关于你的形象的坏话等,要求被试写下事情的原因会是什么,然后从5个方面就被试对该事件的归因、导致的后果等按照1～7七级评分,将分数相加得到总分。

美国Abela教授与湘雅二医院心理中心在湖南城乡采集高中生559例,进行信度效度检验,认为信度效度良好。

(四)用于孤独谱系障碍的量表

1.孤独症行为评定量表(ABC)

由Krug(1980)编制,用于初步筛查个体孤独的行为,由父母(要求与被测儿童至少共同生活3～6周)或教师(至少生活半年)评定。使用年龄范围为1岁半到35岁,年龄、性别无差异。量表在国内广泛应用。

ABC量表共57项,按照是与否回答,如果回答"是",再按权重1～4计分,分为5个分量表:即感觉、交往、躯体运动、语言、生活自理(但因子分析不支持分量表),并计算总分。原作者筛查界限分为53,诊断为67分以上。

杨晓玲等(1993)采用ABC量表对国内孤独症、精神发育迟滞及正常儿童的试测,发现信度较好,认为≥31分为界限分时较为合适。

2.儿童期孤独症评定量表(CARS)

由 Schopler(1980,1988)编制,用于 2 岁以上儿童。CARS 是第一个研究孤独症的工具,适用于制订治疗和教育计划。

量表由 15 项内容组成,分别评估人际关系、模仿、情感反应、躯体运用能力、与非生命物体的关系等,由专业人员评定。每一项按照严重程度 1~4 级四评分,每一级有具体的描述性说明。最高分为 60 分。总分 30 以下为无孤独症;总分 30~35 分且高于 3 分的不到 5 项,为轻-中度孤独症;总分≥36 分并且至少有 5 项评分≥3 分,则评为严重孤独症。

卢建平(2004)使用 CARS 对孤独症患儿进行测查,认为该量表可以区分孤独症和非孤独症儿童。

3.克氏孤独症行为量表

由 Clancy 编制,供父母使用,共 14 项。按照 0、1 评分,7 分为划界分。台湾谢清芬将评分改为 0(从不)、1(偶尔)、2(经常)三级评分,在国内得到应用。该量表灵敏度好,特异度不高,可作为流行学调查筛查工具,确定诊断要根据临床。

量表共 14 项,以 14 分为划界分,从不项目≤3 项,经常项目≥6 项可作为参考依据。

柯晓燕等(2002)对门诊儿童孤独症患儿及正常儿童使用克氏行为量表评定,发现 14 项中有 13 项有鉴别诊断意义,适用于儿保门诊、幼儿园、学校的快速筛查。

4.婴幼儿孤独症评定量表(CHAT)

由 Baron-Cohen 编制,用于评价 18 个月幼儿的孤独样行为,旨在早期发现孤独症,由父母和初级保健工作者完成。

量表有 14 个项目,前 9 项由评定者询问父母,后 5 项由评定者引出。按照是与否回答,如果 18 个月孩子不能够完成这些项目,提示有社会交流障碍的风险。CHAT 有 5 个关键项目,如果儿童不能通过认为有高度风险;如果有 2 项不能通过,有中度风险。

修订幼儿孤独症量表(M-CHAT),由 Robin 等(2001)修订 CHAT 量表而来,仅用于父母评定,适用于筛查 18~30 月龄幼儿孤独症。

M-CHAT 共 23 项,答案选项为"是"或"否",计算总分,并且有一个 6 项核心症状量表,对于孤独谱系障碍有很好的判别能力。

龚郁杏等(2012)将 M-CHAT 的 22 个条目的"是/否"二级评分改为"从不、偶尔、有时、经常"四级评分,形成 M-CHAT 中文修订版。入组 12.6~34.4 月龄孤独症患儿 93 例,对照组 85 例进行信效度检验,发现总量表符合测量学要求。但有 2 个条目与总分间相关系数低。

5.婴幼儿孤独症筛查量表

由澳大利亚 Young(2007)编制,用以评定婴幼儿的孤独症倾向,适用于 12 月龄的婴儿。目前在澳大利亚以及欧洲地区一些国家广泛使用,由专业人员评定。

杨文婧等(2010)对量表进行修订,在社会交互作用方面添加了情感依恋测试项。共 17 项,每个项目的发生情况皆分为 3 个等级:常规行为、介于常规行为与非常规行为之间、非常规行为,分别记 0 分、1 分、2 分。采集 12~17 月龄孤独症患儿 27 例,发育正常儿童 27 名。其他发育障碍患儿 27 名,发现孤独症组得分显著高于其他发育障碍患儿和发育正常儿童,当界限分为 14 分时,灵敏度为 0.96,特异度为 0.93。

6.婴幼儿社会认知发展筛查量表

由日本臧原编制,用于0.5～3.5岁婴幼儿社会认知的筛查。由专业人员向婴幼儿的养育者(主要是父母)进行询问,同时观察目标婴幼儿在现场的表现。

量表包括发育情况、运动发育、认人、适应行为和语言发育5个分量表。发育情况分量表用于初步了解婴幼儿的生长发育史;运动发育、认人、适应行为和语言发育4个分量表共40个条目,其中认人和适应行为分量表基于心理理论编制,是量表的核心部分;语言发育分量表用于评价语言发育情况。4个分量表的条目评分方法为通过计2分,不确定计1分,不通过0分。

钟鑫琪等(2008)引进该量表,进行信度和效度检验,认为适用于我国儿童。

7.孤独症诊断访谈量表

是由 Rutter(1989)等编制的一种半定式的诊断访谈工具,几经修订后被广泛应用于临床。孤独症诊断访谈量表修订版(ADI－R)包括3个核心部分:社会交互作用方面(16项)质的缺陷(B类),语言及交流方面(13项)的异常(C类),刻板、局限、重复兴趣与行为(8项;D类),判断起病年龄(5项;A类)及非诊断记分(8项;0类);另有6个项目涉及孤独症患儿的一些特殊能力或天赋。量表的评分标准与方法因各个项目而异:一般按0～3四级评分,其中评2或3表示该项目的异常明确存在,只是程度的差异;评1分表示界于有/无该类症状之间的情况,0分为无异常。

测试时,由经过培训的医生主持,要求父母(或者患儿的主要照护人)对每一个项目都要向医生提供患儿的具体行为细节,而不是有/无对该项目所反映的问题的笼统判断。具体评分取决于评定者所收集的患儿行为信息。

郭延庆(2002)等收集门诊孤独症50例及非孤独症32例,采用孤独症诊断访谈量表(修订本)对2组进行临床评定,以专家诊断为金标准。结果:在社会交互作用的16项中有94%、语言及交流的13项有85%和刻板、局限、重复的兴趣与行为方式的8项中有50%具有鉴别诊断意义。认为临床适用性很强。也有一些项目由于描述不贴近中国患儿实际,或临床理解上比较难于把握而效度不佳,有待修订。

8.孤独症诊断观察量表(ADOS)

由美国芝加哥大学精神病学教授 Catherine Lord 等人制订(1989),2001年开始通过 WPS 被广泛使用。它通常与孤独症诊断访谈量表修订版(ADI－R,1994)联合使用。目前,这两种量表在欧美国家已成为孤独症评定的"金标准",在我国还未被广泛使用,尚停留在少量临床试验研究阶段。

ADOS 是一种半结构化的评估工具,其中设置了大量有关社会互动、日常生活的游戏和访谈,包含了一系列标准化、层层递进的活动和材料。通过观察儿童在游戏中的表现和对材料的使用,重点对他们的沟通、社会交往及使用材料时的想象能力加以评估。量表由4个模块组成,每个模块需用时35～40分钟,根据测评对象的语言能力(从无表达性语言到言语流畅)选择适合其发展水平的模块进行评估。进行每个模块时评估者需详细观察并记录,在活动结束后做出整体评估。

9.孤独谱系障碍筛查问卷(ASSQ)

由 Ehlers(1999)编制,用于6～17岁儿童筛查高功能孤独症和 Asperger 障碍。该量表不能用于诊断,仅提供信息供进一步检查,由父母和教师填写。

量表共27项,按0～2二级评分,计算总分。量表在区别 ADHD 和学习障碍时,灵敏度较低(父母61%,教师70%)、特异度较高(父母90%,教师91%)。

(五)其他用于儿童青少年的量表

1.Weiss 功能缺陷量表父母版(WFIRS-P)

由 Weiss 根据 ADHD 疾病特点编制,用于评估 ADHD 患儿的社会功能。

WFIRS-P 含 50 个条目,由父母评定,按 4 级评分,包括家庭、学习/学校、生活技能、自我管理、社会活动和冒险活动共 6 个分量表,相加后得各维度量表分和总分。

钱英等(2011)选择按 DSM-Ⅳ 标准诊断为 ADHD 患者共 188 名及正常儿童 240 名,由父母填写 WFIRS-P,进行信效度检验,认为 Weiss 功能缺陷量表父母版中文版信效度良好。

2.儿童大体评定量表(CGAS)

由 Shaffer(1983)根据成人大体评定量表改编,用于评定儿童的社会功能、适应水平和精神障碍的严重程度,适用于 4~16 岁儿童,由医生评定儿童最近 1 个月的表现,用于住院及门诊患者疗效评定和追踪。

量表将儿童的功能划分为 10 个部分,每个 10 分位列出儿童行为导向的描述的例子。例如,80~71 描述为"在家庭、在学校或与小朋友在一起时出现轻微的功能受损,对一些生活事件(如父母分离、死亡、同胞出生等)可出现某些行为和情绪障碍,但这些情绪对功能的影响只是短暂的,对他人也只有轻微的妨碍,熟悉这些儿童的人不考虑其有异常。"评分范围为 1~100 分,划界分<60 分认为患者有功能损害,分数越低,情况越严重。

CGAS 与父母报告的精神病性问题相关为-0.65~0.62。住院患者比门诊患者显著低,提示更差的功能。

3.Piers-Harris 儿童自我意识量表

自我意识(self-concept)又译作自我概念,是指个体对自己行为、能力或价值观的感觉、态度和评价,也反映对自己在环境和社会中所处的地位的认识。儿童自我意识量表(PHCSS)是美国心理学家 Piers 及 Harris(1969,1974)编制的儿童自评量表,主要用于评价儿童自我意识状况,适用于 8~16 岁儿童、青少年。广泛用于 ADHD、ODD、焦虑以及患有躯体疾病、单纯性肥胖者。

Piers-Harris 儿童自我意识量表含 80 个是否选择型测题,因子分析提取 6 个分量表:即行为、智力与学校情况、躯体外貌与属性、焦虑、合群、幸福与满足,得分低表示自我意识水平的下降。

苏林雁(2002)与全国 20 个单位协作,采样 1370 例(年龄 8~17 岁)制订了全国城市儿童常模。经信、效度检验,认为适用于儿童评估其自我意识。

4.耶鲁综合抽动严重程度量表(YGTSS)

由美国耶鲁大学 Leckman 等(1989)编制,是一个半定式访谈工具,使用 YGTSS 要求评定者具有对抽动症状评估的临床经验,主要用于评估抽动的严重程度和评定疗效。

YGTSS 分 3 个部分:

(1)第一部分:为问诊项目,包括运动性抽动和发声性抽动的主要部分和方式。

(2)第二部分:分别评估运动性抽动和发声性抽动的数量、频度、强度、复杂性、对正常行为的干扰 5 个方面,每项按照 0~5 六级评分,得分越高越严重。

(3)第三部分:评估抽动障碍所导致的损害,按 10~50 评分,加入抽动分中,最后得出量表总分。

抽动严重程度的判断：<25分属轻度；25～50分属中度；>50分属重度。该量表还可用于疗效判断：减分率>60%，为显效；30%～59%，为好转；<30%，为无效。

5.青少年生活事件量表(ASLEC)

由刘贤臣(1997)等编制，为自评问卷，用于评定受试近1年生活中的应激性生活事件。该量表在我国广泛使用。

ASLEC由27项可能给青少年带来心理应激的负性生活事件构成，如"被人误会或错怪"等。应答者先确定有无发生，若发生过则进一步评出对自己影响的严重程度，按1～5五级评分。量表含6个因子：人际关系因子、学习压力因子、受惩罚因子、丧失因子、健康适应因子、其他应激因子；分数越高表示负性生活事件越多或受负性生活事件影响越大。其信度效度符合测量学要求。

6.青少年生活事件问卷(ALEQ-R)

为美国Abela教授与湘雅二医院心理中心根据我国文化背景而编制。共57个项目，用于12～18岁青少年评定过去1个月的负性生活事件的强度，按照1～5五级评分。

根据该量表的我国大样本青少年常模，制订了相应的划界分。

7.父母同伴依恋问卷(IPPA)

由Armsden和Greenberg(1987)编制，修订版IPPA-R从和依恋对象的相互信任程度、交流质量、愤怒和疏远程度来全面评估青少年的依恋关系，为自评问卷，适用于12～20岁的青少年。已广泛应用于青少年不良行为、焦虑抑郁、自杀等相关研究领域。

IPPA-R由母亲、父亲、同伴依恋3个分量表组成。每个分量表各25个项目，分信任、交流和疏远3个维度。按照完全不符合、不太符合、有时符合、常常符合、完全符合5级评分，根据正反向计分的不同分别计1～5分。

张迎黎等(2011)选取河南556名初中生进行信效度检验，发现父母依恋分量表在初中生中具有良好的信度和效度，同伴依恋分量表去除第9条可达到较为理想的心理测量学标准。

8.青少年依恋问卷(AAQ)

由West(1998)编制。为自评量表，用于评估青少年不安全依恋的严重程度。

AAQ是由9个项目构成，要求对陈述的内容作出判断，采用5级评分：1=总是符合；2=大多数情况符合；3=有一半情况符合；4=偶尔发生；5=从来没有发生过。其中4～9条为反向计分，各条得分相加为总分，总分越高表示不安全依恋越高。

范方等(2007)将该量表进行信度、效度分析，认为适用于我国儿童青少年。

9.养育关系问卷(PBI)

是由Parker等(1979)编制的一个儿童青少年抚养方式自评工具。由被试根据对过去经历的养育风格进行评估，用于定量及定性评价儿童青少年的父母的养育风格。常用于研究养育特点和精神障碍特别是焦虑抑郁，在很多国家得到广泛应用。

PBI共25个项目，0～3四级评分，含关怀和控制两个分量表，关怀分量表12个项目，控制13个项目，还可以根据关怀(划界分为25分)和控制(划界分为14分)2个维度的得分将养育风格分为4种基本类型：高关怀高控制、高关怀低控制、低关怀高控制、低关怀低控制。

范方等(2007)年将该量表进行信度、效度分析，认为适用于我国儿童青少年。

10.心理弹性量表(RS)

由 Wagnild&Young(1993)编制,量表用于评价个体的心理弹性状况。该量表适用人群广(可用于儿童青少年),在国外应用广泛。

量表有 25 个条目,1~7 七级评分,总分 25~175,含两个因子:个人胜任力因子和自我悦纳因子。得分越高表示心理弹性越好。

范方等(2007)年将该量表进行信度、效度分析,认为适用于我国儿童青少年。

(周成　沂源县历山中学)

第三章 精神发育迟缓

第一节 概述

一、概念

精神发育迟缓(MR)是指智能发育落后、社会适应行为障碍的状态。多年来,许多学者曾应用多种不同的名称对此疾患状态命名,如精神薄弱、精神低能、精神残障、智力薄弱、精神幼稚病等。也曾应用过精神发育不全、智力低下、智力缺陷、大脑发育不全等。也有的学者称其为"弱智"。国际上曾将其统一称为智力低下(MR)。国际精神发育迟缓学会1995年开始统称为智的功能障碍。

(一)我国的定义

指一组起病于18岁以前精神发育不全或受阻的综合征;以在发育阶段的技能损害为主要特征,包括认知、语言、运动和社会能力等不同程度的低下。其病因、病程和病理机制虽然不是单一的,但是均表现为智力低下伴社会适应能力缺陷。也可以同时伴有躯体疾病或其他精神障碍。

由于各种原因引起的精神发育的持久性的延迟或停滞,并因此出现智力低下,表现处理自己周围事物的能力和适应社会生活能力的低下的一种疾病状态。

(二)美国的定义

美国的精神薄弱学会(AAMD)对精神发育迟缓的定义是,精神发育迟缓是发育中期出现的智力水平显著低于平均水平,同时伴有社会适应行为障碍的状态。所谓的社会适应行为或者说是适应能力,是指一个人处理日常生活及其在社会环境中求生存的能力,如传达意图、管理自己、家庭生活、社会的/对人功能、利用地域资源、自律性、学习能力、工作、闲暇、健康、安全等方面的能力。美国精神发育迟缓协会对社会适应能力的定义是,有效的满足个人环境中自然的、社会的需要的能力,主要包括两方面,一是发挥和保护自己独立性的程度,二是圆满地完成所接受的社会责任的程度。

(三)精神发育迟缓的诊断要点

(1)智能水平低于平均智商的2个标准差以上,或智商(IQ)在70以下。
(2)与患儿生活年龄相应的适应行为发育不全。
(3)在发育期的18岁之前发病。

二、患病率

精神发育迟缓的患病率因诊断概念不一和调查方法上的差异,不同的国家和地区报告不一,从0.86%至5.6%。世界卫生组织(WHO)1977年报道为1000名0~15岁儿童中精神发育迟缓的患病人数为:重度4名(4‰),轻度30名(3%)。在1985年又有报道,与此结果大致相同,即患病率为3%,其中,中、重度为1‰~4‰。各国对重度的精神发育迟缓的患病率的报道为,美国(1903年)报道为0.33%,英国(1960年)为0.499%,丹麦(1972年)为0.369%,日本(1984年)为0.49%。精神发育迟缓的患者中85%是轻度,男女比为1.5:1。

我国在1988年对全国8个省、市进行了智力低下的流行病学调查,其结果总患病率为1.2%。其中农村为1.41%。城市为0.7%。男童患病率为1.24%,女童为1.16%。各不同年龄组的患病率为,出生~2岁0.76%,3~6岁1.1%,7~9岁1.44%,10~14岁1.5%。严重程度的比率为,轻度占所有患儿的60.6%,中度22.7%,重度9.6%,极重度7%。地域的差别为,农村高于城市。性别的差异,男女之比为1.5~1.8:1。

当前,具有高危因素的新生儿,特别是早产未熟儿、低出生体重儿的增加,使精神发育迟缓患儿也相应增加,有超过典型的脑瘫患儿的患病率的趋势。

三、分类

精神发育迟缓的分类有多种方法,列举如下:

(一)根据智能水平分类

此种分类法是根据患儿的智商的高低进行分类。

1.斯坦福－比奈分类法

(1)临界状态:IQ为68~80。

(2)重度:IQ为25~35。

(3)中度:IQ为35~50。

(4)轻度:IQ为50~75。

斯坦福－比奈分类法是根据教育、社会适应等方面的不同领域的课题制定成标准化的评定量表来测定智商,平均智商是100,标准差是16,正常人的智商分布于81~132之间。当测得的智商低于平均智商32时(标准差的2倍)可作为诊断精神发育迟缓的依据。

2.日本的分类法

(1)白痴:IQ为0~25。

(2)轻度:IQ为52~67。

(3)中度:IQ为36~51。

(4)重度:IQ为20~35。

(5)极重度 IQ<19。

3.WHO ICD 10 分类标准

(1)边缘:IQ为70~85。

(2)轻度:IQ为50~69。

(3)中度:IQ为35~49。

(4)重度:IQ为20~34。

(5)极重度:IQ<20。

4.美国精神学会(DSM—Ⅳ)分类标准

(1)轻度:IQ为50~70或55~70。

(2)中度:IQ为35~49或40~54。

(3)重度:IQ为20~34或25~39。

(4)极重度:IQ<20或25。

5.我国的分类标准

1989年,我国制定了精神发育迟缓的分类标准(表3－1)。

表3－1 我国的精神发育迟缓分类标准

分度	智商(IQ)	相当年龄	适应能力缺陷程度
轻度	50～69	9～12岁	轻度
中度	35～49	6～9岁	中度
重度	20～34	3～6岁	重度
极重度	<20	<3岁	极重度

(二)根据病理群和低文化群分类

Penrose将精神发育迟缓分为病理群和低文化群,两群的不同点见表3－2。

表3－2 精神发育迟缓的二分法

	病理群	低文化群
神迟滞程度	重度	轻度
出现率	0.4%	2%
性别差	男性为多	女性为多
智能程度	中度、重度、极重度	轻度
医学的问题	病理性的、常伴有身体的合并症	生理性的,身体的合并症少
原因	外因性、环境因素	内因性、遗传因素
不孕倾向	有	无
与家族的关系	父母、同胞中精神发育迟缓少,家庭生活比较富裕,重视教育的人多	父母、同胞中精神发育迟缓多,家境贫寒,对教育放任
治疗效果	通过教育方法的疗育,收效甚微	通过教育疗育可获得明显疗效

四、临床表现

不同程度的精神发育迟缓有各自的表现。

(一)临界状态

日常生活可以完全自理,可以独立地应用交通工具。可接受小学六年级的教育,通过职业训练后,可以在无保护的情况下就业。

(二)轻度精神发育迟缓

在精神发育迟缓的患儿中占75%～8b%,其临床表现如下:

1.语言能力方面

一般语言能力的反应尚可,通过学校学抽象记忆的知识如阅读、背诵文章等方面无太大困难。可以应付日常生活中的一般交谈,所以此型患儿在学龄前期或短期接触时不易被发现。

2.学习方面

可以接受小学 4~5 年级的教育。有些困难,在入学后会发现患儿的领悟力低下,缺乏对事物之间的相同和不同之处的辨别能力和分析与概括能力,缺乏想象和推理能力。理解抽象的概念困难,对其只能从具体的角度去考虑和认识。作文感到吃力,难以将自己的思想和认识形成书面文字,只可以简单地阅读和计算简单的试题。

3.社会生活能力方面

有一定的交往能力,日常生活可以自理,但常常显得笨手笨脚,缺乏主见,依赖性强,对环境变化的适应能力差。往往表现为温顺、安静;循规蹈矩。经过若干次训练后可利用交通工具。

4.生活和工作能力方面

经过特殊训练至成人后可以在保护下或他人的照顾下从事具有一定技能的工作。

(三)中度精神发育迟缓

约占精神发育迟缓患儿的 12%。

1.语言、运动发育方面

从幼小时即可发现语言与运动发育缓慢,运动发育迟缓可随着小儿生长发育逐渐地向接近正常方向发育。在语言方面词汇贫乏,其中一部分患儿发音不清,不能确切地表达自己的意思和思想。

2.学习能力方面

阅读和理解能力有限,数学概念模糊,甚至不能学会简单的计算和数数。只能达到小学 1~2 年级的读、写水平。

3.社会性及生活能力方面

有一定的模仿能力,可以学会简单的生活和工作技能,经过耐心训练可以从事简单、重复的劳动,可以在社区生活。与亲人或常接触的人有感情,可建立比较稳定的关系。除特殊情况外,不能应用交通工具。不能真正意义上的就业,在特殊的设施中,经过训练后可做有限的工作。

(四)重度精神发育迟缓

约占患儿总数的 7%~8%。

1.病因

几乎均有显著的生物学原因,多合并脑部的损害、畸形、脑瘫、癫痫等。

2.精神与运动发育明显落后

精神与运动发育落后在早期出现,多数在出生后不久即被发现。几乎不能接受教育。

3.语言能力方面

语言发育水平很低,仅能学会简单的语句,自我表现能力差或者几乎不说话,理解他人的语言很困难。

4.社会性和生活能力方面

此型患儿缺乏社会行为能力,在监护下可能从事无危险的极简单的体力劳动。利用交通工具非常有限或几乎不能利用。

5.特异症状

反复地重复单调、无目的的动作和行为,如点头、奔跑、自残等。

(五)极重度精神发育迟缓

占精神发育迟缓儿的2%左右。

1.原因

此型原因明确,多为先天代谢疾病、染色体疾病、中枢神经系统严重畸形等。

2.语言能力方面

无语言能力,自己不会说话,也不能理解他人说话的意思,仅有以哭闹等原始的情绪方式的表现能力。

3.社会性和生活能力方面

不能认识周围环境和亲人,完全无安全意识,不会躲避危险。可能不能步行,需要特殊的交通工具。不可能就业,生活能力极低,生活几乎完全需要他人照料。此型患儿常因生活能力低下而夭折。

4.特异症状

常有攻击行为和破坏行为。

(崔明湖 滨州医学院附属医院)

第二节 原因

精神发育迟缓并非是一个疾病单位,可以说是一种综合征,导致精神发育迟缓的原因繁多,与脑瘫一样,将其原因分为出生前、围产期和出生后三个时期。

一、出生前的原因

出生前的原因是精神发育迟缓的主要原因,约占引起精神发育迟缓的原因的半数。主要有染色体异常、先天代谢异常、内分泌障碍、先天感染症、畸形综合征、脱髓鞘疾病、家族性疾病等。

(一)染色体异常

致精神发育迟缓的染色体病有三种,各具特异症状。这些疾病的特征在许多书中已经详细描述,在本书中不再赘述,只列举疾病名称。

1.性染色体异常

Turner综合征(45,-X);Klinefelter综合征(47,XXY和48,XXXY);脆性X染色体综合征(46,fra(x))(q27)。

2.常染色体异常

猫叫综合征(46,5p-);4p部分缺失(46,4p-);18P部分缺失(46,18p-);18q部分缺失(46,18q-);Down综合征(47,-21和46/47,+21);18-trisomy(47,+13);D-trisomy(47,+13)。

3.染色体离断综合征

是指对患者的细胞培养时可见到多数染色体的离断,主要的疾病有,Fanconi贫血、Bloom综合征、毛细血管扩张性失调症、色素性干皮症、先天性角化异常症等。

(二)具有精神发育迟缓的畸形综合征

所谓畸形综合征是指患儿的症状、体征中具有几种异常的形态,并推测其发生的背景中有共同的原因。畸形综合征的大部分患儿有轻度至重度的精神发育迟缓。

1.De Lange 综合征

重度精神发育迟缓,整体发育落后,多毛,两眉连在一起,口唇薄,口角下垂。

2.Rubinstein－Taybi 综合征

轻度精神发育迟缓,拇指和足趾指距宽,鼻根部宽,眼裂下斜,身长矮小,发育障碍。

3.Hallerman－Streiff 综合征

中度精神发育迟缓,身材矮小,鸟样颜貌,小鼻,毛发稀少,小眼球,牙齿异常。

4.Seckl 综合征

重度精神发育迟缓,身材矮小,小头症,鼻梁突出,鸟样颜貌,耳位低,下颌小。

5.Smith－Lemli－Opitz 综合征

中度精神发育迟缓,生长发育障碍,并指,尿道下裂,眼睑下垂,鼻翼外翻,隐睾,为常染色体隐性遗传病。

6.Sotos 综合征

中度精神发育迟缓,幼儿期生长发育过于旺盛,巨头,前额部突出,眼裂下斜,两眼角间距离过大。

7.Beckwith－Wiedemann 综合征

轻度精神发育迟缓,巨人症,肥胖,巨舌、眼球突出,大嘴,骨骼过成熟,前囟开大,火焰状血管瘤。

8.Sjogren－Larson 综合征

中度精神发育迟缓,鱼鳞症,痉挛性瘫。

9.Prader－Willi 综合征

中度精神发育迟缓,肥胖,身材矮小,外生殖器形成不全。15 号染色体 q11、12 缺失。

10.Laurence－Moon－Biedl 综合征

轻度精神发育迟缓,肥胖,视网膜色素变性,多个手指并指,性腺功能低下,心脏和肾脏畸形,肌紧张低下,白内障,常染色体隐性失调症。

11.Cockayne 综合征

中度精神发育迟缓,身材矮小,小头症,小脑失调症状,对日光过敏,颅内有钙化。难听,视神经萎缩,常染色体隐性遗传的变性疾病,老人样颜貌。

12.Menkes Kinky hair 综合征

中度精神发育迟缓,卷发,头发短,难治性癫痫,发育障碍并肌紧张低下,白内障,肾输尿管障碍,伴性隐性遗传。

13.Orofaciodigital 综合征

中度精神发育迟缓,腭裂,唇裂,鼻翼形成不全,手指形成不全,口腔内小带。

14.胎儿性酒精综合征

中度精神发育迟缓,发育不全,上唇菲薄,人中形成不全,眼裂短小,小头症。

(三)先天代谢异常

先天代谢异常症中有许多伴有精神发育迟缓者,本文简单介绍其临床特征和实验室检查。

1.氨基酸代谢异常

(1)苯丙酮尿症(PKU):为常染色体隐性遗传病,幼儿期发病,精神、运动发育迟缓,惊厥,行为异常,皮肤及毛发颜色变浅,尿味呈鼠尿味或霉味。

实验室检查,新生儿期即见血中苯丙氨酸含量增高,大于1.22mmol/L,尿中苯丙酮酸及对位羟苯乙酸阳性,尿二氯化铁试验阳性。

(2)Hartnup病:为色氨酸转运障碍所致的氨基酸代谢异常病,为常染色体隐性遗传。临床表现有糙皮病,皮肤对光过敏,间歇性共济失调,发作性精神病症状。50%的患者有精神发育迟缓。

实验室检查可见尿中有中性氨基酸,如色氨酸、丙氨酸、丝氨酸、苏氨酸等。

(3)同型半胱氨酸尿症、半胱氨酸血症:是由于胱硫醚合成酶缺陷或其辅酶的合成障碍而致病,是一种常染色体隐性遗传病。临床上分为三型,Ⅰ型为典型的半胱氨酸血症,Ⅱ、Ⅲ型是同型半胱氨酸尿症。

患儿在婴儿期可见生长发育落后,3岁后出现眼睛的晶状体半脱位,60%的患儿有进行性智力低下,并有惊厥等神经系统症状。

确定诊断依据血液氨基酸分析,在各种体液中,同型半胱氨酸、同型胱氨酸、蛋氨酸含量增高。

2.糖代谢异常

(1)半乳糖血症:是由于在乳糖代谢过程中酶的缺陷而致的半乳糖代谢障碍使半乳糖在机体内积聚。主要缺陷的酶有,半乳糖激酶、半乳糖-1-磷酸尿苷转移酶(GPUT)、尿苷二磷酸半乳糖-4-异构酶。

在新生儿期出现黄疸、肌张力低下,肝脏肿大。婴儿期可进展为肝硬化,脾大等。若有中枢神经受损则在早期表现肌张力低下,惊厥等,婴儿期表现为精神发育迟缓,语言及运动发育障碍,共济失调和锥体外系症状。

实验室检查可在尿中发现还原物质,用层析法或其他方法证实此还原物质为半乳糖。

(2)遗传性果糖不耐症:遗传性果糖不耐症是因果糖-1-磷酸醛缩酶缺乏使果糖代谢障碍而致病,为常染色体隐性遗传病。乳儿期发病,表现为呕吐,有时有意识障碍,惊厥、肝损伤、精神发育迟缓。

实验室检查见血液、尿液中果糖增加,有氨基酸尿。

(3)高乳酸高胆红素血症:是因胆红素酸羟化酶缺乏而致病,为常染色体隐性遗传病。乳儿期发病,表现呕吐,运动失调,肌紧张低下,精神发育迟缓。

实验室检查,血中乳酸、胆红素值增高,苯丙酸增高。

3.脂质、黏多糖代谢异常

(1)GM2神经节苷脂病:GM2神经节苷脂病为常染色体隐性遗传病。是由于氨基己糖苷酶的缺乏而致病,该酶包括两种同工酶,分别称为A与B,A酶由一条α链和β链组成,B酶是由2条β链组成的。所以,若α链缺陷只影响A酶的活性,β链的缺乏则影响A与B酶两者的活性。α链缺乏在临床上称为神经节苷脂病

Ⅰ型,即Tay-Sachs病。β链缺乏则称为神经节苷脂病Ⅱ型,即Sandhoff病。

Ⅰ型患儿出生时正常,5个月以内生长发育也正常,至1岁左右出现肌张力严重减低,呈现蛙状姿位等肌张力低下的临床表现,并有视力障碍,对周围环境反应迟钝或无反应。可有惊厥,头围增大等,多于2~4岁死亡。迟发型进展缓慢,表现为共济失调,舞蹈样手足徐动症及构音障碍等。

此病的诊断主要依据测定血浆、白细胞、成纤维细胞的β-氨基己糖苷酶A的活性。

(2)异染性脑白质变性:异染性脑白质变性又称脑白质营养不良,致病原因是芳香硫酯酶A的缺乏,使脑硫脂分子上的硫酸根不能被水解脱落,其结果是在溶酶体内有脑硫脂的蓄积。脑硫脂是

神经髓鞘的构成成分,所以脑硫脂的水解异常会累及中枢神经的白质而致病,本病为常染色体隐性遗传病。

临床表现因不同类型的患者而有很大的差异,分为晚期型、少年型和成年型三种类型(参考第五章)。

实验室检查可见尿沉渣中大量的异染性颗粒,脑脊液中蛋白增高。确定诊断则需测定白细胞或成纤维细胞中的芳香硫酯酶 A 的活性。尸体解剖检查可以见到脑内脱髓鞘改变及显著的异染性颗粒沉积,胶质细胞明显减少。

(3)球形细胞脑白质营养不良:又称为 Krabbe 病,是由于半乳糖脑苷脂酶的缺陷而致病,使半乳糖神经酰胺沉积在溶酶体内,是常染色体隐性遗传病。病变主要累及脑白质,尤其在基底神经节、桥脑和小脑的脱髓鞘区。

1)临床表现:分为两型,婴儿型表现为出生时正常,3 个月左右发病,易激惹,肌张力增高呈强直性痉挛,癫痫发作,智力低下并迅速发展,晚期出现角弓反张,多在 3 岁前死亡。迟发型在 10 岁前后症状明显,其症状同婴儿型,进展缓慢。

2)实验室检查:脑脊液蛋白质增高。辅助检查:头部 CT 可见脑室周围白质脱髓鞘改变。确诊需要依据白细胞和成纤维细胞中的 β-半乳糖脑苷脂酶的活性测定。

4.其他代谢异常

(1)Lesch-Nyhan 综合征:是一种性连锁隐性遗传病,是由于次黄嘌呤-鸟嘌呤磷酸核糖转移酶(HPRT)先天缺陷或完全消失致体内嘌呤代谢异常而致病。

临床表现:出生时正常,生后数月隐袭起病,初期可有肌张力低下,精神运动发育落后。其后肌张力增强,出现舞蹈样手足徐动和锥体外系异常的症状,腱反射亢进,继而下肢强直。最后不能独坐与行走。有自残行为,智商多在 50 以下。

实验室检查:血中尿酸增高,可达 10~12/dl,确定诊断需测定 HPRT 的活性,可用成纤维细胞培养,红细胞培养,肝活检等。

(2)Lowe 综合征:原因不明,是一种性连锁隐性遗传病,也称其为眼、脑、肾综合征。乳儿期发病,有精神发育迟缓,白内障,肾性酸尿症,眼球震颤,肌张力低下,惊厥,佝偻病。

实验室检查:氨基酸尿,糖尿,蛋白尿,尿氨减少。血液 pH 低,CO_2 减少,血中的氯含量升高。

(四)脑形成发育障碍

脑形成发育障碍均伴有精神发育迟缓,主要有以下几种:

(1)神经管闭锁障碍如无脑症等。

(2)脑形成障碍:如 Dandy-Walker 综合征等。

(3)细胞移动障碍:如灰白质转移症等。

(4)神经内障碍。

(5)获得性脑障碍:如脑穿通畸形等。

(6)原发性小头畸形。

(五)综合征障碍

综合征障碍均伴有精神发育迟缓,主要有以下几种:

(1)神经皮肤综合征:包括结节性硬化、神经纤维瘤病、脑面血管瘤病等。

(2)肌肉疾病:假性肥大性肌营养不良,分两型,即杜兴(Duchenne)肌营养不良(DMD)和贝克(Becker)肌营养不良(BMD)等。

(3)眼障碍:无眼球综合征等。

(4)颅骨颜面障碍。

(5)骨骼障碍:如 Klippel/Feil 综合征等。

(六)环境因素

环境因素而致精神发育迟缓的有以下几种:

(1)子宫内营养障碍。

(2)药物、毒物等致畸物质,如水银中毒的水俣病等。

(3)孕母疾病。

(4)孕母妊娠中接受 X 线照射、应用麻醉药物、酒精中毒、生活秩序紊乱等。

二、围产期因素

围产期因素是致小儿精神发育迟缓的危险因素,分为子宫内障碍和新生儿期障碍两种:

(一)子宫内障碍

(1)急性胎盘不全。

(2)慢性胎盘不全。

(3)异常分娩。

(4)多胎。

(5)妊娠中毒症。

(二)新生儿期障碍

(1)缺氧缺血性脑病(HIE)。

(2)颅内出血。

(3)颅内出血后脑积水。

(4)脑室周围白质软化(PVL)。

(5)新生儿惊厥。

(6)呼吸障碍。

(7)感染症。

(8)出生时头部外伤。

(9)营养障碍。

(10)代谢障碍。

(11)早产、过期产。

(12)低出生体重。

三、出生后因素

出生后因素有如下几项:

(一)头部外伤

(1)脑震荡。

(2)脑挫伤。
(3)颅内出血。
(4)蛛网膜下腔出血。
(5)脑实质出血。

(二)感染症
(1)脑炎。
(2)脑膜炎。
(3)真菌感染症。
(4)寄生虫感染症。
(5)迟发性病毒感染症。

(三)脱髓鞘疾病
(1)感染后障碍。
(2)免疫后障碍。

(四)变性疾病
(1)症状性障碍:如 Rett 综合征等。
(2)脑灰白质营养不良:如 Friedreich 运动失调等。
(3)脑白质营养不良:如 Cockayne 综合征等。
(4)神经髓鞘炎蓄积症。

(五)惊厥性疾病
(1)急性中毒性脑病。
(2)Reye 综合征等。
(3)中毒。
(4)代谢障碍。

(六)营养障碍
恶性营养不良征等。

(七)环境阻断
(1)缺乏关爱或受虐待。
(2)心理社会的不利因素。
(3)慢性社会/感觉阻断。

(崔明湖　滨州医学院附属医院)

第三节　诊断

精神发育迟缓的诊断与脑瘫的诊断相同,外因性的和原因不详者在生后月内难以确定诊断,原因明确的及重度精神发育迟缓可以早期诊断。轻度精神发育迟缓患儿可能在 1 岁半或 2 岁左右才被父母发现,甚至到学龄期方能确定诊断,也可能有的患儿至学龄期因学习成绩欠佳始来就诊。对精神发育迟缓的诊断一定要反复地进行智能检查,还要追踪观察其发育情况,要慎重地进行诊断。

一、诊断方法

(一)询问患儿的生育史和发育史

从生育史中探寻病因,要详细询问患儿出生前、出生时、出生后情况以及从新生儿开始的发育史,要注意幼儿期发育有明显的个体差异,另外应动态观察患儿的发育情况。

(二)早期发现的方法

(1)新生儿筛查:对新生儿进行 PKU、半乳糖血症、先天性甲状腺功能低下、先天性代谢疾病等的筛查。

(2)识别特殊的颜貌和先天性缺陷。

(3)早期症状:

1)出生后的前几个月,表现异常安静,嗜睡,不哭不闹,甚至饥饿时也不哭。

2)2个月仍不会哭,表情呆滞。

3)对周围的人、物品、声音无反应,近似听而不闻,视而不见的盲聋儿。

4)清醒时磨牙。

5)哭声平直,音调缺乏变化,从给予刺激开始至小儿反应发出哭声的时间间隔较长。

6)6个月不会咀嚼,吃奶无力,吞咽困难。

7)6个月还躺在床上在眼前玩自己的手。

8)到了两三岁还把玩具放在自己的口中。

9)到两三岁还常流涎。

10)对玩具缺乏兴趣,或整天拿着一个简单的玩具不离手。

11)从整天的嗜睡变为多动、注意力不集中。

12)3岁后仍无语言,或者只有简单的语言,口齿不清。

(三)行为发育评定

早期诊断是早期疗育的基础,在新生儿期除了进行新生儿行为的评定外,还应进行神经学的评定。小儿生长发育后,在进行发育评定同时还要进行姿势反应的评定和相应年龄的行动发育评定。为了能正确的评定小儿,在此介绍正常小儿的行动发育标准,用以评定患儿的发育情况。

1.正常儿的行为发育

(1)新生儿的正常行为发育:

1)串生时原始反射已经发育到最高水平,可以充分诱发出所有的原始反射。

2)姿势紧张良好,自发运动活泼。

3)可以诱发出对视觉和听觉的方位反应。

4)啼哭有力,吸乳能力佳。

5)喂奶期间可以与母亲对视。

6)可诱发出头的控制能力。

7)对情绪的刺激有一定的反应。

(2)1~3个月小儿的正常行为发育:

1)通过了新生儿的行动发育项目。

2)头的矫正反应出现。

3)自发活动活跃,如注视、喃喃自语、哭、笑等。

4)哭泣的方式和颜面表情逐渐地增加丰富性。

(3)3个半月～4个月小儿的正常行为发育:

1)已经确立睡眠与觉醒的规律性。

2)在安静的场所可以进行宛如与人对话的发音游戏;对怪脸等表情可发出笑声。

3)在肘支持的俯卧位上可以向周围看;可自发的、短暂的注视人和物体;可向声音的方向转头。

4)可以发现未见过的场所与自己经常所处的场所的不同。

5)可以从大人正在准备的气氛中发现自己过去体验过的诸如授乳、洗澡和外出等事物,并对其表现出自己的情绪。

6)一看到人和玩具动作就活泼。

7)会发唇音或在口唇处形成气泡。

(4)6个月小儿的正常行为发育:

1)出现俯卧位上的平衡反应。

2)会用玩具游戏,手可抓自己的脚玩耍。

3)注意力集中的注视人、物及场所,兴趣盎然地寻找声音的方向。

4)当与小伙伴在一起时表现出高兴,若中断了与小伙伴的接触或未被他人理睬时会表现出愤慨或哭泣。当他情绪不好时可因人的出现或给予玩具而安静。

5)可见到小儿对伙伴的挚爱行动;对他人的颜面表情和声音的抑扬顿挫有反应。

6)开始咀嚼食物的运动;反复进行音节的嬉戏。

7)当他要发出复杂的音阶时可以见到其舌的活动游戏。

(5)9个月小儿的正常行为发育:

1)注意自己周围的物品,持续的注视人的活动或父母的对话等。①专注地看着玩具,过一会儿就会向其伸手。②当去医院检查时,会专注的注视检查者,其后会回头看母亲然后再注视检查者。

2)为了引起其他人的注意而喊出声。

3)对自己的家人和外人表现出明显不同的行动,有对不熟悉的环境表现出恐惧的倾向。

4)从小儿的行动中可以观察到他对上下、内外、远近等空间关系的理解。

5)集中力初步发育;用手抓饭吃,但吃饭时会撒落,抓得一塌糊涂。

6)自主性发育,开始淘气(从四爬移动开始,探索活动越来越多)。

7)有目的的动作越来越多,对母亲对其的照料可以以共同作业的形式给予一定的协助。

8)高兴地做将物品递给他人的游戏。

(6)18个月小儿的正常行为发育:

1)喜欢平衡的游戏。

2)注视发出声音的活动,可以倾听声音并对其产生极大的兴趣。

3)可与人交谈,交谈中掺杂着一些他人能理解的语言和一些不明白缘由的语言。

4)会拉着玩具走,会抱着布娃娃玩耍,可模仿做家务。

5)一听到"吃饭了"就会到饭桌前等待。

6)可笨拙地使用勺子;自立的意志已经发育,当他人想喂他饭时,会推开他人的手而想要自己吃。

7)开始自己脱袜子和鞋。

8)央求他人为其读书。

9)会指出身体的各部位。

(7)2岁小儿的正常行为发育:

1)进入探索事物的年龄。

2)可以象征性地表现眼前没有的事物(思考的初步发育阶段),例如,露出其手臂或臀部时就会说"打针了";玩简单的转圈游戏;像母亲那样给布娃娃喂饭,或让布娃娃躺在床上等。

3)即使他有非常想要的物品,也会因听从他人的劝说而耐心地等待。

4)语言的数量增多,会说主谓语句。频繁地发问"这是什么",反复问物品的名称。

5)吃饭时撒落逐渐减少。

6)可告知大小便。

7)会穿鞋和脱衣服。

8)可帮助大人做简单的家务。

9)会踏着椅子去取高处的物品。

2.评定的方法

根据正常小儿的行动发育规律可初步判断被评定小儿的行为发育方面是否有问题,各不同时期的小儿的评定要点如下:

(1)新生儿:对新生儿的判断比较困难,其标准能力应具备如下四点:

1)出生后原始反射的发育已经达到最高水平。

2)已经可以诱发出对声音和光的刺激的方位反应。

3)可以诱发出对头的控制能力。

4)对刺激有情绪反应。

被评定小儿的各项行为反应达到相应的标准判断为正常。也可以应用NBAS判断新生儿的行为。

对于新生儿,除了上述的行动发育的观察外,还可应用新生儿行为评定量表(NBAS),此量表由美国著名的儿科专家布雷译尔顿编制,应用于出生3天至4周的新生儿的发育检查。

NBAS共设有27个行为项目,分别归纳在六大类之中:①习惯化:指当同一刺激(光线和声音)呈现多次时,新生儿对其的反应逐渐减弱的现象。②朝向反应:指新生儿对有生命的刺激物(如人)和无生命的刺激物(如玩具)的朝向。③运动控制的成熟性。④易变特点:指新生儿从觉醒到深睡的状态的变化、皮肤颜色的变化、活动水平的变化、兴奋达到最高点的变化。⑤自我安静下来的能力。⑥社会适应能力:指对微笑及接受拥抱时的反应。

(2)1~3个月:1~3个月的小儿随着头矫正反应的发育,全身抗重力姿势的保持功能也逐渐发育,与此同时,精神方面的功能也在发育。此期的精神发育迟缓诊断要点是,首先要评定是否通过了新生儿的行为发育项目,然后检查头的矫正反应及自发运动,如注视、喃语、哭笑等。对自发行动少的小儿要格外引起注意。

(3)6个月以后小儿:

1)评定是否通过了3个半月至4个月小儿的行动发育标准,依次类推,9个月时评定6个月、12个月时评定9个月的行动发育标准是否通过。

2)根据小儿自律的姿势反应的发育标准检查小儿各项反应的发育情况。

精神发育迟缓儿除了有姿势反应发育不全外,常伴有许多发育的左右差:轻症的精神发育迟缓儿9个月前诊断较为困难,在9个月以后行为发育延迟才明显表现出来。除此之外,精神发育迟缓儿还常伴有刻板性、多动性、执着性、攻击性、自伤行为以及孤独症倾向,其中最多见的是多动性。

(四)智能发育评定

近年来对精神发育迟缓的认识逐渐加深,又提出广泛性障碍的概念,即包括智能低下及孤独症的精神发育迟缓。广泛性障碍表现患儿各方面的发育不均衡,其中有运动发育、探索、操作、行动、日常生活动作、语言功能等。最近教育界还注意到在发育不均衡这一障碍之中还有学习障碍(LD)。

有关智能发育的评定方法的研究已经历经多年,目前有多种多样的智能检查方法应用于临床,在许多的书籍中有详细的记载。

在诊断精神发育迟缓时常用的智能测查方法有如下几种:

1.筛查方法

(1)丹佛发育筛查检查(DDST):此法适应于0~6岁的小儿,共有105个项目,分布在4个能区。

1)应人能(个人-社会适应行为):与人交流和生活自理能力,如微笑、认生人、用杯喝水、穿衣等。

2)应物能(精神动作-适应性):眼与手的协调能力、握物、捏小丸、搭积木等。

3)语言能:测查听声音、发音、牙牙学语、理解大人的指示、用语言表达自己的要求等。

4)动作能(粗大运动):姿势、平衡、坐、爬、立、走、跑、跳的能力。

(2)绘人智能测验(draw A test):是一种能引起儿童兴趣的、简便易行的智能测验方法,在美国、日本等国家被较为广泛的应用。可以测定儿童的智能成熟程度,儿童可以在绘人作品中表现出注意力、记忆力、观察力、想象力和创造力,以及空间知觉和方位知觉,体规出儿童智能由具体形象思维向抽象逻辑思维的发展,亦可以看出儿童绘画的技能和手眼协调等精细动作的发育。适用于4~12岁的儿童。具体测验方法如下。

1)绘人智能测验可以采用个人测验和集体测验两种方法。个人测验可以了解受试儿童绘画时的情况、意图、感情及其对事物的认识能力。集体测验省人力和时间,可做大面积筛查用。

2)用具:一张16开白纸,一支铅笔和一块橡皮。

3)在测验前要和儿童搞好关系,尽量消除儿童的紧张情绪,争取合作,使儿童在轻松愉快的环境中完成测验。

4)绘人测验的要求:主试者对儿童说:"我要求你画一个全身的人,可以画任何一种人,但必须是全身的","可以画男人也可画女人,男孩或者女孩,随你便"。注意不要让儿童画机器人,也不可画动画片里的人或唱歌、跳舞的人。要防止儿童仿画墙上的肖像或书刊杂志封面上的人像。

5)绘人测验不限时间,但多在10~20分钟内完成,快者在1~2分钟即可完成。画时可用橡皮擦,或用纸的背面重画一张。

绘人测验评分方法:共50项,每一项得1分,满分计50分。具体评分标准如表18-3所示。

以上评分标准是参照日本的小林重雄所制定,由首都儿科研究所修订后的标准。评分后查表(表3-4),可得知被测儿的智商。

其他方法还有图片词汇测验(PPVT);瑞文渐进模型试验(RPM);分类测验(set test)等。

表3-3 绘人测验评分表

1.头	轮廓清楚,什么形状都可得分。无轮廓者不得分
2.眼	有眼睛即可,点、圈、线均可得分。只画一只眼睛者得半分
3.下肢	只要能画出下肢,形状不论,线状也可,不过一定要有两条腿。如两条腿并拢在一起,也必须能看出是两条腿。若画的是穿裙子的女孩,只要腰与脚之间有相当的距离能代表下肢的部分,也可以得1分
4.口	只要能画出口来,形状与部位无关,但不能在脸的上半部
5.躯干	有躯干即可,形状不论,卧位也可
6.上肢	形状不限,只要能表示是胳膊,无手指也可
7.头发A	不限发丝形状,只要有就行,一根也可
8.鼻	有鼻即可,形状不限(只画鼻孔时算37项得分本项不得分)
9.眉b或睫t	眉毛或睫毛有一种即可
10.上、下肢连接A	上、下肢的连接大致正确,是从躯干出来的即得分
11.耳	必须有双耳,形状不论,但不能与上肢混同。侧面像者画出一个也可,正面只画一个得半分
12.衣着	有衣、裤、帽子之一即可,表明有衣着仅画钮扣、衣兜、皮带也可
13.躯干长度	躯干的长度要大于宽度,长宽相等者不得分。要有轮廓,在纵、横的最长部位比较其长与宽
14.颈	有颈部,形状不限,能将头部与躯干分开即可
15.手指	有手指能与臂分开即可,数与形状无关
16.上、下肢连接B	上肢都连接在肩部或相当于肩处,下肢由躯干下部出来
17.头发B	在头的轮廓上画上头发,比第7项要好些,完全涂抹也可
18.颈的轮廓	清楚地画出将头与躯干连接起来的颈的轮廓,只画一根线的不算
19.眼的形状	眼睛的长度大于眼裂之开阔度,双眼一致
20.下肢的比例	下肢长于躯干,但不到躯干的2倍,宽度要小于长度
21.两件以上衣着	衣着有2件以上,如有帽子及皮带,或上衣和鞋等。应为不透明的,能将身体遮盖起来,分不清是衣服还是身体的不得分
22.全身衣服不透明	齐全地画出衣裤,均不透明(必须第12、21项都得分)
23.双瞳孔	双眼均画有瞳孔,眼轮廓内有明显的点或小圆圈
24.耳的位置和比	耳的长度大于宽度,侧位时有耳孔。耳的大小适当,要小于头部横径的二分之一

续　表

25.肩	画出肩的轮廓,角与弧形均可
26.眼的方向	两眼瞳孔的位置应一致
27.上肢的比例	上肢要长于躯干,要长大于宽。但上肢下垂时不能超过膝部,如膝部不清楚时可以以腿的中点算。若左右上肢的长度不同时,可以以长的一侧算
28.手掌	画有手掌,能将手指与胳膊区分开
29.手指数	两手必须各有五指,形状无关
30.头的轮廓	画有正确的头形,有轮廓
31.躯干的轮廓	正确地画出躯干的形状,而不是简单的椭圆或方形
32.上下肢的比例	上下肢有轮廓,尤其是与躯干的连接处不变细
33.足跟	有明显的足跟的轮廓,画出鞋的后跟也可
34.衣服4件以上	如帽子、鞋、上衣、裤、领带、皮带、纽扣、袜等,各种形式均可,必须有4件或更多
35.足的比例	下肢和足都有轮廓,足的长度比厚度大,形状不论。足的长度应是下肢的三分之一以上,十分之一以下
36.指的细节	全部手指有轮廓,长大于宽,形状须正确,其中有一个手指不画轮廓也不给分
37.鼻孔	鼻有鼻孔,如只画鼻孔也可以,在侧位上有个凹窝也可
38.拇指	拇指与其他手指分开,短于其他手指,位置正确
39.肘关节	必须以某种形式表示出有肘关节,角或弧形均可,画单侧也可以
40.前额及下颌	分别为眉毛以上及鼻以下的部位,要各相当于面部的三分之一,侧位有轮廓也可
41.下颌	清楚地表示出下颌,正位时在口以下有明显的下颌部位,侧位时也要明确
42.画线A	线条清楚、干净,应该连接的地方都连接,不画无用的交叉、重复或留有空隙
43.鼻和口的轮廓	鼻和口均有轮廓,口有上唇和下唇,鼻不可只画直线、圆或方形
44.脸	脸左右对称,眼、耳、口、鼻等均有轮廓,比较协调,若为侧位,头、眼的比例要正确
45.头的比例	头的长度是躯干的二分之一以下,身长的十分之一以上
46.服装齐全	服装齐全,穿着合理,符合身份

续　表

47.下肢的关节	显示有膝关节,如跑步的姿势等。正位时须表示出膝关节
48.画线B	虽第42项已给分,但如线条清晰、美观、有素描的风格,画面整洁可再给1分
49.侧位A	侧位时,头、躯干以及下肢都要有正确的侧位
50.侧位B	比第49项更进一步

表3-4　人体像得分与智能年龄的对应关系

绘人得分	智能年龄	绘人得分	智能年龄
4	4岁	13	6岁3个月
5	4岁3个月	14	6岁6个月
6	4岁6个月	15	6岁9个月
7	4岁9个月	16	7岁
8	5岁	17	7岁3个月
9	5岁3个月	18	7岁6个月
10	5岁6个月	19	7岁9个月
11	5岁9个月	20	8岁
12	6岁		

2.常用诊断量表

(1)盖塞尔发育量表:适用于4周～3岁的小儿,共500余项,63个检查场面。主要有4个能区。

1)应人能:也称为个人社会文化行为,即对所处的社会文化环境的个人反应能力。

2)应物能:也称为适应行为,包括手眼协调,对周围事物的探究和分析综合能力。

3)语言能:包括对他人语言的模仿和理解能力。

4)运动能:包括粗大运动和精细运动能力,如坐、走、跑、姿势、平衡;手指抓握、操作物品的能力。

依年(月)龄分为4周、16周、28周、40周、52周、18个月、24个月、36个月共8个分量表。依照婴儿年(月)龄在规定的项目内进行测试,根据得分推算出小儿的成熟年(月)龄,然后除以实际生活年(月)龄,再乘以100,即为每个能区的发育商(DQ)。

如果应人能的DQ<86,则表明患儿存在某种损伤。若4个能区的DQ均为<75～65,则可疑是严重的精神发育迟缓。

(2)比奈法(Binet)法:在目前主要应用于智能发育的测查,19世纪初曾被应用于心理检查。此量表的制定是根据人类的智力水平是随着年龄的增长而直线上升的规律,依据正常儿的智力发育的顺序性制定的各种测试课题,将某一年(月)龄的小儿之中70%～75%能解决的课题定为该年

(月)龄组应该完成的测试课题,如果某小儿能解决相应于自己的生活年(月)龄的全部课题,则这小儿的智能发育年(月)龄就相当于自己的实际年(月)龄,其智商就是100。

在Binet法中具有测查精神方面功能的项目,可以通过这些项目判断被测小儿的智能发育中抽象功能的发育水平。虽然这一种方法是一种总体的评定方法,而不是专门测查精神、心理功能的方法。但是可以从总体上得知小儿的智力水平,也有助于精神发育迟缓的诊断与分度。

3.韦氏量表

适用于儿童的韦氏量表(Wechsler)分为两种。

(1)韦氏儿童智力量表(WISC):该量表适用于6～16岁的儿童。包括语言性下位检查和动作性下位检查两项。

1)语言性下位检查的项目:①常识:了解小儿所掌握的知识范围。②类似性课题的检查:测定推理力、上位概念的发现力。③算术与单词:分别测定小儿的计算能力和对单词的定义、概念的理解能力。④理解能力:对各种状况的理解能力,解决问题的能力。⑤背数:测定小儿的记忆力、注意集中力。⑥填图:测定小儿的认知和空间方位的判定能力等。

2)动作性下位检查的项目:①测定完成绘画能力:了解小儿的知觉概念。②绘画排列:测定小儿掌握整体状况的能力。③积木图案的排列:测定小儿掌握空间关系的情况。④组合能力:了解小儿从部分向整体的洞察能力。⑤判断符号:了解小儿的对照力、记忆力、注意力。⑥迷宫:了解小儿的观察、判断能力。

(2)韦氏学前儿童智力量表(WPPSI):适合3～6岁半儿童,测验项目与形式与WPISC基本相同。

上述两量表测定结果按量表规定评分,然后换算为离差智商值,包括总智商(FIQ)、语言智商(VIQ)、操作智商(PIQ)。总智商低于70,考虑为智力低下。

我国对韦氏量表进行了修订,分别称为《中国韦氏儿童智力量表》(C—WISC)和《中国修订韦氏幼儿智力量表》(C—WYCSI)。

Wechsler量表在语言性检查一项中有许多需要应用语言的项目,如问题的构成、解答问题等项。在动作性检查中,则无须完全应用语言,如应用图形、记号、数字、积木等的测查,后者即使语言能力差的小儿也能解决。所以此量表对于语言性功能和动作性功能有解离的小儿也同样能进行正确的判断。

4.发育量表测定

对于小婴儿或者语言的理解和表达能力尚未成熟的早期幼儿及发育延迟的重症精神发育迟缓儿则难以应用Binet法和Wechsler量表进行评定。因此有许多学者根据小儿各时期的发育规律设定了问答式的发育量表,通过询问小儿的母亲或其身边的其他人以及直接观察小儿的行动来评价小儿各方面的发育。常用的有,日本的"远城寺式幼儿的分析的发育检查法"、"津守式乳幼儿精神发育问答表"、"新版K式发育检查表"等。

(四)社会适应能力检查

社会适应能力量表可对一个人的日常生活自理能力和社会交往能力做较充分的客观判断,从而测定小儿的社会适应能力,也称其为社会适应行为。目前常用的社会适应行为量表有,美国智力迟缓协会修订的《适应性行为评定量表》(AAMD—ABS)和《温兰社会成熟量表》等。

我国目前有如下两个量表：

1.婴儿－初中学生社会生活能力量表

为北京医科大学左启华教授在1958年对日本的《S—M社会生活能力检查表》的修订版,用于评定6个月14岁或15岁儿童的社会生活能力,可协助精神发育迟缓的诊断。

全量表共设132项,6个领域。

(1)独立生活能力：评定进食、更衣、排泄、个人卫生和集体卫生情况。

(2)运动能力：评定走、上楼梯、过马路、串门、外出活动的能力。

(3)操作能力：评定抓握物品、做家务、使用工具的能力。

(4)沟通能力：评定语言表达与理解、日常语言的应用技能等。

(5)社会化能力：评定独立性、自律、自控、关心他人等状况。

此量表简便易行、费时短,比较适用。

2.儿童适应行为量表

儿童适应行为量表是由湖南医科大学于1990年编制的测定儿童适应行为的量表,类似AAMD的ABS。共设59个项目,3个因子和8个分量表。

(1)独立功能因子：又分为4个分量表,包括感觉运动、生活自理、劳动技能、经济生活四项,评定与自助有关的行为技能。

(2)认知功能因子：又分为2个分量表,包括语言发育和空间定向。评定语言功能、日常知识应用技能和认知功能。

(3)社会/自制因子：分为两个分量表,包括个人取向和社会责任。评定个人自律、遵守社会规范等方面的行为能力。

此量表分为城市版和乡村版,评定结果以适应行为离差商(ADQ)表示,反映被评定的儿童的总适应行为水平,可判断有无适应行为缺陷。

(五)临床检查

1.临床所见

(1)患儿的外部特征：如身长、体格(肢体的长、短、比例等)、头围、头的形状、皮肤纹理(通贯手等)、口腔的腭弓、耳位、发际、特殊颜貌、特征性畸形(并指、多指等)。

(2)身体的合并症

2.辅助诊断

根据需要进行如下检查,头部X线、CT、MIR、脑电图、血液生化检查、尿液检查、染色体检查等。

3.功能方面检查

运动障碍、知觉、感觉障碍、语言障碍等。

(六)精神医学方面的评定

观察患儿的表情、对事物的态度、语言状况、与人交流状况、对人关系、行动的特征等。

部分患儿有明显的精神医学方面的问题,将在精神发育迟缓的合并症中叙述。

(七)婴幼儿期精神发育迟缓的诊断标准

1.一般的诊断标准

(1)运动发育延迟:运动发育与精神发育均延迟,但运动发育延迟的程度要低于智能发育延迟的程度。

(2)精神发育迟缓:根据行动发育检查、反射的检查、握物方式检查的结果等进行判断有无精神发育迟缓。

(3)对周围不关心,反应迟钝:通过检查小儿的追视、语言交流情况、对物品的反应等判断其反应程度。

(4)社会适应行动的发育延迟。

2.美国精神病学会精神障碍诊断和统计手册(DSM—Ⅳ)的诊断标准

(1)智力水平显著的低下,IQ<70。其中婴儿只做临床判断,不做测定。

(2)目前适应功能有缺陷和缺损,即患儿不符合其文化背景和相应年龄水平的应有的水平。至少要有下列各项中的两项,语言交流、自我照料、家族生活、社交或人际关系、交往技巧、应用社区设施、掌握自我方向、学习和技能、业余消遣、健康卫生与安全等各方面的缺陷或缺损。

(3)于18岁之前起病。

如果只有智力不足而无适应能力低下者,不能诊断为精神发育迟缓。相反,只有适应能力低下而无智力不足者也不能诊断为精神发育迟缓。

(崔明湖　滨州医学院附属医院)

第四节　合并症及精神医学问题

一、合并症

(一)癫痫

癫痫与精神发育迟缓、脑瘫、行为异常是共同以脑障碍为基础的综合征,是形成器质性脑综合征的症状之一。癫痫是精神发育迟缓较常见的合并症,癫痫与精神发育迟缓的关系有两种可能,一种是在癫痫的基础上合并精神发育迟缓,另一种是在精神发育迟缓的基础上合并癫痫。在精神发育迟缓的患儿中,合并癫痫的比率要高于一般的人群 Rutter 等在1970年报告了统计结果,各度精神发育迟缓合并癫痫的比率为:轻度6%、重度30%、极重度50%。日本的大冢在1988年报告为,各种程度的精神发育迟缓合并癫痫的比率为,轻度11%、中度24%、重度42%。可见,精神发育迟缓的程度越重合并癫痫的比率越高。

癫痫患者合并精神发育迟缓的比率,日本的大田报告,在2378名癫痫患者中,精神发育迟缓为410例,占17.2%。癫痫的始发年龄越低合并精神发育迟缓的比率越高。另外,若癫痫的原因是外因性的,则合并精神发育迟缓的比率更高。

(二)运动障碍

精神发育迟缓患儿并发运动障碍有两种表现:

1.一过性的运动障碍

这种运动障碍是作为精神发育迟缓的早期症状之一,常出现运动发育迟缓,如松软婴儿的肌紧张异常等一过性的运动障碍,常随着患儿的生长发育而消失。

2.精神发育迟缓的重复障碍

这种合并的运动障碍是永久性的运动障碍,与精神发育迟缓同样,可伴随患儿的终生。

(三)感觉障碍

在精神发育迟缓患儿中合并视觉障碍和听觉障碍者相当多见,发生率在10%以上。临床上常常将高度听力障碍的小儿误诊为孤独症,与此相反,又常漏掉精神发育迟缓儿的视、听觉障碍。所以在对精神发育迟缓患儿评定时要特别引起注意。

(四)重症身心障碍

重症身心障碍是日本独自应用的疾病名称,是指重度的精神发育迟缓和重度的肢体残疾的合并障碍。以脑障碍为背景,从医学的角度看,此病包含多种病态。

二、精神医学问题

(一)双重诊断的概念

在精神科领域里,自从精神障碍的诊断统计手册第三版(DSM—Ⅲ)问世以来就确立了多轴诊断的思考方法。在DSM—Ⅳ中详细叙述了诊断的内容,即为五轴的诊断方案。具体来说是:第一轴:精神科疾病;第二轴:智能障碍、心理问题;第三轴:身体疾病;第四轴:心理社会问题;第五轴:适应能力缺陷。在诊断精神发育迟缓时还要加上精神科的问题的诊断,即所谓的双重诊断。

(二)并发的精神问题

经多年研究结果表明,在精神发育迟缓中合并精神科问题的比率约为1/3~1/2,明显高于普通人群。其中主要的是智能障碍、心理、社会问题、发育障碍及与原发疾病相关的行动障碍,或者是合并精神疾病后继发的行动异常。

为了支援精神发育迟缓患儿的社会生活,不能只注意患儿的智能障碍和生活能力等方面的受限问题,还要强调掌握精神科的问题和精神健康方面的问题。在精神发育迟缓这一疾病状态中,要特别注意其中的精神医学问题,对两方面做出双重的诊断。

1.精神发育迟缓并发的精神发育障碍

(1)孤独症和广泛性发育障碍:在孤独症患儿中约有半数有精神发育迟缓,且多数有语言障碍。伴有重度精神发育迟缓者还常常合并癫痫、知觉过敏、冲动性亢进等,所以常出现情绪和行为方面的问题。

(2)注意力缺陷多动性障碍:精神发育迟缓常合并注意力缺陷多动性障碍(ADHD),随着年龄的长大多动的症状可能会逐渐减轻,也有的精神发育迟缓患儿持续存在着冲动性和集中力困难的临床表现。

2.合并精神疾病

(1)统合失调症(精神分裂症):精神发育迟缓合并精神分裂症的比率各家报告不一,为1.3%~6.2%,尽管研究对象不同,基本上一致的认为是3%。临床表现为精神的混乱状态,奇异的行为和运动,并有幻觉、妄想等。此并发疾病多在10~20岁左右发病,预后较好。

(2)感情障碍:精神发育迟缓的感情障碍常表现为抑郁症或抑郁状态、神经症、情绪异常等。

1)抑郁状态:不能发语的重度精神发育迟缓的抑郁症状是非特异性的,与一般的抑郁症无区别。精神发育迟缓的程度不同其表现的抑郁症状也不同。各种程度的精神发育迟缓的抑郁症状主要有如下几种：①不快感和悲伤感。②生活节奏改变，睡眠和摄食障碍。③活动性的变化。④不高兴、不开心。

重度和极重度精神发育迟缓患儿的抑郁症状有：自我攻击，刻板行动，便秘。轻度和中度的精神发育迟缓患儿的抑郁症状有：死亡欲望，对自己的评价过低，多数身体症状，幻觉，妄想。

2）双重性感情障碍：重度精神发育迟缓患儿可见躁狂与抑郁的混合状态等迅速发生变化的双极性感情障碍，与一般的双极性感情障碍相比有周期短的倾向。

3）神经症的抑郁状态：轻度和中度的精神发育迟缓患儿常见不安、强迫等神经症的抑郁状态，另外还常见性格脆弱。重度和极重度的精神发育迟缓患儿，当环境变化或因对他本人来说是比较强烈的刺激会引起攻击性、自伤、不安、恐慌等精神方面的症状，或闭门不出，形成无欲状态等。

(3)行为障碍：目前认为精神发育迟缓是以脑损伤为背景的器质性脑综合征，如果出现了持续的、明显的行为异常，并因此而阻碍了活动的发育，继而使患儿参加社会生活受限，将这样的行为的逸脱称为行为障碍。

1）主要的行为障碍类型：①异食（pica），患儿可能喜欢吃头发、线头、纸、脏的物品、虫、金属、烟等自己身边的非食用品。②刻板行动：所谓的刻板行动是指患儿出现一些不可思议的行动，如摇晃自己的身体、摇头、摇晃某种物体，不停地旋转，形成反复的、原始的、自己刺激的非功能性运动。并由于专心于这些运动而明显阻碍了正常的活动，有时会伴有兴奋和自伤。这种刻板行为动见于重度精神发育迟缓。③自伤（BIS）：是指引起身体或组织损伤的反复的刻板行动，如拧、拉、搔、咬自己的皮肤，或者撞头、抠脸、拽头发，手指插向眼睛或肛门等。自伤在精神发育迟缓患儿中所占的比率约为8~14%，程度越重自伤的比率越高。伴有自伤的、有精神发育迟缓的疾病主要有，Lesch—Nyhan综合征、Cornelia de Lange综合征、PKU、Touretee S综合征等。

2）特定的综合征和特定的行为异常：多数的运动障碍是在环境、心理社会因素影响的基础上形成的，又在后天有所发展，其中脑的障碍则作为背景的疾病而直接与行为异常相结合。如Lesch—Nyhan综合征的口唇周围的自伤等。

3）强度行为障碍：强度行为障碍是指重度精神发育迟缓的患儿所表现出的一定程度的激烈的行为问题。诸如自伤、他伤、破坏行为、情绪爆发、从家里跑出去、多动、抵触行为等频发的、多数的异常行为。患儿本人常产生混乱，不能对应周围事物的一种严重状态。

（崔明湖　滨州医学院附属医院）

第五节　治疗

虽然精神发育迟缓患儿的心理发育缓慢，但也是正在发育的儿童，同样具有与普通儿童相同的基本的心理发育规律和基础。而且随着年龄的增长、接触环境的范围扩大，其智能、心理发育也会有所发展。许多科学研究证明，如果对精神发育迟缓患儿运用有系统、有组织的教育和训练方法，会得到意想不到的效果。

对精神发育迟缓患儿的康复工作主要从医疗、教育、训练和生活指导等方面进行，要设法开发患儿的潜在能力，使这种潜在能力和保留下来的一定能力得到最大限度的发挥和发展。引导患儿向自理生活、适应社会以及自立于社会的方向发展。

一、发育评定与治疗

从治疗的观点出发,在对新生儿进行检查与评定的过程中,应该把各个新生儿看做具有个性的一个独立的人,要最大限度地诱发他的反应和行动,从评定和检查中发现他具有的最好的反应和行动。同样,在对幼儿的精神发育迟缓的诊过程中可以在发现异常的原因的同时发现小儿具有的各种能力。可以说,对于有可能是精神发育迟缓的高危儿来说,发育评定的本身就是治疗。

二、治疗的理念

日本学者黑田认为,动物的中枢神经系统并非是一个自身闭锁的组织,中枢神经在发育过程中,形成了一个与外界相通的开放的系统。人类的中枢神经系统的新皮质部分是相当发达的,为了充分发挥中枢神经系统的功能,必须接受外界的刺激。对于人类来说,环境的作用是相当重要的刺激因素,

在从出生开始,逐渐生长发育成为成人的过程中,除了自己本身的内在因素外,大多都是在与环境因素的相互作用中而逐渐发育成熟的。人类这种取之于社会,从社会体验中进行学习的过程是发育的必须条件。所以为了促进脑的发育,要从新生儿开始,首先要尊重他的人性,与此同时要培养他的自发性,使小儿对环境自发地发挥作用,这是构成精神和运动功能两方面发育的基础。精神功能方面的构造是关系着将来的持续的集中力的发育,而运动功能方面的发育关系着持续的保持姿势,两者是相互关联的关系。所以说如果无视这种自发性的培养,就不能保证中枢神经系统的全面的发育,这就是当今对精神发育迟缓患儿进行治疗的理念。

三、新生儿的治疗

高危新生儿将来有可能会导致各类障碍,如精神发育迟缓、学习障碍、孤独症、脑瘫等。而且这类高危儿在新生儿期就有可能会出现多种异常,其中包括有自主神经系统、运动系统、状态调节系统、相互作用系统等多种行动能力的低下。如果在这期间改善这些异常的行动能力,可以促进小儿的认知适应行动的发育。Piagat 认为,在认知行动的发育过程中,必须重视从早期开始促进小儿的感觉—运动学习能力。相反,如果从早期就使可能成为精神发育迟缓或脑瘫的小儿失去了感觉—运动的刺激,有可能会导致将来的继发障碍。

对新生儿的刺激方法有:

(一)控制新生儿的意识水平

即睡眠与觉醒的节律性。

(二)进行感觉感受器水平的评定和诱发

如诱发对声音、光、触觉、母亲的脸等的反应以及各种原始反射,如觅食、吸吮反射等。

(三)每日给予适当的感觉刺激

如皮肤的抚触、用声音与之交流、听音乐等。

(四)改善小儿的感觉统合能力

经常给予前庭觉的刺激,如抱着小儿进行各方向的活动等。

(五)促进适当的适应行为和行动

对洗澡时的水温改变的适应能力和对不同味道的乳汁的适应能力等。

对于新生儿的治疗应该从保温箱内的管理期开始,要和新生儿的母亲一起进行NBAS的评价,同时促进小儿的适应行动的发育。另外应注意的是,要尽早的让母亲和新生儿在一起,有条件时可从NICU就开始,其目的在于给小儿以关爱与援助。

四、治疗与教育

(一)对精神发育迟缓患儿的生活指导

精神发育迟缓患儿由于智能水平、生活能力、社会适应能力低下,表现出生活不规律,自发性减少及行动能力差等各方面问题,所以在对其进行疗育时要针对这些方面予以相应的生活指导。

1.生活的节律性

对于人类来说,无论是身体功能方面还是精神功能方面都具有一定的节律性,所以确立每日的生活节律性是非常重要的疗育方法。婴幼儿的发育的基础之一,是通过适应每天以太阳光为基础的外环境的周期变化来建立自己活动性的节律,在此所说的节律性就是睡眠与觉醒的节律。睡眠的中枢在丘脑下部,由感觉神经通路的侧支传入的冲动具有驱动并维持网状体的赋活体活动的作用,而网状体的赋活体的作用是维持人类的意识水准的,也可以说觉醒和睡眠是在中枢神经系统的调节下形成节律的,同时也受刺激大小的影响。精神发育迟缓患儿非常容易受周围环境的影响,所以为了确立他的睡眠-觉醒的节律,要充分考虑到周围各类环境的状况,根据不同的环境采取相应的调整。最好的睡眠-觉醒规律是早睡早起。

2.合理的饮食

要给患儿合理、充足、规则的饮食,并要培养规则的排便习惯。

3.提供相应的场所和玩具

要为患儿设定相应的场所和适当的玩具,目的在于使患儿活泼地游戏与运动,促进患儿意识水平的提高。

4.促进日常生活动作的发育

诱导患儿并协助他做自己身边的事物,尽可能地让患儿自立地、在可能的范围内自己料理日常生活中的各种事情,如更衣、进食、排泄、入浴等日常生活动作,也可以让他协助做一些家务事。

通过以上的生活指导可以使患儿掌握规律的、正确的生活习惯,诱发自发性的产生,促进运动行动的发育。生活指导要根据患儿的年龄循序渐进地进行。

(1)新生儿时期,可以在母亲或治疗师的膝上给小儿穿、脱衣服,通过这种动作可以强化姿势反应、协调的动作及其两者间的相互作用。

(2)当小儿发育到7~9个月的发育阶段水平时,可以通过鼓励小儿用手去抓食物,并送入口中的活动促进小儿的自主性、集中性、精细性的发育。

(3)18个月的发育阶段上要进行排泄的训练,这种训练并不是单纯为了排出尿、便和排泄的动作训练,更重要的是培养小儿的兴趣与与母亲协力地进行排泄动作。

生活指导要有顺序性,如对排泄动作的指导,Brazelton建议在地板上放一便盆,可以将这便盆当做小儿的专用椅子,平时小儿可在其上进行多种动作,如穿衣服等。持续上述动作一周以后,除去小儿的尿布后再让小儿坐于便盆上进行排泄动作的训练。这种缓慢进行的方法非常必要,可以给小儿以新奇的感觉。同时当小儿失去自己身体上的一部分物品如尿布或排泄物时不至于感到恐慌。若对前一段的做法已经引起小儿的关心,就可进入第二阶段,即将更换了的尿布扔入便盆之中,通过这一动作向小儿说明并展示了尿盆的用途。通过这一过程使小儿对此动作的了解和用眼睛看到的事物达成一致性,或许某一天小儿也会对便盆的本来用途加以应用了。从此以后,可以依照自己的意愿一日几次的将尿、便排泄到便盆中。

在早期治疗中,对小儿的指导一定要根据小儿本身的意愿,只有这样才能充分发挥他的自主性。

(二)物理疗法

1. 新生儿和婴儿早期

未熟儿和高危儿在新生儿和幼儿早期有时会表现出对外界的刺激的敏感性增高,容易产生应激反应,即紧张。这种现象可以从自主神经功能、运动功能、各种状态的调节方面表现出来,客观上可以通过上述的行动发育评定来判断。

对于这类新生儿和小儿在给予刺激时要谨慎,注意保持小儿的生理的稳定性和恒常性。具体的做法有,让小儿在俯卧位上睡眠或玩耍,或者用被将小儿包上,使其上下肢处于安定状态。或者母亲处半卧位,让小儿俯卧在母亲的胸部,将小儿的胸部紧贴在母亲的胸部上等。上述方法可以使小儿较容易的保持稳定性和恒常性。

2. 过敏儿

是指对普通的刺激就会产生惊吓反应和角弓反张的小儿,对这类小儿要尽量减少或避免和小儿接触。但是这样一来,小儿会在无刺激的状态下睡眠或不断地哭泣,而且越减少或避免与小儿接触,就会越使小儿感受的刺激减少,则会影响小儿的发育,其结果是形成恶性循环。所以要在可能的范围内给小儿以刺激,刺激的方法有:注视小儿、用语言与小儿进行交流、抚触刺激、前庭刺激、深部感觉刺激等。

刺激时的注意事项:

(1)刺激范围要窄,并且要等待反应,因为这类小儿对刺激的反应是需要时间的。

(2)刺激要适当,给予时要谨慎,首先要从单一的刺激开始,待使用较为成熟后,方可对刺激进行强化,并且要进行重复的刺激。(3)要根据小儿对刺激的过敏程度的不同给予不同的、相应的刺激。

3. 6个月以后的小儿

6个月以后的小儿精神发育迟缓的表现和主要问题已经比较清楚,可以开始实施家庭的应用技术和技能的运动疗法。精神发育迟缓患儿的运动功能发育较好,但是值得注意的是,这样的小儿即使已经会走,或者也能登上高处,但是他在进行这些动作所需要的集中力和平衡反应的发育还是要明显地落后于矫正反应和保护伸展反应的发育。所以可以应用运动疗法中的强化平衡反应的手技来训练,如立位的保持的训练、立位打秋千、平衡板上训练等。

Rood认为,人类的反应系统与精神、身体、交感神经有着密切的关系,其中与副交感神经有关的功能是在反应的持续性和进行性之中准备将其变化为活动性方面,这与运动功能密切相关。为了强化副交感神经,可以进行背部的按摩、做深呼吸运动,进行上肢或下肢负荷体重的训练等。

4.Bobath法的应用

可以应用Bobath法进行前庭功能、集中力等的训练,对不同小儿采取不同的手技。

(三)作业治疗

中枢神经系统的功能成熟程度与各种各样的刺激密切相关,感觉刺激包括皮肤刺激、深部感觉、前庭觉、视觉、听觉等。所以在对伴有感觉统合障碍的精神发育迟缓患儿进行作业治疗时,应该给予适当的感觉刺激。具体的方法可以通过如会话、摄食、更衣、洗脸、写字、协助做家务等日常生活动作及游戏、体育活动等方面活动提高小儿的适应行动能力。另外感觉统合训练有助于提高精神发育迟缓患儿的前庭功能、视知觉功能等。

1.进行作业治疗时的困难性

(1)即使是对正常儿是极普通的刺激对于精神发育迟缓患儿来说也可能成为不快的或过度的刺激,并可由此而产生防御反应,表现为啼哭、拒绝完成训练课题,或者表现多动倾向。

(2)由于精神发育迟缓患儿对治疗室会很敏感,或者对作业治疗师表现出排外的情绪所以设定治疗场面较为困难。基于上述情况,作业治疗师要与物理治疗师同样,在训练时要从适当的感觉刺激开始,逐渐地进行强化。另外要充分的评价患儿的潜在能力,根据患儿的发育情况采取相应的训练方法。

2.作业疗法具体应采取的方法

(1)在与患儿一起游戏的过程中进行粗大运动、平衡运动、精细运动的训练。

(2)促进知觉、认知功能发育的游戏,来提高患儿的认知功能和知觉功能。

(3)通过上述训练强化小儿的集中力和持续力。

(4)通过游戏促进语言功能的发育,或者采取以促进对人关系为目的的游戏方法。

(5)作业治疗师要与患儿的母亲或保姆共同对小儿进行摄食、更衣、排泄、清洁和问候他人等基本生活技能的方面训练,促进各方面功能的提高。

(6)作业治疗师要指导患儿的父母或其他养育他的人,让他们明白避免对患儿在各方面的过度的刺激,同时要在家庭内对患儿的人与人的关系方面、患儿的问题行动方面进行相应的疗育。

(四)言语疗法

轻度、中度精神发育迟缓患儿常常以语言发育迟缓为初发症状,由于父母首先发现了语言方面的问题而带小儿前来就诊。精神发育迟缓患儿的语言发育迟缓多数与行动发育水平一致。

根据日本保护精神薄弱儿研究所的报告,对包括21-三体患儿在内的精神发育迟缓患儿进行了疗育前后的效果对比,其结果可见智商的变化没有显著的差异。而在适应行动的发育水平方面,治疗前后的变化有显著差异。同样,在与人交流活动中的语言的理解和表达方面治疗前后的变化有显著差异。

言语育疗法的具体方法有如下几点:

(1)在患儿的发育早期,应该进行强化摄食功能、语言呼吸功能、用口做游戏等语言能力方面的生活指导。

(2)当小儿发育至学习语言阶段时,应再加上听觉刺激的训练。

(3)让患儿通过生活中的各种体验来促进患儿学习视觉、触觉、深部感觉、嗅觉、味觉等感觉刺激。也可以让患儿阅读各种绘画的书籍作为日间课题。

语言治疗师要在自己的专业范围内根据患儿的实际情况设定训练方法。

(五)社会康复

对精神发育迟缓患儿的疗育目标是使患儿取得社会自立,促进患儿整体人格的发育。因此进行社会康复会有相当大的作用。其具体方法如下:

1.社会康复与医学康复同时进行

从幼儿期开始,与医学康复同时进行以培养患儿行动能力为目的的社会康复,以达到使患儿获得社会性的效果,治疗目标是使精神发育迟缓患儿尽可能的正常化,可以通过让患儿体验各种行动来培养其行动能力。

2.社会康复与家庭生活

谈到精神发育迟缓患儿的社会康复,首先应该将社会康复放在他的家庭生活之中。众所周知,如果剥夺了小儿对感觉-运动的体验机会,会导致神经系统的功能障碍或功能的丧失。所以要避免小儿与母亲分离,以免剥夺了他接受感觉刺激的机会。比如,从新生儿开始进入康复设施治疗而不得已与母亲分开,或者父母对于重症的脑障碍患儿感到绝望而放弃,对其不关心和不给予爱护,很少与之交流或很少顾及。若遇这种情况,应该向其父母说明这样做的不利点,指导家长对患儿的各种刺激或训练方法。尽可能地增加父母与患儿接触的机会,给患儿以各种感觉-运动的刺激。这一点无论对医务工作者还是患儿家长都是至关重要的,决不可忽视。

在家庭内,包括父母在内的家庭所有成员,都必须加入到精神发育迟缓患儿的治疗中来。具体应做如下的事情:

(1)建立适合患儿的生活节律,为患儿设定一个适合接受各种刺激的、有利的环境。

(2)承认精神发育迟缓患儿的人格,尊重患儿的自主性,不要因剥夺了患儿的权利和义务而扼杀了他的社会性发育的萌芽。

(3)培养患儿正确、规律的社会生活习惯,让患儿成为做家务的帮手。这样会有利于患儿的精神功能和适应行动的发育。

(4)通过各种统合功能的训练和疗育,使患儿体验丰富的生活内容,有助于社会性功能的发育和提高。

3.治疗的方式

对精神发育迟缓患儿的治疗要采取不分离的原则,也称其为一体化的原则。即不要将此类患儿与正常小儿隔离开来,而是要将他们融入正常小儿之中,即正常儿与精神发育迟缓患儿一体的原则。只有这样才能使患儿接受感觉-运动的刺激,接受正常的行动、社会能力的刺激。同时也使正常小儿理解精神发育迟缓儿,为精神发育迟缓患儿的社会化、家庭化建立基础。当前,促进障碍儿的自立生活(IL)的康复理念越来越被多数人所接受,给康复医学提出了新的课题。目前在世界各地盛行让精神发育迟缓患儿脱离疗育设施,在家庭或社区中进行疗育的新的治疗精神发育迟缓患儿的理念方法。

精神发育迟缓患儿的临床表现因其基础疾病的不同而各具不同的特点,虽然各病例之间会有共同点,但是各个病例间仍然有很大的差异,所以不能对此类患儿一概而论。在进行疗育时要针对不同的病例的不同特点,采取相应的疗育措施。

大脑的高层次的功能不仅是新皮质在发挥作用,大脑的边缘系统和脑干部也同样发挥着作用。可以说,脑干在小儿出生时就已经器质性的发育成熟。例如,脑干的网状体具有调节意识水准的作用。在生后3个月时即可确立睡眠与觉醒的节律。另外,在脑干还有感觉统合中枢、自主神经系统和内分泌系统的中枢。这些中枢与大脑的边缘系统密切结合,调节人类的精神功能和身体功能。大脑的边缘系统是引起本能的冲动和感情的区域,也是新皮质功能的精神能源。无论是对精神发育迟缓患儿还是对正常儿来说,强化脑干部和大脑边缘系统的功能都是非常重要的,也是不可忽视的。作为康复医学工作者对精神发育迟缓患儿采取相应的措施,如确立患儿的生活节律、设立以日常生活动作、游戏及体育活动为重点的学龄前教育体系,一定会提高疗育效果。

(崔明湖　滨州医学院附属医院)

第四章 孤独症谱系障碍

第一节 核心症状

一、社会交往障碍

(一)异常的社交接触

1.早期社交趋向异常

正常婴儿从出生起就是一个社会人,通过凝视、跟踪声音、微笑、手势和姿势动作表达自己的需求和情感、与人交往。人们常说"眼睛是心灵的窗户",眼神交流在人际交往中起着传达思维和情感的重要作用。婴儿在母亲哺乳时用眼睛凝视母亲,这是最早的主动社交行为。出生2~3个月的婴儿能够关注周围人的面孔,当周围的人用微笑、语言逗弄他时,会感到高兴,发出微笑,表现出"社交性微笑"。社交性微笑指对人的微笑,包括对向他微笑的人以微笑回应、在接近别人时发出微笑或以微笑回应别人对他做的事或说的话。当他人准备将他抱起时,会出现手舞足蹈、目光跟随、迎接拥抱的姿势,称期待性兴奋。面部表情是人类情绪最直接的表达方式之一,人们通过面部表情表达喜怒哀乐,即使是很年幼的儿童,其情绪的正常范围也应包括惊讶、内疚、厌恶、感兴趣、愉悦、尴尬、悲伤、欢乐、愤怒、害怕和痛苦等。个体可以通过面部表情判断对方对某一事物的情绪反应、态度,这是沟通的重要途径之一。

ASD患儿在婴儿期就表现出对人脸缺乏兴趣,而是更多地注意一些无生命的小物品,目光空洞、飘忽。他们极少以微笑来应答别人的笑容,当母亲准备抱起他哺乳时不会出现期待性兴奋,亲吻时不会引起快乐的情绪反应,也不会用咿咿呀呀的发声来回应别人的逗弄。缺乏眼对眼的凝视是患儿的一个重要特征,他们的目光往往不集中于人的脸上,与人一起做事或说话时目光散视,常常低着头或看着自己的手,或茫然地看着远方,如果有人试图捕捉他的目光,他常常回避与人的目光接触。当屋子里进来一个人时,他不会看着来者。通过录像观察发现,患儿的社交性凝视行为的量明显少于对照组,而且伴有智力低下者更甚。

患儿很少用面部表情表达情绪,很少看到他们会笑、哭、皱眉、撅嘴;做错事不会表达不好意思、害羞、内疚;遇到新奇事物不会表达惊讶;别人逗他玩也不会引起兴奋;别人很难从他的表情看出他感到害怕或厌恶。当有人想要他做某事或和他打招呼时,他不会对别人微笑;当妈妈从外面回来时,他常常无表情地看一眼,然后就自顾自干自己的事;遇见他所熟识的人对他微笑或夸他时,他也毫无反应。患儿的面部表情与环境不协调,经常自娱自乐,与环境毫不相关。

2.不能与人进行交流性对话

语言是人类用来表达意愿、进行交流的工具,交流双方根据语言意图和语言环境有效地使用语言进行有来有往的交谈。说话者必须善于吸引听话者的注意,说话的内容和方式必须适应听者的水平和需要,并根据听者的反馈及听者的能力随时调整自己的语言,当发现对方没有任何反应时,常加重语气重复所讲的内容以使对方听清,或选用另一种表达方式以使对方理解。听者必须能从直接的和间接的言语中推断出说话者的意图;对听到的信息的明确性作出判断和估计并能及时反馈,如点头表示赞同,用眼神表示疑问,眼睛看着别处表示对这一话题不感兴趣等。这样,双方进行听与说的交换,使谈话维持下去。研究发现,正常儿童在咿呀学语阶段就表现出注意他人并与之交替发声,4岁儿童已初步学会了有效交流的基本规则,即必须使自己的语言适应听者的水平,例如当一名4岁儿童分别向2岁儿童和成人介绍一种新玩具时,其语句的长度、结构和语态都不相同。对2岁儿童时他的话语简短,说的是具体的事,如怎样玩玩具;对成人时则句子长、结构较复杂,所表达的是自己的想法,希望从成人那里得到信息和帮助。

患儿语言障碍的核心是语言运用能力的损害,他们不能理解语言情境及其社交用途。在婴儿期就表现出不注意他人的说话,对别人呼唤他的名字无反应。有了语言之后,他们在说话时只是自顾自地说,眼睛不看着对方,不在意对方是不是听懂了,也不管对方是否应答。他们不能理解周围环境或者别人正在谈论的主题,也不能参与讨论事情,不能维持一段对话。

有的患儿对语言有很强的机械记忆能力,有相当的词汇量,但他们不会使用这些词汇、语句来进行正常的语言交流。例如有一个患儿请小朋友来家里玩,却给小朋友念电话号码簿,不管别人愿意不愿意听。当别人谈话时,他们不注意正在谈论的主题,缺乏相应的理解和应答,有时突然冒出一句与正在交谈的话题无关的内容,使人觉得莫名其妙。在交谈中他们不会主动与人交谈,不会提出话题和维持话题,给人的感觉,似乎他是在某人面前说话而不是在与某人对话,使语言失去了交流的意义。智力高的患儿有很好的语言能力,但在谈话时只是单向的表达,由于对某些科学知识有执着的兴趣,他们热衷于向别人重复讲授这些知识,滔滔不绝,不管别人是否有兴趣。他们不善于察言观色,不会根据对方的反应调整语言,不顾及别人的感受,例如某患儿对来访的客人说"你的脚很臭",客人显得尴尬,他还觉得莫名其妙。

3.共享兴趣和情感的缺乏

儿童自出生后就有情绪反应,在婴幼儿时期,情绪活动主要与儿童的生理和安全需要是否得到了满足相关,主要表现形式为哭和笑。2岁以后儿童情绪发展得相当丰富,情绪体验也更深刻,情绪的变化也愈来愈与社会需要相联系。当需要得到满足时表现出高兴、愉快等积极情绪;不能得到满足则表现出不愉快、失望、愤怒等消极情绪。不同的需要和原因可以引发出不同形式的情绪活动,比如他们会用哭声的大强弱、声调变化、持续时间,方面的细小差别来表达各种不同的需要,同样,也会用各种不同的笑一来表达满足、愉快的不同程度,随着儿童的认识能力和生理、心理需要的发展,尤其是对社会交往和人际关系认识的加深,以及兴趣和需要的增加,他们的情绪活动也进一步发展和分化,表现得更加丰富、细致,并且能与人产生感情的共鸣,比如别的孩子哭,他也会跟着哭,别的孩子笑他也会跟着笑。儿童会通过观察大人的表情来判断一件事可以做还是不可以做,当做了错事,父母一瞪眼睛就会使他望而却步,当有了成就,也总是从父母的脸上寻求赞许。随着年龄增长逐渐发展出较高级的情感活动,如关心、友爱、同情、怜悯、悲伤、道德感、羞耻感等。正常儿童能逐步学会与人分享自己的玩具等物品,并能分享快乐或不开心等不同的心情。

而患儿的情感活动比较原始、单调、平淡,他们最突出的表现是与社会需要相联系的情感的异常,负性情绪明显而正性情绪反应缺乏。他们不仅缺乏与周围人的情感交流和微笑,对于自己的要求和需要是否感到满足以及产生的情感反应也表现得原始、简单。有时候,他们还会出现情感表达过分、不恰当或与环境不协调的情况。例如当他们高兴时，很难表现出会心的微笑和开怀大笑，只是"喔—喔—喔"地叫着、上下摆着手蹦跳；当他生气不满时只是尖叫、哭闹，有时还表现出撕咬、撞头等自伤行为；有时出现无理由的哭闹，并且难以安抚。随年龄的增长，他们不能与其他人建立情感联系，别人的喜怒哀乐不会感染他们，各种能引起别人愉悦的社会刺激也不会引起人们的情感反应。他们不关心周围的人，也没有被别人爱的欲望，不会作出各种努力，以获得别人的关心和爱护；他们不会注意别人的情感变化，也不管别人在做什么，更不会察言观色，他们会根据别人的反应来调整自己的情绪反应，很难与人分享喜悦和痛苦，不能与周围环境产生情感共鸣。ASD患儿不能领会到别人的需要，不会把食物或玩具或喜爱的物品递给他人。当他建造了一列火车或画了一幅画，不会以微笑、说话或制造声音等方式让他人知道他的成功和喜悦。当做了错事，父母高声呵斥、瞪眼时，他们无动于衷。他们也很少能理解他人的需求并提供帮助。当别人生病、痛苦时，他们常常视而不见，不会出现同情的表达，也不会提供安慰。长大后，他们也难以发展像友爱、友谊、同情、怜悯、悲伤、羞愧、悔恨这一类高级的社会化情感。

4.社交互动的始动或回应困难

正常婴儿6~9个月是形成依恋的时期，这时婴儿表现出对母亲有更多的微笑和发声，母亲的离去会使他们非常伤心、尖叫、大哭及表现出搜寻行为；当母亲回来后，会扑向母亲、亲脸、拥抱。同时婴儿出现对陌生人的警觉、恐惧和躲避行为，称之为"陌生人焦虑"，俗称"认生"。母亲离去时，陌生人的安抚甚至会使其更加不安。因此对母亲的依恋和认生，可以看作是婴儿社交发展的重要标志。儿童要求帮助时，会用眼神注视想要交往的人，用手指物或发出声音，或过来拉他们帮忙；有语言的儿童会用语言表达，如果别人不理解，则会换一种方法表达，直至达到目的。当其他人试图和他交流，如果是认识的人他会对其表示友好的回应，例如微笑，让他抱，表演小游戏，如"点点虫虫飞""飞吻"等等。当其他孩子接近他时，他会报以微笑并提供玩具。当陌生人靠近或吸引他的注意力时，他会直接看着别人，探究别人的意图，然后决定回应或回避。

患儿则难以形成和发展正常的依恋关系，他们对母亲的声音缺乏反应。当母亲离开时，他专心于自己的事情，对母亲的离去毫不在意；当母亲回来时，他们不会伸手要求大人拥抱，不会用手臂搂妈妈的脖子或用身体紧贴母亲，没有亲昵的要求和行为。对于母亲拥抱他的行为，或直挺挺地拒绝，或肌张力低下，软塌塌地依靠在大人身上，使母亲感觉好像隔了一层。患儿对待陌生人并没有明显的"陌生人焦虑"，随便什么人都可以抱走他。也有ASD患儿并不十分冷漠，能够和母亲有一定程度的亲昵行为，甚至出现过分夸张的、排他性的对母亲的依恋，如有的患儿要母亲时时刻刻背着他，有的不分场合、不分地点地要抚摸妈妈的背、耳垂，有的不停地和母亲贴脸。这些行为，从表面上看是一种社交行为，但从形式到内容都不是常人能接受的，缺乏那种与母亲情景交融的情感交流，与其说是对母亲的依恋，不如说是把母亲或母亲的身体当作特殊物品的依附行为。

当父母以外的成人同他打招呼时，他可能没有反应。在外面遇到不熟悉的人对他说话时，他常常不看别人、无微笑，甚至置之不理。他们不会主动表达社交意向，不会用注视、手指物品、发出声音等方式引起他人注意，他们说出的话如果不被他人理解，也不会换一种方法表达。他们不会主动找人玩，当对别人的活动感兴趣，或想和其他孩子交往时，他只会用推、拉、抱等不适当的方式表达，例如某男孩的交往方式是扑上去亲别人的脸，弄得别人一脸唾沫。当其他孩子试图和他玩时，他们的反应往往是走开或不理睬。

(二)非语言交流缺陷

语言交流缺陷是孤独症的常见表现,大部分患儿的语言发育较同龄儿晚,部分患儿终生没有语言表达功能。但是孤独症儿童更突出的表现是非语言交流缺陷。

非语言交流是指用手势、姿势、面部表情来表达自己的愿望和要求。儿童在获得语言之前,就已经出现非语言的交流方式。半岁以后的婴儿逐渐可以自发性地跟踪母亲的视线,14个月的幼儿都能自发性地跟踪母亲的视线。交会性注意是指儿童调整自己注意的视点,使自己和成人的注意力会聚在同一对象上的能力,是人,肩围的人、物、事的注意的分配。正常儿童能够追随他人的注意,而注意他人所指向的对象或物体,体现了自己、他人和目标三者之间的关系(如:A看见了B正在看C);或者使别人的注意会聚到自己所注意的目标上。这种三维的、要求伙伴和自己共享新的事物的能力最早发生在6个月时,婴儿可以将他们的目光在照顾者和物件之间来回移动,然后他们就会用姿势表达这种注意,如 他人指出物品,根据他人指向物体的方向寻找某物等。这种注意是社交的二种形式,其实质是共享信息。正常儿童在语言前就会用眼盯着、咿呀发声,用手指点;到1岁时,婴儿不仅用指点、姿势表达物体的存在和"要求"得到某物体,同时还能检查自己的姿势能否引起成人对该物体的注意,如用力拉着父母的手或衣服再指着物体表达想要得到某件东西的愿望;在3~4岁时,别人通过他的目光指向可以判断他想要什么东西;2岁后,有了初步的语言能力,词语和姿势结合成为有效的交流方式,同时还能运用面部表情来表示自己的好恶,即所谓声情并茂。当来到语言不通的异域时,我们可以运用姿势、手势表达简单的要求,吃东西、睡觉、看病、肚子痛这些手势,在大多数国家都是基本相通的。

孤独症患儿非语言交流能力的受损,表现在他们不能理解别人的姿势、面部表情的意义,有的即使懂得别人姿势的含义,也不会运用姿势、表情与人进行交往。他们不会自己注视某对象并吸引他人的注意,与人说话时,无社交性的面部表情,如微笑、注视等。说话时无点头、摇头、摆手的动作,很少用手势、姿势来协助表达自己的意愿,别人很难从他的目光中判断他的心理状态。当他们想要某种东西时,他们可能会用尖叫、哭闹的方式来让大人猜测他们的要求,而不能使用交会性注意来达到目的。他们常常用企图直接拿取的手势、动作来表示意愿,如拉大人的衣服,向这个物件靠近,把大人的手拉放在这个物品上。例如他们如果想喝奶就会抓着妈妈的手腕去拿奶瓶,想出门就抓着别人的手拉门把手,或者站在所要的东西旁边哭吵,而不会指着这个东西表示想要。他们在提要求时不看人的脸,例如某患儿在玩沙子时需要水,他站在那里朝着无人的方向喊"水!"而不会向父母提要求。这种交会性注意缺陷在年龄小、智力低下的儿童中也会出现,但持续时间不长,而孤独症患儿这方面的损害会持续到学龄期以后,所以被认为是孤独症早期的、特异性的表现。有的患儿即使有语言也不用语言表达,有的会自言自语说出一串让人难以理解的语言,其中或许夹杂着物品的名称,而这些名称多半只有他自己才知道,可能是某种物品的代名词,或者是指代这个物品多种外部特征中的一种,而这种特点和名称很少是有关这个物品作用的,多半是一些次要的、以独特的方式注意到的特征,如某种形状、大小、光泽、气味等。例如有患儿用"圆圆"表达要吃橘子,"不亮"表示要关灯。一旦别人弄不明白他的意思,不能马上满足他的要求,他们就显得烦躁不安,伴以尖叫、蹦跳、发脾气等。他们对待人像对待物体一样,在提要求时没有伴随相应协调的情感表现。严重者面部表情或非语言交流完全缺乏。

(三)发展、维持和理解人际关系的缺陷

1. 调整自己的行为以适应社交情境困难

正常儿童通过家长和老师的教育逐渐明白在社交活动中哪些事不可以做,即社交性抑制,如在公共场所不能当众脱裤子,去别人家做客不能随便拿人家的东西,在电影院不能大声喧哗等。正常儿童懂得在社会文化环境中要适时调整自己的行为,在不同的场合要有不同的举止,例如在不太熟悉的人面前不要随意插话,在葬礼上要保持肃穆,不能大声喧哗。上幼儿园后,逐渐懂得遵守集体规则和纪律,能克服自己的欲望,不去做集体、社会不允许的事。通过奖励、惩罚、讲道理,儿童逐渐懂得评价自己的行为,知道了对与错的概念,以此来约束自己的行为,逐渐学会控制自己。

孤独症患儿缺乏社交性抑制,不会按照社会文化环境需要而调整自己的行为,例如某儿童应邀去朋友家玩,他一进门就对坐在电脑边玩游戏的小朋友说"走开,我要玩。"患儿常表现为对别人粗鲁无礼,如某孤独症青少年走路时嫌一个幼儿挡了自己的路,随手便把那个小孩扔进湖里。他们也不懂得寻找社交线索,在某些特定的社交场合中不知道应该如何说或做,如某患儿参加婚礼,正当夫妻双方交换戒指时,他站起来大喊:"把至尊魔戒送到厄运火山口的烈焰中彻底销毁!"弄得父母尴尬不已。有时他们又会对陌生人表现出不适切的友好,例如缠住别人要和他们讲自己热衷的故事,强烈邀请陌生人到家里来作客等。孤独症患儿很难适应幼儿园的环境,他们不理解规则,不懂得约束自己的言行,如老师在上课,大多数儿童都能坐着听课,而患儿却常常离开位子,独自做自己的动作,如转圈圈、敲打东西等,甚至跑出教室。老师让大家画苹果,在示教后(大部分儿童都能按老师的要求画出苹果的形状,而孤独症患儿却只是在纸上乱涂乱画,或画自己喜欢画、习惯画的东西,如机器人等。

2. 难以共享想象性游戏

游戏是儿童特有的社会活动,游戏的形式随着年龄增长而发展。正常儿童在头1~2年为感知运动性游戏,是对各种动作的简单重复再现,从中获得快乐。这时儿童常常是单独游戏,有明显的自我中心倾向,很少与别人合作。随着年龄增长,1岁半左右出现了假装性游戏,又称想象性游戏,其主要表现形式是用一个物品代替另一个物品,如用一个锅盖当汽车方向盘,拿一根小勺子当电话。他们用积木搭了一个物品后,可以说这是火车、是高楼、是城堡,他们会亲吻、拥抱娃或毛绒玩具,和它们说话,代表娃娃或小动物答话。儿童在游戏中具有创造性,使用各种动作或物品以再现他自己的想法,例如模仿成人照顾小宝宝,给小宝宝盖被子、喂水、吃饭,每天的玩法都不一样。他们会自发地加入游戏,玩丢手绢、躲猫猫等,理解自己担任的角色;会编一些有顺序的故事,例如:毛毛坐车去外婆家,在停车场停车,然后敲门、进门打招呼等。儿童通过观察发现人类的一些行为,会自发地模仿各种不同的、个别的行为、动作。模仿是儿童学习和交流的过程,2~4个月的婴儿就能模仿成人发音;8~9个月后能模仿成人用挥手表示再见、拍手表示欢迎,听到小猫叫,就模仿发"喵喵"的声音;1岁的孩子会模仿家长简单的动作,例如吸烟;2岁的孩子会模仿成人说话的语气;3岁以上的儿童开始全面模仿,包括动作、语言、语气、脾气性格等,如:背着手学爸爸走路的姿势,会用假装的物品来模仿家里人曾做过的事情,例如拿棍子模仿扫地,还可以在自己游戏时进行模仿,例如模仿幼儿园老师训斥小朋友。学龄前期儿童的游戏进入社会戏剧性游戏阶段,这时儿童建构出越来越精细的社会性内容。这种游戏完全出自想象,而且可以由几个游戏者共同完成。他们经常模仿成人的活动,扮演老师与学生、医生和患者,并在游戏中充当角色,同时还可以玩"预编好了"的

游戏,如购物和进餐。在此阶段,他们初步具有了想办法、克服困难的能力。在游戏中,他们逐渐懂得了分享、轮流、交换,如轮流扮演警察和小偷,好人和坏人。他们还会和其他孩子一起玩模仿性的社会游戏,比如"打仗",并学会在游戏中担任司令或小兵等角色。5~8岁以后,游戏的组织性逐渐提高,进入规则游戏阶段,这种游戏可以遵循公认的规则,如足球规则,也可以是自己创设的、为大家所遵守的规则。儿童在游戏中满足探索的需要,逐渐学会友好、合作,遵守规则,在集体游戏里发挥自己的作用,学会如何使自己的行动与所扮演的角色以及别的儿童协调,学会克服困难,因而促进认知和社会化的发展。

但孤独症患儿的游戏一般停留在感知运动性游戏阶段,或发展到功能性游戏阶段,但是在游戏中很少出现自发的假装性游戏和社会性模仿。他们玩积木,只会把积木排成一些固定的格式,反反复复,乐此不疲,但不会想象这是一个什么东西,用一个东西模仿另一个东西。由于模仿对儿童幼年情感、社交能力的建立与发展至关重要,所以模仿能力的缺陷直接影响个体社会心理的发展。早期研究发现孤独症患儿在模仿一些简单的肢体运动以及一些有象征意义的动作时存在困难,而后大量的模仿能力测验提示:患儿的模仿表现很大程度上取决于任务的难度、患者的年龄以及患儿的认知能力,如语言能力等;他们模仿一些涉及物品的动作要比抽象的动作好。一些年龄大的患儿被要求将原动作进行180°翻转后再予以模仿,这时经常会出现"反转错误",而这样的反转错误在正常的学龄前儿童也常出现,提示孤独症患儿的模仿能力不是完全丧失,而是发展相对迟缓。碎镜理论即镜像神经元功能障碍假说似乎可以解释这种模仿缺陷。缺乏假装性游戏是孤独症患儿的早期征象之一,患儿只会拿着玩具敲敲打打,抓着娃娃的腿在地上敲打,缺乏想象力,他们不会自己玩非重复性游戏,不会自己组织游戏和活动。孤独症患儿对于合作游戏缺乏兴趣,常常拒绝参加集体游戏。即使勉强参加集体游戏,也仅仅是被动跟随,而不理解游戏的意义。他们缺乏想象力和创造力,不会在游戏中扮演角色,如当司机、当妈妈;不会将一个物品想象成另一个东西,如摆一排小椅子当火车、用小棒当注射器等;不会模仿成人活动,如乘车要买票、给娃娃打针娃娃会哭等。他们不懂得要遵守游戏规则,被警察抓住了没有沮丧感。在玩躲猫猫时,让他躲起来,他躲了一会儿就大摇大摆地走出来了。让他当找人的角色时,他只会茫然地转来转去,或者找着找着就干别的事去了。因而无法融入集体游戏活动。

3.不能建立伙伴关系

正常儿童2~5岁开始有了社会交往的需要,伙伴关系开始形成。伙伴关系来源于对自我的认同和依恋关系的发展,是儿童社会人际交往活动的扩大。2岁以后儿童开始对其他孩子产生兴趣,路上遇到同龄儿童,会用目光追随;在院子里看到小朋友一起玩,会用注视、跑过去、拍手、说"好玩"等方法表示兴趣,试图加入游戏。伙伴关系是在游戏中形成的,可以分为几个阶段,第一阶段是以客体为中心期,儿童的相互作用主要集中在玩具或东西上;第二阶段是简单相互作用期,儿童能对同伴的行为作出反应,并试图去控制对方的行为,一起玩一些简单的假装性游戏,开始形成伙伴关系,但这时有明显的自我中心倾向,以自己为主,不大顾及小伙伴的反应;第三阶段为互补性的相互作用,表现为轮流扮演互惠性的角色,懂得了相互谦让。通过这种游戏建立起伙伴关系,学会遵守行为规则,掌握社交技能。5岁以上的儿童已经有了好朋友,彼此寻求对方的陪伴,并分享活动、兴趣,如一起看书等。

孤独症患儿对周围环境和别人的活动不感兴趣,当视野里出现另一名儿童时,他们从不去关注,漠然处之,无论其他小朋友玩得如何开心,都不会引起他们的兴趣,他们也没有要加入的愿望,常常独自玩耍,或沉迷于自己感兴趣的事物,或漫无目的地走来走去。有时他们也会走近其他小朋友,但他们不懂得如何接近他人、如何对人反应,常常是简单地抓、拉别人,有时会出现攻击性行为,如打、咬、踢等。他们不能建立友谊,没有朋友,形单影只。到学龄期,患儿与人交往的能力有所改善,但在交往中仍存在困难。Wing根据孤独症患儿的社交行为将他们分为三种类型:

(1)冷漠型:这是孤独症患儿的典型表现,他们不去寻找友谊,如果别人和他们交往,他们对别人的问话和招呼没有反应,也不理睬别人的友好表示,不参加别人的游戏。虽然也跟着上课,但对老师的提问不予回答。

(2)被动型:这类儿童并不回避社会交往,但缺乏正常儿童那种自然的社交技能,因此反应不适切,显得生硬、刻板。

(3)主动但奇特型:常见于高功能孤独症或Asperger综合征患儿,他们有与人交往的愿望,有些还积极地进行交往,但与人接近的方式奇特、怪异和不适宜,倒如重复问一些问题。与人交谈时,他们把内容集中在自己狭窄的兴趣方面而对别人的兴趣、感觉无回应,如不管别人爱听不爱听,和别人大谈历史学知识,或探讨毫无实际意义的命题,如"古时候的人会不会活到现在"。他们也不善于察言观色,例如看不到别人不感兴趣、不耐烦的表情,当别人想插话表达自己的想法时,他们也不给别人插话的机会,而自顾自讲自己的,这种交谈方式往往使交谈难以保持下去。有时他们会不适宜地触摸交谈者,采用与众不同的身体姿势、手势和表情。凡此种种,使孤独症患儿交不到朋友,不能建立友谊。

二、刻板重复的行为、兴趣和活动

(一)刻板重复的动作或言语

1.刻板重复的动作

婴儿在发展了一些基本动作后,开始掌握日常生活和游戏中所需要的较简单的动作技能,如折纸、翻书、吃饭、穿衣、上下楼梯、跑步等。但刚开始时很不协调也不熟练,但随着大脑对肌肉控制的发展,儿童逐渐学会有目的地完成较复杂、较协调的动作和行为。

孤独症患儿常表现出一些重复、刻板的动作或特殊的姿势、动作,或仪式化、僵化的行为。最常见的是将手置于胸前凝视,这种动作常常在1~2岁时发生,随着年龄的增长而消失,还有喜欢拍手、扑打、扭转、挥手,或其他快速、自发、反复的手及手指的动作。有的患儿前后摇摆身体或头部;有的喜欢来回踱步、自身旋转、转圈走、重复地蹦跳;有的步态异常,如用脚尖或脚跟走路,或跳步,有时还会两腿僵直像机器人一样走路。有的表现出复杂、刻板、自发的全身动作,例如踮脚、摇摆身体的同时挥手、旋转身体、重复上下跳跃,这些动作无目的性,使人觉得十分怪异,即使父母制止也不能让他们停止。部分孤独症患儿出现无缘无故(或因少许外界刺激或个人愿望未能满足所致)的冲动、自伤行为,有的患儿喜欢撞击自己的身体,例如,打自己、咬手腕、撞头、抓头发或抠身上的伤疤、以拳击墙等。例如某患儿反复用头撞桌沿,需要时时监护,家人稍不注意,他的头就往桌上撞,头上布满了伤痕,而他却全无痛苦感。这种刻板、重复的自伤行为在智力低者更常见,随着年龄的增长会逐渐消失。有时表现为攻击家庭成员:打人或咬人,用棍子或刀伤人,或在外面(例如学校、公共汽车上)攻击他人。有时是感觉到对方有敌意、有时是因为对某种物品的特殊想法或强迫行为,例如某患儿见了别人的眼镜就要抓下来扔到地上,无法解释原因,家人只好尽量回避戴眼镜的人。有的患儿愤怒时会毁物、任意破坏身边的物品,如砸电视机或桌椅、乱撕衣服或书等;有的还会不怕危险地攀高、乱跑等。

2.刻板、重复及模仿语言

模仿是儿童语言学习的基本形式之一,正常儿童刚刚开始学习语言时,可以出现模仿;随着语言的丰富,逐渐能够灵活运用语言而不再模仿。有些语言发育迟缓的儿童也会出现较多的模仿语言,但是模仿语言会随着语言能力的提高而逐渐消失。

孤独症患儿常有模仿语言,可表现为即刻模仿或延迟模仿。所谓即刻模仿,表现为别人说什么,他就紧跟着重复说什么,如母亲携儿童进入诊室,告诉他"问奶奶早上好",他也重复说"问奶奶早上好";医生说"叫我",他也回答说"叫我"。延迟模仿指听见一句话后,几个小时、几天甚至十几天后突然不合时宜地说出这句话,如听见电视中天气预报说"晴转多云",次日天正下着雨他却突然说了句"晴转多云"。而且这种模仿常有重复、刻板性,一旦开始,就可能反复说个不停,如某患儿经常自言自语说"扫这里,扫这里,快点扫这里",不厌其烦,直至有别的刺激分散了他的注意力才会中止。有的患儿自发地、刻板地反复地讲一个小故事,或反复提同一个问题,并要求别人以同样的方式来回答。如某患儿在诊室漫无目的地独自"yes、yes"说个不停。另一患儿重复提问"为什么阿凡提要倒骑毛驴?"并一定要别人回答"因为毛驴没有尾巴",别人不按此答案回答,他就纠缠不休。一患儿喜欢讲"板凳的故事",每次的情节、用词保持不变,不管别人是否爱听。有的患儿表现为自言自语或哼哼唧唧,别人无法理解其意。事实上,患儿的这种重复、刻板的模仿语言,是因为他们不理解语言的意义,不把语言作为沟通的工具,而当作自娱自乐的方式,是刻板行为的一种表现。所以他们的模仿语言是毫无意义的,是与情境无关的自说自话,也是家长和老师不希望其模仿的语言。这与前述,正常儿童和语言发育迟缓儿童在发育的某一阶段出现的重复语言(仅为语言理解能力不够的一种现象)有本质的不同,后者的重复与语境有关,能被成年人理解接受,且随着学会了对语句的理解和应用而消失。

在正常儿童的语言发育中,最早出现的是名词,随后是动词,随着认识和接触交流范围的不断扩大,生活经验的积累增加,词汇量不断扩大,学会说形容词、副词,并能把词汇组合起来,进行描述,如从幼儿园回来后,能向家长描述一天的见闻,老师布置的要求等。儿童在3岁前后出现代词,但对代词的理解和运用还有相当大的难度。代词的理解与运用,首先要求儿童有自我意识,能够比较明确地认识和区分主、客体关系,以及说话者、受话者和第三者的关系,代词即是对这些不同关系的概括的反映。其次,代词的运用具有明显的相对性,代词所指的对象和含义随语言环境和交流角色的变化而变化,站在不同谈话人的角度理解,代词所指的对象、含义不同,并且要从"自我"角色进行角色转换,如把说话人所说的"我的",从自己的角度转成"你的",从第三者的角度转成"他的",才能够正确理解。这需要一定的智力和认识水平,正常4~5岁儿童在语言环境变化时,有时也会出现代词应用错误。

孤独症患儿由于语言理解和表达障碍,加上社会交往的障碍,在语言学习中不能按照语言规则说话,常出现一些自创的特殊措辞,有的患儿自创名词代表他自己才能理解的含义,如把一切旋转的东西叫成"车车",有个患儿想离开医生的诊室,说"要睡觉了,蜜蜂"等。这种用词、语言的错误,加之表达不流畅,口齿不清,使人很难理解其意。他们不能从社会/人际关系的交往活动中形成主客体关系和相应代词的概念,一个很明显的现象是代词运用的错误和混淆。如自己想吃饼干时,说"他要饼干";想要妈妈带他上街,说"我听话妈妈带你去",等等。

孤独症患儿即使有了语言后也不能用语言描述和表达,话语简短,呈电报式语言,如某患儿想喝牛奶,他把自己的水杯放在茶几上,向着墙壁喊"奶";另一位叫张小明的患儿在幼儿园被老师罚站,回家后自言自语"张小明,罚站了"。家长问:"你高兴还是伤心?"患儿用模仿的声调说"小明高兴""小明伤心",听起来毫无情感色彩,就好像是上课随着老师念单词。因此,尽管有的患儿有相当多的词汇量,却不能用于沟通。由于孤独症患儿整天沉浸在自己的世界中,对周围的事物漠不关心,缺乏观察力,不知道周围发生的事情,因此,他们不能描述一件事物的来龙去脉,从幼儿园回家后,无法讲述在幼儿园、学校中发生的事情。

为使语言更好地表达思想,人们常常通过声调的高低,速度的快慢,语音的强弱、长短、言语的停顿和节律变化来表达说话时的情感、态度和所要强调的重点;也表示说话人的状态,如疲劳、兴奋、自信、沮丧等。同一语言,用不同的声调可以表达不同的意思,如用升调表示提问,降调表示命令和请求。语音的强弱决定于声波的振幅,幼儿最初不会小声说话,以后才学会在必要时小声说话,并逐渐学会区分大声说话和叫喊,学会用适当的声音表达。语速决定于发音动作持续的时间,发音动作持续时间长,则语音长,速度也慢,反之,语音就短,速度快。说话时的速度通常通过语句中部分词语的延长或停顿来表示。通过语音、语速的上述变化,使语言的表达力更为丰富。

孤独症患儿说话缺乏语音、节律的改变,语气平板,没有抑扬顿挫、没有情感色彩,在社交活动中不能自如地运用音调来表达情绪,语音单调、重音不对,缺乏节奏变化,没有韵律,且难于控制说话的音量,产生一种"特别的声调""怪声怪气",类似于电视中机器人的说话方式。

(二)坚持同一性

1.不愿改变日常生活习惯

儿童期是可塑性最大的时期,一些生活习惯容易建立,也容易破坏。尽管由于气质的不同,有的儿童节律性较差,但总的说来,是可以调节变化的。从婴儿期开始,正常儿童就会要求周围的事物有固定的秩序,到了1岁之后对于秩序化有着更强烈的要求,一旦这种秩序被打破,孩子就会感到不安。2岁多是对秩序最敏锐的时期,孩子的秩序帮助他建立对自己与环境中人和事物的关系的了解。

孤独症患儿常常固定地要求环境一成不变,一旦形成了一种生活规律后,就会固执地坚持环境、日常生活和行为的同一格式,有的患儿每天要吃同样的饭或菜。如有一名5岁患儿每天只肯吃半流质食物,每天在固定的时间、地点和便盆排便。出门一定要走同一条路线,如果改走另一条路,就大哭大叫,十分烦恼。有的患儿就餐时要坐在固定的凳子上,如果去了亲戚家,没有了他的小凳和餐具,就烦躁不安、拒绝进食。

孤独症患儿要求保持环境的原样不变,他们对周围物品摆放的位置记忆清楚,抗拒环境中细微的变化,即使这种改变并没有直接影响到他。例如墙上换了一副画,小摆设的方向变动,妈妈戴上了眼镜,以及他人的穿着,都会引起他们的烦恼。例如某患儿父母扔掉客厅的旧沙发,买了一套新的,患儿烦躁得不吃不睡,一直等父母把扔掉的沙发找回来,把家里恢复原样他才安静下来。有个患儿每天观看母亲生炉子,要是母亲不以同一模式摆放木炭、木片和煤,他就会尖叫以示抗议。他们难以适应自身生活管理或个人环境的细微改变,如果稍微有所改变(例如换季时从长袖衬衣换成短袖衬衣,一双鞋子穿坏了买另一双新鞋子等),就会令他们烦恼,或坚持要求维持原状。作息时间的改变也令他们不快,如洗澡比平常提早或延迟15分钟,或者在早餐之前或之穿衣服,食物在餐桌上摆放的位置等这类打破他生活习惯的事情等,都会引起患儿的烦恼。

2.高度局限的、执着的兴趣

正常儿童在发育过程中,会对一些特殊物品产生依恋行为,尤其是喜欢一些柔软的东西,例如棉花、毛巾、枕头、娃娃等。有些孩子喜欢摸妈妈的耳朵、乳房,这些行为常见于1~2岁的幼儿,常发生在入睡前或无人陪伴下,随年龄增长而消失,一般不超过一年。一些幼儿在某一阶段会出现偏好某种东西,例如将家里的鞋子按照大小排列成弧形,重复看某一部动画片,吃同样的食物,但一般持续时间不长,随着视野的扩大,他们就会去探索更丰富的世界。

但孤独症患儿对于一般儿童所喜欢的玩具和游戏不感兴趣,而对于一些不是玩具的物品却特别喜欢,甚至到了着迷的程度,而且这些东西都是普通儿童不感兴趣的东西,例如金属物品、灯光、交通标志或马桶等。这些兴趣缺乏社会性特征,显得古怪;甚至当感兴趣的东西已不在眼前时,他们却依然执着地寻找。患儿长期依恋于某种物品,终日拿着,数日、数十日不让更换。如强行更换,他又会选择另一种物品作为依恋物。例如一个5岁患儿父亲的随身包里装着2盒蚊香、一个可乐瓶子,称如果患儿要的时候不马上给他,就会吵闹不停;另一患儿整日抱着一把大扳手,连睡觉时也不肯放开。有的喜欢收集一些无生命的东西,如香烟盒、易拉罐、牙膏、肥皂盒,丢掉一个就很不愉快。

孤独症患儿特别喜欢单调、重复的事物,如圆形的东西、旋转的物体。他们会全神贯注地看这些物体,比如连续几小时观看旋转的自行车车轮、电扇;蹲在家门口观看奔驰的汽车轮子;长时间旋转家中的锅盖、瓶盖;着迷于快速翻动的书页;不停地开灯、关灯;反复试探物体的平衡性等,沉溺于自己的天地里。

很多孤独症患儿着迷于电视中的天气预报和广告,这是因为天气预报和广告的重复性符合孤独症患儿的爱好特点。很多家长说,只要电视中一出现天气预报的音乐声,患儿就会从相隔几间房子的地方跑到客厅专注地看,有的患儿能熟练地背诵天气预报中各城市的顺序或大段广告词。他们常常要求父母讲同一段故事,而且每次的用词必须一样。让他们画画时,他们特别喜欢画一些对称的线条、结构,或卡通片中的人物,每次都画一样的图形,乐此不疲。某患儿玩网络游戏时,总是玩同一节目的同一片断,当通过了这一片断后就终止重来,而对于新的游戏拒绝尝试。

(三)对物体的非功能特征感兴趣

随着对外界世界的了解,正常儿童会逐渐了解每样物品的功能,并且学会运用。他们知道皮球是用来拍的,小船能在水上行驶。在游戏中,他们也会模仿成人,并用玩具来实现物品的功能。例如幼儿常常喜欢玩木棍,常用木棍代表金箍棒、打狗棍、扁担、电话筒、扩音器等来行使其功能。他们可以用橡皮泥捏出各种物品,如房子、桌、椅、山、人物等,并让这些物品在游戏中发挥他们的功能,从中学习各种生活实践的知识,从而推动儿童认知的发展。

但孤独症患儿对玩具、物品的基本功能不了解,反而会对其非功能部位产生特殊兴趣。例如玩汽车时,他们不会让车在地上跑,去和小朋友比赛谁的车开得快,而是聆听车轮转动时的"嚓嚓"声或用手拨转玩具车的轮子;玩积木时,他们不去用积木搭建想象中的物体,而是机械地把积木摆成一长列或自己喜欢的对称形状。一个患儿要求家长买各种磁带,但不是用来听音乐的,而是喜欢把磁带从磁带盒中扯出来绕在手上的感觉;一个患儿特别喜欢纸张挥动时产生的飘动感,着迷地拿着一张不软不硬的纸挥动。患儿对玩具无兴趣,但对玩具的某些部件感兴趣,例如玩布娃娃时热衷于触摸娃娃衣服上的扣子。他们重复用某些物品做同一件事情,例如某患儿反复把矿泉水瓶子排成一排,另一患儿把一个盒子从桌沿推到地上,然后捡起,放到桌沿,再推下去,如此反复几个小时。

高功能孤独症患儿痴迷于一些专门知识,例如历史、地理、生物等,这种知识不会随着时间的推移而有进展,也不能够应用于工作之中。如某初二患儿自学了大学历史,着迷于哪个皇帝哪年即位、哪年退位,见同学就问你知道康熙哪年当皇帝的吗?如果别人不知道,他就详细地讲给别人听,不管时间是否适合、别人是否有兴趣,如果打断或干扰他,他会非常失落、非常生气。但当他去听历史讲座时,却对别人介绍的同时代其他历史故事毫无兴趣,回家后大呼不好听。

强迫行为是指按某种规则或刻板程序做重复的动作或活动。正常儿童在发育的不同阶段,可以出现一些强迫行为,例如走路数地上的格子,折叠手绢、被子要边对边、角对角,对得很整齐;睡觉前要把鞋子摆整齐;碰触某物品一定要反复碰几下等。这些行为一般对儿童的生活、学习、玩耍不会造成什么影响,当转移其注意力时,儿童就不再坚持,一般持续一段时间后常自然消失,故不属于病态。

孤独症患儿常表现出强迫症状,如走路要走固定的路线;饭前一定要喝橙汁;睡前一定要把鞋摆在门外;看见路上凸出的石子就非要把它挖出来;地上、桌上有水一定要擦干;走路遇到人时非要从两人中间穿过去;刷牙时两脚并拢才开始刷。某些事情必须要把按照非常特定的方式或次序去做,称为仪式性行为。例如某患儿必须要把勺子放在铺平的餐巾纸上才能吃饭。某患儿无论冬夏,大便时必须把全身衣服脱光,在房间中间摆上一张报纸,蹲在上面才能大便,如果受到阻止或被打断,就会焦虑、哭闹、拒绝大便……到青少年期,患儿可出现重复做某种动作,如某患儿走路时走几步要回一下头,问他这是为什么,他说是看看走的路线直不直;某患儿反复问医生:"为什么机器人打人比人打人疼",要别人回答"人打得疼"才罢休。这些强迫行为与正常儿童的强迫的不同之处在于患儿刻板、固执地坚持这些行为,不能认识到这些行为的不合理,也无摆脱症状的愿望。强迫行为在智商较高、年龄较大的患儿中较常见。

(四)感知觉异常

感知觉是心理活动中较低级的形式,出现早、发展快,许多感知觉在婴幼儿期已达到成人水平。儿童出生后,最早出现的是皮肤觉(包括触觉、痛觉、温度觉)、嗅觉和味觉。听觉反应在新生儿就存在,83%的新生儿对听刺激能产生反应(眨眼、动嘴、转头、有哭相和哭闹等)。新生儿还能区别高低音和声音持续时间,如能区别100HZ和200HZ的声音,对成人说话声音特别敏感,能准确地使自己的身体运动与说话的声音同步。2~3个月时能够安静地听周围的音乐声和成人的说话声。3~4个月时,能用视线和头转向声源。第5个月时,能辨别出母亲的声音,可以用目光追随他人的面部、手中的物体,逐渐认识物品的特征。

孤独症患儿的感知觉异常主要表现在听觉、视觉、痛觉、触觉、温度觉、味觉和嗅觉等方方面面,可表现为感觉迟钝、过敏或特殊的感觉偏好。

1.感觉过敏或迟钝

有的患儿对某些声音特别敏感,且有时只针对某些特定的刺激(或一群刺激),是可预测的,例如,如果患儿对摩托车或吸尘器的轰鸣声、狗叫声、波涛声、咳嗽或婴儿哭闹等声响敏感,感到不舒服时往往会用手捂住耳朵,或表现出受了惊吓,不得不停止正在做的事。有的患儿听见令他不舒服的声音,就非常烦躁、发脾气,或采取摔东西、倒地打滚等方式表达他的不适。如某患儿一听见姐姐唱他不喜欢听的歌就抓、咬姐姐。而对某些声音却缺乏反应,例如呼唤他的名字他毫无知觉,仿佛聋了一样。

有的孤独症患儿的视觉辨别能力差,分不清一种物体的大小、颜色或位置等特征。有时对身边站着的人好像没有看见一样,或只注意看对方的手或身体的某一部位。有的患儿对光线过敏,在正常光线下斜眼、闭眼、皱眉,十分不适,特别害怕照相时的闪光灯;而有的却又对强光不敏感,当强光照射眼睛时,无闭眼、回避等行为,能直视强光且不眨眼。

有的患儿对冷热、疼痛的感觉不敏感,在寒冷的冬天拒绝穿棉衣,有时不穿衣服就跑出门去;有的患儿对疼痛刺激反应迟钝,打针时从来不哭,摔伤或自残时不感到疼痛,连哼都不哼一声;有的患儿手指压伤了不会喊痛,而对轻微的搔痒却受不了。这种感觉的麻木和过敏可以在同一患儿身上同时出现。

2.特殊的感觉偏好

孤独症患儿有异常的感觉偏好,会强烈寻求某种感觉刺激。有的患儿不可克制地去嗅闻一些物品,如有的患儿无论是给他食物还是玩具,接过来都要先闻一闻。某患儿喜欢闻别人刚刚起身时坐过的凳子,还有的喜欢闻酒瓶、烟灰以及别人的鞋袜等。有的患儿特别能耐受苦味、咸味,喜欢用嘴唇或舌头碰触来感觉这些味道。

有的患儿对某些声响有强烈的兴趣,如弹簧驱动的玩具或敲钟发出的声音;某患儿喜欢汽车刹车时的尖叫声,常常冲到汽车面前去使汽车猛然刹车,从而体验那种对他来说愉快的噪声。

有的患儿对灯光或者任何发光的和闪烁的东西有兴趣,长时间盯着看,迷恋不已。有的患儿喜欢看高跟鞋的细长鞋跟,看见穿高跟鞋的就钻到桌子底下掀起别人的裤腿观赏高跟鞋。某些孤独症患儿在面对正常儿童害怕的高楼、飞驰的汽车、毛茸茸的动物时可以毫无惧色。

有的患儿平衡能力特别强,在窄窄的床栏上走来走去从不会摔下来。有的患儿能长时间旋转而不头晕。

有的患儿很在意某种东西的触觉感受或质感,如喜欢光滑的木板、墙面、地板以及柔软的皮毛,喜欢反复触摸光滑的杂志封面,反复抚摸姑姑的长发等。患儿常以摩擦、拍打、撞头、咬硬东西、摇晃或旋转身体,甚至是抓、抠疼痛发炎的伤口等方式来引起自身感觉。

(刘冬英　高青县妇幼保健院)

第二节　诊断步骤与方法

一、详细收集病史

儿童孤独症和大多数儿童精神障碍一样,由于缺乏具有鉴别意义的客观体征与实验室检查指标,诊断主要依据详细、可靠的病史和精神状况检查。因此病史收集是诊断儿童孤独症十分重要的环节,掌握与父母交谈的技巧,可以明显提高病史的准确性和可靠性。

儿童的病史来源主要由父母或监护人提供,影响病史准确性的因素主要来自两方面,第一是父母的性格、文化程度、精神状况、年龄、性别等。如过分敏感、存在焦虑抑郁或精神压力等精神健康问题的父母对儿童有更多的担心,反映的病史可能比儿童的实际情况更严重。第二是医生的问话方式。有些家长在叙述病史时没有头绪,条理不清,医生应在根据家长提供的线索的基础上针对性地提问。可采用供下问话方式,如:请告诉我,你对孩子的学习、语言与智力发育、行为方面有担心吗?孩子能理解你所说的吗?孩子能发出语言声音吗?孩子能动手做一些事情吗?孩子的手脚运用怎样?孩子行为,表现怎样?孩子与别人相处的情况怎样?孩子能学着别人的样子做一些事情吗?孩子在上幼儿园吗?表现怎样?你对这些方面有担心吗?另外我们要了解儿童的发育与正常儿童相差多远,这样才能更好地评估疾病的严重程度。根据儿童孤独症的临床表现,对以下重点问题进行深入询问,并要求父母能举出具体的事例。

1.人际交往能力

重点了解儿童与他人是否有目光接触,会不会主动回避与他人目光接触?目光对视、眼神交流的持续时间是长还是短?是否能够使用点头、摇头、手势、姿势动作、微笑来与人交流?在交流时是否理解他人的肢体语言?父母回来时有无愉快的表示?当他们感到不愉快时或受到伤害时,是否寻找母亲的安抚?当亲人呼唤他们的名字时,是否有反应?是否喜欢与父母或小朋友玩耍?是否可以玩需要小朋友互动的游戏(如:老鹰抓小鸡)或扮演性游戏?游戏时是否能够与小朋友一起快乐开心?是否会递送物品给他人或向他人展示自己的需求?

2.言语与沟通能力

重点了解儿童开始讲话的时间是否比其他儿童晚?所讲内容的多少和复杂度怎样?是否有鹦鹉学舌式语言?所说语言内容是否与当时的情景相符?是否有重复刻板语言或声音?说话时是否伴有眼神接触和相应的动作行为?是否主动与人交谈?与人对话交谈是否困难?言语是否缺乏音调变化或没有抑扬顿挫?是否会使用手势、点头、摇头、面部表情等来表达自己的需求?能否理解别人的语言或执行,指令?

3.行为特点

重点了解儿童对环境的要求是否固定不变,有没有不正常的反应?是否过度偏爱某些物品,特别是圆的或可以旋转的物品?是否有奇特的游戏兴趣?是否有刻板、重复的行为?是否有特殊的动作姿势?是否有自伤、自残的行为?是否喜欢长时间的旋转或摇摆自己的身体?

4.生长发育史、母孕期情况及家庭精神病史

了解儿童的运动发育情况,如抬头、独坐、爬行、独立、独行、小跑、跳跃的年(月)龄;了解儿童的语言发育,如咿呀学语、讲单词、短句的年(月)龄;了解自行控制大小便的年龄;还需要了解学习情况、人际交往能力及生活史等;了解母孕时的健康状况,了解分娩是否难产,出生时有无窒息和其他严重问题;了解父母二系三代亲属中有无孤独症、精神病、人格障碍、精神发育迟滞等患者,有没有性格特殊的人。

二、精神状况检查

(一)非定式检查

1.语言访谈

对语言发育较好又合作的患儿,可采取面对面交谈,交谈前应熟悉病史,掌握必须了解的重要内容,其目的是了解患儿的心理发育水平、语言能力等,重点观察 Kanner 三联征。交谈时采用适合患儿智龄的方式及语言,便于患儿理解,使交谈更为顺畅。

2.客观观察

对幼儿、功能水平低、不会说话或极不合作的患儿,则采用直接观察或参与游戏的方式,以了解其与人交往、合作、模仿情况、运动水平,有无刻板、重复动作、奇特姿势、行为以及他们的兴趣和注意力等。对孤独症的检查,观察往往是更主要的方式。

(二)定式或半定式检查

定式检查指检查者在检查前按疾病所需,为获取检查内容而设计的详细的检查内容、工作程序、特定的环境及专用的记录设备等。便于全面了解问题,较少遗漏资料,故特别适合于临床科研之用,便于统计分析;其缺点是不能区别问题的轻重主次。如孤独症诊断访谈量表修订版(ADI-R)为半定式检查,包括:

(1)社会交往方面的缺陷16项(目光对视,社交性微笑,表情丰富程度,与同伴一起的想象性游戏,对其他儿童的兴趣,对其他儿童接近的反应,与同伴的团体游戏,与同伴的友谊,引导别人的注意,分享所有物,分享快乐,对他人身体的使用,安慰别人,社交性主动提议,不恰当的面部表情,社会性反应的一致性)。

(2)语言及交流方面的异常13项(用手指指示表示兴趣,传统手势的应用,点头,摇头,自发性的行为模仿,想象性游戏,模仿的社会性游戏,社会性交谈的意图,有来有往的谈话,刻板形式的语言,不恰当的提问,人称的颠倒,生造词语)。

(3)刻板、局限、重复的兴趣与行为8项(特殊化的兴趣,不寻常的怪僻,语言仪式,强迫仪式,手或指的运动,复杂的怪异动作,对物体的重复性使用,对感官的异常兴趣)。

(4)判断起病年龄5项及非诊断记分8项,另有6个项目涉及孤独症患儿的一些特殊能力和天赋(诸如记忆、音乐、绘画、阅读等其他常用的孤独症诊断量表还有许多。

(三)智力检查及社会适应能力评定

对学龄期语言能力较好的患儿采用韦氏儿童智力量表;对语言障碍者选用瑞文推理测验、绘人测验、图片词汇测验,对学龄前或婴幼儿可用贝利婴幼儿发育量表、盖塞尔发展量表等;对不合作儿童采用社会适应量表。使用标准化的智力测验,发现孤独症儿童有特征性的智力障碍模式,即智力的各方面发展不平衡。且这一智力障碍的模式在世界各国的研究中都相似,说明与人种和社会文化背景无关。孤独症儿童中智商低于50的占50%以上。边缘智商和正常智商者仅占10%~20%。其中,操作性智商较语言性智商高,运用机械记忆和空间视觉能力来完成的题目所得成绩较好。而靠理解能力来完成的题目所得成绩相对较差。在各分量表中,理解得分最差,其次是常识,积木得分最好,较好的是背数和拼图。说明孤独症儿童在对事物的抽象、理解、形成概念的能力等方面发育明显较差,而机械记忆、空间视觉能力等方面的发育障碍较轻,甚至由于代偿的原因,其发育非常好。例如,某些孤独症儿童对日历、火车时刻表的记忆力相当好。与同龄儿童比较,孤独症儿童的最佳能力仍属偏低。但对孤独症儿童自身而言,最佳能力与最差能力之间的差距非常大。部分学者也称这些最佳能力为突出能力。Shan等对孤独症儿童的视觉空间能力做研究时,将视觉空间能力分为定位能力(把握视野中各种因素的排列的能力)和心象化能力(根据头脑中的表象来操作图形,即在头脑中变换图形的能力)。他发现定位能力较心象化能力发育程度高。因此,靠定位能力来完成的嵌入图形测验(EFT)的成绩与正常儿童相当。研究发现孤独症儿童的社会适应能力滞后于智力水平。

三、体格检查与神经系统检查

孤独症儿童的体格检查和神经系统检查一般无阳性发现,但详细的检查可能对孤独症病因学提供生物学方面的证据。部分患儿可见神经系统软体征,包括肌张力减退或增高,体形异常,流涎,肌阵挛性抽搐,踝阵挛,手部或手指失张力性姿势,表情肌麻痹,斜视等,这些体征反映基底节特别是新纹状体功能障碍。孤独症还可能与一些综合征同时存在,如结节性硬化、神经纤维瘤、苯丙酮尿症、乳酸中毒症、嘌呤病、脑积水、杜克纳氏肌营养不良症、脆性X染色体异常和其他性染色体异常等。

四、实验室检查

(一)脑电图

脑电图是较早用于研究孤独症的神经电生理的方法。最早在1964年的一篇文献报道发现58个孤独症患者中有58%的存在脑电图异常。在随后的10年研究中,脑电图异常率为10%~83%,差异的原因是样本的选择、脑电图解释的标准不同所致。导联数越多,异常率越高。智力受损越明显的孤独症,出现脑电图异常和癫痫的概率也越高。近来的研究发现孤独症脑电图的异常率为32%~43%,总之,相当多的孤独症患儿脑电图检查有异常发现,主要表现为广泛性异常,慢波较多,部分患儿出现双侧半球局限性或弥漫性的尖波、慢波或节律性失调,但均无特异性,脑电图异常预示长期预后不良。但不能根据脑电图的异常定位于任何局部区域或半球。脑电图异常无特殊性,对孤独症没有明确的诊断意义。

2.脑干听觉诱发电位(BAEP)

许多报道认为孤独症患儿的BAEP是异常的,从波Ⅰ到波Ⅴ都有异常报道,主要表现为潜伏期延长。许多报道认为听觉信息在脑干传导时间延迟,异常率高达20%~60%。孤独症患儿存在听觉缺陷,有时缺陷发生在低位脑干的神经传导过程,表现为BAEP的异常;但更多地表现在高级中枢,与信息的处理和5C存有关。Wong对109例孤独症患儿进行研究,结果发现脑干诱发电位Ⅴ波潜伏期及Ⅰ~Ⅲ、Ⅲ~Ⅴ及Ⅰ~Ⅴ波的波峰间期(IPL)延长。国内陈文雄(2003)等研究发现孤独症患儿脑干听觉诱发电位与正常组相比较Ⅲ、Ⅴ波潜伏期以及Ⅰ~Ⅲ和Ⅰ~Ⅴ波的IPL延长。多数研究发现脑干听觉诱发电位异常,尤其是脑干传导时间(BTT)延长,提示脑干的机能改变可能是影响孤独症症状的因素之一。脑干机能的障碍会导致向大脑传递通路的损害,这可能是造成孤独症患儿在认知、社会及语言能力等方面异常发育的原因之一。

3.脑成像研究

目前结构磁共振成像(sMRI)被广泛地用于各种类型的孤独症研究,主要研究内容包括脑区的体积测量,脑皮质厚度及表面积测量以及脑白质的微观结构。

目前对孤独症脑体积研究比较一致的结果是孤独症儿童的脑在早期表现为加速生长。他们的脑体积比正常儿童增加10%,Anagnostou等研究发现脑体积增加的高峰期是在2~4岁。而且Hazlett等的研究显示2岁前孤独症儿童脑体积的增加与脑皮质表面积增加密切相关。

Via等的Meta分析发现孤独症患者相对正常人双侧杏仁核—海马联合处灰质体积减少。Estes等人研究具有典型重复和刻板行为的3~4岁孤独症儿童,结果发现相对于正常儿童他们的许多脑区体积减小,包括左侧丘脑、右侧苍白球、双侧壳核、右侧纹状体。另办左侧苍白球和左侧纹状体也有体积减小的趋势。小脑参与许多认知和运动功能,是 ASD 研究关注的一个重要脑区。MRI 研究小脑的文献较多,大部分文献表明 ASD 患者相对正常人小脑体积增大。Webb 等人发现孤独症儿童相对正常儿童小脑蚓部的体积显著减小,特别是蚓叶Ⅵ~Ⅶ的面积相比正常发育的儿童显著减少。

Hyde K.L.等人的研究却发现年轻的成年孤独症患者相对正常人脑皮质厚度是广泛增加。而 Raznahan 等人研究了 10~65 岁的孤独症患者发现,正常组脑皮质厚度随年龄增加而变薄,而孤独症组却没有这种现象;另外,孤独症儿童在幼年时期相对正常发育儿童的脑皮质厚度是降低的,而在高龄组脑皮质厚度却是增加的。综合百前弥散张量成像(DTI)的研究结果显示,孤独症患者相比正常人白质微观结构表现异常,异常的区域主要表现在额叶、颞叶、顶叶、纵束、内囊、胼胝体和扣带回。这些脑区微观结构的异常和社会认知密切相关,这一结果也支持孤独症人群中脑区之间连接异常的学说。

功能磁共振成像(fMRI),是一种依赖血氧水平的 MRI 检查,能够无创地显示脑功能活动区的部位、大小和范围。孤独症患者在运动任务、视觉加工任务、听觉和语言任务、执行功能任务、基础社会加工任务和复杂社会认知中的 fMRI 研究,结果显示额叶、颞叶:顶叶、梭状回及杏仁核功能异常,表明其镜像系统的损害及情感—社会神经网络的活动异常是主要症状——社交功能障碍的神经机制。而行为重复刻板及兴趣狭窄可能是由抑制控制方面和中央统合方面的障碍所致。对于孤独症患者功能性的研究,需要进行一系列的测试任务以观察大脑区域性激活及功能连接的变化,所进行的操作主要是围绕患者的核心症状相关的任务,因此研究对象局限于高功能孤独症及 Asperger 综合征的青少年及成人。

单光子发射计算机体层摄影术(SPECT)和正电子发射体层摄影(PET)可以检测脑血流及脑细胞的代谢情况。Sherman 等在 20 世纪 80 年代初首先报道了对孤独症患儿的 SPECT 研究,结果发现患儿的大脑皮质代谢呈弥漫性减弱。Mountz 及 Chiron 等对儿童少年孤独症患儿的脑 SPECT 研究发现大脑皮质的某些区域血流灌注减低,且以左侧半球更为明显。Zilbovicius 等对 5 例低龄孤独症患儿的脑血流进行纵向对照研究,方法是在患儿 3~4 岁和 6~7 岁时,先后两次进行脑部 SPECT 检查。第一次检查时孤独症患儿大脑额叶的局部脑血流明显降低,但皮质中后部的血流灌注在正常范围。3 年后进行第二次检查时,患儿额叶的局部脑血流转为正常,而两组之间皮质中后部的血流灌注依然没明显差别。Chiron 等比较了 18 例 4~17 岁孤独症患儿与 10 例对照组脑血流的左右不对称性,发现对照组无论是半球还是局部血流,左侧都高于右侧,左/右指数为正值;而患者却相反,左/右指数为负值,且两组间的差异有显著性。说明患者存在左侧半球特别是语言相关的皮质区功能障碍。Pyu 等报道了 23 例儿童孤独症(年龄为 28~92 个月,平均为 54 个月)在 SPECT 视觉分析和检查中,有 20 例(87%)存在局部灌注降低,其中以小脑半球(20 例)和丘脑(19 例)最常见,基底节及顶颞叶大脑皮质也有异常而 MRI 检查无异常发现。舒明跃(2001)对 32 例孤独症患者进行了 SPECT 检查,其中有 24 例发现异常,阳性率达 7S%,主要表现为局部放射性分布减低,这些异常见于大脑皮质、小脑和皮质下多处结构,主要集中在皮质的额、颞叶,以左侧额叶最为常见。邓红珠(2001)等发现孤独症患儿有明显的脑血流灌注减少(76.9%),主要发生的部位是海马回、颞叶、额叶。上述同类研究虽然大多数样本量偏小,彼此间年龄差别也比较悬殊,但归纳起来均可反映出孤独症患儿的 SPECT 检查较多异常,即主要表现为大脑皮质额叶、颞叶和顶叶存在局部血流灌注降低,且以左侧半球更为突出。在反映孤独症的病理生理方面,SPECT 可能比 MRI 更为敏感。

有关孤独症的 PET 研究主要集中在测定静息状态下脑细胞的代谢率。Rumsey 等对 10 名成人孤独症患者和 15 名正常对照者的 PET 研究表明,患者的全脑葡萄糖利用率显著高于对照组。Haznedar 等根据某些尸解报道及他人的研究线索,专门对 7 名孤独症患者[平均年龄为(26.4±9.2)岁,IQ 在 88～136 之间]的前扣带回进行 PET 和 MRI 的联合对照研究,结果发现患者双侧的代谢活动都减弱,并伴有右侧前扣带回相对体积的缩小,提示孤独症患者这一区域确实存在结构和功能的改变。

4.遗传学研究

对染色体的脆性 X 位点进行检查,部分患儿可能有异常发现。目前的研究发现与孤独症有关联的基因众多,但是遗传异常仅能够解释 25% 左右的原因,还需要更进一步的研究来确定孤独症的遗传学异常。

5.生化测验

对孤独症儿童的神经生化的测定,包括 5-羟色胺(5-HT)和儿茶酚胺等的测量。约 1/3 的孤独症儿童血中 5-HT 水平增高,血浆中肾上腺素和去甲肾上腺素增高,血小板中肾上腺素和多巴胺下降,上述检查也应根据病情需要选择性地应用。

以上各种实验室检查对研究孤独症的病因等较有用途,目前对临床诊断尚无肯定帮助。

五、孤独症评定量表

临床中用于儿童孤独症评定的量表包括筛查量表和诊断量表。常用的筛查量表有孤独症行为评定量表(ABC 量表),克氏孤独症行为量表,幼儿孤独症筛查量表(CHAT)。常用的诊断量表包括儿童期孤独症评定量表(CARS),孤独症诊断访谈量表(ADI),孤独症诊断观察量表(ADOS)。具体内容详见第五章。

五、神经心理测验

(一)威斯康星卡片分类测验测试(WCST)

WCST 属于分类测验,主要测试被试的抽象能力、概念的形成、选择性记忆和认知过程的转换能力,其中持续性反应和持续性错误是反映额叶功能的主要指标。WCST 成绩差反映额叶基底神经节环路的障碍,对反映前额叶功能有特殊的敏感性。该方法包括 4 张刺激卡片和 128 张反应卡片。每张卡片的大小为 8cm×8cm,上面按规则绘有红、绿、蓝、黄不同颜色和十字、圆、五角星、三角形等不同形状,以及 1～4 不等数量的图案。其分类原则顺序为颜色、形状和数量。当被试连续 10 次分类正确,主试即转换下一个形式的分类,以此类推,当完成三种形式的分类后,再重复一遍,完成正确分类 6 次(或者未完成 6 次,但全部用完所限次数),即可结束测试。记录下列指标:

(1)分类次数。

(2)概括力水平百分比(连续 3 次或更多的正确反应数之和除所用的卡片数)。

(3)坚持性错误数。

(4)坚持性反应数(指明知根据某一属性来分类是错误的,还是继续用这一属性进行分类)。

(5)非坚持性错误数。

(6)全部错误数。

(7)完成作业共花费的时间。许多研究用 WCST 来研究执行功能。Rumast 用威斯康星卡片分类测验测试孤独症儿童与正常儿童,发现孤独症的成绩较正常儿童差,推测孤独症缺乏抽象能力,概括知觉困难,推理和判断能力低下,这可能与大脑额叶支配的执行功能缺陷有关。

2.颜面认知

正常儿童或精神发育迟滞的儿童均能辨别每个人的颜面特征,从而能分辨陌生人和熟悉的人,也能理解他人的面部表情。孤独症儿童却缺乏这种颜面认知能力,不能理解他人的言语性和非言语性交流方式的含义,将人的口、眼等颜面器官均看作无社交性意义的纯粹模样而已。将孤独症儿童与智力发育水平较这些孤独症更低的精神发育迟滞儿童做对照研究,发现孤独症儿童较精神发育迟滞儿童在有意识地笑、怒等表情的表达方面更加困难。Weeks(1987)等将各种表情面孔的照片呈现给孤独症儿童和正常儿童,然后要他们按指令挑选照片,对照组能遵循指令要求把不同表情面孔挑选出来,而孤独症儿童只能根据照片的外型特点(如有无戴帽或男女)进行区分,却不能区别不同的表情。

3.听觉言语学习测验

听觉言语学习测(AVLT)最初由 Rey 编制于 1964 年,后又经多名研究者标准化,有多种常模资料备查。测验材料为 15 个彼此无关的词,其基本测验程序包括即时自由回忆(共 5 试)和 30 分钟的延时回忆和再认。该测验虽然简单,却可提供有关记忆过程的多种有用指标,如首因效应与近因效应、学习速度、前摄抑制与倒摄抑制等。

4.加利福尼亚言语学习测验

加利福尼亚言语学习测验(CVLT)的测验材料是 16 个词,分属于 4 类(如工具类或水果类),每类 4 个词。CVLT 的测验程序与 AVLT 基本相同,只不过除自由回忆外,还提供类别线索回忆程序。CVLT 力图将认知科学研究成果融入记忆的临床评估程序之中,多种记忆指标的设置,使得该测验除评估一般言语学习记忆能力外,还能反映受试者记忆过程的若干侧面,如记忆策略(语义分组与序列分组)、首因效应/近因效应、学习曲线、错误类型、前摄抑制/倒摄抑制、信息随时间的保持率、不同提取形式(自由回忆、再认)的比较、再认任务中的辨别力与反应偏差,等等。

以上心理测评,可供临床研究应用,目前尚无明确诊断价值,且由于患儿不合作,常常使测评不能完成,或结果不可靠。

(张健 桓台县人民医院)

第三节 诊断标准

20 世纪 80 年代以来,对孤独症的诊断进入全面深入阶段。在此期间,在诊断分类系统的研究方面,最突出的是为适应临床诊断和研究目的而发展的国际疾病分类(ICD),美国精神障碍诊断统计手册(DSM)及中国精神疾病分类方案与诊断标准(CCMD),这三大诊断标准相继更换版本,增删内容,从而具有广泛的实用性与可比性,使孤独症的诊断基本达到统一。

一、《国际疾病分类》第 10 版

世界卫生组织于 1992 年出版了《国际疾病分类》第 10 版（ICD-10）"临床描述和诊断指南"，主要用于一般临床工作、教学、研究和服务。"临床描述"对每一个障碍的主要临床特征和重要的、但较少特征性的有关症状加以描述，诊断指南对一个确定无疑的诊断通常需要多个稳定的症状组合。"研究用诊断标准"包括症状学标准、病程标准、严重程度标准和排除标准。ICD-10 对国际精神障碍分类学的影响很大，被纳入世界每国官方疾病统计范围。ICD-10 首次采用了字母—数字的编码形式，极大地扩充了精神障碍分类的可能容量，它与 DSM-Ⅲ-R 不同，将精神发育迟滞单独编码，而将广泛性发育障碍以及特殊发育障碍划归在"心理发育障碍"编码之下。其优点在于将 DSM-Ⅲ-R 中可能包容过杂的"孤独样障碍"，进行了亚分类，即：F84.0 童年孤独症；F84.1 不典型孤独症；F84.2 Rett 综合征；P84.1 其他童年瓦解性障碍；F84.4 多动障碍伴发精神发育迟滞与刻板动作；F84.5 Asperger 综合征，并且对这些亚分类分别给予具有鉴别意义的描述和定义。

（一）典型儿童孤独症诊断标准

1. 3 岁以前的表现

发育异常或损害在 3 岁以前就已出现，至少表现在下列领域之一：

(1) 社交性沟通时所需的感受性或表达性语言。

(2) 选择性社会依恋或相互性社交往来。

(3) 功能性或象征性游戏。

2. 具体症状

在下列 (1)、(2)、(3) 项下至少出现 6 种症状，且其中 (1) 项中至少具有两种，(2)、(3) 两项中各至少一种：

(1) 在下列至少两个方面表现出相互性社交往来实质性异常：

1) 不能恰当地应用眼对眼注视、面部表情、姿势和手势来调节社会交往。

2) 尽管有充裕的机会也不能用适合其智龄的方式与同龄人发展涉及相互分享兴趣、活动与感情的相互关系。

3) 缺乏社会性情感的相互交流，表现为对他人情绪的反应偏颇或有缺损，或不能依据社交场合调整其行为，或社交情绪与交往行为整合较差。

4) 不能自发地寻求与他人共享欢乐、兴趣或成就（如不向旁人显示、表达或指出自己感兴趣的事物）。

(2) 社交性沟通实质性异常，表现在下列至少一个方面：

1) 口语发育延迟或缺如，不伴有以手势或模仿等替代形式补偿沟通的企图（此前常没有呀呀学语的沟通）。

2) 在对方对交谈具有应答性反应的情况下，相对地不能主动与人交谈或使交谈持续下去（在任何语言技能水平上都可以发生）。

3) 刻板和重复地使用语言，或别出心裁地使用某些词句。

4) 不能进行各种自发的假扮性游戏，或（幼年时）不能进行社会模仿性游戏。

(3) 行为、兴趣与活动狭窄、重复和刻板，表现在下列至少一个方面：

1)专注于一种或多种模式刻板、类型狭窄的兴趣之中,这种兴趣的内容或患儿对它的迷恋是异常的;或者,尽管其内容或患儿的迷恋并非异常,但其迷恋程度与局限性仍然异常。

2)强迫性地固着于特殊而无用的常规或仪式。

3)刻板与重复的动作,如拍打,揉搓手或手指,或涉及全身的复杂运动。

4)迷恋物体的一部分或玩具的没有功用的性质(如气味、质感或所发出的噪音或振动)。

3.临床相不能归因于以下情况

包括其他类型的广泛性发育障碍;特定性的感受性语言障碍及继发的社会情感问题;反应性依恋障碍或脱抑制性依恋障碍;伴发情绪/行为障碍的精神发育迟滞;过早发生的精神分裂症和Rett氏综合征。

(二)不典型孤独症诊断标准

(1)3岁或3岁以后显现发育障碍或缺陷(除年龄之外,符合孤独症的其他标准)。

(2)相互性社会交往或沟通的实质性损害,或兴趣狭窄、行为方式等刻板(符合孤独症的标准,但不必满足出现异常的领域的数目)。

(三)不符合孤独症(F84.0)的诊断标准

孤独症可在发病年龄(F84.10)或症状学(F84.11)上不典型。为研究目的,这两种类型用第五位数字进行了区分。两方面都不典型的综合征编码为F84.12。

1.F84.10 发病年龄不典型

(1)不符合孤独症(F84.0)标准第1项。

(2)符合孤独症(F84.0)标准第2和第3项。

2.F84.11 症状学不典型

(1)符合孤独症(F84.0)标准第1项。

(2)存在相互性社会交往或交流的实质性损害,或行为、兴趣与活动的范围狭窄、形式重复和类型刻板。

(3)符合孤独症(F84.0)第3项标准。

(4)不完全符合孤独症(F84.0)第2项标准。

3.F84.12 发病年龄和症状学都不典型

(1)不符合孤独症(F84.0)标准第1项。

(2)存在相互性社会交往或交流的实质性损害,或行为、兴趣与活动的范围狭窄、形式重复和类型刻板。

(3)符合孤独症(F840)第3项标准。

(4)不完全符合孤独症(F84.0)第2项标准。

2017年发布的ICD-11(草案)对本症的诊断作了较大的修改,与DSM-5(2013)靠近。它将原诊断为广泛性发育障碍的内容(除了Rett综合征以外)统一更名为孤独症谱系障碍(ASD,编码6A02)。根据患者是否共病智力发展障碍,是否存在功能性语言障碍,以及是否存在已获得技能的丧失等临床特征对ASD进行分类。在ICD-11中,被诊断为ASD同时伴有智力发育障碍者,要加上后者的诊断和编码。

二、中华医学会《中国精神障碍分类方案与诊断标准》第三版(CCMD-3)

在诊断分类系统上,我国的《中国精神障碍分类方案与诊断标准》第2版(CCMD-2,1989)开始有了"儿童孤独症"的诊断。虽然归属于"儿童精神病"的分类名目下,但其后注明为广泛性发育障碍。而CCMD-2-R(1995)则将其明确归属于F81:广泛性发育障碍。2001年4月出版的CCMD-3诊断标准,以ICD-10为蓝本,吸取DSM-Ⅳ及ICD-10的优点,又体现我国现实情况。在大的分类方面,CCMD-3根据疾病的性质将精神发育迟滞和心理发育障碍合并在一个类别中。CCMD-3对儿童孤独症的诊断标准进行修订,删除CCMD-2-R中的4项症状,不仅使CCMD-3诊断特异提高,更符合国际疾病分类和学术发展思想。CC-MD-3对135例儿童孤独症进行现场测试,临床诊断的一致性为99.25%,Kappa值为0.92。郭兰婷(2002)发现.CCMD-3与ICD-10诊断的一致率为100%,CCMD-3全部症状的信度指标(α)值0.9480,各组症状的α值:人际交往0.9125;言语交流0.7202;兴趣活动0.9255。说明CCMD-3诊断儿童孤独症的信度较好,可操作性强,有利于提高诊断的一致性。

CCMD-3儿童孤独症诊断标准如下:

儿童孤独症是一种广泛性发育障碍的亚型。以男孩多见,起病于婴幼儿期,主要为不同程度的人际交往障碍、兴趣狭窄和行为方式刻板。约有3/4的患儿伴有明显的精神发育迟滞,部分患儿在一般性智力落后的背景下具有某方面较好的能力。

症状标准:在下列1.2.3.项中,其中第1项至少2条,第2、3项至少有1条,3项加起来总共要有7条,多多益善。包括:

1.人际交往存在质的损害

(1)对集体游戏缺乏兴趣,孤独,不能对集体的欢乐产生共鸣。

(2)缺乏与他人进行交往的技巧,不能以适合其智龄的方式与同龄人建立伙伴关系,如仅以拉人、推人、搂抱作为与同伴的交往方式。

(3)自娱自乐,与周围环境缺少交往,缺乏相应的观察和应有的情感反应,包括对父母的存在与否亦无相应反应。

(4)不会恰当地运用眼对眼的注视、以及用面部表情、手势、姿势与他人交流。

(5)不会做扮演性游戏和模仿社会的游戏(如不会玩过家家等)。

(6)当身体不适或不愉快时,不会寻求同情和安慰;对别人的身体不适或不愉快也不会表示关心和安慰。

2.言语交流存在质的损害

主要为语言运用功能的损害:

(1)口语发育延迟或者不会使用语言表达,也不会用手势、模仿等与他人沟通。

(2)语言理解能力明显受损,常听不懂指令,不会表达自己的需要和痛苦,很少提问,对别人的话也缺乏反应。

(3)学习语言有困难,但常有无意义的模仿言语或反响式言语,应用代词混乱。

(4)经常重复使用与环境无关的言词或不时发出怪声。

(5)有言语能力的患儿,不能主动与人交谈、维持交谈,及简单应对。

(6)言语的声调、重音、速度、节奏等方面异常,如说话缺乏抑扬顿挫,言语刻板。

3.兴趣狭窄和活动刻板、重复

患儿常坚持环境和生活方式不变:

(1)兴趣局限,常专注于某种或多种模式,如旋转的电扇、固定的乐曲、广告词、天气预报等。

(2)活动过度,来回踱步、奔跑、转圈等。

(3)拒绝改变刻板重复的动作或姿势,否则会出现明显的烦躁和不安。

(4)过分依恋某些气味、物品或玩具的一部分,如特殊的气味、一张纸片、光滑的衣料、汽车玩具的轮子等,并从中得到满足。

(5)强迫性地固着于特殊而无用的常规或仪式性动作或活动。

严重标准:社会交往功能受损。

病程标准:通常起病于3岁以内。

排除标准:排除Asperger综合征、Heller综合征、Rett综合征、特定感受性语言障碍、儿童精神分裂症。

三、美国精神病学会《精神障碍诊断与统计手册》第5版

DSM-Ⅲ(1980)首次将童年孤独症视为一种广泛性发育障碍(PDD),从而继区别于精神分裂症后,进一步明确了与"精神病"的分离。DSM-Ⅳ(1994)与DSM-Ⅲ-R相比较,保留了对孤独样障碍的描述,但就具体项目和总的诊断标准上作了如下修订:

(1)诊断标准由16条减为12条,并进一步明确每一条的陈述,使临床实用性得以提高。

(2)增加了与ICD-10诊断标准的一致性以供研究之目的。

(3)重新强调起病年龄以与临床应用相适应并增加该分类的同质性。在PDD分类上则摒弃了DSM-Ⅲ-R包容过杂的做法,吸收并借鉴了ICD-10的优点,并且对每一亚分类的描述更为详尽且提供了操作性诊断标准,临床实用性进一步提高,但DSM-Ⅳ不倾向于在孤独样障碍中进一步分类为典型与不典型,而是将后者放到299.80广泛性发育障碍NOS中。2013年5月,美国精神疾病协会发布了《精神障碍诊断与统计手册》第5版(DSM-5)。新版本中,孤独症谱系障碍(ASD)被列为神经发育障碍这一大类别中的一种,其诊断标准较DSM之前的版本有所不同,因此受到广泛关注。主要差别总结如下:

(1)统称为"孤独症谱系障碍",不再使用"广泛性发育障碍"这一诊断名称。

(2)由原来的三大类核心症状合并社会沟通和社会交往的缺陷与局限的、重复的行为、兴趣或活动两大类症状。

(3)不再细分为孤独症、阿斯伯格综合征、儿童瓦解性障碍和未分类广泛性发育障碍,但是针对症状的严重程度进行分级,共分为轻、中、重三级。

(4)Rett综合征因病因已清楚,故从ASD中剔出,被归类到小儿神经疾病中。

(5)具体症状由原来的12条精简为7条,将重复或类似的内容加以合并。

(6)起病时间由原来定义的3岁前起病放宽到"在发育早期出现"。

(7)在"孤独症谱系障碍"之外,定义了"社交沟通障碍"以覆盖那些只存在社交沟通问题但没有狭窄兴趣和重复性行为问题的人群。

DSM-5规定,诊断孤独症谱系障碍需满足以下A至E的5个标准,其中A和B阐明了孤独症谱系障碍的核心症状。

A.在多种情境中持续地显示出社会沟通和社会交往的缺陷,包括现在或过去有以下表现(以下仅为举例,并未穷尽):

(1)社交与情感的交互性的缺陷,包括异常的社交行为模式、无法进行正常的你来我往的对话,到与他人分享兴趣爱好、情感、感受偏少,再到无法发起或回应社会交往。

(2)社会交往中非言语沟通的缺陷,包括语言和非语言交流之间缺乏协调,到眼神交流和肢体语言的异常、理解和使用手势的缺陷,再到完全缺乏面部表情和非言语沟通。

(3)发展、维持和理解人际关系的缺陷,包括难以根据不同的社交场合调整行为,到难以一起玩假想性游戏、难以交朋友,再到对同龄人没有兴趣。

B.局限的、重复的行为、兴趣或活动,包括现在或过去有以下表现的至少两项(以下仅为举例,并未穷尽):

(1)刻板或重复地动作、使用物体或说话(例如:刻板的简单动作,排列玩具或是翻东西,仿说,异常的用词等)。

(2)坚持同样的模式、僵化地遵守同样的做事顺序、或者语言或非语言行为仪式化(例如:很小的改变就造成极度难受、难以从做一件事过渡到做另一件事、僵化的思维方式、仪式化的打招呼方式、需要每天走同一条路或吃同样的食物)。

(3)非常局限的、执着的兴趣,且其强度或专注对象异乎寻常(比如,对不寻常的物品的强烈依恋或专注、过分局限或固执的兴趣)。

(4)对感官刺激反应过度或反应过低、或对环境中的某些感官刺激有不寻常的兴趣(例如:对疼痛或温度不敏感、排斥某些特定的声音或质地、过度地嗅或触摸物体、对光亮或运动有视觉上的痴迷)。

C.这些症状在发育早期出现(但是可能直到其社交需求超过了其有限的能力时才完全显示,也可能被后期学习到的技巧所掩盖)。

D.这些症状导致社交、职业、或目前其他重要功能方面的临床上显著的障碍。

E.这些症状不能用智力发育缺陷或全面发育迟缓更好地解释。智力缺陷和孤独症谱系障碍疾病常常并发,只有当其社会交流水平低于其整体发育水平时,才同时给出孤独症谱系障碍和智力障碍两个诊断。

DSM-5根据社会交流及局限重复行为这两类症状将孤独症谱系障碍区分为的不同的严重程度,即一级、二级和三级,其中三级最严重,一级最轻。具体描述见表4-1。

表4-1 DSM-5中的严重程度分级

严重程度	社会交流	局限的、重复的行为
三级:"需要非常大量的帮助"	言语和非言语社交交流能力存在严重缺陷,导致严重的功能障碍;主动发起社会交往非常(有限,对他人的社交接近极少回应。比如,只会说很少几个别人听得懂的词,很少主动发起社交行为,即使有社交行为,也只是用不寻常的方式来满足其需求、只对非常直接的社交接触有所回应	行为刻板、适应变化极度困难、或者其他的局限重复行为明显地干扰各方面的正常功能。改变关注点或行动非常苦恼和困难
二级:"需要大量的帮助"	言语和非言语社交交流能力明显缺陷;即使在被帮助的情况下也表现出社交障碍;主动发起社会交往有限;对他人的社交接近回应不够或异常。比如,只会说简单句子,其社会交往只局限于狭窄的特殊兴趣、有着明显怪异的非言语交流	行为刻板、适应变化困难、或者其局限重复行为出现的频率高到能让旁观者注意到,干扰了多个情境下的功能。改变关注点或行动苦恼和困难
一级:"需要帮助"	如果没有帮助,其社会交流的缺陷带来可被察觉到的障碍。主动发起社交交往有困难,对他人的主动接近曾有不寻常或不成功的回应。可能表现出对社会交往兴趣低。例如,可以说完整的句子,可以交流,但无法进行你来我往的对话,试图交朋友的方式怪异,往往不成功	行为刻板,干扰了一个或几个情境下的功能。难以从一种活动转换到另一种。组织和计划方面的障碍影响其独立性

(张健 桓台县人民医院)

第四节 早期诊断

早期发现和识别婴儿期孤独症非常重要,因为尽早对这些儿童进行训练和教育,可使其预后得以改善。多数患儿早期症状在婴儿期即已出现,12~30个月症状变得更为明显,语言功能与对人的兴趣退化,语言交流障碍,并呈现典型孤独症症状。但是由于年幼儿童的症状不典型,加之年幼儿童心理发展的可变性与不稳定性,导致在3岁以内难以确诊,往往被漏诊或误诊。随着近年来对孤独症早期核心症状的认识,各种早期筛查与诊断工具的出现,早期诊断成为可能,早期诊断的正确性也明显提高。

一、早期表现

近年来,国外有报告应用18个月的孤独症筛查量表(CHAT)研究后发现,婴幼儿期出现交互性注意障碍和想象性游戏障碍相结合可能提示为广泛性发育障碍或孤独症的高危性。

(一)交互性注意障碍

交互性注意(或称分享式注意、共享注意)是近20来年这一方面研究的重点之一。所谓交互性注意,是指对周围人、物、事注意的协调分配。儿童调整注视点,儿童和成人的注意力会聚在同一个注意对象上,其实质是和成人共享周围信息,即相依性认知。交互性注意分为主动与被动两种形式,前者是将自己的需要或兴趣向别人分享而引起他人注意,如指物给他人看。后者是跟随他人的注意去关注他人所关注的对象,如跟随他人的手指指向或看向他人所关注的物体。交互性注意也可以分为要求性和表白性两种类型。

(1)要求性:注意指向表示儿童要达到什么目的,想要得到某件东西。如主动挥舞玩具以企图得到饼干。

(2)表白性:注意指向表示对事物的简单评价,明白了对方的意思,感受某种体验所表现出来的外部特征。正常儿童在3~4岁时,别人攀过他目光的指向可判断他是在"想什么东西",还是"想要什么东西",但别人很难从孤独症患儿的目光中判断他的精神状态。这两种注意几乎是同时出现的,一般在9~14个月时即有这方面的表现。研究发现,孤独症患儿中表白性注意指向明显缺陷,而要求性注意指向相对正常。孤独症患儿的交互性注意存在缺陷,其他儿童出现这方面的损害似乎持续时间不长,只见于小年龄阶段的或低智龄儿童。而孤独症患儿这方面的损害持续至学龄期以后。所以,交互性注意缺陷被认为是孤独症患儿早期典型的、特异性的表现。但是,有人指出这方面的表现与智龄有关,智龄低的缺陷才明显。

(二)想象性游戏障碍

注意力如视觉注意可表现为视觉跟随。视觉跟随,指正常婴儿到了14月龄时,能随成人的注视而改变自己的注视方向。18个月的孤独症患儿表现出3个主要方面的缺陷:表白性注意指向、视觉跟随、想象性游戏(想象性游戏是把一种物体想象成具有另外性质或特点的物体,分为3种形式,即物体代换、假道具、想象中的物体)。研究发现这3项行为缺陷可作为18个月时儿童孤独症诊断预测指标,存在3项缺陷的儿童患孤独症的危险性很高。视觉跟随一项不能或表白性注意指向和想象性游戏两项不能的儿童无一例最终被诊断为孤独症。这3项出现缺陷系孤独症的高危患儿。18个月时表现下列5项至少2项或以上者,30个月时很可能诊断孤独症:

(1)想象性游戏缺乏。

(2)表白性注意指向缺陷。

(3)缺乏社交能力。

(4)缺乏社交性游戏。

(5)缺乏交互性注意。第(1)和第(5)缺陷是婴幼儿孤独症的特殊表现。

山崎对婴幼儿期的孤独症早期症状进行研究后发现:婴幼儿期孤独症的哭、笑、吸引、拥抱、追逐和对视等行为特征与Ainsworth描述的"依恋行为特征"极其相似,并设计出24个项目构成的"孤独症婴幼儿早期行为量表"(表4-2)。

表4-2 孤独症婴幼儿早期行为量表

1.被逗惹时不看逗惹者,也不笑;

2.对轻微的声响很敏感;

3.听到很强的声响也无惊吓反应;

4.喃喃自语少；

5.不认识经常接触的人；

6.即使无亲人在身边，一人独处也不在乎；

7.不追逐亲人；

8.呼唤其名字时，只是答应，却不回头；

9.面部表情不丰富；

10.很热情地被逗惹时也不发笑，或无愉快的表情；

11.被拥抱时无相应的姿势；

12.无视线交流；

13.不会用手指着某物来表达自己的要求；

14.2岁后还不会说话，或者即使会说话，也无交际性言语；

15.1岁前就已会说的有意义言语又逐渐消失；

16.不会模仿电视节目中的人物或他人的动作；

17.长时间地盯着自己手指的动作或手的晃动；

18.对周围发生的事一点不感兴趣，一人玩耍；

19.不愿加入其他人的游戏活动中去；

20.不会做模仿性游戏；

21.反复地做某种动作或游戏；

22.与大人牵手一起外出时，放手后便不知道将去哪里；

23.无故大笑或突然发笑；

24.入睡和觉醒时间无规律。

其中第8、10、11、12、15、23这6项行为在其他发育障碍和正常儿童中的出现率均低于100%，提示这6项行为可能是孤独症特定的早期表现。婴幼儿时期出现这些孤独症早期症状的为高危儿童，将有可能成为孤独症，应结合病史及临床检查进行诊断，对诊断有困难者，应定期追踪，以利于早期确诊，早期治疗。

根据近20多年对孤独症核心症状的研究发现，早期诊断孤独症具有较好的效度与信度。例如，18～24月龄阶段怀疑为孤独症的儿童被经过短期培训的基层儿科医生诊断为孤独症的可能性达到80%。目前国外比较广泛地在儿童健康检查时进行孤独症早期检测和筛查。

二、早期监测

就是在儿童不同年龄阶段的健康检查时对孤独症症状进行监测，检测年龄可以定在6、9、12、18、24月龄。所选择的监测指标成为红旗指标和预警指标，各月龄段的监测指标不同。6个月：逗弄时没有大笑与快乐的表情，眼睛很少注视人；9个月：对叫自己名字没反应（听力正常）；12个月：对于任何言语指令没有反应，没有咿呀学语，没有手势交流和动作模仿；16个月：不说任何词汇，不理睬别人说话或对别人的语言反应少；18个月：不能用手指指示或用眼睛追随他人手指指示，没有展示与给予行为；24个月：没有自发的双词短句（不包括模仿）另外，任何年龄的语言功能倒退或社交技能倒退都要怀疑有孤独症的可能性。

三、早期筛查

就是在特定的年龄段采用筛查量表进行孤独症早期筛查。筛查年龄一般确定为18月、24月和30月龄,对于有孤独症家族史、父母担心孩子发育有问题、医生发现孩子有发育问题、3岁之内语言与社交功能有倒退等特殊情况时应该随时筛查,并且提前筛查年龄。

筛查对象可以是所有接受体检的健康儿童,也可以是针对各种发育障碍的高危儿童或者是怀疑有孤独症可能的儿童。

筛查工具为各种早期筛查量表,第一类是用于筛查语言与社会交往功能的宽范围量表,筛查阳性的儿童只是可能存在社会交往功能落后,包括智力落后、语言落后和孤独症等发育异常。例如由Wetherby和Prizant(200.2)编制的婴幼儿沟通与象征性行为发展量表(CSBS)就是属于该类量表。第二类量表就是专门针对孤独症进行筛查的孤独症筛查量表,筛查异常者提示高度怀疑孤独症,包括Baren-Cohen等(1992)编制的幼儿孤独症筛查量表(CHAT)、Robin等(2001)编制的修订的幼儿孤独症量表(M-CHAT)和Stone& Ousley(1997)编制的2岁儿童孤独症筛查量表(STAT)。

筛查程序包括一阶段筛查和二阶段筛查。前者是使用筛查量表筛查后,对筛查阳性的儿童直接进行诊断评估。后者是先采用宽范围的筛查量表筛查出有发育落后或社会交往功能障碍的儿童,第二步才使用针对孤独症筛查的量表筛查,对进一步筛查阳性的儿童进行诊断评估。

(张健　桓台县人民医院)

第五节　鉴别诊断

一、精神发育迟滞

精神发育迟滞突出表现为智力低于同龄儿童,并伴有社会适应能力缺陷,精神发育迟滞儿童中可有不同程度的缺乏感情、任性和刻板重复行为。孤独症儿童中有约2/3的合并智力缺陷,而两者鉴别的要点是:精神发育迟滞的儿童社会化功能相对较好,与智力水平一致。他们大多数愿意与人交往,模仿他人的活动,言语水平落后而无质的损害,能进行角色游戏。而孤独症儿童的社会交往功能低于智力水平,语言和社会交往存在质的异常,偏离正常发展轨道。

二、Asperger综合征

DSM-5已取消此诊断名,将其归于孤独症谱系障碍之中,属于病情较轻的孤独症。男孩多见,一般到学龄期后症状才明显,主要为人际交往障碍,局限、刻板、重复的兴趣和行为方式。无明显的言语和智能障碍。

三、Heller综合征

DSM-5已取消此诊断名,将其归于孤独症谱系障碍之中,属于病情较重的孤独症。该征又称婴儿痴呆、衰退性精神病或儿童瓦解性障碍,主要表现为原已获得的正常生活、社会功能和言语功能迅速衰退甚至丧失。大多数起病于2~3岁,症状在半年内发展到十分显著。

四、Rett 综合征

本病症,因已基本查明,DSM-5 已将该综合征归类为儿童神经性疾病,不再属于广泛性发育障碍。本病起病于婴幼儿期(通常为 7~24 个月),只见于女孩。主要表现为早期发育正常,随后出现手的技巧性动作和言语的部分或完全丧失,严重的语言发育障碍或倒退,以及交往能力缺陷十分明显,并有特征性手的刻板性扭动、目的性手部活动丧失、运动共济不良及过度换气。病程进展较快,预后较差等特征可与孤独症鉴别。

五、儿童精神分裂症

精神分裂症常出现孤独、情感淡漠,在交往中情感反应不适宜和角色功能缺乏等类似孤独症的症状。其鉴别的要点:两者在起病年龄、生长发育史、临床特征、病程及治疗效果明显不同。精神分裂症患者起病年龄晚,多在青春前期和青春期起病,有正常生长发育期,精神分裂症患者以思维障碍为主,常有妄想,伴有幻觉和感知觉障碍等特征性症状,言语功能正常,有间歇期病程,抗精神病药治疗效果较好。

六、抽动秽语综合征

孤独症儿童也可以出现抽动症状,与抽动症一样表现出突然的、快速的、不自主的、重复的肌肉抽动或发声抽动,有强迫性和仪式性行为、重复叫喊、刻板重复言语等症状,详细询问病史可发现 Tourette 综合征有正常发育期,起病年龄较大。病后仍愿意与人交往,退缩与回避社交活动是由于频繁的发作而暂时性回避。智力基本正常,他们渴望得到别人的理解和同情,迫切要求治疗。而孤独症儿童具有孤独症的核心症状。

七、选择性缄默症

该症是指已获得语言功能的儿童,因精神因素影响而出现的一种在某些社交场合保持沉默不语的现象,其实质是社交功能障碍而非语言障碍。仅表现在某些环境或公共场所拒绝讲话或交往,有时仅使用点头或摇头等姿势或单音进行交流,而在家中则可正常地与家庭成员进行交谈。

八、脆性 X 综合征

约 1/3 的脆性 X 综合征的男孩表现出孤独症样特征,其中一些完全满足孤独症的诊断,但大多数处于程度较轻的状态。男性患儿存在特殊面容和症状:突出的或很长的耳朵、长脸、大头、言语发育延迟、巨睾(大睾丸)、多动、触觉回避、粗大运动延迟。染色体检查发现有 X 染色体病变是确定本诊断的重要方法。

九、感受性语言发育障碍

这是一种特定的发育障碍,患儿对语言的理解能力低于智龄所应有的水平,继而影响语言表达,但非言语性智力可能正常。出现退缩、害羞、易激惹、攻击性以及注意障碍等情绪与行为问题,在儿童早期表现出类似孤独症样症状,很容易被误诊为孤独症。但该类儿童可通过手势和表情与人交往,且有想象性游戏,无局限、刻板、重复动作。

十、社会交流障碍

社会交流障碍是指语言和非语言交流的社交性运用方面存在持久的困难,需要与孤独症谱系障碍相鉴别。当患者仅有社会交流障碍而没有重复刻板的兴趣与行为时,诊断为社会交流障碍。两组症状都存在时,则需诊断为孤独症谱系障碍。

总之,孤独症谱系障碍目前主要依据临床诊断,临床医师必须综合患者的病史、观察、躯体及神经系统检查、行为评定量表、心理测验以及必要的实验室检查,全面考虑,才能得到一个确切的诊断。在国外,通常由跨专业的团队进行诊断,国内专业人员缺乏,医生工作繁忙,难以参照国外方式。可以采用修正的方法,培训心理测验等辅助人员对孤独症的认识,在进行智力测验的同时对孤独症的行为进行观察。也可以由医生以外的其他专业人员对儿童进行游戏观察的评估。接诊医生之外的其他人员获得的儿童行为样本信息对诊断有很大帮助。另外,对于一些程度轻而症状不典型的儿童不要在一次就诊后急于肯定或排除诊断,而是应该通过纵向追踪观察来提高诊断的正确率。

(张健 桓台县人民医院)

第六节 增加孤独症儿童行为不足的方法

一、塑造

塑造是一种行为学手段,用来培养一个人目前尚未做出的目标行为。它可以定义为使个体行为不断接近目标行为,而最终做出这种目标行为的过程。对目标行为的一系列连续趋近动作不断强化,直至近似的行为被塑造成正确的行为(目标行为),例如,使用塑造来培养语言能力时,其步骤为:呀呀儿语→词音→部分单词→词组→短句→句子。塑造刚开始时,首先要确定个体接近目标行为的类似行为,强化该行为,使个体经常做出这种行为;而后停止强化,这时个体开始出现各种新的行为,就可以开始强化与目标行为更为接近的一种新行为,结果自然是个体更常做出新的行为。许多研究已确定了塑造对于培养个体有益行为的价值。但需要指出的一点是许多问题行为的形成也是塑造的后果。

(一)方法和步骤

(1)定义目标行为:定义了目标行为后,你就能判定塑造计划是否恰当,是否会成功,以及何时可能成功。

(2)判断塑造对于治疗对象是否是最合适的方法:如果治疗对象以前有过目标行为,我们就不需要运用塑造,塑造是用来使治疗对象做出新的行为或者是对象已有行为中的一个新的层次,或使治疗对象恢复以前有过但目前没有的行为。

(3)确认起始行为,或儿童自己能胜任的最接近的行为是什么:起始行为或者第一个趋近行为必须是个体已经在做的动作,至少偶尔做过,另外,起始行为必须和目标行为有关联。强调:

1)该行为已出现过。

2)它和目标行为有些接近,可以以其为基础一步步达到目标行为。这些工作需要治疗师的观察和判断。

(4)选择塑造步骤:塑造过程中,既要考虑进度,又要考虑个体的能力,每个步骤所体现出的改变,既不能太大也不能太小,否则个体无法进步或者进展过慢,过于费时,且必须掌握了上一步后才能进行下一个步骤的塑造。

(5)选定塑造计划中使用的强化刺激:为治疗对象选定一个可作为其强化刺激的结果,治疗对象一做出正确的举动,训练人员要马上提供强化刺激,强化刺激的量要适度,以免治疗对象很容易得到满足。

(6)对各个连续的趋近行为实施差别强化:从起始行为开始,要对行为的每一过程加以强化,直到确保该行为能够出现,然后再强化下个步骤的行为,而对前一步骤的行为则停止强化,一旦该步骤的行为能够保持一贯出现后,就可以停止对它的强化而继续下一个步骤,按这样的程序进行下去,直到目标行为出现并得到强化为止。

(7)按照合理的速度完成塑造的各步骤:记住每一步骤的趋近行为都是下一步骤的铺路石。

例如,在教儿童讲妈妈(mama),最初他只能发"aa",那么这就是训练的起点,予以强化。当治疗师说妈妈,他能说出一个音的"ma"时,再给予大大的强化 v"ma"是新的起点,连续操作,直到他能讲出妈妈为止,做到这一点需要花费很长时间,但一定要坚持。

(二)注意事项

不要养成对提示的依赖,一旦学会该步骤,就要进入下一步骤,如果在某阶段停留时间太长,就可能形成提示依赖。另外,如果治疗师之间没有足够的协调,前后不一致将给儿童带来很大的挫折感。

二、差别强化

差别强化也是一种行为学手段,强化正性行为,终止负性行为,最终以提高正性行为的出现频率,降低负性行为的发生频率。正性行为每出现一次就被强化一次,这样就可以提高以后正性行为的发生频率。而与此同时,任何负性行为均不被强化,因而在以后负性行为的发生频率就会降低。

差别强化是一种用来强化某一积极行为的手段,所以该行为在既定环境中至少曾出现过,否则不宜使用。

运用差别强化的步骤为:

(一)定义积极行为

必须清楚地认识并定义想要增加其出现频率的积极行为,定义积极行为可以确定是否在强化一种正确的功能性行为并且能使你留有记录,以对照强化作用的效果。

(二)定义消极行为

明确定义用差别强化来减少的消极行为,这样一旦出现消极行为就能使自己明确不再使用强化。

(三)确定强化刺激

差别强化的程序包括对积极行为的强化和对消极行为的强化抑制,必须确定在差别强化过程中要用到的强化刺激。由于个体化差异,确定一个合适于治疗对象的强化刺激十分重要。确认强化刺激需要:

(1)观察实验对象并确认问题行为的强化刺激。

(2)观察实验个体的高频率发生的行为。

(3)向个体、父母、老师等询问。

(4)采用强化刺激调查问卷。

(5)展示可能的强化刺激并估测与目标行为相近的行为。

(6)展示操作性反射中偶尔出现的可能的强化刺激,估测行为的频率或持续时间。

(四)即时和不断地强化积极行为

前面已讲过,如果想要增加某种行为的发生率,就必须在该行为出现之后马上施加强化作用。如果延迟强化积极行为,就会削弱差别强化的效果。开始时,应使用连续强化程序对积极行为进行强化。

(五)消除对消极行为的强化作用

确认和消除消极行为与强化积极行为同等重要,如果说消极行为的强化刺激无法完全消除,那么至少应使其作用力达最小。因为当两个行为同时被行为强化程序维护时,常出现的强化刺激所强化的行为发生率相对会提高。

(六)利用间歇强化来维持目标行为

在差别强化的开始阶段,对积极行为采取连续强化的方法,而当积极行为持续出现、消极行为很少出现时,就应放宽强化的时间间隙,改为间歇强化。随着时间的延伸,间歇强化不断维持着积极行为,使之变得更难以消除。

(七)泛化计划

运用差别强化时,不仅要将维持目标行为的间歇强化的进度表排进计划内,还要考虑到使之泛化的问题。泛化是指目标行为出现于实验环境之外的所有相关刺激情境下。如果泛化没有发生,那么该差别强化过程不算是完全有效。为了泛化的实现,必须要有尽可能多的个体,在尽可能多的各种相关环境中,对目标行为给予差别强化。

三、刺激控制的促进和转移

行为塑造用于发展一种新行为,差别强化用于增加个体目前至少已经偶尔出现的行为,除这两种增加期望行为的方法外,还有刺激控制的促进和转移的方法,可用于对一种特殊的行为发展合适的刺激控制。

(一)刺激控制的促进

促进是用来增加在适宜的时间里完成正确行为的可能性的,库伯说:"促进是在行为进行之前或进行之中给予的刺激,它们有助于行为的发生,并且老师可以提供强化。"当正确行为没有发生时,促进的功能就是使一个正确行为出现,可以使用从弱到强的行为促进类型:言语指导、姿势、示范模仿和躯体帮助。一旦个体学会正确行为后,就采用渐消的方法逐渐褪减去对他的刺激帮助,直到没有任何额外的刺激都有正确行为的发生为止。促进的类型有两种。

1.行为促进

(1)言语促进:当因为你说了什么而使别人有了正确的行为,就是一次言语促进,只要是能提高正确行为在适宜时间发生的可能性都可能是言语促进。言语促进包括言语指导、规则、提示、暗示、提问或任何其他的言语性帮助。

(2)姿势促进:能引起正确行为出现的任何躯体运动或姿势都可被认为是姿势促进。

(3)模仿促进:为了使正确行为在适宜时间出现的可能性增加,对任何正确行为的演示就是一次示范促进。要使示范促进取得成效,个体必须有模仿示范行为的能力,因为模仿是大多数人在早年的一种行为类型,多数人可通过观察模仿而获益。

(4)躯体促进:也称为躯体引导,指另一个人通过躯体上的帮助,使个体能在适宜的时间做出正确的行为反应。进行躯体促进的训练师和患儿一起进行部分或全部的动作,躯体促进通常是手把手地指导,训练者手把手地指引个体完成行为,当应用言语、姿势、示范促进的方法不能使受训者做出正确性的行为时,就要用躯体促进的方式指引他完成,除非受训者拒绝。多数行为都可使用躯体促进的方法(语言例外,你不能用躯体的方法促进一个人说什么)。

当一个人想影响另一个人的行为时,所有这四种促进方式都可以应用,在教学时,尤其是初期,强制性地使受训者接受控制是必需和可以接受的,但注意应尽可能地使用强制性最小的行为促进方式,只在必要时才采用强制性较大的促进方式。

2.刺激促进

包括刺激穿的一些变化,以及通过增加一个刺激或除去一个刺激两种方法使得正确行为更可能发生。

(1)刺激内促进:改变刺激(SD)的位置、大小、形状、强度等,使刺激SD更为突出,使个体更容易出现正确行为。例如我们教孤独症患儿进行实物与卡片配对时,可以将正确的实物卡片图案做得大些,当实物是苹果时,患儿手中有各种各样的水果卡片,但卡片上只有苹果画得最大,有利于患儿作出正确选择。当患儿一旦能正确选择后,卡片上苹果逐渐变得与其他水果图案一样大小。

(2)刺激外促进:增加一个刺激的方法帮助个体做出正确的识别行为。例如在一些电器使用说明书上,除了语言描述其名称、用法之外,还常常配图以便人们一目了然,更容易学会电器的使用。

(二)刺激控制的转移

正确行为一旦出现,促进就必须逐渐消失(渐消)以便刺激控制转移到没有任何提示(帮助)而出现正确行为时,训练才算成功。刺激控制转移的结果是,在没有任何帮助(促进)的情况下,正确行为能在适宜的时间出现。

刺激控制转移的方式有3种,这些方法的目的是将促进这种人为的刺激控制,转移为与SD有关的自然的刺激控制:

1.促进渐消

行为促进逐渐消失是最常用的方法,在训练时尝试逐渐去除提示。

2.促进延迟

当SD出现时,促进延迟出现,为非促进行为的发生提供机会。这是将刺激控制从行为促进转移到自然SD的方法,你呈现SD,等待几秒钟,如果正确行为没有出现,再提供促进帮助。呈现SD和提供促进帮助之间的间隔时间既可以固定也可以逐渐增加。

3.刺激渐消

刺激促进逐渐消失,使刺激控制转移到自然的SD。为使正确行为出现,应用一个附加刺激进行刺激促进,当呈现9时个体能有正确行为,就应该逐渐去除这个附加刺激。

例如:当学习乘法时,卡片背后是刺激促进,当卡片呈现时,学生越来越少地看答案,就是在进行刺激渐消。当他们不看答案也能答出正确答案时,刺激控制就从答案(刺激促进)转移到了问题(SD)。

(三)怎样运用促进和刺激控制的转移

首先要明白该方法适用于对一种行为建立适当命刺激控制。如果一个人还没有学会在适当的情况下进行某种行为,运用促进和刺激控制转移就是适当的。如果一个人过去已经学会在适当的情况下进行某种行为但拒绝去做,这是不服从的问题,促进和刺激转移就不是最适当的方法。也就是该方法适用于"不能者"和非"不为者"。以下是正确进行促进和刺激转移的步骤:

(1)选择最恰当的促进方法:通常有几种行为促进和刺激促进的方法,你需要一种最适合学习者和学习任务的促进方法。如果学习者的能力有限,较强烈或强制性较强的促进方式如躯体促进最适宜,但只要学习者能从较弱的促进方式中得到益处,就可以应用较弱的促进方式。当无法确定需要的促进水平时,可用渐进性促进(从最弱到最强)的促进系统。当要帮助一个人进行正确的分化识别行为时,刺激促进的方法最适宜,因为刺激促进强调 SD,增加学习者在 SD 呈现时表示行为的可能性。

(2)抓住学习者的注意力:在呈现教育性刺激前,要确定学习者的注意力是集中的,要随时用语言或手势抓住学习者的注意力。孤独症患儿注意力是很难集中的,所以这一点很重要。抓住患儿的注意力,你的训练才有成功的希望。

(3)呈现 SD:学习性尝试总是从呈现 SD 开始的,SD 是训练完成后能够激发正确行为的刺激。

(4)促进正确的行为:当部能激发正确行为时,就需要提供促进帮助。当运用刺激促进,就要在刺激呈现时改变其出现的情境或对某些方面加以改进;如果应用行为促进,就要在呈现时给予适当的促进。

(5)强化正确行为的出现。

(6)使用渐消或促进延迟、转移刺激控制等方法。

只要可能,就应除去促进,将刺激控制从促进转移到自然的 SD,如果用的是行为促进,就应使用渐消或延迟等措施进行刺激控制的转移。如果用的是刺激促进,则可用刺激渐消的方法。对行为促进或刺激促进渐消时,渐消的步骤要合适,这样才能使学习者在促进消失时仍能继续正确行为。如果渐消步骤太大,正确行为就会丢失(错误可能出现),一旦发生这种情况,你应回到前面的步骤,并提供更多的更强的促进。

(7)继续强化在没有促进时所发生的正确行为。

如果在促进消除后正确的行为能够继续,应当继续对这些行为进行强化。当学习者继续做出正确行为时,强化措施可从持续强化转为间歇性强化,最终行为在自然事件的强化下发生。

四、行为技能训练

(一)训练步骤

行为技能训练(BST)包括以下 4 个步骤:

(1)示范:训练者首先向学习者示范正确的行为,学习者观察示范行为后进行模仿。要进行有效的模仿,学习者必须要有模仿的能力,能够对示范集中注意力,并能表演出示范的行为。注意:

1)当示范正确行为时,应示范出一个成功的结果。

2)示范者应具有较高或相似的地位。

3)示范行为的复杂程度要和学习者的心理发展水平或能力相当,若太复杂,学习者可能无法学会,若太简单,学习者可能不去注意它。要想学习者学会示范行为,必须使学习者注意力集中在示范者身上。

4)尽可能多地重复示范行为以使学习者能够正确模仿。

5)为促进行为的泛化,应当用多种方法和在各种情况下示范,以学习如何运用该行为。

6)看过示范后,应尽快给学习者一个演习(模仿)的机会。

(2)指导:指向学习者恰当地描述某种行为,要达到最好的效果,指导者应对行为链的每一步都进行特异性描述,同时还应对产生行为的情境给予特异描述。

(3)演习:指在接受指导和观察行为示范后对这种行为进行实践,这是行为技能训练的一个重要部分,因为:

1)只有看学习者表现出正确行为,老师才能确定学习者已经学会这种行为。

2)它提供了一个对行为进行强化的机会。

3)它提供了一个对行为表现进行评估和改正错误的机会。

(4)反馈:学习者进行行为演习后,训练者应当立即给予表扬或其他的正强化,必要时还应包括对错误的更正,以及如何进行改善的进一步指导。

(二)行为技能训练的三项因果关系

示范和指导是引起正确行为的前提条件,因为大部分人以前都成功地接受过指导或模仿他人的行为。指导和示范是正确行为有效的分化刺激。演习是对示范过的行为或在指导中描述过的行为的实践。如果演习时行为表现正确,反馈应当强化对行为有促进作用的正确结果,当演习时行为表现不完全正确时,应以指导的方式给予更正性反馈以改善行为表现。

五、泛化的促进

在训练情境之外,所有相关刺激出现时,在没有专门训练的情况下都出现这种期望行为。

将对行为的泛化纳入行为矫正计划非常重要,如果良好的行为改变不能出现在生活当中,那么训练就白做了。行为改变的泛化是行为矫正中的一个重要问题,当行为矫正的各种方法用来发展、增加或保持那些期望行为时,你都希望在训练情境之外的所有相关情境中出现这些行为。如果受训的孤独症儿童在没有治疗师提示的情况下,不能把训练学到的行为转移到自然环境中(家庭/学校)去广泛应用,此方法就未能真正成功。正常儿童很容易完成泛化,而孤独症儿童要经历一段十分艰难的时间去进行泛化,治疗师必须富有创造性地教他们如何去泛化,教会儿童在与不同的人们合作时能具有灵活性。

泛化分为刺激泛化和行为反应泛化。前者是对不同的刺激做出相同的行为反应,后者是指对同一指令在领会其意义后做出稍微不同的行为反应。

(一)促进行为改变泛化的各种方法

(1)对自然出现的泛化进行强化:这可能是促进泛化最直接的方法。当训练之外的相关刺激呈现后就出现这种行为时,就对该行为进行强化。例如,孩子在学校学会的教养技能在家庭环境中表现的时候,家长对这些教养技巧要给予及时的强化,这样,这些教养技能会泛化到家庭环境当中。

(2)运用强化物的自然属性:例如当发现老师的关注可强化个体的行为问题时,我们可以教给学生用适宜的行为如通过问老师"我做得好吗?"来引起老师的关注,老师对学生的这种交往技能实行了分化强化,学生采用问题行为来引起老师关注的现象就减少了。当所有的老师以同样的方式对待学生的正确行为时,泛化就出现了。

(3)对具有强化和惩罚作用的自然属性进行调整：如果期望行为能在训练情境之外的自然情境中受到强化或者在自然情境中没受到惩罚，就会在自然情景中再次出现。当在两种情境中都无法进行强化时，可以调整相关情境中强化物的自然属性来促进泛化的发生。

(4)将各种相关情境纳入训练之中：如果学习者在多种相关刺激情境下接受正确行为的训练，那么该行为更可能泛化到所有相关的情境中去。

(5)纳入一般性刺激：将泛化情境（目标情境）中的一般刺激纳入训练情境，也就是如果训练和泛化情境具有某些相同的特征或刺激，泛化就容易发生。

(6)教给一些功能相当的行为：可以引起相同结果的不同行为称为功能相当行为。例如，一些售货机选择买东西时是按一个按钮，但另一些售货机则需要拉一个把手，但这两种行为结果相同。如果这两种不同的方法你都教授了，那么他在训练以后就能使用不同的售货机，那么泛化就更广泛。

(7)纳入自我产生的泛化媒介：泛化媒介指"作为治疗的一部分，由患者保持和传送的刺激，当媒介存在时，行为可以泛化到训练情境之外。"例如，患者的父母参加了儿童管理的培训并做了笔记，当父母管教他时，可以复习笔记，以指导自己的行为。笔记就成了一种自我产生的泛化媒介，它们促使儿童管理技术泛化到家庭情境十去。自我记录、自我指导等任何可以在目标情境中提示适宜行为的行为都可以作为自我产生的泛化媒介。

(二)促进泛化的策略

(1)找出行为的目标刺激情境，并在不同的环境中强调共同的因素。

(2)应用间歇性强化促进行为泛化。

(3)分别在不同的环境中训练，通过增减一些内容、稍微变更训练方式促进行为泛化。

(4)对已经掌握的技能，可稍微改变刺激的方式。

(5)找出强化行为的自然属性，充分运用自然出现的指令和强化物进行训练。

(6)对行为泛化情况进行衡量。

（吴群芳　江西省上栗县妇幼保健院）

第七节　减少孤独症儿童行为过度的方法

行为矫正的力量在于它能增加适当行为，减少过度和不适当的行为。什么样的行为应减少？有3个较宽的、用来评价的标准：

(1)行为是危险的。

(2)行为具有破坏性。

(3)阻碍儿童学习或相互交往，即任何使生存和社会交往受阻的行为均应消除。减少问题行为的方法较多，本节仅介绍消退、差别强化、前提控制、暂时隔离和厌恶疗法。在制定减少过度和不适当行为之前首先应进行功能评估。

一、功能评估

功能评估是收集与问题行为发生有关的前提和后果的过程，以推断问题行为发生的原因，并提供以下的详细信息。这些信息有助于识别刺激和控制行为的前提以及维持问题行为的强化因素，同时，还提供制定适当治疗方案的重要信息：

(1)前提刺激,包括行为发生的时间、地点、哪些人在场,以及任何与行为的维持直接相关的环境事件。

(2)问题行为发生的频率。

(3)后果,在行为所造成的社会和非社会的结果下,其他人的行为和变化。

(4)替代行为,在功能上与问题行为相当的行为。

(5)动机因素,影响刺激作为强化和惩罚的有效性。

(6)对个人可能是强化物的刺激。

(7)以前的治疗情况及效果。

进行功能评估是进行行为纠正程序、减少问题行为的必不可少的第一步,据此,再选择有效的治疗方案。通常当我们应用行为矫正程序来帮助某人减少或消除他令人讨厌的行为(问题行为)时,首先要了解为什么会出现问题行为。要做到这点,必须对前提事件及哪些是维持此行为的强化后果进行功能评估。这种在制定治疗方案前对问题行为各种变量进行识别就是功能评估。

(一)功能评估方法

1.间接评估法

通过晤谈和问卷搜集信息。使用行为晤谈问卷来获得信息,也称调查评估法,信息来自出现问题行为的个人(求诊者)或其他的知情者(比如家庭成员、教师、领导)。这种方法的好处是易于操作和不需要太多时间。也可以使用有关量表进行评估(参见第五章)。但间接法的缺点在于被调查者必须依靠自己对往事的记忆,可能由于遗忘或偏见而欠准确。

行为晤谈强调描述环境事件,而不包含推论和解释,因为推论没有提供客观的信息,没有描述特殊的环境事件。行为晤谈的目的是获得关于问题行为、前提、后果以及其他有关信息,形成关于问题控制的假说,把焦点集中于前提、后果,以了解事件和行为改变。

常用的有关儿童问题行为的前提和后果信息的问题如下,问的都是行为前后所发生的事情。

前提包括什么时候常出现这些问题行为?在什么地方常发生这些问题?问题发生时谁在场?在问题出现前发生了什么事?问题就要发生时别人说了什么或做了什么?在问题行为之前,患儿还有什么别的行为吗?什么时候、在哪儿、和谁以及什么情况下问题行为最不可能出现?

后果包括出现问题后又发生了什么事?问题出现时你做了什么?问题出现后其他人做了什么?问题出现后发生了什么变化?问题出现后患儿得到了什么?问题出现后患儿免除或逃避了什么事。

2.直接观察法

在真实情景中,观察者在行为发生的同时,即时记录前提、行为和后果(ABC)。进行评估的人(观察者)可以是当事者本人也可以是与其有密切联系的人如家长、老师、领导、护士或心理学家。

对前提和结果的观察与记录应在行为发生的实景中同时进行。其优点在于观察者随时记录有关情况而不依靠记忆获取消息,这使得消息的准确度大大提高,缺点在于比晤谈法和问卷法花费更多时间和精力。为了进行 ABC 观察,观察者必须亲身经历问题行为最可能发生的真实处境。散块记录是间隔记录法,可以用来描述和评估问题行为的高发时段。ABC 观察必须经过训练,能正确观察和记录问题行为发生的前提和后果。

3.实验法

在控制条件下观察前提和后果的影响和作用。通过实验法进行功能评估,应巧妙处置前提和后果等变量,以证明它们对问题行为的影响,实验法也被称作实验分析或功能分析,这些名词反映了一个事实,即这些方法通过实验证明前提、后果和问题行为的功能联系。为了弄清前提与问题行为的功能关系,设计出该前提出现或缺失的环境,并假设问题行为的强化后果,设计这一后果出现或缺失的环境。如果假设成立,则前提、后果出现时,问题行为的发生比率增高,当两者均缺失时,几乎不出现问题行为。实验提供了科学依据的标准:某种特殊的前提引起行为产生,某种独特的强化后果维持行为存在。

实验法优点在于可以确切地证实控制变量和问题行为间的功能关系,缺点在于需花费很多时间、精力和职业技能来处理前提、后果以及行为的最终改变。

(二)功能评估的实施

先进行某种形式的功能评估,而后才制定方案以纠治某种特殊的问题行为。先弄清控制行为的环境事件(前提和后果),才能制定合适的治疗方案。因为治疗方案中包括处理前提和后果以使行为发生改变,故必须知道引起行为的前提才能使用前提控制程序,必须知道行为的强化后果才能有效使用消退和分化程序。

功能评估通常包括以下步骤:

(1)晤谈形成 ABC 的假说。

(2)在真实的情况中进行 ABC 观察。

(3)若观察结果与晤谈信息一致,表明假设成立。如果不一致,需要再次面谈和观察,澄清不一致的原因。

(4)形成严谨的假说,完成功能分析。

(5)结束评估。

二、消退

消退在第一节的基本准则中已提过,指对行为强化后果的消除会减少行为发生的频率。使用这一方法,首先必须识别问题行为的强化物然后消除它,问题即会减少甚至不再出现。因此:

(1)在使用消退程序之前必须进行功能评估。

(2)每一位接触患儿的工作者都必须接受"消退"程序的示范和培训,并达成一致态度。如果有一位工作者做不到持久地使用消退程序,那么问题行为就不会改善,患儿的家长也应同时接受培训。

(3)刚开始启动消退程序时,问题行为会更严重,表现更强烈而持久,应有足够的心理准备。

(4)同时强化合作行为(功能性行为),注意并表扬良好行为。

(一)消退问题行为的步骤

(1)收集数据评估治疗效果。

(2)通过功能评估识别问题行为的强化物。

(3)考虑问题行为强化的过程。

(4)在每次出现问题行为时消除强化。

(5)强化替代行为。

(6)提出泛化和维持方法。

(二)具体方法

1.注意事项

应用消退程序前后都对问题行为做记录,以观察某次行为是否减少,所以应注意以下几方面:

(1)要减少的问题行为的行为定义。

(2)可靠的数据收集方法。

(3)治疗前问题行为的评估基线。

(4)收集治疗后所有相关背景的数据,以检验某次行为是否减少,泛化有无出现。

(5)后续数据收集,以评估行为改变是否持久。

2.通过功能评估识别强化

通过功能评估识别出问题行为的前提和后果,这是有效使用消退程序的严格步骤。切记不能假设某种问题行为都是由某个特定的强化维持的,不同的人同一问题行为可能由不同的强化物维持。

而有时同一个人的同一问题行为在不同情况下也可能是不同的原因维持的,也即同一问题行为在不同情景下可具备不同的功能。

成功的消退程序取决于能否识别维持问题行为的特别的强化物。多种刺激性事件都可能成为问题行为的强化物。

在每次问题行为出现后消除强化,尽管听起来似乎挺简单,但要成功实施需要详细周密地考虑以下要点:

(1)你识别出强化物了吗?如果不能消除起强化作用的特定刺激事件,就不能正确实施消退,例如同样是自伤行为,有的个体是由大人的注意强化的,有的是由于逃避学习强化的,而有的是由行为本身引起的感官刺激强化的。对于这三种情况,因自伤的强化物不同,所用的消退程序则不同。

(2)你能消除强化吗?在进行功能评估识别了问题行为的强化物后,你要确定训练者或代理人(老师、父母、护士等)能控制强化。如果他们做不到,就不能实施消除强化。他们必须能抑制或终止对问题的注意,或对其适宜行为给予注意。

(3)实施消退安全吗?在决定使用消退前,非常重要的一点就是要确定消退不会给出现问题行为的当事者和周围其他人造成伤害。

(4)可以容许消退反跳(问题行为升级)吗?因为消退常伴随问题行为频率、强度和持续时间的增加或出现新的情绪问题,因此,我们必须预见到消退反跳并确定代理人可以容许问题行为的升级。如果他们没有这种心理准备,不能忍受,消退就会失败;当使用消退程序时,还应指导家长坚持对强化的抑制,如果升级后的问题行为可能会伤害到人,那么就得设计一个计划来消除危害。

(5)能否保持治疗中的一致性?正确实施消退,必须彻底消除对问题的强化,这意味着在问题行为发生时,治疗设计的所有人必须保持一致并消除强化后果,如果问题行为偶尔被强化,这就相当于间歇性强化而不是消退,缺乏一致性是消退最常见的失败原因。所有的代理人必须接受清晰的指导,保持一致,还要准确理解保持一致性的重要意义。最好能给他们示范消退程序,并给予模仿和获取反馈。

3.使用消退前考虑强化的时程

在使用消退前,强化的时程特点会影响行为消退的速度。当问题行为是持续性强化的,消除会更迅速,当问题行为是由间歇性强化维持的,问题行为很可能会慢慢消退。因此,获知问题行为的强化时程是间歇性还是持续性,可以预测实施消退的问题行为减少的速度。间歇性强化的问题行为可对行为的消退产生阻抗。卡兹丁等的研究结果表明,当问题行为的强化是间歇性时程时,在使用消退前短期给予持续性强化开始有益,也即可以短时间内故意每次都对问题行为强化,然后再使用消退强化,这样消退的效果会更好。

4.强化替代行为

强化程序和消退应合并使用,消退程序减少问题行为的频率,强化程序增加替代行为以取代问题行为。因为问题行为的功能是特定的,所以强化程序所增加的适宜行为必须具有相同的功能或产生相同的后果,这样实施消退后,问题行为就不易再出现,这也再次体现行为矫正的根本在于发展对个人生活有益的、能改善生活方式的适宜行为。

5.促进行为的泛化和维持

现在我们已经识别并消除了维持问题行为的强化条件,并实施了强化程度增加适宜的替代行为,那么现在我们应该促进行为改变的泛化和维持。

问题行为消退后改变的泛化意味着问题行为将在所有相似的环境不再出现,同时替代行为将出现。维持则指行为的改变将长时间保持。要促进泛化,实施消退时必须使所有的接触者保持一致,并在所有希望发生改变的环境中都实施消退。要促进行为变化的维持,重要的是在初始抑制后无论何时问题行为出现都要实施消退。另外,对替代行为始终一致的强化会促进泛化和维持。

6.去除感觉刺激强化因素,促进感觉消退

感觉消退过程包括感觉刺激的变化和消除。当行为不再产生增强的感官刺激时,行为即消失。感觉消退在程序上稍有变动,适用于非社会性的、行为本身产生感官刺激的变化。

孤独症儿童常有一些没有社会功能的重复行为。例如,常在桌面上转动盘子或其他东西,研究者推测盘子在坚硬桌面上转动的声音是这种行为的感觉强化物。还有一些患儿常常喜欢在地上或衣服上找一些线,揉卷成一团后或喂进嘴或扔到空中并用力扇直到落地。研究者推测,由于他们的全神贯注,所以这是由视觉刺激所强化的。感觉消退程序改变转移强化行为的感官刺激,如盘子转动的声音引起的听觉刺激是感觉强化物,在桌上铺一块桌布,这样就不会发生与原来同样的声音,行为不再产生增强的听觉后果,行为就消失了。而视觉刺激消退则移走产生该不良行为的视觉刺激,如关掉灯光,同时提供音乐盒和吹泡泡的玩具替代强化,音乐盒产生的听觉刺激取代转盘子的声音,肥皂泡代替线头产生的视觉刺激。

三、差别强化

差别强化是指对同一环境下对不同行为给予选择性强化,它包括3种形式。

(一)其他行为差别强化(DRO)

强化物不再随问题行为后呈现消退,而在问题行为不出现的一段时间之后呈现。其逻辑原理是:如果强化只在问题行为缺失后呈现,则通过消退原理问题行为就会减少,因此,不出现问题行为的时期就会增加,逐渐地,问题行为消失。DRO实际上并没有强化其他行为,只是强化问题行为的

缺失。DRO 分为全时段 DRO 和暂时性 DRO，前者是指整个时段中问题行为不出现时予以强化物，后者是指某个时段结束时问题行为不出现时予以强化物。

DRO 的步骤包括：

(1)识别问题行为。

(2)确定 DRO 程序中使用的强化物。

(3)选择 DRO 初始时间的时段。

(4)消除问题行为并呈现问题行为缺失的强化物。

例如奈特等进行了其他行为差别强化(DRO)，以评估差别强化对减少儿童入睡时吮手指行为的作用。因为萨拉喜欢听故事，研究者们于是把"讲故事"作为强化物。在差别强化过程中，实验发生在萨拉床边，只要他不吮手指就给他讲故事，这个强化物在问题行为不出现时呈现，一旦萨拉吮手指，就停止讲故事。

(二)低行为比率差别强化(DRL)

低行为比率差别强化是当问题减少到规定水平时才呈现强化物。在 DRL 程序中，你不需要强化某一行为的缺失(DRO)，而是强化某一行为较低的频率。这一程序对于低频率的问题行为认为是可容忍，其目的是减少问题行为的次数而不是消除该行为。DRL 分为全时期 DRL 和置空行为 DRL，前者是指在一个时期内行为的发生低于规定的次数即呈现强化物，后者是指前次行为出现后达到规定的时间间隔才再次出现行为即呈现强化物。

DRL 的步骤包括：

(1)确定 DRL 是否适合使用。

(2)确定可接受的行为水平。

(3)实施 DRL 程序前，使当事者了解程序，使他知道获得强化的标准。

(4)实施 DRL 的过程时，向当事者的表现提供反馈信息，可以看到他正在接近的过程，并能帮当事者尽快达到强化标准。

例如：戴茨则进行了低行为比率差别强化(DRL)，以减少一些学生在课堂上交头接耳的行为。治疗前，50 分钟的上课时间学生平均交谈 32 次。在实施 DRL 过程中，老师在课前宣布，如果学生们在上课时讲话次数<5 次，下午放学后每人将得到 2 块糖。强化物(糖)的呈现取决于较低的行为出现比率。15 天后学生们讲话次数降为 3 次/50 分。

3.替代行为差别强化(DRA)

DRA 是指一种功能相当的替代行为发生后即呈现强化物。当使用 DRA 程序时，必须确定一种替代行为并强化此行为以取代问题行为，其中关键是选择合适的替代行为，它对个人来说有实际用途。替代行为会产生和问题行为相同的强化后果，这个时候我们就说替代行为和问题行为功能相当。替代行为与问题行为不能共存，替代行为是一种联络行为，通过功能联络训练，即当适当行为出现时给予强化而逐步取代不良行为，使有功能意义的行为代替不适当行为。

除了功能相当外，替代行为需要此问题行为付出较小的行为力度，这样替代行为更容易出现。同时，没有任何耽搁的持续性强化和直接的强化会使替代行为迅速增加。

例如：拉索(Russo)等进行了替代行为差别强化(DRA)。他们研究了具有较多问题行为且不听家长管教的儿童，其中一个研究对象是一位 3 岁半的男孩，问题行为是发脾气、哭闹、攻击(踢打)、自伤(撞头、咬手)和不听话。研究者想要通过强化适宜的替代行为和服从性以减少问题行为,他们使用可食用的和社会性强化物来强化服从性(糖果、葡萄干、表扬和拥抱),出现替代行为后即增强强化,出现问题行为则减少强化。

四、前提控制

前提控制也称前提操纵,包括了改变问题行为的环境事件或替代行为。消除问题行为的一种前提策略是消除或改变前提刺激(SD 或提示)。因为问题行为在强化时总有典型的特殊刺激物出现,所以这些刺激物就构成了支配行为的刺激变量。如果能重新安排情境使这些刺激物或类似的刺激物不再出现,问题行为就不大可能发生。同时对适宜行为提供 SD 或提示以利于减少问题行为的可能性,可以采取提供 SD 或者提示,这样替代行为更可能出现并被强化。

使用消退、差别强化和前提控制组成了问题行为干预的三重奏,它们是通过改变前提和结果变量来干预行为而达到减少行为过度的方法。通过消退撤走了问题行为的强化物,当行为不再有实用价值时(当它不能产生强化结果时),它就没有继续存在的理由了。通过差别强化使当事者不用采取问题行为也能获得相同的结果,如果当事者通过替代行为、较低比率或不出现问题行为也能产生相同作用的后果时,问题行为就没有继续存在的理由了。通过前提控制,引起问题行为发生的前提事件不再出现,或问题行为需要花费更多的努力,或问题行为的强化物的效力减少,相对于替代行为来说当前提条件不再支持问题行为时,问题行为就不再有发生的理由了。

在使用该方法时需要考虑以下问题:
(1)相关的前提是否可以操控?
(2)前提操控是否可以接受?
(3)改变治疗环境是否有益?

五、暂时隔离和厌恶疗法

消退、差别强化和前提操纵这 3 种方法减少问题行为时不使用惩罚手段,而暂时隔离和厌恶疗法则不同,属于惩罚程序的应用。虽说应用惩罚程序可使问题行为减少,但是惩罚程序一般只在已经考虑和实施了实用且不引起反感的干预(消退、分化、前提控制)之后,若实施这些程序导致问题行为减少,就没有必要使用惩罚了。如果这些程序无效或不太有效,或者其使用受到限制,或因为某种原因不能用,才考虑使用惩罚程序。

因为惩罚程序使用有争议,故一般不作为行为干预的第一选择,如果用惩罚程序,最常用的是负惩罚,即转移问题行为后的强化事件。

(一)暂时隔离

暂时隔离(time out)是指一旦发生问题行为,有一段时间失去了获得正强化物的机会(即从正强化中隔离开来),结果使问题行为未来发生的可能性减少,达到矫正不良行为的目的。

暂时隔离分为排斥性和非排斥性两种。非排斥性暂时隔离指当事者离开强化活动,但仍然留在房间里(例如站在房间的某个角落或某一区域),他的存在不会打扰环境中的其他人;排斥性暂时隔离指当事者必须离开强化活动和房间,单独关闭在一间安全的、没有强化物的专用隔离室,一般放置一个闹钟来清楚地显示当事者的隔离时间。

任何时候使用暂时隔离(或任何别的惩罚程序),都应该同时考虑强化程序。暂时隔离程序会减少问题行为的次数,但只有增加对替代行为(DRA)和不出现问题行为(DRO)进行强化,才能让当事者有机会接触到强化物,暂时隔离程序才会更有效。

使用暂时隔离要考虑的问题:

(1)问题行为的功能是什么?暂时隔离很适用于问题行为是由社会性的或有形的正强化维持的情况,依问题行为发生与否,移去获得正强化物的机会。对负强化或感官刺激(自动强化)维持的问题行为不适用,因为它对逃避维持的行为起负强化作用。

(2)考虑到实际情况,暂时隔离的可行性如何?首先考虑的是安全性问题。在某些情况下,当事者在暂时隔离的过程中会反抗,如果这种反抗涉及身体冲突或攻击,尤其是当事者身体很强壮时,可能无法实施程序。

有无合适的房间或区域供暂时隔离使用,对排斥性暂时隔离,需要使用另外一个房间或走廊。当事者不能接近任何强化物,如果待的地方又有电视,又有玩具,那么就不适合作暂时隔离的地方。专门设立的禁闭室应当安全(没有尖锐、易碎物品)、采光良好(没有顶灯、不易打破)、空旷(除了椅子别无所有),同时,还应该有个观察窗。最后,这个房间不应当有锁,当事者不能不让管理者进入,当事者也不能被锁在里面。

(3)时间合适吗?能否防止从暂时隔离中逃脱?暂时隔离时间一般为1~5分钟(大致符合1岁1分钟的原则)。如果当事者在隔离期还采取问题行为,暂时隔离时间就要适当延长(一般延长15秒~1分钟),直到当事者不再有问题行为。问题行为不能在隔离结束时出现,这样才不会强化问题行为。如果当事者在结束之前欲离开禁闭室,不服从或反复站起来,那么管理者就应拦阻。重要的是避免争斗,那样有可能强化问题行为,更重要的可能会对当事者和管理者造成潜在的伤害。

(4)在隔离期间能避免相互作用吗?现有的情形下暂时隔离是否可以接受?管理人实施隔离时必须平静并且没有任何情绪行为,当决定对当事者实施暂时隔离时,不能对当事者有社会性的相互作用。斥责、解释或其他形式的注意均应避免,因为这样会减弱暂时隔离的效果。例如,如果患儿坐在椅上哭泣吵闹或叫爸妈的名字,或说"我恨你"等,以及恳求离开椅子并许诺以后会听话,家长都必须站在一旁不予理睬,直到隔离时间结束。如果患儿拒绝到隔离室,家长不能训斥或劝说,只应用一定程序的身体引导,只要能让患儿到隔离室即可。

对孤独症患儿的计划,规章和制度限制了惩罚的使用,因此在决定使用暂时隔离之前,你必须肯定程序在具体的治疗环境中是可接受的。另外当由家长实施时,重要的是估计他们的接受程度,尽管通过说服和解释会增加可接受性,但最终必须让家长接受才能使用。

对于孤独症患者实施暂时隔离,需要考虑其理解能力,只有当患儿达到了理解因果关系时才可以使用该程序。

(二)厌恶疗法

厌恶疗法是依照问题行为的发生,提供厌恶事件,从而使问题行为未来发生的可能性降低。厌恶疗法包括进行厌恶活动和施加厌恶刺激两种形式。

1.进行厌恶活动

通过在问题行为后提供厌恶活动而减少问题行为。依照问题行为的出现,患儿必须参加他所厌恶的活动,结果使问题行为发生的可能性减少。当事者会试图避免或逃避从事这种厌恶活动,训练者将不得不使用身体引导迫使当事者进行厌恶活动。包括矫枉过正、积极练习、过度补偿等形式。

当个人处于需要服从的情境(要按指导或要求进行某种活动)中出现问题行为,可以使用引导服从作为正惩罚程序减少问题行为。在引导服从程序中,由于问题行为的发生,当事者在进行要完成的活动(比如学习任务)时始终受到身体引导。对于大多数人来说,在不服从情境中,身体引导是令人厌恶的事。因为身体引导的出现取决于问题行为的发生,因而可作为对问题行为的惩罚手段(如果对特定的当事者来说,身体引导不是惩罚手段,就不能对他使用引导服从)。当事者如果按要求活动时则立即撤回身体引导。

身体限制也是一种惩罚程序,依照问题行为发生与否,管理人控制当事者参与行为的部分身体,使之制动,结果是当事者的身体受限制,不能继续采取问题行为。例如,当患儿出现攻击行为(打旁边同学耳光)时,老师的行为是摁住他的胳膊,在身体限制时,患儿不能采取问题行为或其他别的行为。注意在计划用身体限制以前,很重要的是应确定对患儿而言其功能是作为惩罚手段还是强化物。

要注意,使用身体限制应该是最后的手段,应该尽量使用强化让当事者不想或没机会去使用问题行为。另外,如上面的例子,建议尽量采用预防措施,一比如让当事者稍微离别的人远些,或者尽快地阻止当事者打到别人。

2.提供厌恶刺激

即当出现不良行为时,给予儿童一些令人不快或讨厌的刺激以减少不良行为的发生。这些刺激是对身体无害的,例如对于吸吮手指的行为,可以在手指上涂上苦味剂或辛辣水,以减少吸吮手指行为发生。

六、促进问题行为的全面矫正

前面讲述了各种减少不良行为的方法以及实施时所必须采用的一系列步骤,可简单总结为:首先进行功能性评估,以明确控制问题行为的变量;其次采用消退法、差别强化方法和(或)前提控制法以减少问题行为。最后,以上方法无效或确定为严重问题以及仔细考虑伦理道德因素后,可以考虑使用惩罚的方法。

治疗和减少不良行为的最终结果应该是改善患者的功能,意味着不仅仅是减少和消除问题行为,更重要的是:

(1)新技能的发展和保持,新的替代行为的加强。

(2)增加正性强化的数量。因为这样才会改善当事者的生活质量,并有助于预防问题行为的重新出现。另外,治疗成功的标准还意味着随时随地都能维持全面的行为改变,所以需要促进各种正当行为的泛化。

(一)促进泛化的策略

包括:

(1)强化泛化的场合。

(2)训练进入自然后效强化的技能。

(3)矫正强化和惩罚的自然偶联。

(4)在训练中引入大范围的相关刺激。
(5)引入一般性刺激。
(6)进行大量功能性应答训练。
(7)引入泛化的自我发生中介。

(二)达成全面矫正问题行为发生的指导原则

当使用单一的消退或惩罚方法作为干预方法时,难以达到行为问题全面矫正的目的,因此需要同时发展替代性的适应行为。发展并增加替代性适应行为的核心是以建设性的态度对待问题行为的治疗,其目的是建立起有同等功能的适宜行为。其指导原则是:
(1)对行为问题进行功能评估。
(2)预先对泛化进行规划。
(3)强调具有相同功能的替代行为。
(4)因时因地保留消退(惩罚)偶联。

(吴群芳　江西省上栗县妇幼保健院)

第八节　孤独症儿童心智解读训练

一、心智解读训练的主要内容

(一)训练儿童对情绪的辨识和解读

正常儿童从很早开始就能分辨高兴、难过、生气和害怕的表情。到了3岁,儿童就能够预测现实情境会如何影响个人的感受;4岁时则可以根据别人的愿望和想法去预测别人的感受。但大多数4岁以上的孤独症儿童仍不能很好地理解情绪,即便他们能认出某种表情,可能也只是刻板记忆。因此,根据儿童心理的发展规律,情绪解读训练是提升孤独症儿童的心智解读能力非常重要的内容。对于情绪解读的训练可分为以下阶段:
(1)通过写实照片训练儿童辨识表情,就是通过一般的写实照片进行训练。
(2)通过卡通图片训练儿童辨识表情,指用相对比较抽象的卡通照片进行训练。
(3)通过讲述简单的故事,训练儿童在简单故事情境中理解相应情绪。
(4)通过在故事中描述他人的愿望,训练儿童理解他人愿望是否实现时的情绪变化。
(5)通过故事描绘他人的愿望和想法,训练儿童理解在他人愿望和想法影响下的情绪变化。

(二)训练儿童对想法的解读

一般18~30个月大,的幼儿在说话中已包括了很多有关想法的字汇,如"觉得""希望""以为""想"等。2岁的幼儿能够推断别人在看哪里,例如他们可以做到将物品放置在别人的视线范围,同时,他们也能清楚地了解愿望的涵义。他们开始知道自己和父母的意愿有所不同,也会表现出反抗他人意愿的行为。3岁左右,儿童已知道"所见即所知"这个概念,例如有两个人在一起,一个弯腰去看桶内有什么,另一个没有,3岁的儿童已经能明白只有前者才会知道桶里放的是什么。到了4岁,儿童已知道其他人可以有"错误"(即与事实不符的情况)的想法。例如,让儿童看到桌上放有一个糖果盒,接着打开盒子让儿童看到里面是铅笔,然后盖上糖果盒的盖子,问儿童他觉得其他小朋友会认为盒子里是什么。如果儿童回答其他小朋友会认为盒子里是糖果,就表示他已经知道其他人可能会有与自己不同的(错误的)想法。

但相当大一部分孤独症儿童对于想法的理解存在问题,几乎不具备"所见即所知"和错误想法的概念。因此,对孤独症儿童进行想法训练是提升儿童心智解读能力极其重要的环节。想法解读训练可分为以下几个阶段:

(1)训练儿童理解自己和他人从不同的角度看到的可能是不同东西的想法,例如,在儿童面前呈现一张双面图画卡片,训练儿童明白他和对面的训练者看到的是不一样的图像。

(2)训练儿童理解"所见即所知""所知即所想"的能力,以及理解错误想法,强调如下概念:"人只知道他攀见的事情,如果没看到的话,他就不会知道""如果事情发生了你不知道的改变,那么你对这件事的想法虽然不符合现实也仍然会持续下去,你会以为事情还和原来一样"等。例如,采用玩偶等道具给儿童讲故事:小明把玩具车放在红色箱子里就离开了,出门后小强把玩具车从红色箱子移到白色箱子里,问儿童小明回来后会到哪里去找?正确的回答是:小明不知道玩具车被挪动过,所以说会到红色箱子里找。但很多孤独症儿童会说到白色箱子里找。他们知道玩具在哪里,认为小明会去正确的地方找玩具,他们觉得,由于自己知道玩具在哪里,所以小明也应该知道。他们无法站在别人的视角看问题,理解不了别人会保持原来的想法,即便该想法已与事实不相符。所以需要通过讲述故事来训练他们对错误想法的理解。

(三)训练儿童对假想的理解

儿童在1岁左右时开始出现假想游戏的行为,例如,他们也许会拿着一根香蕉装作打电话,却很清楚知道两者真正的用途并不一样。随着儿童假想游戏的发展,通过与游戏同伴的交流,儿童逐渐理解假想游戏中所包含的心理活动,开始理解他人的假想行为和假想语言,游戏的主题也日益丰富。但进行假想游戏对于孤独症儿童来说并不容易,所以开展假想游戏训练对孤独症儿童来说是很有必要的。假想游戏训练可分为以下几个阶段:

(1)在感知运动游戏中让儿童的感觉器官与玩具充分接触。

(2)在功能性游戏中使儿童理解玩具的功能(如玩具汽车可以在桌上被推来推去)。

(3)在假想游戏中让儿童理解物品替代(如把香蕉当作电话)、假想活动(用手做出刷牙的动作假装在刷牙)和假想情境(假装玩具熊病了给它看病)。

如上所述,心智解读能力训练主要分为三个模块,即情绪解读训练、想法解读训练和假想游戏训练。每个训练模块又按照所要求的能力水平由低到高分为五个阶段(表4-3)。

表4-3 心智解读能力训练内容

难度水平	情绪解读训练	想法解读训练	假想游戏训练
第一阶段	写实照片辨识情绪	简单视角训练	感知运动游戏
第二阶段	卡通图画辨识情绪	复杂视角训练	功能性游戏激发期
第三阶段	情境辨识情绪	理解"所见即所知"	功能性游戏定型期
第四阶段	愿望推测情绪	理解"所知即所想"	假想游戏激发期
第五阶段	想法推断情绪	理解错误想法	假想游戏定型期

二、心智解读训练原则与适用对象

(一)训练原则

(1)在训练的过程中,教师需要对复杂技能进行分解,将其变为多个循序渐进的小步骤,然后再训练儿童,以便儿童能够逐步学习和掌握。

(2)在训练过程中,孤独症儿童掌握不同技能的速度并不一致。那些在正常儿童发展过程中较早出现的技能会被孤独症儿童更快地学会,较晚的那些则需要更长的训练时间。因此,教师需根据正常儿童的发展过程把握训练难度,并合理安排训练计划。

(3)训练过程要自然,要根据儿童所处的环境进行合理的安排。教师需要提前了解儿童的基本技能和兴趣所在,这通常比训练程序更为重要。

(4)训练时需要通过奖励来强化儿童的正确行为,以使儿童保持并最终掌握这些技能。在适当使用外在奖励的同时也要采用内在奖励,尤其是使儿童体验到乐趣和成功感也是非常重要的。

(5)在训练中教师要尽可能地避免错误指导的产生。

(6)课程的教学重点是训练对概念的理解,而不是仅仅训练个别行为,更不是让儿童一味地听从指令。

(二)适用对象

考虑到儿童心理发展的特点,本训练方法一般适用于4岁以上并且有一定语言能力的孤独症儿童,也可适用于年龄较大的孤独症患者。

三、心智解读能力训练的要点

训练孤独症儿童心智解读的相关技能需要很多不同的策略与方法,在教学训练中需要依据儿童的兴趣、技能以及训练的难点进行相应的调整。本节介绍的训练步骤较为简明,但是在实际操作中教师需要采用精细的和个别化的教学策略来执行。值得注意的是,训练不是机械地执行固有的程序,而是使儿童学会相应的技能。

根据现有经验,可总结出一些训练过程中需注意的要点,供教师参考:

(1)教师在训练时要积极投入。

(2)训练时最好采用一对一的个别化教学,以便教师把握训练的进度。

(3)训练的地点要固定,环境尽量清静,以便儿童能安心地接受训练,免受干扰。

(4)训练前教师要做好充分的准备,尽量选择趣味性强的训练材料,所用材料需摆放整齐,以免分散儿童的注意力,影响训练效果。

(5)训练过程既要轻松自然,也要节奏紧凑,防止儿童注意力分散。

(6)训练的主旨是教授原则、概念和技能,语言训练位于次要地位,故不必要求儿童运用完整的句子作答,以免打击儿童的积极性,影响训练进度。

(7)训练过程中,当儿童的回答并未经过思考,仅是依据惯例机械作答时,教师需要经常改变语序和句式,并将答案不同的问题掺杂起来,以防止此类机械作答的行为被强化。

(8)教师要予以儿童足够的反馈和协助,不能任由儿童胡乱去做,儿童回答错误时,需立即提示正确答案并纠正。

(9)对儿童的积极配合和正确回答要及时表扬或奖励,奖励物应该是儿童喜欢的物品。

(10)训练结束应给予额外的奖励,如可以安排让儿童做喜欢的事。

需要强调的是,在训练时,教师不仅要以心智解读的原理和概念为导向,还要根据孤独症儿童的不同特点灵活设计训练活动,同时要尽量采用新的材料进行训练和每阶段的测试,防止儿童凭借记忆作答。此外,结合现实场景和真实情绪的教学往往更能帮助孤独症儿童,促使他们去留意他人的情绪,学会相应的心智解读技能。

四、心智解读能力训练在孤独症儿童康复中的作用

(一)促进社会性信息的交流

心智解读能力训练可以使孤独症儿童意识到他人可能会有与自己不同的想法或产生错误的认识。通过心智解读能力训练,儿童逐渐学会结合他人的愿望、意图和情绪来解释他人的行为,正确回应他人,完成社会交往活动。

(二)有助行为符合社会规范

孤独症儿童无法准确把握他人心里的想法和感受,甚至会出现违反社会规范的行为。因此,改善孤独症儿童对他人想法和情绪的理解能力,使其表现出符合行为规范的行为,是心智解读能力训练的目标之一,也是意义所在。

(三)改善人际关系

孤独症儿童在童年期甚至成人期都可能遇到人际关系方面的种种问题。如果通过训练使他们能够考虑他人的想法和感受,能够对他人的行为进行预测和解释,那么这就能在很大程度上改善他们的人际关系。

(刘冬英　高青县妇幼保健院)

第九节　孤独症治疗的常用药物

近几十年来,由于精神药理学的发展,用于孤独症儿童的精神药物越来越多。在对孤独症患儿进行药物治疗时,要认识到儿童不是成人的缩影,儿童的药物治疗与成人的药物治疗有很大的不同。

一般而言,儿童较成人能耐受更大剂量的精神药物,且个体差异较大,这种差异与患儿的年龄、性别、体重、疾病种类、病情的严重程度无明显量的关系,儿童使用的药物剂量不是成人剂量的简单折算,也不能仅仅依照年龄、体重来计算,必须做到治疗的个体化。

治疗时,各种药物都是从最小剂量开始,根据患儿的症状改善情况及其出现的不良反应逐日增加剂量直到有效治疗剂量。一般来说,有效剂量的判断标准是以症状改善、不良行为减少,或出现明显不良反应为参考,调整药物的过程(从开始到最佳剂量)要2周左右时间。

治疗过程中,最好单一用药,尽可能不要联合药,治疗方案决定以后,不要轻易换药。只有在治疗一个疗程以后仍无疗效,或治疗过程中出现严重的不良反应,才考虑换药。

用药时,要将用药的目的、主要作用、治疗效果、疗程、维持治疗时间和可能出现的不良反应等情况向家长讲明,让他们了解医生的治疗方案,增加依从性,争取他们的配合。尤其是在药物不良反应方面,家长往往考虑较多,担心药物会影响智力发育、服后变呆变傻、精神状况更糟糕等,因此,细心地向家长解释显得非常重要。

常用药物包括以下几大类。

一、中枢神经兴奋药

既往的研究结果显示,孤独症患儿中伴随注意力不集中或维持注意困难者高达84%,而伴有多动症状者达36%~48%。因此,这些症状符合中枢兴奋药的适应证。

中枢神经兴奋药是能提高中枢精神活动能力的一类药物,是一类比较传统的药物,主要用于治疗儿童多动症、嗜睡性睡眠障碍和行为障碍。对于孤独症患儿,主要用于有明显多动症状和/或注意力不集中者。由于此类药物的消化道等不良反应严重,且在青少年有成瘾倾向,目前在国内为控购药品,故一般很少用于孤独症。

这类药物主要包括苯丙胺和哌醋甲酯。

(一)苯丙胺

以右旋苯丙胺效果较好,主要作用是拟交感作用和精神振奋作用。主要用于治疗儿童多动症和嗜睡性睡眠障碍。口服后很快起作用,维持时间仅2~6小时。由于该药物容易成瘾,目前基本上不用于治疗孤独症。

(二)哌醋甲酯

又名利他林(Ritalin),是目前国内最常用于治疗儿童多动症的药物。哌醋甲酯可试用于有明显注意力不集中、多动不宁又无其他精神病症状的孤独症者。用药1~2周后无效者,应该撤药或换药。本药作用性质类似苯丙胺,但拟交感作用弱,主要机制既是促进突触间隙去甲肾上腺素、多巴胺、5-羟色胺等递质的再回收,又是较弱的单胺氧化酶抑制剂,两者的共同作用使突触间隙的神经递质水平或浓度增加,从而达到治疗的作用。

哌醋甲酯的主要作用是改善注意力、减少小动作、增加自控能力。有学者推荐哌甲酯的治疗剂量为0.3~1.0mg/kg,同时分为小、中、大剂量。0.3mg/kg以下为小剂量,小剂量主要改善注意力,使注意力能集中,不分心;0.3~0.6mg/kg为中等剂量,中,剂量主要改善小动作,使之能够安静;0.6~1.0mg/kg为大剂量,大剂量时可以改善多动症患儿的认知功能。在治疗孤独症时多使用小剂量。

哌醋甲酯的血清半衰期为1~2小时左右,口服后吸收快,1~2小时即达峰值,一次服药可维持4~6个小时。治疗时由小剂量开始,渐增至出现疗效或不良反应则维持此剂量治疗,下午4时后禁服,小剂量时可以单一剂量早餐后顿服;中、大剂量时分早餐后和午餐后分服;如应用长效剂可于早餐后一次顿服。节假日不用药。

不良反应:主要的不良反应是胃肠道反应,几乎每个患儿都会出现,表现为食欲减退、厌食、口干、上腹部不适、恶心等。大剂量可诱发癫痫或抽动。本药禁用于有明显焦虑、烦躁不安、癫痫、抽动症、高血压、严重心脏病及年龄小于6岁的患儿。不能与单胺氧化酶类合用。用过单胺氧化酶类药物者,至少停药半个月后才能使用本药。

二、抗焦虑药

抗焦虑药主要用于治疗各种原因引起的焦虑症状,同时还有镇静、安眠、肌肉松弛等作用。这类药物主要用于有明显睡眠障碍或者情绪焦虑不安的孤独症患儿,尽可能短期使用,症状改善后即可停药。

(一)苯二氮䓬类

主要作用是抗焦虑、镇静和安眠。自1977年以来,对动物的研究发现,在中枢神经系统内存在苯二氮䓬的特殊受体,此类药物与受体的亲和力与它们的药理作用相平行,并且据此提出了焦虑症状生物学基础的假说。苯二氮䓬类药的中枢作用主要与增强 γ-氨基丁酸(GABA)能神经的功能有关,药物与受体结合后解除了GABA调控因子对GABA-I受体高亲和部位的抑制,从而激活了GABA-I受体,促进了与GABA结合,使氯离子通道开放,增强GABA突触后抑制功能。

抗焦虑作用主要用于治疗焦虑症状,如治疗广泛性焦虑症、儿童分离焦虑症、学习恐怖症和伴有激越或抑郁症状者等。对于睡眠障碍如夜惊、梦中焦虑发作效果良好。

(1)地西泮:为中效的苯二氮杂䓬类药物,临床上常用于治疗焦虑、癫痫发作、松弛肌肉及治疗儿童睡眠障碍。口服迅速完全,血浆半衰期为8~13小时,口服1小时后血浆药物浓度达峰值,6~12小时后血浆浓度再次出现高峰,这是由于部分药物进入肝肠循环所致。地西泮的血浆蛋白结合率很高,在体内被肝药酶代谢为多种活性产物,主要是去甲安定。口服1.25~2.5mg,每晚1次或每日2次,由小量开始,逐渐增加。对有严重焦虑的孤独症患儿最多可服至每日7.5mg。年幼及反应重者,用量不宜过大。婴幼儿少用或不用,呼吸功能不好者禁用。

(2)氯硝西泮:有明显的抗焦虑作用,能安定情绪,抗抽搐发作,催眠镇静.作用更强,对癫痫小发作及肌阵挛性癫痫的疗效良好。催眠作用与其他安眠药不同,可以恢复正常的睡眠生理,无明显继发性反应。主要用于治疗孤独症伴发癫痫患儿。口服吸收良好,2~4小时血药浓度达峰值。口服用药5岁以下儿童每日1~3mg,5~12岁儿童每日3~6mg。小剂量开始,逐渐加量。年龄幼小、反应重者,剂量应偏低,可连用数月以上。治疗孤独症的睡眠障碍时,每日一次0.5~2mg,每晚服用。

(3)丁螺环酮:20世纪80年代开始在欧美国家使用,作用类似于苯二氮杂䓬类药物,但不良反应较少。丁螺环酮口服吸收良好,大部分在肝脏内代谢,半衰期为1~14小时,在血液中95%以上与蛋白结合,血液透析并不能清除,所以肾脏病患儿慎用。丁螺环酮对多巴胺受体有亲和力特别是对突触前受体有阻断作用,同时可以降低5-羟色胺的作用,抗焦虑作用与此有关。

丁螺环酮主要用于孤独症伴发的广泛性焦虑症,对伴发的惊恐发作效果不肯定。剂量从2.5mg每日2次开始,隔日加2.5mg,最大剂量不超过每日15mg。

三、抗抑郁药

抗抑郁药主要分为三大类：单胺氧化酶抑制药、三环类抗抑郁药和选择性5-羟色胺再摄取抑制药。单胺氧化酶抑制药由于毒性大，现在很少用于儿童。三环类抗抑郁剂主要有丙咪嗪、阿米替林、多虑平、氯丙咪嗪。选择性5-羟色胺再摄取抑制剂主要有氟西打、舍曲林、帕罗西汀C和氟伏沙明等。

（一）三环类抗抑郁药（TCAs）

TCA口服吸收较快，血药浓度2~8小时达到高峰，主要分布在大脑、心脏和肝脏。大脑以新皮质、旧皮质、海马、丘脑含量最高。TCA在精神生化水平具有两种作用：

(1) 阻滞突触间隙递质再摄取。

(2) 阻滞神经递质与其受体的结合（表4-4）。

表4-4 TCAs对NE、5-HT再摄取抑制作用和有关受体的阻断作用

药物	NE再摄取抑制	5-HT再摄取抑制	Ach阻断	α1阻断	H1阻断	5-H1阻断	5-H2阻断
阿米替林	+	++	+++	+++	++	+/-	+/-
氯丙咪嗪	++	+++	+	++	+	0	+
去甲丙咪嗪	+++	+	+	+	+	0	+/-
多虑平	+	+	++	+++	+++	+/-	+/-
丙咪嗪	++	++	+++	++	+++	0	++

TCAs的临床应用：TCAs具有提高情绪、缓解焦虑、增进食欲和改善睡眠作用，是治疗抑郁症的主要药物。TCAs曾经被有些学者用于治疗儿童孤独症，但因疗效欠佳而且不良反应明显，现在已经很少使用。

受镇静、抗胆碱能和心血管毒性及不良反应的限制，TCAs的日用剂量范围较小，一般为每日50~150mg，个别患者用量可能稍大。TCAs的使用方法：一般从小剂量开始，如12.5mg，以后根据患者的反应酌情每隔2~3天增加12.5~25mg，2周内达到治疗剂量。

由于药物代谢的个体差异较大，最多可达20~30倍之多，因此在临床用药时要严格遵守个体化原则，不可一味强求"常规剂量"，对儿童和患心、肝、肾疾病者可参考血药浓度来调节剂量。血药浓度与临床疗效的关系在很多TCAs中尚不能达到"治疗窗"关系，只有靠医生密切观察患者出现的疗效和不良反应来判断。虽然TCAs治疗抑郁症效果是肯定的，但它们仍然存在着缺点，主要表现在：

(1) 有效率只有60%~80%，不是对所有抑郁症都有效。

(2) 奏效较慢，约要1~2周时间。

(3) 不良反应尤其是抗胆碱作用和心脏毒性较多。

在TCAs中，丙咪嗪和去甲丙咪嗪是最早被用于治疗孤独症儿童的抑郁、攻击、易激惹，由于

其潜在的心血管系统的不良反应而使它们的使用越来越少,使用氯丙咪嗪逐渐增多。Gordon(1993)进行的双盲对照研究显示,氯丙咪嗪在治疗孤独症儿童的刻板行为、愤怒、强迫行为时比安慰剂和去甲丙咪嗪有效。Brodkin(1997)进行的第二次双盲对照研究显示,33例孤独症儿童中的18例在接受氯丙咪嗪治疗后,重复思维和行为、攻击行为有明显减轻,仅个别儿童的社会退缩能力改善。Sanchez(1996)对氯丙咪嗪的开放性研究显示刻板行为和攻击行为,在6例孤独症儿童中只有1例得到改善,而且1例儿童在治疗过程中出现急性尿潴留。

TCAs的不良反应较多,涉及神经系统、心血管系统、内分泌系统,既有拟交感胺作用又有抗胆碱作用。TCAs的不良反应见表4-5。

表4-5 TCAs的不良反应

不良反应	常见	不常见
拟交感作用	心动过速	激越
	震颤	失眠
	出汗	精神症状加剧
抗胆碱能作用	视力模糊	青光眼加剧
	便秘	麻痹性肠梗阻
	排尿困难	尿潴留
	意识迷茫	谵妄
心血管系统	体位性低血压	传导阻滞
	ECG改变	心率失常心肌病猝死
神经系统	镇静感觉异常	抽搐发作
	EEG改变	
内分泌改变	体重增加	男子乳房女性化
	性功能障碍	闭经
其他		胆汁淤积性黄疸粒细胞缺乏

TCAs的禁忌证:严重心、肝、肾病、癫痫、急性闭角型青光眼、对TCAs过敏者,12次以下儿童慎用。总之,此类药物目前基本不用于年幼儿童。

(二)选择性再摄取抑制药(SSRIs)

TCAs的不良反应较多与它们对单胺作用谱太广有关。自20世纪60年代以来开始合成的药物都在考虑克服这些缺点。选择性5-HT再摄取抑制药(SSRIs)便是突出的一类。目前,临床上正在使用的SSRIs主要包括4种,它们是氟西汀、舍曲林、帕罗西汀和氟伏沙明。SSRIs对NE、5-HT再摄取抑制作用和有关受体的阻断作用见表4-6。

表4-6　SSRIs对NE、5-HT再摄取抑制作用和有关受体的阻断作用

药物	NE再摄取抑制	5-HT再摄取抑制	Ach阻断	α_1阻断	H_1阻断	$5-H_1$阻断	$5-H_2$阻断
氟西汀	0	+++	0	0	0	0	+/-
氟伏沙明	+/-	+++	0	0	0	0	0
帕罗西汀	0	+++	+	0	0	0	0
舍去林	0	+++	0	0	0	0	0

从表4-4可以看出，SSRIs对5-HT的再摄取有特异性作用，很少或者根本就不影响其他神经递质，尤其是没有抗胆碱能不良反应，因此，易被患者所接受。

SSRIs的药代动力学见表4-7，这类药物半衰期较长，为一天左右，故仅需日服一次。

表4-7　SSRIs的药代动力学

SSRIs	半衰期(h)	代谢物及其半衰期(d)	达峰时间(h)	蛋白结合率(%)	日用剂量(mg/d)
氟西汀	24~72	去甲氟西汀			
	7~14	6~8	94	10~30	
舍曲林	25	N-desmethyl-sertraline			
	2~3	6~8	95	25~100	
帕罗西汀	20	N/A	2~8	99	10~25
氟伏沙明	15	N/A	2~8	77	50~100

氟西汀可以出现轻度镇静、低血压、抗胆碱能作用，可致体重下降，食欲减退，对心血管疾病患者影响较小，不会引起传导阻滞。20世纪90年代以后，有文献报导用氟西汀治疗孤独症者，认为可改善情绪及行为，初始剂量每日2.5~5mg，根据用药反应可渐增至每日10~20mg。DeLong等(1998)报导用氟西汀治疗孤独症(年龄13~33个月)37例，其中22例症状有改善。但因为影响食欲比较明显，限制了其使用。

舍曲林初始剂量每日25mg，每日1次，每次25mg加量至每日50~100mg。它的特点是：晚饭后服用吸收较快且不会影响睡眠；生物利用度高；7天内达到稳定状态，以后不会出现累积作用；常见的不良反应有恶心、口干、失眠、震颤、腹泻等；几乎没有抗胆碱、组胺和心血管不良反应，过量服用毒性较小。

文献有舍曲林治疗孤独症的小样本研究的报道，结果显示舍曲林对改变环境和仪式生活习惯后伴随的焦虑、恐惧、不安和激越有效。

帕罗西汀每日10mg早晨顿服，每日20mg左右往往可以显出治疗效果。它的半衰期为24小时左右。因此，一日服用一次足矣。尚未见到帕罗西汀用于治疗孤独症儿童的报道。

氟伏沙明主要表现为5~HT再摄取抑制作用，另外还存在轻度的NE再摄取抑制作用，半衰期为15小时，无抗胆碱能不良反应。一项研究显示，在使用氟伏沙明的15例患儿中，8例(53%)

较安慰剂有效,主要作用是改善重复思维和行为、不适当行为、攻击行为,并且可以改善交往能力尤其是语言应用能力。治疗效果与年龄、孤独症的行为水平、总智商水平无关。除轻度镇静和恶心外,没有其他的不良反应。

抗抑郁药的临床使用原则:对孤独症患儿抗抑郁剂不是必须选用的药物,仅在患儿有明显刻板强迫行为或严重退缩时可试行运用。药物选择和用药剂量应个体化,不可千篇一律;小剂量开始,逐渐加量。最初剂量可掌握在治疗量的 1/4 左右,以后每 2~3 天逐渐递增;开始时尽量分次用药,以增加耐受性;尽量单用一种药物;如对剂量掌控有困难时可做血液浓度测定,以采用合适剂量。

四、抗精神病药

抗精神病知是精神病药物发展最早、研究最多的一类药物,早期常用于治疗儿童精神障碍的有氯丙嗪、奋乃静、氟哌啶醇。近十多年来,利培酮、阿立哌唑、奥氮平等已经成为临床药物的主要选择。抗精神病药物对孤独症儿童的核心症状无效,达不到治愈的目的,但可以减轻某些临床症状,以利于培训教育的进行。如严重破坏行为、攻击为、自虐和自伤行为、不稳定的情绪、社会退缩和刻板行为等,均可采用这类药物协助控制。

(一)氯丙嗪

该药属吩噻嗪类化合物,为最早、也为目前仍最常用的抗精神病药物。氯丙嗪作用十分广泛,几乎对躯体各个系统都具有一定的作用,对神经系统更是有全面的影响。主要用于治疗重性精神病,如精神分裂症、躁狂症等,小剂量可慎用于治疗孤独症有严重行为障碍和明显的攻击性行为者。

氯丙嗪的血清半衰期为 6~9 小时,口服吸收不规则,2~4 小时血浆药物浓度达峰值。如同时口服抗胆碱能药,则可显著延缓其吸收,肌内注射后其血浆浓度迅速上升。吸收后,约 90% 与血浆蛋白结合。脑组织中以下丘脑、基底神经节、丘脑和海马等部位浓度最高,脑内浓度可达血聚浓度的 10 倍。

氯丙嗪剂量随个体而不同。一般口服用药首次每日 25~100mg,分 3 次服。渐加至合理剂量。对兴奋躁动或拒绝服药者,可短期注射给药,每次肌内或静脉注射 25~50mg,24 小时内可注射 100mg。一般儿童最高口服剂量可用至每日 300mg,个别病例可更高。根据病情用高剂量数月后,减至较低的维持数月至数年。

不良反应:氯丙嗪的不良反应多且严重,包括以下几方面:

(1)锥体外系统反应:震颤麻痹综合征、扭转痉挛、动眼危象、静坐不能等。

(2)自主神经系统症状:口干、喉头干燥、视力模糊、皮肤潮红、便秘、尿潴留、肠麻痹、瞳孔缩小或放大、心率加速、体位性低血压等反应。

(3)躯体反应:肝脏损害、粒性白细胞减少、皮疹、眼内色素沉着、男性及女性儿童出现乳汁分泌。

(4)猝死。

(5)恶性症状群:为服用抗精神病类药物所致的严重并发病,表现类似脑炎或急性致死性紧张症,多发生于增加剂量后 2 周以内,以及多种药物合并应用者。

氯丙嗪为最早合成的抗精神病药,至今仍保留并广泛用于精神科临床,但由于其较严重的不良反应,故一般很少用于孤独症患儿的治疗。

(二)奋乃静

主要阻断多巴胺受体,作用同氯丙嗪,但抗精神病作用及止呕作用较强,镇静作用较弱,对幻觉、妄想、焦虑、激动、淡漠木僵症状效果较好,控制急性兴奋躁动作用较氯丙嗪差。主要用于治疗重性精神病,也可用于治疗孤独症儿童的攻击性行为或严重的多动行为障碍,还可治疗神经性呕吐。

首次剂量每日 2mg,分 2~3 次,根据病情和患儿的药物反应,每日或每隔 2~3 日增加 2~4mg。直至出现疗效或不良反应。儿童的最大日量为 20~30mg,个别患者可稍高。可连用数月后减至小剂量维持治疗数月至数年。对于行为问题,用药量较小。不合作病例,可先用肌内注射,每日 1~2 次,每次 5mg,年幼者酌减。

不良反应:主要为锥体外系反应,而对心、肝、肾及血液的毒性较少。因为其较好的抗精神病作用及较少的不良反应,故常选用于孤独症有明显兴奋躁动、行为紊乱等症状的患儿。应用后可以较好地控制行为,减少兴奋症状,有利于培训和教育的开展。

(三)氟哌啶醇

属于丁酰苯类抗精神病药,主要作用于多巴胺受体、α肾上腺受体、胆碱能受体、5-羟色胺受体。抗精神病作用很强,约为氯丙嗪 10 倍以上,降血压、镇静作用弱,对于兴奋躁动、行为紊乱、幻觉、妄想等均有很好的疗效。对于木僵、退缩也有一定的振奋作用。主要用于治疗急、慢性精神分裂症,也可用于治疗抽动-秽语综合征及严重的多动、攻击、冲动、敌视、破坏等行为问题。还可用于治疗孤独症的冲动、攻击行为。Malone(2001)报道至少有 5 份双盲安慰剂对照的研究显示,氟哌啶醇对孤独症患儿安全、有效,且有长期治疗效果。

初始量为每日 2~4mg,分 2 次口服,逐渐加量。最大日服剂量为 20mg,个别病例可适当增大,治疗抽动-秽语综合征及其他行为问题用量较小。学龄前儿童用药量为每日 0.5~1mg。主要的不良反应是较严重的锥体外系反应,但心、肝、肾和血液毒性较少。

(四)利培酮

为非典型抗精神病药物,主要是阻断以 D2 受体和 5-HT2 受体而起作用。Findling(1997)对 6 例 5~9 岁的孤独症儿童进行利培酮的开放性治疗,使用平均剂量为每日 1.1mg,经过 8 周治疗后儿童精神疾病评定量表和临床大体印象量表得分明显改善,不良反应主要是镇静和体重增加。Nicolson(1998)对 10 例 4.5~10.8 岁的孤独症儿童进行利培酮治疗,剂量为每日 0.5~6.0mg,平均剂量为每日 1.3mg,经过 12 周的治疗,量表评估显示临床症状得到改善,不良反应仍然是镇静和体重增加,少数人有锥体外系不良反应。McCracken(2002)的一项 RCT 研究中,治疗组 49 例(5~17 岁),剂量为 0.5~3.5mg/日,安慰剂组 52 例,治疗 8 周后,研究组较安慰剂组在 CGI-I 评分、ABC 量表评分降低均有统计学意义($P<0.001$)。药物治疗组体重增加明显(2.7 ± 2.9kg),较安慰剂组有统计学意义($P<0.001$)。Shea(2004)的多中心研究中,受试者年龄为 5~12 岁,82 例入组,进行 8 周治疗(剂量为每日 0.01~0.06mg/kg),最终 41 例完成药物治疗,39 例完成安慰剂治疗,治疗结束时药物组症状较安慰剂组改善明显。最常见的不良反应为嗜睡,但是似乎可以通过调整药物剂量来改善,体重增加明显(治疗组 2.7kg vs 安慰机组 1.0kg),脉搏、舒张压都有升高,比较两组的锥体外系不良反应未见统计学意义差异。这几项研究治疗目的均是针对孤独症患儿严重发脾气、激越、自伤行为。2006 年 FDA 批准利培酮用于治疗 ASD。2007 年 Jesner 等研究者进行了关于利培

酮用于治疗孤独症患儿的一项 Meta 分析,纳入 3 项随机对照研究,结果显示利培酮对于孤独症患儿的某些症是有效的,比如激越、刻板行为、社交退缩。但是这些入组的研究都是基于小样本的结果,且不同研究之间没有共同的评定结果标准,研究进行的时间也不够长,仍然需要进一步的研究来证实其在临床实践中的作用。

(五)阿立哌唑

阿立哌唑为二氢喹啉酮类抗精神病药,阿立哌唑与多巴胺 D2、D3、5－HT1A 和 5－HT2A 受体有很高的亲和力,与 D4、5－HT2C、5－HT7、α1、H1 受体及 5－HT 重吸收位点具有中度亲和力。自问世以来,主要用于治疗精神分裂症,目前临床上有用于治疗孤独症。2007 年 FDA 批准用于治疗 ASD。Marcus(2009)在 218 名孤独症患儿(年龄为 6~17 岁)中进行一项随机双盲安慰剂对照研究,以 1∶1∶1∶1 分为阿立哌唑(分别为每日 5、10、15mg)和安慰剂四组,治疗 8 周后进行评估,178 例患儿完成研究,三组服用不同剂量阿立哌唑的患儿症状改善均较安慰剂组明显;而且服药三组的体重增加也均较安慰剂组明显。最常见的不良反应是镇静,另两个严重的不良反应是晕厥、激越,分别是剂量在 5mg 和 10mg 时出现。同年 Owen 的研究中包含 98 例年龄为 6~17 岁的孤独症患儿,使用剂量为每日 5~15mg,治疗 8 周后,研究组与对照组相比症状改善明显。2012 年 Ching 等研究者的一篇 Meta 分析显示阿立哌唑用于治疗孤独症谱系障碍患儿时,可以改善患儿的激越、多动、刻板行为,但是同时也出现了体重增加、镇静、流口水、震颤等不良反应。阿立哌唑用于治疗孤独症患儿时,这两个研究样本量较大,但是维持时间短,故仍需要进一步的研究以证实其使用的有效性及安全性。

(六)奥氮平

奥氮平用于治疗孤独症患儿的资料不多,仅有散在例报道、小样本开放性试验或者是在成人中的使用。Malone(2001)将 12 例年龄为(7.8±2.1)岁的孤独症患儿随机分到奥氮平组和氟哌啶醇组,进行为期 6 周的治疗,奥氮平的剂量为每日(7.9±2.5mg),氟哌啶醇的剂量为每日(1.4±0.7)mg,结果奥氮平组有 5 例,氟哌啶醇组有 3 例患儿的 CGI 评分有明显改善,不良反应是嗜睡和体重增加。Hollander 等人(2006)进行了关于奥氮平应用于孤独症患儿的第一项 RCT 研究,共有 11 个广泛性发育障碍患儿入组,随机分为两组,分别接受奥氮平的平均剂量为每日(10±2.04)mg 和安慰剂治疗,8 周后进行评估,有 8 例患儿完成研究,每组 4 例,两组在 CGI-I 评分存在差异,但是 CY-BOCS($z=-0.284$,$P=0.777$)、OAS-M irritability(Overt Aggression Scale-Modified (OASM))($z=0.985$,$P=0.325$)、OAS-M aggression measure($z=0.424$,$P=0.671$)两组差异未见统计学意义。且奥氮平组较安慰剂组体重增加明显[(7.5±4.8)磅 vs.(1.5±1.5)磅]。奥氮平的有效性和安全性还有待于进一步的探讨。

五、抗癫痫药物

孤独症患儿中癫痫发作的病例并不少见,可以是大发作、部分发作和失神发作。部分患儿与大脑的发育异常有关。

在临床上,孤独症患儿的癫痫发作形式不尽相同,所以,所用药物也不完全一样,但是要根据具体的临床表现形式、发作频率、年龄、体质以及对药物的疗效、不良反应等来选择用药及选择合适的剂量。常用抗癫痫药物有:苯妥英类、酰胺咪嗪、丙戊酸类、苯巴比妥、苯二氮䓬类等。

六、其他药物治疗

（一）维生素

20世纪70年代后期,"大剂量维生素治疗"方法在精神疾病的治疗中曾风靡一时,认为大剂量的维生素对多种精神疾病如精神分裂症、精神发育迟滞和孤独症等有治疗作用。研究主要集中在维生素B_6和B_{12}。

两项关于维生素B_6对孤独症的治疗作用的研究分别于1978年和1981年进行,这两项研究都认为维生素B_6对孤独症有效。他们应用维生素B_6的剂量是2.4~94.3mg/kg,或者每日300~900mg。一般情况下,维持神经系统功能得以正常进行的每日维生素B_6的最低剂量是2~4mg。因此,该两项研究因为没有对照组其结果的可靠性受到了质疑。紧接着,又有学者分别于1981年、1984年和1985年对维生素氏的治疗作用进行了双盲交叉设计的研究,与前两项研究不同的是,他们使用了维生素B6和镁盐的联合治疗,所用维生素B6的剂量是每日15~30mg/kg或者每日700~1000mg,镁盐的剂量是每日10~15mg/kg或者每日380~500mg。结果是孤独症儿童的行为症状有了明显改善。但是,遗憾的是该研究的治疗持续时间仅仅为14~30天,而且所使用的评估疗效的量表对孤独症患儿没有特异性。这种疗效好的结果没有被其他研究者再次重复到。Tolbert等人(1993)进行了研究,结果显示孤独症患儿的症状并未得到明显改善。直到1995年,Pfeiffer等学者通过复习文献后,对维生素B_6和镁盐治疗的方法学和结果的解释提出了不容乐观的看法,最终的结论要靠大样本长时间的治疗后才能得出,并且强调服用镁盐进行治疗时一定要慎重,因为它的毒性较强,一定要在医生的指导下使用。Finding等研究者(1997)进行的为期10周、双盲、安慰剂对照研究中,被试12例孤独症患儿,平均年龄为6岁3个月,10例完成了研究,研究结果未发现B_6—镁合剂治疗孤独症的有效性。Kuriyama(2002)等人在8例合并表达性言语障碍、发育性运动协调障碍、对声音高度敏感症状的孤独症患儿(PPD)(年龄为6~17岁)中进行了随机双盲安慰剂对照研究,分为两组,服用维生素B_6维持4周,采用韦氏智力测验第Ⅲ版,结果发现研究组言语智商提高较对照组有统计学意义差异,总智商未见差异。2005年Cochrane的一篇Meta分析,基于目前研究数量少、小样本量、方法的异质性,故未得出关于维生素B_6的使用建议。而维生素B_6的不良反应主要为神经感觉异常、皮肤过敏、胃肠道反应、头疼等。有部分孤独症患儿存在严重挑食,这有可能导致某一种维生素缺乏,而某一种维生素过量摄入,又可能导致中毒。故建议在对孤独症谱系障碍患儿进行营养评估时,需要注意患儿的维生素摄入量。1981年,Lowe等学者,对一组未加选择的孤独症患儿施以叶酸和维生素B_{12}治疗,结果未显示出孤独症患儿的任何症状何改善。有研究报告,大约有7.7%的孤独症患儿伴发脆性X综合征,Hagerman等于1986年对青春期的脆性X综合征的患者给予10mg/日的叶酸治疗,行为症状得到明显改善。随后,Tornblom等就伴有脆性X综合征的4例孤独症患儿用叶酸进行治疗,但是没有取得所希望的结果。因此,叶酸和维生素B_{12}对孤独症的治疗作用还有待于进一步的研究和探讨。

关于维生素C,目前未见相关随机对照研究,Dolske等(1993)在18例孤独症谱系障碍患儿中采用双盲安慰剂对照使用维生素C治疗,治疗30周结束时,治疗组刻板行为减少。目前该项研究结果尚未被重复。如果患儿的饮食结构提示缺乏维生素C时,可以给予复合维生素服用。

2.酚氟拉明

最初被用于治疗孤独症,是因为它可以降低血清5-HT的水平,能使患儿兴奋和活跃,但后来应用的结果事与愿违。仅仅能使孤独症患儿的多动症状轻度改善,而对其他症状则没有效果。10多年以前,酚氟拉明因为其明显的不良反应被禁用。

3.纳曲酮

20世纪90年代中后期的几个研究显示,纳曲酮对孤独症患儿的多动、不安有轻度至中度的改善,但对孤独症患儿降低其自伤行为或者增加其"学习"能力则没有效果。

4.可乐定

受体阻滞药最初是用于治疗孤独症的自伤行为的。在孤独症患儿中的应用结果显示,可乐定可以缓解孤独症儿童的多动和易激惹症状,但对缓解社交行为效果不大,主要的不良反应是嗜睡。

5.胃泌素(GAS)

胃泌素是由胃肠道分泌的一种内分泌多肽,Sandler于1999年应用于孤独症患儿的社交和沟通的障碍,严格设置对照组的研究显示,单一剂量的胃泌素对以上症状无效。

6.糖皮质激素

Stefanos(1995)首次对有语言障碍的广泛性发育障碍的个别患儿应用糖皮质激素以后,获得部分疗效。Volkmar(1996)应用后则未显示出明显的治疗效果。糖皮质激素对脑发育的远期效果则不清楚。

(谭连洋　临淄区精神病院)

第十节　阿斯伯格综合征

一、概念

阿斯伯格综合征(AS)是广泛性发育障碍之中与孤独症并列的最大的一组疾病,其特征是典型的孤独症样社会交往异常,并伴有兴趣狭窄和活动内容的局限以及刻板或重复动作。但是,没有语言和认知的发育延迟,多数此症的小儿智力正常,但有明显的行动方面的笨拙。

Asperger综合征由澳大利亚的小儿科医生Hans Asperger最先报告,故而得名。英国的Lorna Wing等学者又进行了进一步的研究,确定了本综合征的诊断标准等。

Asperger综合征与孤独症同样,多见于男童,男女发病的比例是8∶1。

二、诊断标准(DSM-Ⅳ)

(1)社会交往方面:

1)在与他人眼光对视、颜面表情、身体姿势、身体语言、应用多彩的非语言行动与他人进行相互交流及反应方面有明显的障碍。

2)常难以与他人建立起与自己年龄相适应的良好关系。

3)缺乏乐趣和兴趣,也缺乏自发地寻求将完成的某项事物与他人共享的行为,例如不能把自己感兴趣的物品拿给他人看,或者不能将其拿起来或不能向他人指示。

4)缺乏对人的或精神方面的相互性。

以上四项中至少存在两项。

(2)行动、兴趣和活动受限和反复的刻板样式：
1)常以异常的刻板样式行动对待某种对象或事物只沉湎于限定的一种或一种以上的自己感兴趣的事物。
2)顽固地沉湎于特定的非功能的习惯的或仪式性的动作。
3)经常做刻板的、反复的奇异的动作如手或手指扭曲得啪嗒啪嗒作响，或者是进行复杂的全身的动作。
4)持续的热衷于某种物体的一部分。
以上四项中至少存在一项。
(3)因以上障碍而导致在就业方面或其他重要领域的功能的显著障碍。
(4)在临床上无显著的语言发育迟缓：此类型患儿在2岁前可用单字，3岁前可以传达有意思的句子。
(5)认知功能发育障碍：除了对人的关系以外，在认知功能方面的发育、与小儿年龄相适应的管理能力方面的适应行动及小儿时期的对环境的好奇心方面无明显的发育延迟。
(6)症状尚未达到特定的广泛性发育障碍或精神分裂症的诊断标准。

在上述的诊断标准中(一)与(二)与孤独症诊断中的社会性障碍和行动、兴趣方面的障碍是基本一致的，Asperger综合征除此以外的特征大多数是笨拙和与孤独症相同的知觉过敏。

在发育障碍患儿所表现的临床特征可因年龄的增大和经过治疗而发生变化，在对这类小儿的追踪随访过程中可以见到在3岁左右完全符合孤独症诊断标准者，其中约有半数在其后语言的发育明显进步，到了6岁的时候，就不再符合孤独症的诊断标准，而符合Asperger综合征的诊断标准。

孤独症与Asperger综合征两者诊断的区别是，当小儿有社会性障碍和行动和兴趣方面的障碍时，应该根据其语言功能的发育情况来鉴别。具体的是按2岁前可用单字，3岁前可以传达有意思的句子为正常的标准来衡量。即在不伴有智能障碍的具有孤独症症状的小儿当中，如果初语出现时间延迟，而且在其后的幼儿期语言发育也明显延迟的小儿应诊断为孤独症。而对初语的出现时间并不延迟，而在幼儿期语言的发育时间稍稍延迟者则应诊断为Asperger综合征。

三、原因

此征与孤独症一样，病因尚不清楚，最近有的学者认为，这也是一种以社会性障碍为中心的疾病，所谓的Asperger综合征莫如说是不伴有智能障碍的孤独症。

其病因可能是因为这类患儿在应用脑中的某些功能的部分时与正常小儿不同，从而导致在实际中采取了与正常小儿不同的策略去完成课题，也可以说是执行功能的障碍。

四、临床症状

(一)幼儿期

1.孤独症的行动表现

Asperger综合征在幼儿期的行动与孤独症的幼儿期表现基本相同，多数患儿缺乏与人的对视和与亲人分离时的不安感。但与孤独症患儿相比较为轻微，其中多数患儿在3岁前能确立对养育者的依恋行为。

2.在幼儿园教育中的表现

当小儿开始接受幼儿园的教育时,出现了明显的不适应集体行动的现象,如不服从保育员的指示,不能融入集体活动之中,只是沉湎于自己感兴趣的事或物。Asperger 综合征患儿感兴趣的事物主要有:数字、文字、标识、汽车的种类、电车的种类、时刻表、公共汽车的线路图、世界天气预报、世界地图、国旗等所谓商品的目录类物品,在这些方面知识有时显得颇为丰富。因为上述原因,患儿在幼儿园中表现接受能力的方面较正常小儿差,同时活动比较缓慢,常给保育员带来不小的麻烦。

3.语言的发育无明显的延迟

能会话,但是不擅长双方向的会话。

4.有知觉的过敏性

如讨厌接触特定的声音,或者讨厌他人的触摸等。

(二)学龄期

1.学习行动障碍

患儿难以适应学校生活中的集体行动,并因此而出现学习行动的障碍。如不服从教师的指示、只去上自己感兴趣的课,而经常在自己不感兴趣的课中缺席。又如,第一节课是患儿感兴趣的图画课,患儿会专心致志地去画画,下课铃声响过后会仍然在继续地画,当他人制止时会引起患儿的惊恐和不安等情绪。

2.语言方面

(1)理解较难的语言有困难:患儿虽然精通语言,但是只能在表面上肤浅地理解和应用某些较难的词汇,例如难以理解比喻的词汇和开玩笑的语言,这是因为这类患儿对语言功能中的共同主观功能部分发育不完全或理解的不充分。

(2)对文章的理解障碍:对文章的内容理解较为困难或者与之相反,是因对字义过度的理解而导致错误,例如因为教师说了:"今天换一下座位"的话,在第二天来上学时,患儿表现出既想坐在原来的座位上又表现出惊恐不安的情绪。

(3)对语言的记忆缺乏整体性:在对语言的记忆方面,因不能整理语言之间的关系而导致在其脑海中记忆的都是感情的、视觉的片段,所以患儿不能正视时间的顺序,常出现突然地想起了很久以前的事情,即时间的滑动现象(time slip 现象)。

(4)易受人欺负:与孤独症患儿一样,在集体中常出现行动的困难,其困难程度因病情的不同而异,并因此而常常成为被人欺负的对象。小学低年级的儿童对被人的欺负现象表现出不在乎的态度,而到了高年级则会表现出激烈的、过度的反应,长期被欺负会给儿童带来多种不良的影响。

(5)沉湎于幻想:此征小儿中的多数至学龄期后常沉湎于幻想之中,在大多数的场合中或者是沉湎于自己感兴趣的事物之中,或者是专注于电视中播放的一个场面,或许看电视的同时幻想着自己在扮演着其中某一个角色,独自在反复地嘟嘟囔囔地说着什么台词类的语言。这种沉湎于幻想的情况可以从入小学至小学高年级一直持续到中学阶段,常被误诊为精神病中的幻觉和妄想症状。

(三)小学高年级

1.社会性改善

从小学 4、5 年级开始至 5、6 年级,教师会发现患儿不遵守学校和社会规则的困扰骤然减少,与此同时,患儿开始注意周围的人和事,一改从前的"一切与我无关"的态度,出现了一个转折。

同时，一部分患儿开始注意到自己被人欺负的现象，并可以有对抗的倾向。但是，有不少的患儿在此时期仍然被人欺负，可导致患儿出现大吵大闹的现象。

2.形成对人关系的不适应状态

大多数患儿可从被欺负的困扰中解脱，但是仍然有一部分患儿继续受到侵害，并因此而经常发生恐慌的情绪，继而就出现了对人关系的不适应状态。这是因为患儿长期处于被人欺负的体验之中，错误地认为人与人之间的关系就应该是这种迫害和被迫害的关系，这种心理思维逐渐地被固定化，从而产生了对社会中的人和物等的不适应状态。所以，即使在现实情况下被人欺负的现象已经明显减少，但是通过时间的滑动，在自己的脑海中常常闪现（flashback）出曾经被欺负的画面，仍然影响患儿处理与人的关系，产生了对人关系的不适应状态。

(四)青年期以后

1.对人关系的不适应状态的转归

过了小学高年级以后，如果患儿在受人欺负时得到了他人的保护，可使其逐渐地从对人关系的不适应状态中解脱出来，虽然在学校中仍然是比较孤立的，但可以不受干扰的度过学校的生活，将来可能成为对社会有用的人。但是，其中部分患儿仍然会持续的存在对人关系的不适应状态，会导致产生强迫性行为、拒绝上学等精神科的合并症。

2.自己同一性障碍

到达青春期以后，其中有的病例会出现自己同一性障碍，即欲仿效某种人和事，要求自己甚至家人与其相同。例如患儿读了某一伟人的传记后，觉得这个伟人真伟大，于是就要求家里的人和他一起去过伟人所处年代的生活，如果传记中描述了这一伟人在幼儿时的贫苦生活状况，患儿就要求家里的人和他一起去过那样的贫穷生活等。

这种自己同一性障碍若发展下去会导致性同一性的障碍。

3.精神病样症状

Asperger综合征的患儿可能出现散在的精神病样症状，如妄想、幻觉、一个人喃喃自语或自发地笑等反应性精神病症状。精神病样症状可能会成为社会性障碍的原因。Asperger综合征从幼儿期开始即有对人关系的障碍和社会性障碍，有不少患儿是沉湎于孤独的幻想的高功能者。

五、诊断

要根据上述的临床症状和本综合征的诊断标准进行诊断，正确的诊断本身也是治疗的一部分。但是，迄今为止，仍然有许多医生尚不知道此综合征的存在，即使是儿科专家也常常将此综合征误诊。例如，在被诊断为学习障碍的小儿之中有不少是孤独症患儿，而在孤独症患儿中的非语言性学习障碍者几乎都是以Asperger综合征为主的广泛性发育障碍。要知道广泛性发育障碍小儿的学习障碍与一般的学习障碍有本质上的差异，前者的学习障碍是在社会性的障碍的基础上发生集体行动的障碍而导致的，而一般的学习障碍小儿是见不到明显的集体行动障碍的，更无孤独症患儿的刻板动作等其他症状。

六、治疗

(一)教育治疗

Asperger综合征的治疗与其他广泛性发育障碍的治疗一样，是以教育治疗为主要治疗方法。要从小儿的早期开始用教育治疗的方法对应患儿的各种适应社会和学习的不利条件，可以得到一定的疗效。据日本的衫山登志郎调查的结果,接受早期教育治疗的患儿要明显的比未接受过早期教育治疗的患儿在学龄期的适应性好得多,而且以后的社会适应能力也好,至青春期时其自己同一性的障碍也相对轻。

经过早期教育治疗的患儿多数能形成对养育者的依恋关系,与此相反,确定诊断较迟,即未接受早期教育治疗的患儿会有形成这种依恋关系的障碍。同时,未经诊断则导致养育者不知道小儿的病情,对小儿的某些表现不理解,常常误以为小儿是调皮、不听话,并因此对其进行斥责和批评等实行不当的教养方式,结果导致小儿对养育者依恋关障碍的加重。

接受过早期教育治疗的患儿大部分成为被动型,少部分仍然可能成为积极奇异型。

早期教育治疗的方法最好是采取个别的教育方法,病儿中的高功能者其认知机构与正常小儿是不相同的,特别是在小学低年级时期,在普通的学校学习会出现困难。应该采取让患儿在普通的学校的相应年级中接受特殊教育的方法,如果能应用正确的方法,可以明显地提高患儿的智商。

至青年期,则应该让患者和那些与其具有大致相同的不利条件的人在一起进行交流,这一方法非常的重要。目前,在日本组织了全国性的发育障碍者的自助会,患者可以通过参加自助会的方式,进行与他人交流、交往和相互援助。

(二)药物治疗

对一些症状可以应用抗精神病的药物,但是,用量要小于精神病患者,一般极小的量就可有效。

1.频繁发生的惊恐情绪者

可应用匹莫奇特(Pimozide)或称为哌迷清0.4~1.0mg,或应用哌甲酯(perphenazine)或称为利他林0.3~1.0mg。

2.频繁发生不愉快的记忆

可应用新的抗抑郁药SSRI 25~50mg。

3.强迫行为和抑郁

可应用氯米帕明(clomipramine)或称为氯丙咪嗪10~50mg。

在这类患儿之中有一部分智能较高、语言能力也好的所谓高功能者,这样的患儿常自己能发现本身的所存在的与他人的不同之处即异常的表现,并可因此而引起情绪等的改变。所以,对于此类患儿应将对其的诊断、所存在的主要问题及治疗的方法告诉本人,并要提示他如何对应自己的问题等,这也是治疗中的一个重要环节。

七、转归

因为此征的发现比较晚,所以对其转归的研究尚不充分,资料较少。

Asperger综合征经治疗好转的比率,1985年Rumsey报告为21%,1989年Szatmari报告为87%,1992年Venter报告为27%。

本征与非高功能的孤独症相比预后较好,但是,通过对此征患者就业后的调查结果发现很少有能在无智能障碍的人群中稳定地工作者,说明此综合征也未必是一种乐观的疾病。

(阎加民 淄博市妇幼保健院)

第五章 注意缺陷多动障碍

第一节 注意缺陷多动障碍的概念

注意缺陷多动障碍(ADHD)亦被称为多动性障碍,主要表现为与年龄不相称的注意力易分散,注意广度缩小,不分场合的过度活动和情绪冲动,并伴有认知障碍和学习困难,智力正常或接近正常,ADHD常见于学龄期儿童,但有70%的患儿症状持续到青春期,30%~50%的患儿症状持续到成年期。ADHD常共患学习障碍、对立违抗障碍、情绪障碍以及适应障碍等,对患者的学业、职业和社会生活等方面产生广泛而消极的影响。目前,儿童精神科学者们普遍认为ADHD是一种影响终生的慢性疾病。

早在1845年,Hoffmann已把儿童的活动过度作为病态来描述。1937年,Bradley指出这是一种儿童行为障碍的特殊形式,临床应用苯丙胺治疗取得很好的疗效。1947年,Strauss认为脑损伤是其重要病因,故取名为"脑损伤综合征"。1949年Clements等认为这种脑损伤是轻微的,故称为"轻微脑损伤综合征",简称MBD。1966年Gessel指出多动症不是轻微脑损伤,而是"轻微脑功能失调",也简称MBD。随着对疾病本质的逐步认识,1980年美国精神病协会(APA)在精神障碍诊断和统计手册第三版(DSM-Ⅲ)中提出该疾病,当时的名称是注意缺陷障碍(ADD),明确诊断要求在注意缺陷、冲动两个症状群中症状的数量分别达到一定的条目数,在此基础上,如能满足多动症状群中的条目数,则诊断为注意缺陷障碍伴多动(ADDH),如达不到,诊断为注意缺陷障碍不伴多动。1987年修订后出现了DSM-Ⅲ-R诊断标准,疾病名称改为注意缺陷多动障碍,对症状的描述有所改变,要求在14个症状条目中达到8条,不再分型,而按严重程度划分为轻、中、重三级。1994年修订而成的DSM-Ⅳ仍沿用注意缺陷多动障碍的名称,但诊断的结构发生了较大变化,反映了对疾病实质的一些新认识和观点。DSM-Ⅳ将症状分为两大核心症状,一组为注意缺陷症状,要求符合9个条目中的6条;另一组为多动冲动症状,也为9个条目,同样要求符合其中的6条。将ADHD分为三型:如仅满足前者,即诊断注意缺陷为主型(ADHD-Ⅰ),仅满足后者诊断为多动冲动为主型(ADHD-HI),二者均满足诊断为混合型(ADHD-C)。2013年修订发行的DSM-5则在DSM-Ⅳ诊断标准基础上,对部分症状条目进行了成人患者症状的补充,并对成人患者诊断所需的症状条目数进行了明确规定。近年来,世界卫生组织在《国际疾病分类》第9和10版(ICD-9和ICD-10)中将该疾病命名为"儿童多动综合征"。

目前现行的两个系统ICD-10、DSM-Ⅳ和DSM-5,用于确定诊断的18个症状条目描述完全一致,不同之处在于:ICD-10要求注意缺陷、多动/冲动症状两大主征都要同时明显存在,而DSM-Ⅳ和DSM-5只要一组症状明显存在即可;ICD-10提倡一元诊断和诊断等级,一旦存在心境障碍、焦虑障碍和广泛发育障碍,则优先诊断这些疾病,而DSM-Ⅳ和DSM-5允许ADHD和心境障碍、焦虑障碍共患。

不论是多动症、注意缺陷障碍或注意缺陷多动障碍,这些名称均不涉及对病因的描述,而都是症状描述性用语。

(王莹 淄博市妇幼保健院)

第二节　注意缺陷多动障碍的临床诊断

ADHD是儿童最常见的行为障碍,也是学龄儿童患病率较高的一种疾病,给患儿的日常生活、学习带来很大影响。ADHD的核心症状包括注意缺陷、多动和冲动三大主征,可导致儿童学习成绩较差,与家长、老师和同伴的关系紧张以及自尊心受损等。ADHD起病于儿童期,但是症状常持续到青春期和成人期,有观点认为ADHD可以是终生性疾病。ADHD患儿就诊率较低,但对该疾病的早期发现、早期诊断、早期治疗可以改善多数ADHD患儿的教育和社会心理的问题。为促进ADHD的早期发现和早期诊断,本部分内容将针对ADHD患儿的筛查和诊断给予建议。

一、诊断线索

不同年龄患者ADHD表现有所不同。当出现以下问题时,临床医师应考虑进行ADHD的评估。

(一)学龄前期儿童

(1)过分喧闹和捣乱,不好管理,惹人厌烦。
(2)明显的攻击性行为,经常惹祸。
(3)无法接受幼儿园教育。

(二)学龄期儿童

(1)不安静/好动。
(2)注意力难于集中。
(3)好发脾气/行为冲动/自我控制能力差。
(4)伙伴关系不良。
(5)学习成绩不佳。
(6)对抗、不服从/品行问题。

(三)青少年

(1)自己感到难于集中注意力。
(2)习成绩大幅度下降,厌学。
(3)做事不考虑后果,经常跟父母顶嘴、与老师争执,与同学缺乏合作精神,对一些不愉快的刺激做出过分反应等。

由于ADHD在学龄期更多见,本建议更适合于学龄期儿童。ADHD症状无特异性(可见于多种疾病),缺乏具有诊断意义的病因学或病理学改变,辅助诊断的客观体征与实验室资料少,故主要依据可靠的病史和对特殊行为症状的观察和检查,须将各种资料综合分析进行诊断。

二、病史收集

儿童的病史主要由父母或主要监护人提供,还可以请老师、亲戚、邻居、同伴等进行补充。

(一)现病史

首先要了解父母带孩子前来就诊的原因。在开始交谈时,鼓励父母按自己的看法介绍孩子的问题,取得信任,建立互动的合作关系。

根据家长提供的线索,我们大概了解儿童可能存在的问题,例如:注意力不集中、学习成绩不好、好发脾气等,并在脑海中初步有了一个"拟诊"。下一步,则针对重点问题进行深入询问,其内容集中围绕ADHD的主要临床表现、病程、共患病、社会功能和影响因素进行。

1.注意障碍

注意障碍是ADHD的突出症状,也是诊断的必需症状。ADHD注意障碍的特点是主动的随意注意障碍,在注意的集中性、稳定性和选择性等方面存在异常;而被动的不随意注意相对增强,对完成工作任务有不良影响的无关刺激缺乏抗干扰能力。

可以从课堂、做作业、活动、生活等方面去了解注意力情况,患儿从事一项活动时容易分心,不能较长时间保持注意;上课不专心听讲;做需要集中注意力的事没有耐心;做作业拖拖拉拉;学习马虎,容易出现粗心所致的错误;经常丢三落四,丢失学习或生活用品等。需要注意以下问题。

(1)生长发育的差异:诊断标准中强调与发育水平不相称,这一概念是鉴定正常儿童与ADHD患儿的一个重要指标。由于儿童是一个正在发育的个体,在判断注意障碍时,要用发展的观点去分析。正常儿童在不同年龄阶段注意集中的时间有所不同,随着年龄增长,注意集中时间逐渐延长。一般来说,5~6岁时专注时间为12~15分钟,7~10岁时为20分钟,10~12岁时为25分钟,12岁以上可以达到30分钟。6判断儿童注意力是否集中,应结合儿童的年龄和发展水平来确定。只有当儿童的注意集中时间明显短上述时间,且与班上大多数儿童明显不同时,才能考虑存在异常。例如一个四年级的学生,老师反映其一节课听不了10分钟,可以视为异常;而一位母亲反映她的4岁孩子注意力不集中,不肯完成图画班的作业,做出诊断则比较困难。

(2)注意障碍的性质:幼儿期以不随意注意占优势,学龄初期随意注意有了很大的发展,但其注意力更多地与兴趣相联系,一般来说,直观、生动、引起兴趣、产生美感的事物容易吸引注意力,而单调、刻板的对象则容易分散注意力。正常情况下,由于儿童、青少年在兴趣、技巧等方面有所不同,注意集中性和稳定性存在很大差异。

1)学龄前期:除了简短的故事或任务,儿童很难对故事书或需要安静的事情(如涂颜色、画画)保持专注。

2)学龄期:对于不想从事的活动,如阅读指定书籍、做家庭作业或需要集中精力的任务,儿童可能无法坚持很长时间。

3)青春期:在进行自己并不渴望完成的任务时,青少年也很容易分散注意力。因此,判断儿童注意力是否存在问题应结合其兴趣水平综合考虑。低年级儿童在教学内容缺乏直观、具体、生动性时,出现不能保持注意和不能判定为异常。部分家长反映ADHD儿童玩电子游戏、看动画片时可以集中相当长时间,该情况是由于电子游戏、动画片对注意力的要求很短(2~3分钟),同时非常具有刺激性所致,也不能就此认为儿童注意力没有问题。对于较大儿童,还要了解他们是否有想集中注意力而难以自我控制的主观感受。

(3)评价者因素:要注意病史提供者个人素质或对问题理解的偏差,导致对儿童注意力评价的差异。由于个人素质和对问题理解的不同,对同一儿童的同一行为,有的人认为是异常,有的人认为是正常,因此会影响病史的客观性,造成诊断的问题。例如:一位对孩子期望很高的母亲,孩子稍有分心就担心患了ADHD,她们经常拿着报纸上描述的症状,说自己的孩子条条都符合。而一位本身好动的父亲,则认为"孩子爱动有什么关系,只要会吃饭就没病",而对儿童的学习落后置若罔闻。

中国父母受传统文化影响,对儿童注意力要求较高。一项对学校儿童的研究发现,当请父母评价 DSM－Ⅳ ADHD 诊断标准时,82.3%的父母认为自己的孩子符合第1条(在学习、工作或其他活动中常常不注意细节,容易出现粗心所致的错误),57.33%的父母认为符合第8条(很容易受外界刺激而分心这提示父母希望儿童更专注于学习,对于儿童生长发育中正常的注意力分散,部分家长难以容忍,这些因素会造成提供病史的偏差。

2.多动、冲动

多动是 ADHD 的另一主要症状,表现为活动水平明显比正常儿童高,在需要坐下来或需要遵守秩序的场合表现得更为突出。评价活动过度,要从活动水平、发生频度、场合以及发育水平等多方面考虑。ADHD 的多动症状受年龄影响,随年龄增长而减轻。在幼年期躯体活动明显比别的儿童多,不能安静下来,奔跑、跳跃、到处攀爬,不能动的东西也要去动,总是让大人担心他们的安危。到学龄期,大运动量的活动有所减少,主要表现为上课不安静,做小动作,玩文具、书本,撩惹邻座同学。下课后在教室内外与别的同学追追打打,高声叫喊。到青少年期可能只有坐立不安的主观感受。除运动性多动外,还有语言的增多,叽叽喳喳、喜欢插嘴、弄出噪声等。此外,要了解多动发生的频度是否每天、每节课都发生。由于教师面对的是一个群体,常常能够较客观地评价儿童的多动行为。ADHD 儿童由于行为问题突出,为了维持班级的纪律,教师常采取一些关注措施,例如:让他们坐特殊位子,靠近讲台以便提醒,和同学分开单独坐以免影响别人等;或经常向家长反映,在家长会上重点提示等。教师的这种关注,提示 ADHD 儿童的行为与全班儿童的发育水平不相称,在诊断时很有价值。

近年研究认识到冲动是 ADHD 的核心症状,表现为自我控制能力差,情绪和行为失控。患儿缺乏耐心,不能等待,对挫折的耐受能力低;认知方面冲动,常导致学习失误;行为方面冲动,导致不能遵守纪律、规则,与同伴发生冲突,不受人欢迎。这些问题经常重复发生,难以改正。需要注意以下问题:

(1)生长发育的差异:儿童活动水平的变化很大,有些儿童从出生起就表现出较高的活动水平,据报道有15%的学龄儿童精力旺盛,活动水平高。正常情况下,婴幼儿和学龄前期儿童可能比较活跃、冲动,常常绕圈奔跑,不愿停下来休息,碰撞别人或物体,或不停地询问;学龄期儿童也可能比较好奇、贪玩,喜欢长时间进行活动性游戏,有时做事比较冲动,尤其在比较兴奋的情况下或与同伴攀比时;青少年期喜欢长时间进行社会性活动(如跳舞、打球、与同伴参与冒险的活动)。但这些多动没有影响儿童的社会功能,学习、纪律、伙伴关系都很正常。

(2)多动、冲动的性质:与正常儿童的活泼好动不同,ADHD 儿童的行为具有鲁莽、唐突的特点,做事不考虑后果,凭一时冲动。当他们有要求时,必须立即得到满足,不能等待;遇到挫折时不能忍受,出现激烈的情绪波动和冲动行为,甚至常常会动手打人导致别人受伤害 ADHD 的活动过度和冲动源于自我控制能力差,他们难以接受环境的约束,因此屡教不改,常常刚保证又犯,父母打骂、老师批评都无济于事。

ADHD 的多动为多场合性,不但在玩的时候多动活跃,在教室上课、在家学习做作业、到医院就诊、到需要安静的公共场所都表现出活动过度。而正常儿童的活泼好动是分场合的,在要求安静的场合能够自控。

对儿童多动、冲动行为的评价,还要考虑儿童本身的状态和环境。正常情况下,当儿童对事物产生厌烦或渴望时,活动和冲动性常常增加,而当这种厌烦或渴望得到解决后可以降低。

(3)评价者因素:对多动和冲动性的判断必须考虑监护人对儿童的期望水平和自身的耐受力。在不同文化背景下,人们对儿童的期望水平有所不同。在一项中国、美国、日本、印度尼西亚临床医师参加的跨国研究中,在共同观察了多动症儿童的录像后,中国和印度尼西亚临床医师记录的多动评分显著高于日本和美国临床医师。之所以如此,与传统文化影响有关中国父母希望其孩子安静、服从、守规矩,因此,对孩子的多动-破坏行为容忍性差。此外,婴幼儿和学龄前儿童可能比较活跃、冲动,需要经常监护以免发生伤害,这些儿童的活动常常会给没有精力和耐心应对这些孩子的家长带来困扰当父母本身有焦虑、抑郁倾向时,对儿童可能期望更高而耐受性更低以上均有可能造成诊断偏差。

3.起病年龄和病程

以前的诊断标准(从 DSM-Ⅲ 到 DSM-Ⅳ)均将 ADHD 起病年龄定为 7 岁前。事实上,ADHD 儿童的症状常在 3 岁左右就明显表现出来,定义为"起病于 7 岁前"是因为在幼儿阶段学习任务不多,幼儿园的课程时间比较短,没有考试等衡量标准,所以一些孩子的症状没有引起老师的注意。而有的 ADHD 儿童的父母由于缺乏经验和比较,早期也没有觉察到儿童的问题,直到上学以后,由于学习和纪律问题被老师发现才引起重视。在就诊时,追溯儿童幼时表现,从意识到孩子比别的儿童好动、难于管理算起,追溯儿童在幼儿园时的表现及老师对其评价,一般可以发现早期注意缺陷、多动的线索。

DSM-5 将年龄标准修改为"若干注意力障碍或多动-冲动的症状在 12 岁之前就已存在"。将年龄标准推后,是因为考虑到一些 ADHD 儿童智商较高,社会能力较好,在小学阶段学习压力不大的情况下,可能没有导致明显的社会功能损害。上中学后,由于课程、学习内容增多,社会功能损害显现出来。为了使这部分孩子得到帮助,因此将年龄标准放宽。

值得注意的是,多动和注意障碍可以由其他原因引起,也可能是一过性的。当一个各方面都很正常的儿童,突然出现明显的注意力问题或行为冲动,首先要考虑是否与学习压力、家庭问题、上中学等的适应障碍、应激(如父母离异)等所致的焦虑、抑郁等有关,这些生活事件引起的境遇性多动常常在 6 个月内消失。因此,规定"符合症状标准和严重标准至少 6 个月"这一病程标准,旨在强调 ADHD 儿童中这些行为的持续存在,排除其他原因所致的注意不集中和多动冲动。

4.社会功能

由于注意力不集中、多动、冲动可以见于正常儿童,因此如何区别 ADHD 儿童和正常儿童,评价社会功能损害程度是关键指标只有当这些行为的程度明显超出正常,损害了儿童的社会功能才能诊断。社会功能指儿童学习、与人交往和适应环境的能力。

(1)学习能力:ADHD 儿童由于注意缺陷、学习效率低,常不能获得所学的知识,因此表现为学习成绩差、成绩波动。随着功课难度增加,学习成绩每况愈下,至初中时常常成为前来就诊的主要原因。教师对这类儿童的评价是"聪明有学习能力,但不用心"。

(2)人际交往能力:

1)亲子关系:这些儿童自幼表现出困难气质,难于管理,常导致父母情绪急躁、缺乏耐心,采用粗暴、专制、拒绝的养育方式,亲子关系不良;而这种亲子关系又进一步加剧儿童不良行为的发展,形成恶性循环;至青春期,常出现严重的亲子冲突,甚至整个家庭失和。

2)伙伴关系:由于多动,喜欢和同学撩撩打打;由于冲动,常和小伙伴发生冲突,因而同学都不喜欢和他们交往。

3)师生关系:由于不遵守纪律、经常惹祸,给教师带来很多麻烦,加之不服从管教、与老师顶撞,导致师生关系不良。

(3)适应环境的能力:在幼儿园、学校等集体环境中,常不能遵守学校、课堂纪律及适应集体生活;在社会活动中,不能接受社会规则、制度的制约,而表现出反社会倾向,不能很好地适应社会。

(二)个人史

了解出生史、生长发育史、生活史、既往史以及家族史,既有助于分析病因和可能的影响因素,也为进一步的治疗奠定基础。

1.出生史

(1)胎儿期

1)严重感染(特别是妊娠3个月内的病毒感染)。

2)接触X线照射、药物或化学物品,使用毒品,吸烟,饮酒。

3)先兆流产,妊娠高血压综合征。

4)母亲患严重躯体疾病(如肝、肾或心功能不全,败血症)。

(2)围生期

1)出生时Apgar评分。

2)窒息(发绀或苍白)。

3)产伤。

4)早产,低出生体质量。

5)新生儿期惊厥,严重黄疸,颅内出血。

2.生长发育史

DSM-5将ADHD归类在神经发育障碍,因而详细了解早期发育情况对诊断有重要意义。

(1)运动发育:抬头、独坐、爬行、独立、独行、小跑、跳跃的年(月)龄,精细运动能力。

(2)语言发育:咿呀学语、讲单词、短句、自动叙述一个简单的故事或事件的年龄。

(3)自行控制大小便的年龄。

(4)学习情况:入学年龄,学习成绩(尤其注意早期成绩),在校表现,理解及记忆能力,老师对他的评价。

(5)人际交往情况:与父母、兄弟姐妹、邻里伙伴、同学之间相处情况。

3.生活史

(1)婴幼儿期抚养人:父母,(外)祖父母,寄养,收养。

(2)入幼儿园(托儿所)情况:活动水平,能否安静玩耍,和小朋友交往及学习情况。

(3)家庭及社会有无重大生活事件:父母经常吵架、分居、离异等。

(4)教养方式:溺爱放任,粗暴打骂,冷漠忽视,民主接纳。

(5)在对待患儿的教育问题上,父母之间以及整个家庭成员之间是否意见一致。

(6)父母对儿童学业的期望。

(7)每日看电视或上网、玩电子游戏时间:是否超过2小时。

(8)家庭居住条件:贫困,居住拥挤。

(9)亲子之间、整个家庭成员之间的相互关系。

4.既往史

(1)中枢神经系统感染(脑炎、脑膜炎),抽搐史(发生年龄、发作频度、可能的诱发因素),运动和/或发声抽动。

(2)严重躯体疾病,感染,中毒。

(3)支气管哮喘/过敏。

(4)甲状腺功能低下或增高。

(5)遗尿,排便失禁。

(6)躯体发育不良。

(7)头部外伤(有无昏迷、呕吐)。

(8)视觉或听觉损害。

5.家族史

(1)父母的躯体、精神健康状况及人格特点。

(2)家族成员精神障碍史。

(3)家族成员违法犯罪史。

(4)父母及其他亲属在幼年期有无类似表现。

三、临床检查与评估

对儿童的精神状况检查包括观察与交谈。

(一)观察

儿童常常不善于表达自己的想法,其心理活动常通过行为反映出来,因此观察是很重要的检查方式。从儿童进入候诊室、他的父母提供病史时,临床医师就应留意其语言、认知水平、情绪、社会行为及运动异常等表现,对年龄较小和不合作的儿童,这常常是主要的检查方法。

诊室也是在自然条件下观察家庭成员间相互关系及亲子关系的较好场所。家长对儿童是关怀备至还是态度粗暴?父母亲是相互补充,还是互相争吵、埋怨?经过观察,可以对儿童的行为、家庭关系基本了然于心。

儿童在不同的社会情景中,其行为的外在表现可能差异甚大。在诊室这一新环境中,可能限制了儿童某些行为的再现,即使明显多动的儿童,在进入陌生环境时,可能也会在短时间内控制自己的行为。其父母在场与不在场,儿童的表现也不完全一样因此,有条件的地方,可设置单向镜观察室。儿童进入观察室后,以为无人看见他,时间一久,基本行为就会表现出来观察者还可以应用量表记录儿童的行为表现,得到客观的行为记录。

运用游戏技术是了解儿童主观世界的良好手段。儿童常常通过游戏,表达他内心的喜怒哀乐;通过游戏的象征性意义,表达其家庭关系。通过游戏,可以达到与儿童亲近、沟通的目的,从而了解到真实情况。

还可以参考儿童的作业、日记、学校评语等。

(二)检查性交谈

检查性交谈是临床医师与儿童之间有目的的交谈,其目的是了解儿童的心理状况,为诊断提供依据,为下一步制定治疗方案收集资料。儿童的自我陈述是有价值的,特别是6岁以上的孩子。在交谈前临床医师应熟悉病史,掌握必须了解的内容,才能做到有的放矢。交谈的同时也要进行观察。在与患儿交谈中,临床医师亲切、真诚、同情的态度,柔和的语调,微笑的表情,耐心倾听,可以使儿童感到安定、亲切、可信,易于将自己的想法无保留地说出来。交谈时要采用适合患儿年龄的方式及语言,以便于患儿理解,才能使交谈更为融洽。非言语性沟通也是取得儿童信任、建立沟通的良好方式。交谈中要尊重儿童的人格,对于有些敏感问题,要迂回接近。有的青少年有些话只愿讲给临床医师听,而不愿他的父母知道,临床医师应给以承诺,为这些"小秘密"保密,如不是原则问题,就不反映给家长;如果有些情况确实很重要,在反馈给家长的同时,要告诫家长不要为这些问题惩罚孩子,以免在儿童面前"失信"。

1.检查性交谈的主要内容

(1)对ADHD症状的评估:根据病史提供的线索,主要询问儿童对自己问题的了解和态度。对于年龄较小的儿童,通过交谈判断诊断性症状的存在或缺失是不可靠的;而青少年则可以自已提供或补充病史,重点放在家庭、学校及与同学交往的功能上,并且可以了解共病情况。

(2)了解儿童的内心体验:父母常常忽略儿童个人的情绪问题(如焦虑、抑郁、恐怖、愤怒),儿童个人叙述的内心体验常常是比较可靠的,特别是情绪问题和自尊。有些儿童的某些反社会行为、与性有关的活动或性心理,常常不为父母所知,只有当临床医师有意识地与其倾心交谈时才有可能暴露出来。

(3)精神病理学的总体评估:交谈的另一目的是面对面地了解儿童的精神状况。有的父母按照自己的猜测重点介绍多动症状,但是儿童一开口,却发现答非所问、无法交流,与父母所述大相径庭,提示患儿可能患有其他精神障碍,例如:急性应激障碍(ASD)、精神分裂症、双相障碍等。这时需要重点了解患儿的交往、交流发展情况,询问幻觉、妄想、焦虑、抑郁、躁狂体验,特别是自杀意念等。

2.检查性交谈记录

一般按照精神活动的3个组成部分:认知活动、情感活动、意志行为活动来记录。精神状况检查提纲如下:

(1)一般表现

1)生长发育与年龄是否相符,衣饰与年龄、性别是否相符。

2)意识状况:意识是否清晰,有无嗜睡、昏迷。

3)一般表现、生活自理水平与年龄是否相称,与临床医师接触交谈是合作还是过分羞涩、紧张、违拗、哭闹,有无伤人、自伤、攻击行为。

(2)认知活动

1)知觉障碍:①错觉:种类、性质、出现时间及频度;②幻觉:种类、性质、出现时间及频度;③感知综合障碍:种类、性质、出现时间及频度。

2)注意力:注意集中还是易分心,能持久还是很短暂,注意的广度、转换能力如何。

3)记忆力:远、近记忆及记忆保持力。

4)语言及思维:①言语:语调、语速、语量是否适中,流畅性如何;②理解和表达语言有无困难;③用姿势、手势或眼神表达自己意愿的能力如何;④思维障碍:思维形式障碍(如思维迟缓、思维贫乏、思维奔逸或思维破裂等),思维内容障碍(如各种妄想);⑤智力:应结合年龄及文化背景考虑,如对一般常识的了解、理解判断力、计算力等;⑥自知力:指患儿对自己疾病的认识和态度。需注意年龄、发育因素。

(3)情感活动

1)情感的性质:主要倾向是适度,还是抑郁、淡漠、焦虑、紧张、恐惧、愤怒、憎恨、易激惹、高涨、欣快或幼稚。

2)情感的协调性与稳定性:情感与内心体验是否一致,情绪稳定还是变化多端。

(4)意志与行为

1)意志增强或减退,本能(食、性意向)活动的增强或减弱。

2)有无不自主运动或抽动,如有,注明部位及频度。

3)有无刻板动作、强迫行为。

4)言语、动作增多或减少。

5)有无兴奋躁动,如有,应了解其是否协调。

(三)体格检查及神经系统检查

常规的体格检查及神经系统检查对于发现导致症状的躯体病因(如甲状腺功能亢进、神经系统疾病、视觉、听觉损害)有帮助,并排除治疗禁忌证(如心脏病、肝肾功能不全等)。

(四)心理评估

心理评估为临床和科研提供标准化、数量化、相对客观的资料,已成为临床心理学的重要辅助诊断手段。目前有许多对评估ADHD儿童有用的神经心理测验和量表,可以帮助临床医师了解儿童的症状、社会功能、共病、家庭环境等情况,用于辅助诊断。在应用时要考察心理测验和量表的效度、信度、年龄/性别常模,最好有国内常模。

1.儿童行为评定量表

儿童行为评定量表多为他评量表,主要有父母用、教师用、专业人员用量表,年长儿则常用自评量表。使用量表的好处:

(1)资料完整全面:使用量表收集的症状比较完整,不容易遗漏症状,由与儿童密切接触的人填写,资料比临床医师在短时期内所观察的症状更全面。

(2)客观:使用统一的评分标准,使个人的主观因素大大减少,能够较客观地反映问题。

(3)便于交流。

(4)方便:量表由父母或老师根据儿童的表现填写,易于掌握,不需经特殊训练;将量表编制成软件,由计算机录入、输出结果,更适合在临床应用。

量表的局限性:

(1)受评定者主观因素影响:由于受到儿童关系、评定者的文化程度、情绪、智力等因素的影响,评定者对条目的理解可能比较片面,不够客观,因而对于同一儿童,父母之间、父母与教师之间可能得出不一致的评定结果。

(2)横断面记录不能反映症状的衍化过程:量表记录的仅为患儿症状的一个断面,不能从纵向说明症状的起源、发展及背景差别。

(3)采用固定的评分方式,方法机械,不能辨别最突出的症状,不能发现患儿的个别特性。

(1)父母评定量表:父母是与儿童接触最密切的人,对自己的孩子观察细微,是评价儿童行为的重要来源,故父母评定量表是对儿童行为进行评定的方法中应用最广泛的一种。通过父母评定,往往可以获得较全面的资料,特别是一些仅在家中表现出来的症状。但是,因为父母受文化背景、情绪因素以及对儿童问题看法的影响,加之仅关注自己的子女,缺乏与其他儿童的比较,因此父母对儿童的评估常有失偏颇,相对不如教师可靠。如果父母之间评分不一致,可能反映儿童与父母相处的不同,或父、母一方过分强调孩子的问题或不愿承认孩子的问题。

目前国内常用的父母评定量表包括:专用于评估ADHD临床症状或执行功能的量表;评估儿童各种行为问题的多维度量表,其中有涉及注意问题的分量表以及各种内化性、外化性问题的分量表,可以评估ADHD的共患病;评估ADHD儿童社会功能的量表简介如下,详见附录1。

1)用于评估ADHD症状的量表:SNAP-Ⅳ量表父母版,注意缺陷多动障碍诊解量表父母版(ADHD DS-P),注意缺陷多动及攻击评定量表(IOWA),范德比尔特ADHD评定量表(VARS)等。

2)用于评估ADHD共患病的量表:Conners父母症状问卷(PSQ),Achenbach儿童行为量表(CBCL),Rutter儿童行为问卷,长处和困难问卷(父母版)(SDQ)等。

3)评估社会功能的量表:Weiss功能缺陷量表父母版(WFIRS-P)。

(2)教师评定量表:学校是学龄期儿童活动的重要场合。教师面向的是一个群体,能够对不同儿童进行比较,因此评价儿童行为较客观,尤其是多动、攻击等外化性问题。但教师对儿童的情绪问题、躯体化问题则不如父母观察仔细,易于忽略。

常用的量表有:SNAP-Ⅳ量表教师版,Conners教师评定量表(TRS),IOWA Conners教师问卷,Achenbach教师报告表(TRF),Rutter儿童行为问卷(教师版),长处和困难问卷(教师版)等。

(3)儿童自评量表:随着儿童年龄的增长,有些心理活动不愿意告诉家长,因此一些细微的心理变化难以被父母、教师掌握。故对于较大的儿童,自我评定量表成为主要的资料来源,特别是焦虑、抑郁等情绪问题。

常用的量表有:Achenbach青少年自我报告表(YSR,用于11~18岁青少年),长处和困难问卷(儿童版,用于11岁以上青少年),儿童焦虑性情绪障碍筛查表(SCARED),儿童抑郁障碍自评量表(DSRSC),儿童自我意识量表及艾森克个性问卷(EPQ)等。

(4)专业人员评定量表:由临床医师、护士、心理治疗医师以及其他经过训练的专业人员填写,需要一定的专业知识,对症状不仅仅是记录,更多是判断症状的有无和严重程度,因此准确性较高,可以排除由于家长、教师、儿童本人的个人因素所造成的偏差。该类量表症状定义严格,检查者必须经过专门培训,并进行一致性检验,达到标准才能使用。主要用于诊断、评定严重程度、追踪治疗效果。国内有儿童大体评定量表(CGAS)。

因儿童对自己的行为缺乏自我评价能力,其行为常常由父母或其他人进行评定。而父母的文化背景\情绪因素、对儿童问题的看法等可影响评价的可靠性,教师的经验、对学生的管理能力和对儿童心理问题的看法也会影响评估结果。因此,在使用量表评定儿童的心理行为时,应参考评价者因素对评定结果进行综合分析。与此同时,由于不同量表考察维度不同,描述方法不同、常模来源不同,所测出的内容也不完全一致,故需客观看待量表的评定结果。量表评定结果仅用于辅助诊断,不能代替临床诊断。只有将量表评定与临床工作相结合,才能得出正确诊断。

2.定式和半定式诊断访谈

定式诊断访谈是按不同的疾病所需,为从儿童和/或父母获取儿童的症状和功能状况而设计的详细的检查内容、工作程序及专用的记录设备等。半定式诊断访谈不像定式诊断访谈那样需要一项不漏,在初查无此项问题时可以跳到另一项,相对省时。定式和半定式诊断访谈是收集病史的有效方法,有利于全面、系统地了解儿童的功能及问题,较少遗漏资料,保证资料的信度和效度,主要用于临床科研和流行病学调查,由经过培训的访谈者进行。其缺点是不能区别问题的轻重主次,耗时较多。常用访谈工具如下。

(1)学龄儿童情感性障碍和精神分裂症定式访谈问卷(K-SADS):是应用最广泛的半定式儿童精神病访谈问卷,适用于6~18岁儿童和青少年,需要分别对父母和儿童进行访谈。该问卷特异度很高,但敏感度不够。需要评定者有较丰富的临床经验。K-SADS-目前和终生版(K-SADS-PL)主要用于评定儿童和青少年当前和既往精神病理性发作症状的严重度,评定依据为DSM-Ⅲ-R和DSM-Ⅳ,有探查问题和客观标准来评定具体的症状。K-SADS-PL所提供的探查性问题并非一定要按照样式问,而是提供一种方法以引出每个项目评分所必需的信息,检查者应随时调整探查的问题以适应儿童的发育水平,追问特定症状时要使用家长和孩子的语言。实施K-SADS-PL需要完成:

1)非结构式引导性检查(一般背景资料)。

2)筛查。

3)补充检查完成清单。

4)适当的诊断补充检查。

5)终生诊断总清单。

6)儿童总评问卷(C-GAS)的评定。K-SADS-PL的实施分别从各知情者开始,然后综合所有数据并解决有分歧的知情者报告后,完成终生诊断归总清单和C-CAS评分的诊断。如果没有提示有当前或既往的精神病理,则完成筛查后不必做进一步检查。

(2)简明儿童少年国际神经精神访谈(MINI Kid):是Sheehan基于DSM-Ⅳ和ICD-10中儿童青少年精神障碍的诊断而设计的一个简短的定式诊断访谈问卷。MINI Kid面向6~16岁的儿童和青少年,包括父母问卷和儿童问卷。两个版本的内容完全一致,只有问题所指的人称代词不同。问卷较全面地涵盖了儿童和少年期的精神障碍和行为问题,侧重于现状而非终生患病情况的调查,非儿童精神科专业人员经系统培训后即可使用。父母版对儿童青少年期常见的ADHD、对立违抗障碍(ODD)、品行障碍(CD)、抽动障碍、儿童情感障碍及情绪问题以及危害严重的精神病性障碍、广泛性发育障碍等23种常见精神障碍,均显示了高特异度、较高敏感度的特点。儿童版对各种障碍普遍表现为诊断敏感度偏低,尤其是外化性障碍,可能与儿童对自己的多动、对立违抗行为缺乏自察能力有关。儿童版与父母版联合使用,是流行病学调查及临床研究实用、可靠的标准化工具。

(3)其他访谈工具:美国国立精神卫生研究所儿童诊断访谈提纲(DISC),是基于DSM-Ⅳ编制的诊断问卷,适用于6~17岁儿童和青少年,有父母和青少年版,在科研及临床工作中应用较为广泛;Reich等编制的儿童青少年诊断访谈(DICA);Angold等编制的儿童青少年精神病评估(CAPA)等。

非正式的诊断访谈是按照DSM-Ⅳ诊断标准的症状对家长和儿童进行访谈,这种方式与诊断的一致性较高。对于没有很多时间进行正式访谈的临床医师,这种方式结合评定量表的评定不失为一种合理和实际的选择。由于父母和儿童对问题的看法常常不一致,因此两者都要访谈。8岁以上儿童和青少年能够提供重要、有用的有关他们自己的信息,访谈还可以提供一个询问敏感问题的机会。

3.智力和其他认知能力评定

韦氏儿童智力量表由龚耀先主持修订,称为中国修订韦氏儿童智力量表(C-WISC,1993),包括以下分测验:知识测验、领悟测验、算术测验、分类测验、数字广度测验、词汇测验、译码测验、填图测验、木块图测验、图片排列测验以及图形拼凑测验。这些分测验构成多个因子,如:注意/不分心因子,包括译码、背数、算术;工作记忆因子,包括译码、背数;加工速度因子,包括图形匹配、算术。可输出言语智商、操作智商以及总智商。ADHD儿童智力一般在正常范围,故通过该量表评定可了解患儿的智力水平,有助于排除精神发育迟滞。与此同时,还可以通过分析该量表各个分测验和因子的测查结果,了解各智力因子发展水平及智力发展是否平衡,从而从不同层面为ADHD儿童的认知特征提供佐证,也同时为共患特定学习障碍提供诊断参考

除智力评定外,还可以使用韦氏记忆量表(WMS)评定患儿的记忆水平。记忆测验要求积极的工作记忆,ADHD儿童完成比正常儿童更困难。

在实施上述测验时,施测者需观察儿童的行为(如不停地摇椅子、坐不住)和测验时的态度(如不经思索随口作答,或轻易放弃),上述观察对分析测验结果、辅助诊断具有参考价值。

4.神经心理测验

近年来评估注意力、冲动和执行功能的测验发展较快,实际上这些测验仍是研究工具,还没有为个体诊断进行标准化,但能对患儿的问题性质提供线索,可作为客观的评定工具,是判断ADHD严重程度的客观指标。常用的有:

(1)持续性操作测验(CPT),注意力变量测验(TOVA),划销测验,Stroop测验。

(2)反应/不反应任务(Go/NoGo)。

(3)威斯康星卡片分类测验(WCST)。

(4)相同图形选择测验(MFFT)等。

四、实验室和辅助检查

(一)常规检查

首先要对于体格及神经系统检查中发现的可疑问题进行进一步相应检查,如:视觉、听力、染色体、甲状腺功能等。一般常规检查应包括血常规、尿常规、肝功能和肾功能、心电图、身高、体质量等,便于了解儿童的基本躯体状况,排除用药禁忌,也有助于在治疗中监测药物不良反应。

(二)脑电图

45%～90%的ADHD儿童脑电图存在异常,大多数儿童为轻至中度异常,表现为慢波增多、调幅不佳、不规则、基线不稳,β波的频度及波幅均较低,α波的频度增高。上述异常无特异性,但提示脑发育滞后。如果儿童幼时有高热惊厥史、抽搐史或抽搐家族史,应检查脑电图排除癫痫。特别是在使用兴奋剂前,应进行脑电图检查,以免药物诱发癫痫发作。

(三)脑诱发电位和脑电涨落图

有研究显示,ADHD儿童主动注意时脑诱发电位晚成分的波幅较小,而被动注意时波幅降低不多,主动-被动状态之间诱发电位的变异率减小;在选择性注意时,事件相关诱发电位的N1-P2、P3波幅明显降低或延长。脑电涨落图发现ADHD患儿额区和颞区异常,常出现α波能量分布

不集中、α波慢化及α波左右不对称。ADHD儿童脑电超慢谱结果也提示神经递质间可能存在协同功能异常。但这些检查在个体诊断中的作用尚有待于进一步探讨。

(四)神经影像学

如果怀疑有颅脑先天性发育畸形或其他器质性疾病,可以进行CT、MRI扫描等检查。近年来国内外对ADHD患儿脑结构及功能磁共振成像进行了大量的研究,较为一致的发现是ADHD患儿额叶—纹状体和额叶—顶叶环路异常。但这些尚处于研究阶段,对临床诊断和治疗尚无具体指导作用。

五、诊断标准与分类

(一)诊断标准简介

为使临床医师有章可循,提高诊断的可靠性和一致性,同时也为便于科研协作,必须使用统一的诊断标准。目前国际分类和诊断标准中有两大类被很多国家所采用,其影响很广泛。我国精神病学界也制定了本国的诊断标准。简介如下:

1.美国精神病学会《精神障碍诊断和统计手册》

1994年美国精神病学会出版《精神障碍诊断和统计手册》第四版(DSM-Ⅳ)将具有注意缺陷、多动冲动的这类障碍命名为注意缺陷多动障碍(ADHD),列出18条症状,分为2个维度(注意障碍和多动/冲动)和3个亚型,有详细的诊断标准,通过现场测试可靠性和一致性好。本指南第一版建议采用DSM-Ⅳ关于ADHD的诊断标准。2013年美国精神病学会出版了《精神障碍诊断和统计手册》第五版(DSM-5)。DSM-5将ADHD归类于神经发育障碍,反映了ADHD的病因与脑发育的关系。在DSM-5的ADHD诊断标准中,症状条目、2个维度、要求9条症状中至少符合6条等均与DSM-Ⅳ相同,但以下几个方面有所改变:

(1)在症状举例中增加了用于成人的内容。

(2)强调某些症状发生在多个场合。

(3)起病年龄从7岁前改为12岁前。

(4)分型被替换为描述性的说明,增加了目前的严重程度的等级。

(5)允许孤独谱系障碍(ASD)共患ADHD。

(6)降低了成人ADHD诊断界值(从6条改为5条)。DSM系统诊断标准虽然主要通行于美国,但具有较大的国际影响。

2.世界卫生组织(WHO)《国际疾病分类》

WHO于1989年出版了《国际疾病分类》第十版(ICD-10)"临床描述和诊断指南",主要用于一般临床工作、教学和服务。"临床描述"对每一个障碍的主要临床特征和重要的、但较少特征性的有关症状加以描述。"诊断指南"指出:做出一个确定无疑的诊断通常需要多个稳定的症状组合。WHO还于1992年出版了"研究用诊断标准",其中包括症状学标准、病程标准、严重程度标准以及排除标准。ICD-10对国际精神障碍分类学的影响很大,被纳入世界各国官方疾病统计范围。

在ICD-10中使用"多动性障碍这一名称命名该类障碍,18项症状学标准与DSM-Ⅳ类似(仅有1项冲动项目的归类略有不同,"常常话多"在DSM-Ⅳ归为多动,在ICD-10归为冲动),但不分型,要求两大主要症状同时存在方可诊断。故在诊断上比DSM-Ⅳ更加严格(相当于DSM-Ⅳ混合型)。ICD-10多动性障碍诊断标准请参阅附录3。

目前在ICD-11草案中,精神疾病的基本分类与DSM-5基本一致,但多动性障碍的诊断可能也会有改变。

3.中华医学会《中国精神障碍分类方案与诊断标准》

2001年出版的《中国精神障碍分类方案与诊断标准》第三版(CCMD-3)将该障碍命名为注意缺陷与多动障碍(儿童多动症)。该分类方案与诊断标准本着向ICD-10靠拢、又要保留中国特色的原则,既汲取ICD-10和DSM-Ⅳ的优点,又体现了中国的文化传统。在诊断标准中,症状学标准包含18个项目,项目筛选根据现场测试中症状的出现率予以选定;个别症状出现率虽较低,但很严重,且有重大诊断意义,仍予以保留。因此,该诊断标准的症状内容与DSM-Ⅳ/ICD-10略有不同,更适合我国文化背景;仍分为注意障碍和多动/冲动两个症状群;将符合症状的项目数均定为4项,并要求两大主征同时存在方可诊断。CCMD-3注意缺陷与多动障碍诊断标准请参阅附录4。

(二)诊断标准

临床医师可以根据需要选用诊断标准。本指南建议采用DSM-5关于ADHD的诊断标准,以确保诊断的准确性和减少诊断方法的变异。以下为DSM-5 ADHD的诊断标准:

1.DSM-5 ADHD诊断标准A

一种持续的注意缺陷和/或多动-冲动的模式,干扰了功能或发育,以下列(1)和/或(2)为特征。

(1)注意障碍:下列症状有6项(或更多)持续至少6个月,且达到与发育水平不相符的程度,并直接负性地影响社会和学业/职业活动。需要说明的是,这些症状不仅仅是对立行为、违拗、敌意的表现,或不能理解任务或指令;年龄较大(17岁及以上)的青少年和成人,至少需要符合下列症状中的5项。

1)经常不能密切关注细节,或者在作业、工作或其他活动中犯粗心大意的错误(例如,忽视或遗漏细节,工作不精确)。

2)在任务或游戏活动中经常难以维持注意力(例如,在听课、对话或长时间的阅读中难以维持注意力)。

3)当别人对其直接讲话时,经常看起来没有在听(例如,即使在没有任何明显干扰的情况下,也会显得心不在焉)。

4)经常不遵循指示以至于无法完成作业、家务或工作中的职责(例如,可以开始执行任务但很快就失去注意力,容易分神。

5)经常难以组织任务和活动(例如,难以管理有条理的任务;难以把材料和物品放得整整齐齐;凌乱、工作没头绪;不良的时间管理;不能遵守截止日期)。

6)经常回避、厌恶或不情愿从事那些需要精神上持续努力的任务(例如,学校作业或家庭作业;对于年龄较大的青少年和成人,则为准备报告、完成表格或阅读冗长的文章)。

7)经常丢失任务或活动所需的物品(例如,学校的资料、铅笔、书、工具、钱包、钥匙、文件、眼镜、手机)。

8)经常容易被外界的刺激分神(对于年龄较大的青少年和成人,可能包括不相关的想法)。

9)经常在日常活动中忘记事情(例如,做家务、外出办事,对于年龄较大的青少年和成人则为回电话、付账单、约会)。

(2)多动和冲动:下列症状有6项(或更多)持续至少6个月,且达到了与发育水平不相符的程度,并直接负性地影响了社会和学业/职业活动。需要说明的是,这些症状不仅仅是对立行为、违拗、敌意的表现,或不能理解任务或指令;年龄较大(17岁及以上)的青少年和成人,至少需要符合下列症状中的5项。

1)经常手脚动个不停或在座位上扭动。

2)当被期待坐在座位上时却经常离座(例如,离开他/她在教室、办公室或其他工作的场所,或是在其他情况下需要保持原地的位置。

3)经常在不适当的场合跑来跑去或爬上爬下(注:对于青少年或成人,可以仅限于感到坐立不安)。

4)经常无法安静地玩耍或从事休闲活动。

5)经常"忙个不停",好像"被发动机驱动着"(例如,在餐厅、会议中无法长时间保持不动或觉得不舒服;可能被他人感受为坐立不安或难以跟上)。

6)经常讲话过多。

7)经常在提问还没有讲完之前就把答案脱口而出(例如,接别人的话;不能等待交谈的顺序)。

8)经常难以等待轮到他/她(例如,当排队等待时)。

9)经常打断或侵扰他人(例如,插入别人的对话、游戏或活动;没有询问或未经允许就开始使用他人的东西;对于青少年和成人,可能是侵扰或接管他人正在做的事情)。

2.DSM-5 ADHD诊断标准B

若干注意障碍或多动-冲动的症状在12岁之前就已存在。

3.DSM-5 ADHD诊断标准C

若干注意障碍或多动-冲动的症状存在于两个或更多的场合(例如,在家里、学校或工作中;与朋友或亲属互动中;在其活动中)。

4.DSM-5 ADHD诊断标准D

有明确的证据显示这些症状干扰或降低了社交、学业或职业功能的质量。

5.DSM-5 ADHD诊断标准E

这些症状不能仅仅出现在精神分裂症或其他精神病性障碍的病程中,也不能用其他精神障碍来更好地解释(例如,心境障碍、焦虑障碍、分离障碍、人格障碍、物质中毒或戒断)。

标注是否是:

314.01(F90.2)组合表现:如果在过去的6个月内、同时符合诊断标准A1(注意障碍)和诊断标准A2(多动-冲动)。

314(F90.0)主要表现为注意缺陷:如果在过去的6个月内,符合诊断标准A1(注意障碍)但不符合诊断标准A2(多动-冲动)。

314.01(F90.1)主要表现为多动/冲动:如果在过去的6个月内,符合诊断标准A2(多动-冲动)但不符合诊断标准A1(注意障碍)。

标注如果是:

部分缓解:先前符合全部诊断标准,但在过去的6个月内不符合全部诊断标准,且症状仍然导致社交、学业或职业功能方面的损害。

标注目前严重程度:

轻度:存在非常少的超出诊断所需的症状,且症状导致社交或职业功能方面的轻微损害。

中度:症状或功能损害介于"轻度"和"重度"之间。重度:存在非常多的超出诊断所需的症状,或存在若干特别严重的症状,或症状导致明显的社交或职业功能方面的损害。

(三)不同年龄、性别人群的诊断问题

1.学龄前儿童 ADHD 的诊断

有关学龄前儿童 ADHD 的诊断一直存在争议,因为注意力不集中、任性冲动、好动是大多数 2～5 岁儿童的日常行为。有研究显示,大约 40% 的儿童在 4 岁时被父母和教师观察到有注意问题,这些问题是短暂的,常在 3～6 个月内消失。另有研究显示,在 3～4 岁时症状的频度和严重程度达到足以诊断 ADHD 的儿童中,在学龄期或青少年期也仅有 48% 仍保持原诊断。这些研究表明,3～4 岁儿童出现显著注意力不集中和多动,至少半数并不持续到学龄期或青少年期。另一研究报道仅有 5%～10% 学龄前被父母、教师认为注意力不集中的儿童在 2 年级时被诊断为 ADHD。

然而,过分的冲动、注意力不集中会影响亲子关系,阻碍儿童的认知功能和社会化的发展,因此近年来强调早期诊断的必要性。但是,由于学龄前儿童的神经系统尚处于发育不成熟阶段,就其临床表现来说会比学龄期儿童表现出更多、更明显的症状,故在诊断时如果采用和学龄期儿童一样的标准就会扩大诊断范围。DSM－Ⅲ－R 规定在诊断幼小儿童时,要求符合诊断的条目要多些。Lahey 等报道 DSM－Ⅳ的多动/冲动为主型平均年龄偏低。Byrne 使用 DSM－Ⅳ诊断标准诊断 25 例 ADHD 学龄前儿童,发现符合 DSM－Ⅳ多动冲动为主型者占 68%,混合型占 28%,注意缺陷为主型仅占 4%。因此在确定是否为 ADHD 诊断时,不宜生搬硬套现有的诊断标准,一定要结合其年龄特点。

在诊断标准中,"与年龄发育不相称的"活动过度和注意力不集中是与正常儿童重要的鉴别点。此外,症状的持续存在超出了应激或环境改变所致适应不良的范围,也是有用的鉴别指标。症状出现在家庭以外的多种场合(如幼儿园、公共场所),症状表现在父母以外的人(如老师)面前,严重影响其社交、教育或家庭管理也是必须考虑的。

2.青少年 ADHD 的诊断

青少年 ADHD 最典型的症状是学业成绩差,且随年龄增加而加重,是就诊的主要原因。早期未就诊的原因可能与儿童智力水平较高,在小学阶段未出现明显学习问题,未引起家长和老师的注意有关。到青少年期,由于学习需要更高的认知水平,要求在学习时更注意细节、注意力更集中、更持久,因而表现出来。由于就诊时多动的症状已不明显,如不仔细询问病史常导致误诊。这些儿童早期可表现为典型的多动;至青春期后主要表现为内心不安宁、坐不住,在需要就座的场合有轻微的运动性行为,但当环境有较大的空间允许其活动时,仍有活动过度、干扰他人交谈、冲撞他人等表现。另一特点是行为不适当,如分嬉笑、易兴奋、捉弄人而不顾他人感受,对他人的玩笑反应过度等,给人以"不成熟"的感觉。早期伴有攻击、违抗行为的儿童,青春期后这些症状易于发展为品行障碍(CD)、青少年违法。在诊断时,追溯小学阶段的病史是非常有价值的。

3.成人 ADHD 的诊断

最新研究显示,10%～60% 儿童、青少年的 ADHD 症状会延续到成人期,大约 4.5% 的成人会表现出 ADHD 的问题。

成人 ADHD 的表现与儿童期的症状类似,但多动的症状随年龄增加而减轻,表现为内心不安的主观体验。临床症状主要表现为注意缺陷和多动冲动两个方面:

(1)注意缺陷:成人ADHD患者可以表现出难以集中精力和完成任务,在工作中经常出现纰漏或粗心造成的错误;在听报告、与别人交流和长时间阅读时很难保持注意力,或在完成以上工作时表现回避和抵抗的情绪;可以很快地开展工作,但是很容易出现虎头蛇尾的情况,无法从一而终;工作效率低,难以管理有顺序的任务,难以有次序地保存材料和物品,在工作中表现出凌乱和没有组织;不能很好地管理和分配自己的时间,常常拖拉或错过截止日期;经常在日常活动中忘记事情,例如回电话、付账单、约会等。

(2)多动冲动:成人ADHD患者在工作中会经常离开座位,甚至离开办公室或工作场所;感到心神不宁,容易被干扰物所影响;在休闲活动中很难保持安静;坐不住,或经常翻看手机和平板电脑;话语过多,与人交谈中表现得滔滔不绝但没有重点;频繁打断别人的话,在别人问题尚未讲完就回答或接话;做事或排队时没有耐心。

这些成人ADHD症状必须在12岁以前就有类似的表现,不同环境下的症状会影响到社交、学习和工作能力,从而增加离婚、工作困难、物质滥用、犯罪及交通违章的风险。

成人ADHD的诊断要求临床医师与患者进行面对面访谈,并通过临床观察、体格检查、量表评估、神经心理学测试等渠道采集足够的信息和证据支持诊断的成立在会谈时,要充分了解患者的个人成长史和症状的发展过程,特别是了解其他相关心理和行为问题。

4.女孩ADHD的诊断

临床资料发现,ADHD患儿中男女之比为(4~9):1,社区流行病学调查资料为2.1:1。说明有许多女孩未就诊或未被临床医师诊断。女孩常以注意障碍为主要表现,多动不明显,有更多的认知损害,阅读水平低,外化性行为问题如对立违抗障碍、CD的共患率低,社会功能有更多的损害但对药物的反应比男孩好。由于女孩多动及外化性问题不如男孩明显,不易被家长和老师发现,应引起临床医师的关注。

六、鉴别诊断

ADHD的临床表现从单一症状角度看都是非特异的,可见于多种情况,因此鉴别诊断非常重要。

(一)正常儿童活动水平高

幼儿身的特点—是活动水平高,不能持久地停留在一个地点。有15%的学龄期儿童精力旺盛,活动水平高。有些父母不知儿童的活动水平如何算正常,或自己好静,对儿童的不安静耐受力差,或核对科普宣传资料上的条目,觉得条条都符合,因而带孩子就诊。鉴别要点是这些儿童没有社会功能受损,学习成绩和与伙伴交往均正常,他们的活动过度常常是在环境允许的场合,能够有效控制自己,没有ADHD儿童的行为缺乏计划性、组织性的特征。如果鉴别困难,参考老师的意见尤为重要。

(二)各种躯体原因所导致的注意问题

各种慢性躯体疾病(甲状腺功能亢进、甲状腺功能减退、风湿热、中耳炎等)、神经系统疾病(中枢神经系统感染、脑外伤、脑变性病、癫痫等)、视觉和听觉损害、睡眠障碍及各种药物的不良反应等均可导致注意力不集中及行为改变。通过详细了解病史、仔细的体格检查和实验室检查可以发现确定的躯体疾病,可资鉴别。例如:脑炎早期可以出现明显的多动、注意力不集中,但之后会出现发热、意识障碍、抽搐或精神症状等典型的脑炎表现,脑脊液、脑电图、CT、MRI也会有相应改变;在恢复期,可能会遗留多动、冲动、注意力不集中、脾气急躁等表现。癫痫患儿有发作性抽搐、失神,脑电图痫样放电等。癫痫患儿在间歇期可以表现出明显的多动、注意缺陷,这时可以诊断为共患病,同时给予治疗。

(三)精神发育迟滞(智力发育障碍)

精神发育迟滞儿童可以伴有多动、不宁,ADHD 可以导致学习成绩差,给人以智力低下的假象,因此在诊断时易造成混淆。鉴别要点:精神发育迟滞儿童有明显语言、运动发育延迟,详细了解发育史有助于判断,智力测验智商<70 可资鉴别,儿童适应行为评定量表适应能力商数<70 分也是诊断精神发育迟滞的必备条件。值得注意的是,有的 ADHD 患儿智力测验时智商达不到 70,为65~69,这时不要轻易诊断为精神发育迟滞,得分低可能与测验时多动、注意力不集中影响其成绩有关。此时应该使用哌甲酯或托莫西汀治疗,待患儿症状缓解后复查,以确定是否存在精神发育迟滞。精神发育迟滞可以共患 ADHD,应该分别予以诊断。

(四)孤独谱系障碍

部分孤独谱系障碍(ASD)患儿表现出兴奋及多动,国内报道占 33.3%-84.2%,很多父母以多动症作为主诉带患儿就诊。典型 ASD 通过病史及临床观察可发现社会交往障碍、语言交流障碍和兴趣、活动内容的局限、刻板与重复,一般不难鉴别。智力水平较高的 ASD 儿童,其社会交往损害相对较轻,往往上学后才来就诊,误诊为 ADHD 的情况较多。鉴别要点:ASD 患儿的多动常常是一个人独自活动,活动较为单调刻板,无目的性,与周围的人缺乏联系;注意力不集中是因为他们对于学习缺乏兴趣,而对于他们自己感兴趣的事物,却能够长时间地专注,甚至达到痴迷的程度;在社会交往方面处于封闭和隔离状态,常常缺乏人际交往所必需的基本社会技能,在社交场合中拘泥细节,缺乏灵活性,因而不能建立友谊。ASD 可以共患 ADHD,应该分别予以诊断。

(五)特定学习障碍

特定学习障碍又称特定性学校技能发育障碍,是指从发育的早期阶段起,儿童学习技能的发展存在异常,该障碍以大脑发育过程中的生物学异常为基础,导致认知加工过程的异常。患有特定学习障碍的儿童,由于对老师的课堂讲授理解有困难,常常产生厌倦而出现继发性注意问题和坐立不安。因此,需与 ADHD 相鉴别。首先,特定学习障碍儿童起病年龄常在入学后 1~2 年,其学习问题以阅读能力受损为主,是认知功能的损害;而 ADHD 儿童的成绩下降常发生在 3~4 年级,以言语学习和记忆能力受损为主,不完成作业、粗心、在学校行为表现差更突出;其次,从症状发生次序来看,ADHD 是先有行为问题,然后出现注意力不集中,最后出现认知缺陷;而学习障碍是先有认知缺陷,继之出现注意力和行为障碍;最后,特定学习障碍也可以与 ADHD 共病,此时应分别予以诊断。当 ADHD 注意缺陷为主型共患特定学习障碍时,由于多动不明显,注意缺陷未予以重视,有时难于判断注意问题的原因,使用药物治疗或许有助于鉴别。

(六)抽动障碍

抽动障碍是以不自主的突发、快速、重复、非节律性、刻板的单一或多部位肌肉运动和/或发声抽动为特点的一种运动障碍。由于身体多部位的小动作和上课不自主的发声,有时被误认为是多动;由于频繁抽动,会引起注意力不集中。鉴别要点:抽动障碍和 ADHD 的症状表现不同,抽动障碍的症状具有不自主性,患儿想控制症状但无法控制;而 ADHD 患儿可以在一段时间内控制自己的行为。但抽动障碍患者中约半数共患 ADHD,此时可以分别予以诊断。当两种疾病共患时,

ADHD症状常先于抽动症状出现,抽动症状会加重ADHD症状,使临床表现变得更加复杂,治疗也更加困难。

(七)对立违抗性障碍(ODD)/品行障碍(CD)

单纯的ODD和CD没有注意缺陷、多动不宁等表现,无神经系统发育延迟等病史,可资鉴别。值得注意的是,ODD/CD可能出现一些类似ADHD的行为,例如:不听讲、不完成作业、扰乱他人等行为,要从动机上予以鉴别。父母和老师在填写量表时,由于对ADHD孩子的成见,可能在ADHD之上出现晕轮效应,即ODD、CD得分也会增高,临床医师需要仔细鉴别,是ADHD的情绪失控,还是ODD的对抗权威?是ADHD的自我控制力差,还是CD的有意破坏性行为?许多ODD、CD儿童在早期患有ADHD,随着病情的发展和社会心理因素影响而发展为ODD和/或CD,这时可以诊断为共患病,需要综合治疗。

(八)焦虑障碍

儿童焦虑时常出现与ADHD相似的症状,儿童广泛性焦虑障碍的诊断标准中有些条目也与ADHD类似,如:坐立不安、注意力不集中、易激惹、睡眠问题等,因此两种障碍需要鉴别。鉴别要点:焦虑障碍有明显的起病过程,常在考试失利或遭遇挫折后发生,通过与儿童交谈,可发现焦虑障碍患儿具有焦虑、烦躁、不快乐的主观体验。但是,ADHD和焦虑障碍也可以共同存在,有两种情况:ADHD儿童由于学习、人际交往方面的失败,可以出现焦虑,如担心自己的成绩,担心父母、老师的批评,积极治疗ADHD即可缓解;另外部分患儿存在多动、注意缺陷的同时,也存在分离性焦虑、广泛性焦虑及各种恐怖症状,临床上难分先后,此时可以诊断为共患病,并应首先针对对患儿影响更大的障碍进行治疗。

(九)应激相关障碍

儿童对环境的依赖性较大,产生应激相关障碍的概率较高。适应障碍是指个体因某一明显的生活改变或应激事件(例如:身患严重疾病、家庭破裂、迁移异地、父/母被监禁、父/母罹患重病、父母或祖父母去世、新学年开始、转学、寄宿等)导致的短暂的烦恼或情绪失调。创伤后应激障碍指在遭受异乎寻常的威胁性或灾难性打击之后出现的延迟性和持续性精神障碍。两者均导致儿童出现明显的情绪和行为改变,包括注意力障碍和多动不宁,需要与ADHD鉴别。鉴别要点:应激相关障碍发病前有明显的生活事件或环境改变,患儿主观上有对所发生事件的不适应、不习惯或紧张、害怕的内心体验,通过积极处理生活事件,症状会逐渐消失,病期一般达不到ADHD所要求的6个月。

(十)破坏性心境失调障碍

破坏性心境失调障碍(DMDD)是DSM-5新增加的抑郁障碍的一个病种,以持续的易激惹和频繁发作的极端的脾气爆发、行为失控为特征。ADHD儿童也有发脾气、易激惹情况,两者的鉴别要点如下:

(1)DMDD患儿脾气爆发的程度非常严重,恶语伤人、打人、毁坏贵重物品等,次数非常频繁,每周≥3次;ADHD患儿虽然也有发脾气,但程度和频度都比较轻。

(2)DMDD患儿在脾气爆发的间歇期心境恶劣,常诉烦恼、自我评价低、爱生气,感觉大家都对他不好;ADHD患儿不发脾气时情绪基本稳定。

(3)DMDD患儿家系中焦虑、单相抑郁更多见;ADHD患儿家族中ADHD和冲动患者更多见。

161

86.3%的DMDD青少年同时罹患ADHD，ADHD可能是DMDD的早期表现。这种情况可以诊断为共患病，分别予以处理。

(十一)抑郁障碍

儿童抑郁症可以出现注意力不集中、易激惹、烦躁不安等类似于ADHD的症状，有的还伴有破坏性行为，甚至违纪、违规。鉴别要点：儿童抑郁症常起病于12岁以后，病前行为表现正常，有明显的起病过程；通过与患儿交谈，可以发现抑郁心境、兴趣下降、烦恼等主观体验；在绝大多数活动中患儿表现精力缺乏和容易疲劳，可能会伴有食欲下降。ADHD儿童也可以共患抑郁症，应分别予以诊断和治疗。

(十二)躁狂发作

儿童躁狂发作的症状常表现为多动、注意力涣散、学习成绩下降及睡眠不安，类似于ADHD。鉴别要点：

(1)起病年龄：躁狂发作常起病于12岁以后，病前社会功能良好。

(2)临床表现：躁狂发作患儿有明显的情感高涨、思维奔逸、自我感觉良好、精力充沛、睡眠需要减少等症状和主观体验，其多动、冲动、注意力涣散、易激惹比ADHD更严重。

(3)病程：躁狂症为发作性病程，双相障碍为反复发作的情绪高涨和情感低落的交替，间歇期社会功能良好。

(4)家族史：躁狂发作患儿常有情感障碍家族史。部分ADHD患儿可出现躁狂发作，躁狂发作时注意障碍、多动、冲动明显加重，可以诊断为共患病，先治疗躁狂症状，缓解后还需要治疗ADHD。

(十三)儿童精神分裂症

儿童精神分裂症早期可能以注意力不集中、多动不宁、情绪不稳为主要表现。鉴别要点：

(1)起病年龄：儿童精神分裂症一般起病于10岁以后，病前社会功能良好。

(2)精神症状：深入询问病史和精神状况检查，可发现情感淡漠、对外界事物缺乏相应的情感反应、孤僻离群、行为怪异、思维脱离现实等症状，如果发现幻觉、妄想则较容易鉴别。因部分精神分裂症患儿早期即存在发育问题，例如：言语发育迟缓，精神发育迟滞，同时伴有行为自我控制能力差、多动等行为问题，鉴别起来有一定困难此时通过详细了解病史，会发现患儿有明显性格方面的变化，例如：原来能交流，现在不能与父母交流；原来个人生活能自理，病后明显退化；同时伴有自言自语、自笑等，反映患儿的内向性思维或存在幻觉。如果高度怀疑精神分裂症，可以试用抗精神病药物治疗，一般会有改善。

(十四)反社会人格障碍

反社会人格障碍见于成年患者。该障碍患者常表现为持续的反社会行为，如说谎、欺骗、偷窃、对社会规则和他人的不尊重和违背，他们也会经常出现违法犯罪行为。这类患者在童年时期常常有ADHD病史，但其行为已经远远超出了ADHD的范畴。如果童年有ADHD史，可以诊断为共患病。

(十五)边缘人格障碍

边缘人格障碍见于成年患者。该障碍患者常表现出部分类似ADHD的症状，包括冲动、情绪不稳定、易怒，但是ADHD的冲动和易激惹症状常是无目的性和相对单纯的，而边缘性人格障碍患者的症状常常是有目标且持续的。而且 ADHD 患者不会出现与他人的冲突关系、自杀关注、辨认紊乱、被遗弃感等。

（赵爱芹　淄博市妇幼保健院）

第三节　注意缺陷多动障碍的共病及诊断

虽然 ADHD 需与其他发育障碍或精神障碍相鉴别，但是 ADHD 儿童伴随其他发育障碍或心理障碍很常见，至少 1/3 的 ADHD 儿童合并有其他障碍。研究显示，ADHD 儿童共病的患病率：对立违抗障碍(ODD)为 35.2%，品行障碍(CD)为 25.7%，焦虑障碍为 25.8%，抑郁障碍为 18.2%。临床医师在诊断 ADHD 时，要考虑到合并的其他疾病。反之，在诊断这些疾病时，也要考虑合并 ADHD 的可能。

一、常见共病

(一) ODD

至少 35% 的 ADHD 儿童伴有 ODD。ODD 的基本特点是持续性地针对权威的对抗、逆反、拒绝服从和敌视行为持续存在的 ODD 往往会发展成为 CD。ADHD、ODD 及 CD 有时会相互重叠，因此，美国 DSM-5 将 ODD、CD 列入破坏性、冲动控制及品行障碍统称为"注意缺陷和破坏性行为障碍"，并列为神经发育障碍的范畴。年龄较小的 ADHD 儿童伴有 ODD 较多，随着年龄的增长，ODD 可能发展到 CD，因此年龄较大的 ADHD 儿童伴有 CD 较多。

不伴注意缺陷的 ODD 有时很难做出诊断，特别是当无法控制的行为是 ODD 的主要特征时，因为年龄较小的儿童很难解释他的注意缺陷是否是真正意义上的问题。对于这些儿童，有必要跟踪随访一段时间，直到问题变得清楚。通常要到上学以后才有可能清楚地了解他是否具有 ADHD 症状。

(二) CD

CD 在 ADHD 儿童中也很常见，与 ADHD 的共病率可以达到 25.7% 左右。共患 CD 的 ADHD 儿童多数由儿科医师、儿童保健医师或社区医师转诊到儿童精神科医师，严重程度高于单纯 CD 或单纯 ADHD。

有研究显示，相对于仅诊断有 ADHD(3.4%)或 CD(20.7%)的同龄儿童，ADHD 共患 CD 的儿童犯罪或自我报告不良行为的发生率最高，可以达到 30.8%，对 ADHD 共患 CD 的儿童进行纵向随访研究显示，相对于单纯诊断为 ADHD 的儿童，这些有共病的儿童在他们成年后的状况更差。

纵向研究结果显示，学龄期 ADHD 儿童的行为是 CD 的危险因子，即使那些刚出现的问题构不成 CD。只有单一 ADHD 行为的儿童随着时间的推移发生 CD 的危险性也会增加，而 CD 并不以同样的方式导致 ADHD。CD 通常继发于 ADHD，也有研究者认为 CD 是个体对 ADHD 的反应。

CD 中也常出现较轻微的多动和注意力不集中，如果同时存在多动性障碍和 CD 的特征，且多动广泛而严重，ICD-10 则建议诊断为"多动性品行障碍"。这里的"多动性障碍"与 ADHD 性质还不完全相同。

如果ADHD与CD共病,建议首先治疗ADHD症状。对CD的干预也需要给予家长管理指导和认知行为治疗。

(三)焦虑障碍

ADHD与焦虑障碍的共病可以高达34%。尽管有研究显示,ADHD与焦虑障碍具有不同的家族分布特点,但对于诊断为ADHD的儿童和青少年,其亲属发生焦虑障碍的危险明显高于正常儿童的亲属。研究提示,焦虑障碍最多发生于ADHD的注意缺陷为主型和混合型儿童。无论哪种情况,收集详尽的家族史非常重要。实际上,焦虑障碍家族史、频繁出现的恐惧和对监护人尤其是母亲的过分依赖,往往提示有焦虑症状。

多动和注意力不集中可以作为焦虑的症状出现,但与ADHD的特征性表现性质不同。而作为焦虑症状组成部分的坐立不安也不应该成为ADHD的诊断依据。

(四)心境障碍

心境障碍的主要表现是躁狂发作和抑郁发作。躁狂发作的症状主要是情绪高涨、话多、夸大、活动多。ADHD合并心境障碍的发生率仅为4%。对青春期以前躁狂的存在和定义仍存在争议,在对现象学和儿童躁狂症的诊断以及本质的演变和家族的关系上需要做很多的工作。尽管如此,有些研究显示了ADHD和躁狂症之间有很大程度的交叉,提示在ADHD和躁狂症诊断及其鉴别方面仍然有很多工作要做。

ADHD合并抑郁障碍(包括重性抑郁障碍和心境恶劣)占18%左右。ADHD儿童常常有其他家庭成员有重性抑郁障碍病史相对于没有合并疾病的同龄人,合并ADHD和抑郁障碍的儿童进入青春期的结局可能会更差。例如:合并抑郁障碍的ADHD青少年自杀的危险增高。初步研究提示,这些合并疾病最多见于ADHD注意缺陷为主型和混合型儿童。

对于ADHD和抑郁障碍共病的原因我们知之甚少,有些ADHD儿童是由于在学校人际关系受挫而导致自尊心下降和不安全感。

只有当患儿具有与心境障碍无关的症状,这些症状又能明确显示出独立的ADHD存在时,才可以给出两个诊断。

儿童心境障碍的患病率远远低于成人,虽然不同年龄阶段的儿童心境障碍,尤其是重性抑郁障碍有其特点,但是仍然没有可操作性的儿童心境障碍的诊断标准。

(五)学习障碍

研究显示,ADHD儿童可能有不同程度的神经发育延迟。开口说话比正常儿童要晚,表达性语言过于简单,感觉运动协调性常常受到损害,书写能力较差,阅读能力落后予同龄儿童。

ADHD儿童出现学习障碍的可能原因有以下几个方面:大约有1/3的ADHD儿童存在智力发育不平衡,言语智商相对落后于操作智商;注意力不能集中;部分儿童存在空间感知觉的异常。

ADHD合并学习障碍的发生率为12%～60%。到目前为止、还没有明确研究资料根据人口学特征、行为和情感功能、对各种干预手段的反应等问题描述ADHD合并不同类型学习障碍儿童的差异。与没有学习障碍的ADHD儿童相比,存在学习障碍的ADHD儿童最需要特殊教育措施。初步研究提示,这些合并疾病最多见于ADHD注意缺陷为主型和混合型儿童。有研究显示,ADHD儿童易于共患阅读障碍,ADHD儿童伴发的阅读障碍较多。

(六)抽动障碍

抽动障碍以抽动为主要临床表现。抽动是一种不随意的突发、快速、重复、非节律性、刻板的单一或多部位肌肉抽动或发声。运动和发声抽动均可分为简单和复杂两类,但界限不清。如眨眼、斜颈、耸肩、扮鬼脸等属于简单的运动抽动,蹦、跳、打自己等属于复杂的运动抽动;清喉声、吼叫、吸鼻动作属于简单发声抽动,重复言语、模仿言语、秽语属于复杂发声抽动。各种形式的抽动均可在短时间受意志控制,在应激下加重,在睡眠时减轻或消失。抽动障碍多发生于儿童时期,少数可持续至成年。根据发病年龄、临床表现、病程长短以及是否伴有发声抽动而分为:

(1)短暂性抽动障碍。

(2)慢性运动或发声抽动障碍。

(3)发声与多种运动联合抽动障碍(Tourette 综合征,TS)。

许多 ADHD 儿童在学龄早期出现抽动障碍。在这些病例中,社会心理损害的程度通常由 ADHD 来决定,但抽动障碍也是治疗的目标。

30%~35%的 TS 儿童伴有 ADHD 症状,6~18 岁的 TS 患儿中,50%~60%伴有人 ADHD。TS 症状越严重,伴随 ADHD 越多。Comings 发现,轻度、中度和重度 TS 所伴随 ADHD 的发生率分别为 30%、50%和 70%。

需要注意的是,有的社区医师会将儿童抽动障碍当作 ADHD,给儿童服用哌甲酯等药物,反而使抽动症状加重。抽动障碍是一小群肌肉的不自主抽动,例如:眨眼睛、歪嘴巴、缩鼻子、扭头颈、耸肩、甩手臂及发出怪声。而多动症的"动"是小动作增多,东奔西跑,手足不停,活动量增多。

(七)特定运动技能发育障碍

特定运动技能发育障碍也是儿童期常见的神经发育障碍之一。ADHD 儿童通常伴有感觉运动协调的问题,特别是书写困难、行动笨拙、体育运动差和达到运动里程碑的显著延迟。如果观察到学习成绩或日常生活明显受干扰,这表明需要用兴奋剂来治疗。兴奋剂可改善运动协调和增加儿童进一步进行感觉运动的动机。

(八)物质滥用

ADHD 和物质滥用两者之间的关系复杂,而且研究相对较少。既往研究显示,那些寻求鸦片、可卡因及存在其他物质滥用障碍的人群患 ADHD 的概率升高。物质滥用往往是 ADHD 成人期的结局之一。ADHD 患者外表上看起来年龄要小,发生物质滥用的时间早,往往频繁和强烈地使用成瘾物质,包括烟草、酒精、药物甚至毒品。然而,目前的资料多数是对物质滥用的成人进行回顾性调查得到的结果。

对 ADHD 儿童和正常儿童随访到青少年和成人早期的前瞻性研究也表明,ADHD 儿童发生药物使用和滥用的概率增加,特别是烟草滥用。在这些研究中,随访到成年早期的病例较随访到青少年的病例更具有说服力。

(九)破坏性心境失调障碍

破坏性心境失调障碍(DMDD)是儿童青少年抑郁障碍的特殊类型,患病率为 2%~5%,可以共患 ADHD 和 CD。DMDD 的诊断要点包括以下主要内容:多发生在 18 岁的儿童和青少年;临床表现为与发育阶段极不一致的、严重而反复的脾气爆发,言语和/或行为攻击;发生在几乎每天的大部分时间,脾气爆发之间的心境呈持续的发怒或易激惹;发作次数可达每周 3 次或 3 次以上;可以在家庭、学校或与同伴在一起这3种场景中存在,至少存在于上述2个场景,且至少在其中1个场景中表现严重。

(十)间歇性暴怒障碍

间歇性暴怒障碍(IED)表现为无法控制的、反复(间歇)出现的攻击行为,可以为言语或躯体攻击。诊断要点主要包括以下内容:反复(间歇)出现的、无法控制的言语或躯体攻击;这种反复(间歇)出现的爆发行为不是有预谋、有目的的行为;上述行为可以由社会心理因素诱发,但与引起发作的社会心理因素的强度不成比例;平均每周出现2次,持续3个月,但躯体攻击没有导致财产的损害或破坏,也没有导致动物或他人躯体受伤,或12个月内有3次行为爆发,涉及财产的损害或破坏,和/或导致动物或他人躯体受伤;通常起病在6岁以后,并非重性抑郁障碍、双相障碍、DMDD、躯体疾病等所致。

二、共病的诊断

尽管ADHD共病多,但其诊断易于被忽视。因共病的诊断涉及对ADHD患者的全面干预,因此应予以充分重视。在进行ADHD共病的诊断时,应采集客观而详细的病史,进行充分的精神检查,注意区分症状的性质,并进行躯体及必要的辅助检查,综合上述结果,依据ICD-10诊断标准或DSM-5诊断标准做出诊断。

(赵爱芹 淄博市妇幼保健院)

第四节 注意缺陷多动障碍的治疗

ADHD是儿童最常见的神经发育障碍,也是学龄儿童患病率最高的慢性精神健康问题之一,更是一种影响终身的精神障碍。ADHD的核心症状包括注意缺陷、多动和冲动。ADHD会对儿童或成人社会功能产生明显的影响,如:导致学习和工作困难,缺少自尊,与家庭成员、同伴或同事关系紧张。ADHD于儿童期发病,但青春期和成年后仍可表现出相应症状和影响。因此,早期诊断、早期系统和规范治疗至关重要。但是,目前我国ADHD治疗现状较为混乱,尚无规范化的临床治疗指南。而在国外,无论是美国还是欧洲都已经出版了标准化的治疗指南。因儿童和青少年处于躯体和心理发展变化快、个体差异突出的时期,多数药物缺乏在儿童中使用的资料和经验。虽然成人用药相对安全,但是由于多年来忽视成人ADHD的诊断和治疗,成人使用药物治疗ADHD仍然缺乏经验。因此,制定符合中国国情的ADHD临床治疗指南已势在必行。

本指南以循证医学为基础,综合了专家的临床经验,参考了美国、欧洲及苏格兰地区的治疗指南,并结合我国国情,为我国ADHD的治疗提供规范、系统、科学的建议。

一、治疗目标

《中国注意缺陷多动障碍防治指南》为诊断和治疗ADHD提供下列基本建议和明确的治疗目标。

(1)各相关学科的临床医师(儿童精神科、精神科、发育行为儿科、儿童神经科、儿科、儿童保健科及初级保健科)应该认识到ADHD是一种慢性神经和精神发育障碍性疾病,应首先制定一个长期的治疗计划。

(2)主管医师、家庭成员、患者、学校老师及单位同事等多方合作,应该针对每一个体,明确一个恰当的个体化的治疗目标以指导治疗。

(3)临床医师应该推荐恰当的药物和心理行为治疗来改善ADHD患者的症状和目标预后。

(4)若治疗方案没有达到治疗目标,临床医师应评价初始诊断是否正确,所用的治疗方法是否恰当,治疗方案的依从性如何,是否合并其他疾病等。

(5)临床医师应该对ADHD患者定期进行有计划的随访,从家庭成员、老师和患者等多方汇总信息,直接监控目标预后和不良反应。

二、治疗药物

(一)推荐药物

1.主要推荐药物

(1)中枢兴奋剂:哌甲酯,右哌甲酯。

哌甲酯长效制剂:哌甲酯控释剂(专注达)

哌甲酯短效制剂:利他林。

(2)选择性去甲肾上腺素再摄取抑制剂:托莫西汀(择思达)。

2.其他推荐药物

(1)中枢去甲肾上腺素调节药物:可乐定,胍法辛。

(2)抗抑郁药

1)三环类抗抑郁药(TCAs):丙咪嗪,去甲丙咪嗪*。

2)杂环类:安非他酮,安非他酮缓释片。

3)选择性5-羟色胺再摄取抑制剂(SSRIs):舍曲林,氟伏沙明,氟西汀,艾司西酞普兰。

4)五羟色胺和去甲肾上腺素再摄取抑制剂:文拉法辛。

注:*指中国目前尚未引进的药物。

3.其他治疗药物

在我国有许多中医方剂可用于治疗ADHD,但仍缺乏大样本、双盲、随机对照研究证明其疗效。

(二)药物治疗循证依据和应用指导

1.兴奋剂治疗儿童ADHD

中枢神经系统兴奋剂通常被简称为兴奋剂,是目前用于治疗ADHD的主要药物。主要有哌甲酯、右哌甲酯、匹莫林、苯丙胺。匹莫林因为有增加急性肝衰竭的风险,已不再推荐使用。右哌甲酯正在我国进行上市前研究,苯丙胺在我国尚未上市。

Bradley早在1937年就已报道,通过利用右旋硫酸苯丙胺治疗行为障碍儿童,这通常被看作是儿童精神药理学规律研究的开始。自这些初步研究以后,发表了很多关于兴奋剂和ADHD的研究。

1999年,一个权威机构——注意缺陷多动障碍儿童综合治疗研究组(MTA)合作发表了划时代的论文(MTA合作小组,1999a,1999b)。他们对579例7.0~9.9岁诊断为ADHD的儿童进行了为期14个月的随机、多中心临床试验,再次证实了兴奋剂(尤其是利他林)的治疗功效。该研究比较了4种治疗方法:

(1)药物治疗。

(2)强化行为治疗。

(3)药物治疗结合强化行为治疗。

(4)常规的社区支持治疗。4组儿童的症状都得以改善,但是药物治疗组和联合治疗组的改善较强化行为治疗组和常规的社区支持治疗组显著。联合治疗或单独药物治疗对ADHD的核心症状都有改善,然而联合治疗可能对非ADHD的症状(如对抗和攻击症状)有更好的效果。

70多年的研究证明兴奋剂是治疗ADHD的安全、高效的药物,是儿童时期最常用的精神疾病处方药。在1977年,仅美国就有超过50万的儿童使用利他林进行治疗。到1987年,保守估计美国有75万青少年用药物治疗活动过度或粗心。美国马里兰州巴尔的摩城所有公立小学学生中,有6%接受这种药物治疗,利他林占所开出的兴奋剂药物的93%,其他兴奋剂占6%。

多年来,利他林是治疗ADHD最常用的药物,所以尽管比硫酸右旋苯异丙胺出现晚,但仍被当作范例用于说明兴奋剂的用途。新型的哌甲酯(如专注达)已被推出,目前处于ADHD兴奋剂治疗的主导治疗地位。

兴奋剂类药物通过提高突触内多巴胺和去甲肾上腺的利用率而发生作用,其结果是强化注意的过程,增加对强化的敏感性以及行为抑制的控制。这类药不会产生似是而非的作用,即对有或无ADHD的人群表现出性质相似的效果。

双盲、安慰剂对照研究发现,在提高注意广度、减少活动过度和冲动方面,兴奋剂显著好于安慰剂。一些调查研究还显示,利他林有提高学业成绩和社会适应的作用。大约75%ADHD儿童用兴奋剂治疗会显示良好的反应。

Wender注意到对兴奋剂的耐药性是罕见的,一旦发生,在1~2年内会逐渐发展。如果产生了耐药性,建议试用另一种兴奋剂,因为兴奋剂中不存在完全交叉耐药性。有一种意见认为,兴奋剂的功效一般随着年龄的增加而降低。

近十年来,越来越多的研究和报道显示,长效、缓释或控释哌甲酯疗效更持久、更稳定,有替代传统速效哌甲酯的趋势。国外有多种长效、缓释或控释哌甲酯制剂,我国目前只引进一种哌甲酯控释剂——专注达。

专注达是应用美国ALZA公司Push-Pull技术合成的口服剂型,只需日服1次。在美国市场上,专注达有三种剂型,18、36、54mg27mg剂型正在研制中,我国市场上目前只有2种剂型:18mg和36mg二种剂型。专注达采用口腔渗透(OROS)系统的设计,当药物进入胃肠道,药物包衣中含有治疗的初始剂量,经过水的溶解后迅速释放;其余的药物包裹在药物的片心中,通过渗透压的改变,从激光孔释放出来,这种设计可以使哌甲酯以崭新、规范的形式发挥作用。这一研发满足了每天1次服用并且维持有效剂量的需求,所以上市以后即吸引了广大学者对其疗效和安全性进行的各种各样的研究和探讨。

2001年,Pelham等率先对专注达进行了研究。研究分为专注达、利他林和安慰剂对照,共入组68例ADHD儿童,年龄6~12岁。所有儿童在入组时都在服用利他林,每个儿童在试验期的剂量根据以前服用利他林的剂量来确定,具体剂量调整方法为:利他林5mg每日3次对应专注达18mg每日3次;利他林10mg每日3次对应专注达36mg每日1次;利他林15mg每日3次对应专注达54mg每日1次。试验期7天。结果发现:专注达和利他林的疗效显著优于安慰剂,专注达和利他林彼此也不相同。专注达的效果与每天3次服用的利他林效果相当,疗效至少能持续12小时。两种药物都能提高做数学作业的效率和准确性,改善多动等行为,使儿童更加遵守教室的规章制度(即使在课间休息时)。父母评定量表结果显示,专注达疗效显著优于每天3次服用的利他林,在药物选择上父母也更倾向于选择专注达,而不是利他林和安慰剂。本研究支持专注达的疗效贯穿白天和晚上,更容易成为父母的选择。

2001年,一项多中心、双盲、随机对照临床试验共入选282例ADHD儿童,包括所有ADHD亚型,年龄6～12岁,试验期28天,评定工具为IOWA Conners问卷父母版和教师版。无论1周末还是4周末评定结果均显示:专注达和利他林对ADHD患儿核心症状的改善均显著优于安慰剂,专注达和利他林疗效相当。安慰剂组中断治疗率为48%,而利他林组和专注达组中断治疗率分别为14%和16%。专注达与利他林相比可以明显延长患儿治疗的连续性,使治疗的依从性提高。2004年的一项研究也表明,与利他林相比,专注达更容易使患者坚持治疗,而且发生意外事件/伤害的风险较小,每年平均健康投资较少。该研究亦支持ADHD患者使用专注达治疗。

除了哌甲酯控释剂专注达外,目前用于临床的尚有两种哌甲酯缓释剂型:Metadate CD.(MCD)和Ritalin LA(RLA)。有研究对专注达与此两种缓释剂型进行了比较。一项2005年的前瞻性研究结果显示,专注达与RLA和速释剂型利他林的疗效相当,而且每天1次服药看起来更具优越性;专注达因为在下午放学后做家庭作业时仍有稳定的疗效而使家长更加满意但有研究认为,不同的释放机制导致对注意力和行为症状的控制效果不同。一项多中心、随机、双盲、双模拟、三项交叉的研究对专注达和MCD进行了比较。入组的ADHD患者接受等生物效价的MCD或专注达治疗:最高剂量是MCD60mg,专法达54mg;中等剂量是MCD40mg,专注达36mg;低剂量是MCD20mg,专注达18mg。每种治疗持续1周。结果显示,MCD胶囊型在上午(服药后1.5～6.0小时)对症状的控制较好,而专注达在傍晚(服药后7.5～12.0小时)对症状的控制较好。从而说明如果要达到相同的症状控制,在上午MCD胶囊型所需要的剂量水平要低于专注达(前者对应剂量水平为20mg或40mg,后者对应剂量水平为36mg或54mg),而在傍晚则相反。

2005年的一项研究观察了从利他林转换为专注达的疗效。共入组105例ADHD患者,年龄6～16岁,入组时服用固定剂量的利他林(10～60mg/d)维持治疗。被转换成专注达18mg/d、36mg/d或54mg/d治疗,试验期21天,101例患者完成了试验。第21天时,Conners教师问卷评分无明显变化,Conners父母问卷评分(5,2分)与基线相比减少了2.7分,约75%的父母和研究者对治疗的评价是好或非常好,而且Conners父母问卷评分的变化表明专注达在孩子放学后仍然能较好地控制症状。此后1年的随访结果发现:63%的患者完成了1年随访,父母/照看者总体满意度的评价为49%～69%,49%～71%的研究者认为治疗是适当的;专注达对于年龄较大(10～16岁)、用药剂量较高(36mg或54mg),尤其是对于注意缺陷型的ADHD患者效果和满意度较好;专注达的总体耐受性较好。本研究得出结论:对于儿童、青少年ADHD患者由利他林转换为专注达是安全、有效的,不会导致症状波动,依从性较好。

我国在2004年进行了专注达上市前的研究。结果显示:与安慰剂相比,专注达具有明显的疗效,能够有效改善ADHD儿童的注意障碍,减少过度活动和冲动。郑毅等进行了专注达治疗ADHD的前瞻性、多中心、开放性、自然观察研究,共1447例6～16岁ADHD儿童完成了6周治疗,结果显示,专注达起效快,2周末评分即显著低于基线($P<0.001$);药物不良反应发生率为35.3%,多为轻微反应,没有严重的不良反应发生。

到目前为止,观察期最长的研究为 24 个月。该研究小组 407 例患者,229 例完成了试验。专注达在整个观察期内平均剂量较基线时增加 26%,而且剂量的增加多发生在第 1 年中。专注达长期疗效稳定而持久。

有一项研究分为两个阶段:21 天的治疗观察期和 1 年的随访期,并分别系统报告了专注达的安全性。21 天的治疗观察期末,专注达耐受性良好,52.4% 的患者(55 例)报告了 112 件不良事件,其中绝大部分为轻度或中度,仅 6.7%(7 例)为重度,其中与治疗有关的重度不良事件主要包括:睡眠延迟、头痛、攻击、体质量增加。这 7 例患者因为这些不良反应而未进入第 2 阶段的随访研究。其中 40% 的不良事件可能、很可能或肯定与治疗有关。常见的与治疗有关的不良事件为头痛、腹痛和抽动。而且研究还发现,服用 36mg/d 时不良事件的发生率比服用 18mg/d 或 54mg/d 时略高。没有明显的睡眠质量问题,在基线时睡眠质量被评定为好或极好者占 56.2%,而在治疗 21 天时为 57.8%;在较高剂量组(36mg/d 和 54mg/d)也没有明显的睡眠质量问题。在第 7 天和第 21 天时食欲减退者分别为 10.6% 和 9.8%,食欲增加者分别为 22.1% 和 14.7%。有 15 例既往有抽动史,在每次访视点报告有抽动的不超过 9 例。发声抽动在基线时为 1 例,在 21 天时为 3 例,均不严重。在 21 天的治疗结束后进行了为期 12 个月的随访研究,结果发现专注达的耐受性良好。72.4% 的患者报告了不良事件,其中 85.9% 为轻度或中度,可能、很可能或肯定与治疗有关的不良事件所占比例不足 40%。常见的不良事件为头痛、抽动、腹痛、冲动行为和失眠。专注达 18mg/d 组和 36mg/d 组不良事件发生率高于 54rag/d 组。有 4 例严重的不良事件可能与治疗有关:2 例发生在 18mg/d 组,其中 1 例为抑郁自杀观念(减量),1 例为妄想(由于较严重治疗中止);2 例发生在 36mg/d 组,其中 1 例为自杀企图(中度,治疗中止),1 例为攻击(由于较严重治疗中止)。均无明显的睡眠问题,18mg/d 组和 36mg/d 组的睡眠质量整体优于 54mg/d 组。对食欲没有明显的不良影响。在研究期间发生抽动者不超过 8 例,且绝大部分为轻度。在基线时有 1 例有发声抽动,3 例在研究的前 4 个月有发声抽动,之后没有进一步的相关报道。

一项为期 1 年的专注达对 ADHD 患者血压和心率的影响研究发现,在 12 个月末观察期结束时,与基线时相比血压和心率的变化没有明显临床意义,尽管差异有统计学上的意义,其中收缩压和舒张压的变化值分别为 3.3、1.5mmHg,与基线时相比 P<0.001;心率的变化为 3.9 次/分,与基线时相比 P<0.0001,血压和心率的变化与服用剂量无明显相关性。

总体而言,专注达治疗 ADHD 疗效肯定,耐受性良好。该药对生长发育无明显影响,对生命体征和实验室检查结果无有临床意义的影响。常见的与治疗相关的不良事件为:头痛、失眠、食欲减退、腹痛和抽动;其中最容易导致早期治疗中断的不良事件为:抽动和食欲减退。偶有导致抑郁、自杀观念和妄想的报道。

应用指导:
盐酸哌甲酯在儿童青少年精神障碍治疗中的适应证
中国食品药物监督管理总局(CFDA)及美国食品药物管理局(FDA)批准盐酸哌甲酯用于治疗 ADHD 和发作性睡病。

盐酸哌甲酯(利他林)剂量范围表
(1)6 岁以下的儿童:禁用。
(2)6~17 岁的儿童和青少年:从每次 5mg,每日 1~2 次开始(通常上午 7 点左右和中午、饭前服),每周逐渐增加 5~10mg,每日最大推荐剂量是 60mg。常用最适量在 $0.3\sim0.7$ mg·kg^{-1}·d^{-1},每日分 2~3 次给药。最后 1 次给药不要晚于入睡前 4 小时。

(3)18岁以上的青少年和成人:从每次5mg,每日2～3次开始,通常在饭前服,根据临床反应调整剂量平均20～30mg/d,范围10～60mg/d。

现有盐酸哌甲酯药物制剂类型

(1)利他林片剂:5mg、10mg、20mg。

(2)利他林-缓释剂(利他林持续释放药片):20mg,持续释放药片的作用大约持续8小时。在同一时间段可以替代相同总剂量的利他林的标准制剂。必须整片吞服,不能压碎或咀嚼。

(3)利他林缓慢释放药片(metadate缓释剂,methyllin缓释剂):10mg、20mg。

(4)益酸哌甲酯控释片(concerla,专注达):18mg、36mg。Swanson等研究显示专注达可以从18mg/d,清晨服用1次开始;对儿童可直接每周1次调整剂量,最大推荐量54mg/d。也就是说,一般不用预先使用利他林标准制剂,或在标准制剂基础上调整剂量,控释剂型必须整片吞服,不可咀嚼、掰开或压碎服用。

2.中枢去甲肾上腺素调节药物治疗儿童ADHD

(1)选择性去甲肾上腺素再摄取抑制剂——托莫西汀:托莫西汀-择思达 是第1个被美国FDA批准用于治疗儿童及成人ADHD的非神经兴奋剂,2002年在美国上市2007年在我国获得CFDA正式批准上市,我国目前已经上市的规格为10、25、40mg。

托莫西汀治疗ADHD的确切作用机制可能与其对突触前膜去甲肾上腺素转运体的强效抑制作用有关。托莫西汀对去甲肾上腺素能受体或其他神经递质转运体或受体的亲和力很小。目前FDA关于治疗ADHD的药物安全性研究中,择思达 暴露人数和人年数与其他药物相比均为最多。

在调整体质量后,儿童、青少年及成人的托莫西汀药代动力学相似。在口服用药之后,托莫西汀迅速且几乎完全吸收,其吸收很少受到食物的影响托莫西汀主要在肝脏通过CYP2D6途径代谢。快代谢者以正常速度通过CYP2D6途径使托莫西汀代谢,而慢代谢者以较慢的速度通过其他几种CYP酶使托莫西汀代谢。快代谢者托莫西汀的血浆半衰期(t1/2)为5.2小时左右,慢代谢者为21.6小时左右。对于已知CYP2D6慢代谢基因型的患者,可以考虑较低的起始剂量及较慢的剂量上调。一剂托莫西汀药量有80%以上从尿液排出,不到17%从粪便排出,少于3%以托莫西汀原型排出。

然而,托莫西汀的药效学与其t1/2不一致。托莫西汀治疗对ADHD症状的药理作用的持续时间似乎比根据其药代动力学特性预测的时间要长。在一项针对健康成人志愿者的研究中,服用治疗剂量的托莫西汀,在稳态情况下发现脑脊液和尿液中去甲肾上腺素转运体转运抑制的生物标志物(DHPG)下降了30%,每天1次给药,药效持续24小时,超出了托莫西汀的半衰期,因此,可以进行24小时的持续症状控制。在有关ADHD儿童和青少年患者的研究中,当每日剂量分别在早上给药1次,以及在早上和晚上分开给药时,托莫西汀均显示疗效。目前尚不清楚为何在药物从血浆清除之后,仍可见持续的作用。所提议的两种理论为脑部的药代动力学与血浆不同,或对去甲肾上腺素转运体的作用在药物被清除之后持续存在。

1)儿童和青少年中的疗效:托莫西汀治疗6岁及以上的儿童和青少年ADHD的疗效已在6项双盲、安慰剂对照研究中确立。与安慰剂相比,托莫西汀改善了ADHD症状,这是通过ADHD评定量表(ADHD-RS)总分相对于安慰剂显著减少得出的;使用次要测量指标时也观察到症状改善这些结果证实了托莫西汀用于家庭和学校环境中ADHD儿童和青少年时,可有效改善症状,而且托莫西汀对注意缺陷和多动/冲动症状均有疗效。

研究证实,托莫西汀最佳治疗剂量为 1.2mg·kg^{-1}·d^{-1}左右。剂量为 1.8mg·kg^{-1}·d^{-1}时,核心症状无进一步改善,但生活质量(社会、心理)有进一步提高。一般而言,在首次用药 1~2 周时观察到症状减轻,但通常在 4~5 周时显示出最大效果。

每天 1 次早上用药,或在早上和傍晚分开用药,托莫西汀均有效。对于许多患者而言,每天 1 次用药很可能是首选的给药方式。有数据表明,早上单剂量用药的治疗效果在之后得到了良好维持,药物特定效果在晚上和第 2 天早上持续存在。

在儿童和青少年中进行的剂量反应研究中,运用儿童健康调查问卷-父母完成简表 50 项(CHQ-PF50)对患儿进行了更广泛的社会和家庭功能评估。CHQ-PF50 是由父母评定的、评估儿童身体和社会心理健康状况的量表。CHQ-PF50 的评定结果显示,ADHD-RS 反映的托莫西汀疗效与急性治疗期更佳的家庭关爱和社会功能改善相关,说明托莫西汀可以通过有效改善ADHD 患儿的症状改善患儿的社会功能。

托莫西汀用于儿童、青少年(6~15 岁)ADHD 维持治疗的疗效也已在一项在 400 多例患者中进行的、为期 1 年的安慰剂对照研究中得到证实。此项研究主要在欧洲进行。在经过约 3 个月的开放性研究后,患者继续进行为期 9 个月的双盲、安慰剂、对照研究以探讨托莫西汀维持治疗的疗效。之后,托莫西汀治疗共 1 年的患儿,又被随机分配到托莫西汀治疗组(n=81)和安慰剂组(n=82),并继续观察 6 个月在这 6 个月期间,如临床整体印象量表中的严重程度量表(CGI-S)评分较开放性研究结束时增加 2,且 ADHD-RS 总分恢复至参与研究时评分的 90% 或以上,定义为复发。研究结果表明,持续接受托莫西汀治疗的患者,其复发时间显著长于接受安慰剂治疗的患者(P=0.008),表明托莫西汀在 ADHD 维持治疗中具有良好的疗效。

另一项关于托莫西汀治疗儿童 ADHD 长期疗效的荟萃分析也得到了同样的结论。该荟萃分析纳入了 7 项双盲安慰剂对照研究和 6 项开放性研究,结果显示,托莫西汀治疗 2 年的有效性和耐受性均较好。另一项荟萃分析也显示了同样的结果,使用托莫西汀治疗 2 年,疗效仍能维持,并且没有发现新的或者意料之外的安全性问题。

2)安全性:临床研究中,5382 例 ADHD 儿童和青少年接受了托莫西汀治疗。其中,1625 例儿童和青少年接受治疗 1 年以上,2529 例儿童和青少年接受治疗 6 个月以上。相比较安慰剂治疗患者,托莫西汀治疗患者最常报告的急性治疗期不良事件(发生率在 5% 或以上,且至少为安慰剂组发生率的 2 倍)包括:恶心、呕吐、疲劳、食欲减退、腹痛和嗜睡。在儿童和青少年急性期安慰剂对照研究中,3.0% 的托莫西汀治疗受试者和 1.4% 的安慰剂治疗受试者由于不良反应停止治疗。当托莫西汀每天用药 1 次时,似乎出现稍高发生率的药理学上预期会发生的急性治疗期不良事件,最明显的是胃肠道急性治疗期不良事件。然而,这些差异的临床意义似乎有限,因为在其中任何临床试验中,该急性治疗期不良事件均不是研究终止的原因。数据表明,胃肠道不良事件是暂时的,且因时递减。进食状态下服用托莫西汀可以降低出现恶心的可能性。

3)体质量和身高变化:在儿童急性期临床试验中,托莫西汀治疗与大约 0.5kg 的体质量减轻有关,但这种现象仅出现在治疗早期。儿童人群中的较长期观察数据表明,随着治疗时间的延长,体质量减轻消退;在服用托莫西汀 36 个月时,患儿体质量增至预期体质量水平。

还有研究显示,在 5 年的延长治疗期中,接受托莫西汀治疗的儿童患者的体质量平均增加 29.8kg(P<0.001)。这些患者的体质量比预期值平均高 1.1kg。平均而言,这些患者的体质量基线开始时值高于美国人群基准值,终点时仍高于美国人群基准值。

在急性期临床试验中,接受托莫西汀治疗的患者身高平均增长 0.9cm,提示治疗早期生长速度出现小幅减慢。然而,接受治疗到 5 年时,生长速度恢复至正常轨迹。但基线时身高最高的患者出现持续减慢,而基线时身高低于中位数的患者出现高于预期值的明显身高增长。接受托莫西汀治疗至少 5 年的患者身高平均增长 30.1cm(P<0.001),这些患者的身高平均值较预期值高 0.3cm。这些 5 年数据表明,在服用托莫西汀的患者中,初始治疗阶段托莫西汀对生长发育有较小的影响。但长期服用至 5 年,托莫西汀对大多数青少年患者的身高和体质量无明显影响。

4)滥用的可能性:托莫西汀作为非中枢兴奋剂不是管制药物。一项研究探讨了托莫西汀和哌甲酯相比安慰剂所产生的生理和主观效应,以评估滥用倾向。结果显示托莫西汀并未产生令人愉快的主观药效,表明此药不太可能被滥用。

5)特殊人群中的应用:对于肝功能不全或患有晚期肾病的 ADHD 患者,建议谨慎增加托莫西汀直至产生期望的临床反应。在肝功能不全的患者中,托莫西汀清除率可能降低 a 在晚期肾病患者中,托莫西汀可能使高血压恶化(临床研究存档数据)。

托莫西汀主要通过 CYP2D6 途径代谢。在 CYP2D6 快代谢患者中,CYP2D6 选择性抑制剂(如帕罗西汀、氟西汀、奎尼丁)可以使托莫西汀稳态血浆浓度升高至 CYP2D6 慢代谢患者的水平。在服用托莫西汀的同时,如果服用其他 CYP2D6 抑制药物,或已知为 CYP2D6 慢代谢者,可能需要调整剂量或以较慢速度增加托莫西汀剂量。

6)ADHD 用药剂量:体质量不足 70kg 的儿童和青少年,托莫西汀用药应以每日总剂量约 0.5mg/kg 开始,在至少 3 天之后增加剂量,逐步至每日总目标剂量,约为 1.2mg/kg,可以每日单剂量早上给药,或以等分剂量在早上和傍晚给药。2~4 周之后,在尚未达到最佳反应的患者中,每日总剂量可以增至最大 1.4mg/kg 或 100mg/d(选择其中较小的剂量)。体质量超过 70kg 的儿童和青少年,托莫西汀用药应以每日总剂量 40mg 开始,在至少 3 天之后增加剂量,逐步至每日总目标剂量,约为 80mg,可以每日单剂量早上给药,或以等分剂量在早上和傍晚给药;2~4 周之后,在尚未达到最佳反应的患者中,剂量可以增至最大每日 100mg。

托莫西汀可以在进食或空腹状态下服用。进食状态下服用托莫西汀可以降低恶心以及潜在的其他急性治疗期不良事件的可能性。可在没有逐渐减量的情况下停用托莫西汀。

应用指导:

药品名称:盐酸托莫西汀

商品名:择思达

适应证:该药可用于治疗成人及 7 岁以上儿童的 ADHD。

剂量和用药:该药为胶囊剂,有 5 种规格:10、18、25、40、60mg。

对于体质量不足 70kg 的儿童及青少年患者,每日初始总量约为 0.5mg/kg,服用至少 3 天后增加剂量,逐步至目标剂量,约为每日总量 1.2mg/kg,可每日早晨单次服用或早晨和傍晚平均分为 2 次服用,每日最大剂量不可超过 1.4mg/kg 或 100mg,应选择其中一个较小的剂量。

对于体质量超过 70kg 的儿童、青少年及成人患者,每日初始总量可为 40rag,服用至少 3 天后增加剂量,逐步至目标剂量,约为每日总量 80mg,可每日早晨单次服用或早晨和傍晚平均分为 2 次服用、再继续服用 2~4 周,如仍未达到最佳疗效,每日总剂量最大可增加到 100mg。每日最大剂量不可超过 100mg,该药停药时不必逐渐减量。

不良反应：在临床试验中，导致患者中途退出的最常见原因包括：患者出现攻击性、易激惹性、嗜睡和呕吐。最常见的不良反应包括消化不良、恶心、呕吐、疲劳、食欲减退、眩晕和心境不稳。除儿童和青少年患者表现出的不良反应之外，成人患者还可出现口干、勃起功能障碍、阳痿、异常性高潮等。

禁忌证：闭角型青光眼患者禁用该药。另外，该药不可与单胺氧化酶抑制剂（MAOI）合用。若必须给予MAOI，则应在停用该药至少2周后才可使用。对该药或该药其他组成成分过敏者禁用。

（2）α2-肾上腺素能受体激动剂——可乐定：可乐定是作用于中枢的抗高血压药，在精神障碍的治疗中使用日益广泛。FDA已批准盐酸可乐定缓释片（0.1，0.2mg）可单独或与兴奋剂联合使用，治疗6~17岁的ADHD患者。

可乐定是α2-肾上腺素能受体激动剂，优先作用于脑突触前α2肾上腺素能受体，抑制去甲肾上腺素的内源性清除。

Hunt等对平均年龄（11.6±0.54）岁的12例ADHD患儿进行了一项双盲、安慰剂对照的交叉试验，有10例患儿完成了试验。有7例被试以前接受过兴奋剂治疗，其中4例由于显著的不良反应而中止治疗。可乐定从0.05mg/d起步，每日加量直至4~5$\mu g \cdot kg^{-1} \cdot d^{-1}$父母、教师及临床医师均观察到了显著的疗效，疗效最好的是那些以前多动、不服管教、冲动并影响社交能力的患儿。而在换用安慰剂治疗期间，父母、教师及临床医师均看到了明显的退步，一般在中止药物治疗后2~4天内症状出现恶化。

Hunt等曾报道用可乐定治疗ADHD患者时，用固定剂量持续5年期间，整体临床疗效没有出现衰减。然而，约有20%的患者几个月后就要增加剂量，也许与该药对肝药酶的自我诱导有关。

在关于对儿童及青少年精神障碍患者使用可乐定治疗的一篇综述中，Hunt及其同事比较了使用可乐定与利他林治疗ADHD的疗效差异。作者认为这些治疗对ADHD患儿都非常有效。兴奋剂（利他林）可使注意力更集中，并降低注意分散的程度，而可乐定则使过高的警觉度降低，提高对挫折的耐受性，并提高任务的指向性。

2011年，有报道对6~17岁ADHD患者进行随机、双盲、安慰剂对照研究，230例患者被随机分为安慰剂组、可乐定缓释片0.2mg/d组和可乐定缓释片0.4mg/d组。治疗5周末，ADHD-RS-Ⅳ评分显示，可乐定缓释片0.2mg/d组和0.4mg/d组疗效均显著优于安慰剂组，而且患者的注意缺陷、多动/冲动均得到改善。发生率大于10%，且2倍于安慰剂组的不良事件为嗜睡和疲劳。同年，有研究对6~17岁稳定使用中枢兴奋剂但疗效不足的ADHD患者进行可乐定缓释片+中枢兴奋剂的安慰剂对照研究，198例患儿被随机分到中枢兴奋剂+可乐定缓释片（0.1~0.4mg/d）组或中枢兴奋剂+安慰剂组。在治疗过程中，可根据症状情况改变中枢兴奋剂剂量，但不能改变其种类。研究结果显示，在治疗5周末，中枢兴奋剂+可乐定缓释片组的ADHD-RS-Ⅳ总分明显低于中枢兴奋剂+安慰剂组。因此，FDA批准盐酸可乐定缓释片（0.1、0.2mg）可单独或与中枢兴奋剂联合使用治疗6~17岁的ADHD患者。

盐酸可乐定禁忌证：已知对盐酸可乐定过敏者禁用可乐定；严重的心血管疾病是相对禁忌证，如果可乐定用于有这些情况的患者，需要仔细、经常监测；有抑郁症、抑郁症史或情绪异常家族史的儿童和青少年不应该服用可乐定。

1995年7月13日，美国媒体报道有3例合用哌甲酯和可乐定的儿童死亡，这引起联合用药儿童的父母和临床医师的警惕，但FDA没有公布相关资料或告知临床医师。

应用指导：Hunt 等建议可乐定开始时在就寝前服用，以利用他的镇静作用促进睡眠镇静作用在开始服药的 2~4 周最明显，而后常常产生耐药性由于可乐定的血清半衰期很短，通常需要白天服用 3~4 次，就寝前服用 1 次。Hunt 等报道当可乐定服用次数较少时，一些儿童出现疗效降低或撤药反应。使用透过皮肤起作用的剂型可以消除这些影响。

盐酸可乐定在儿童青少年精神障碍治疗中的适应证 FDA 批准盐酸可乐定缓释片(0.1、0.2mg)可单独或与兴奋剂联合使用，治疗 6~17 岁的 ADHD 患者。

中止可乐定治疗/撤药注意事项

应缓慢地撤除，以免出现高敏反应和其他撤药反应，如：紧张不安、焦虑及头痛(胀痛)。

可乐定现有剂型

(1)片剂(每片)：0.075、0.1、0.2、0.3mg。

(2)可乐定透皮贴片：1.0、1.5、2.0mg/片。作用可持续 1 周。

3.SSRIs 治疗儿童 ADHD

SSRIs 因为以下原因受到儿童和青少年精神科医师的极大关注。

(1)只有 1 项青春期前儿童的双盲、安慰剂对照研究证明三环类抗抑郁药(TCAS)治疗重性抑郁障碍的疗效比安慰剂更好，而在青少年中还没有这样结果的研究。然而在前者的研究中使用了实验室监测手段来调整药量，从而保障丙咪嗪的血药浓度在治疗范围以内。

(2)根据几项报道，至少有 8 例儿童和青少年服用三环类药物治疗发生猝死，因此引发对于年轻患者心脏毒性的特别关注。SSRIs 明显更安全，包括过量致死的减少。

(3)尽管 SSRIs 有明显的不良反应，但与三环类和 MAOI 抗抑郁剂相比却更容易被耐受。

(4)SSRIs 可以每日 1 次给药。

(5)SSRIs 具有治疗儿童期抑郁以外的许多其他精神障碍的潜力，包括：伴或不伴有 Tourette 综合征的强迫障碍、ADHD、选择性缄默症和进食障碍等。

有关该类药物在儿童和低龄青少年中应用的公开资料较少。然而，随着 SSRIs 在这个年龄组患者中临床经验的逐渐增加，SSRIs 已经成为用于治疗儿童和青少年重性抑郁障碍及强迫障碍的治疗药物。但用于治疗 ADHD 的报道很少，需慎用。

Barrickman 等对氟西汀治疗儿童和青少年 ADHD 的疗效进行了研究和报道。他们使用氟西汀开放性治疗 19 例 7~15 岁的儿童和青少年 ADHD 患者，持续 6 周。14 例患者共患品行障碍(n=6)或对立违抗障碍(n=8)。绝大多数患者先前曾使用精神药物治疗，或者疗效不满意，或者服用兴奋剂或抗抑郁剂时有不良反应(如服兴奋剂时出现抽动，服用抗抑郁剂时出现镇静)氟西汀的初始日量为 20mg，早晨服用。随后的剂量个别调整，最终日量为 20~60mg，平均 27mg(0.6mg/kg)；9 例 20mg，8 例 40mg，2 例 60mg。绝大多数患者在达到治疗剂量 1 周后起效。使用大量标准化工具进行评估，11 例患者(58%)在 6 周后被评估为中等进步或进步很大，8 例有极小的进步。不良反应极小，且都自然缓解。只有 1 例轻微镇静，随着剂量的减少而缓解；1 例出现神经质，未见有失眠或自杀观念等；特别是未见有食欲下降或体质量的显著变化。

目前，舍曲林(可用于≥6 岁的儿童强迫症)、氟伏沙明(可用于≥8 岁的儿童强迫症)、氟西汀(可用于≥7 岁的儿童强迫症和≥8 岁的重性抑郁障碍)、艾司西酞普兰(可用于≥12 岁的重性抑郁障碍)有在儿童中使用的适应证(FDA)。

4.TCAs治疗儿童ADHD

尽管TCAS没有获准用于治疗ADHD,但对于兴奋剂及托莫西汀治疗无效的ADHD患者,仍不失为一种二线药物可供选择。有些临床医师对于共病抑郁或焦虑障碍的ADHD患者首选此类药物予以治疗。尽管盐酸去甲替林、盐酸阿米替林以及抗强迫药盐酸氯丙咪嗪也都有效,研究最多而且最常使用的还是盐酸丙咪嗪和盐酸去甲丙咪嗪。然而心脏毒性是主要的不良反应。有关TCAs长期治疗ADHD的安全性和有效性的研究寥寥无几。

TCAs治疗ADHD的作用机制与治疗抑郁症的机制有所不同。通常需要的最佳剂量较低,临床起效迅速。然而,要证实去甲丙咪嗪治疗比安慰剂有显著临床疗效,研究需要持续3～4周。

多数公开的研究结果有力地表明TCAs治疗ADHD有效。实际上,在20世纪70年代早期,就有学者认为丙咪嗪可以被选择用于治疗ADHD。在比较抗抑郁剂与兴奋剂和/或安慰剂的双盲研究中,绝大多数结果证明,抗抑郁剂和兴奋剂都比安慰剂效果好,但兴奋剂的疗效较三环类药物更佳或相同。总的来看,兴奋剂更好。

应用指导:

盐酸丙咪嗪在儿童青少年精神障碍治疗中的适应证

丙咪嗪被许可用于治疗青少年的抑郁症状和≥6岁的儿童青少年的遗尿症。说明书推荐儿童用药日量≤2.5mg/kg。

丙咪嗪的剂量范围

≤11岁儿童:

治疗抑郁:不推荐。

治疗遗尿症:<6岁儿童,不推荐;6～11岁儿童,初始日量为25mg,入睡前1小时服用,如果1周内无效,增至50mg/d。

治疗ADHD:没有正式关于年龄或剂量的推荐。根据文献和试验协议,对于≥6岁的儿童推荐如下:需要对丙咪嗪进行血药浓度监测,从低剂量开始用药,25mg/d或$0.5mg \cdot k^{-1} \cdot d^{-1}$,缓慢、逐渐加量,每周加量1次或2次,每次25mg/d。

≥12岁青少年:

治疗抑郁:建议从25mg/d开始,逐渐递增药量,总的来说不需要超过100mg/d(药物说明书)。

治疗遗尿症:从睡前1小时服用25mg开始,服用1周无效,可加到50mg/d,最高75mg/d,睡前1次顿服。

治疗ADHD:没有正式关于年龄或剂量的推荐。根据文献和试验协议,推荐如下:从低剂量开始用药,25mg/d0.5mg·kg^{-1}·d^{-1}缓慢逐渐加量,每周加量1次或2次,每次25mg/d。需要对丙咪嗪进行血药浓度监测。

盐酸丙咪嗪的现有剂型

(1)片剂(盐酸丙咪嗪):10、25、50mg。

(2)胶囊(双羟萘酸丙咪嗪):75、100、125、150mg。这些胶囊设计用来每日1次给药,因其单位药效高,而儿童对于丙咪嗪心脏毒性作用的敏感度较高,故不推荐儿童和低龄青少年使用。

5.ADHD药物治疗建议

本指南对于诊断为ADHD的儿童的治疗有以下建议。

(1)建议1:各相关学科的临床医师(儿童精神科、精神科、发育行为儿科、儿童神经科、儿科、儿童保健科及初级保健科)应该认识到ADHD是一个慢性疾病,并制定一个相应的治疗计划。

考虑到ADHD在学龄儿童中的高患病率(4%~12%),还会影响到成人(患病率约4%),基层保健医师在其诊所中会经常遇到ADHD患者,因此应该掌握该病的诊断和长期治疗方法。ADHD患者的基础医疗护理原则与患任何慢性疾病时的主要医疗护理原则相同,例如:

1)提供该病的信息。

2)定期更新知识和指导家庭。

3)讨论疾病的家庭反应。

4)逐渐向患者进行关于ADHD的恰当教育,并在患者成长过程中不断更新。

5)有效性地回答家庭问题。

6)确保保健和其他服务协调和互补。

7)帮助患者家庭确定疾病治疗目标以及治疗对患者每天活动的影响。

8)帮助患者家庭与其他有类似慢性疾病患者的家庭建立联系。

和其他慢性疾病一样,ADHD的治疗需要形成一套专门针对患者的治疗方案,该方案描述了治疗方法、治疗目标和监测的手段,包括随访的方案(参见建议5)。

基层保健医师应该使家长和患者知道,ADHD能影响学习、行为、自尊、社交技能、工作和家庭功能。患者教育的初期阶段对于明确诊断、为家长和患者提供疾病知识非常关键,通过教育,可以使家长、临床医师、老师、患者一起工作,从而形成一个有效的治疗方案。当直接关注影响人类健康和保健的文化价值观念时,临床医师、家长、老师、患者间的治疗联盟可被加强。ADHD患者的长期护理需要临床医师、家长、老师和患者间合作关系的向前发展。其他相关人员,如:护士、心理学家以及咨询者也能够帮助推进治疗计划的实施和进展,并对其进行监测。

护理ADHD患者的专门措施包括提供ADHD发病原因、治疗方法、长期预后和对日常生活与家庭行为影响的最新信息。在讨论治疗的选择和不良反应前,必须让患者的家庭成员对这些问题有全面的了解。与基层保健医师诊治的多数其他慢性疾病不同的是,教育体系在ADHD患者的治疗和监控中发挥了重要作用。

临床医师应该知道可提供服务的社区资源及怎样进行安排。基层保健工作者可直接提供此信息或与其他工作者合作,尤其是与专科医师和心理健康工作者合作,以确保家庭获取所需信息的途径。

(2)建议2:主管医师、家长、患者及学校老师合作,明确一个恰当的治疗目标以指导治疗。

ADHD的主要症状(即注意缺陷、多动、冲动)可能导致多方面的、与患者在家庭、学校、工作单位或社会表现相关的功能障碍。治疗的首要目标应该是功能最佳化。理想的结果包括:

1)改善与家长、兄弟姐妹、老师、同事和同伴间的关系。

2)减少破坏性行为。

3)提高学习或工作成绩,尤其是工作量、效率、完成的准确性。

4)增加自我照顾、家庭作业或工作的独立性。

5)改善自尊。

6)提高生活安全性,如过街或骑自行车等。

治疗目标应该与患者表现出的主要症状和这些症状引起的特异损害相符合。

确定治疗目标的过程需要家庭成员、患者、同事或老师,适当时还包括其他相关人员的共同参与。构建治疗方案的先决条件是他们应该就至少 3～6 个关键目标和期望的改变达成一致。当然,治疗目标应该是现实的、可达到的以及可评价的。治疗和监测改变的方法随治疗目标而改变。

(3)建议 3:临床医师应该推荐恰当的药物和/或行为治疗来改善 ADHD 患者的目标预后,应该逐渐完善一套针对目标预后的综合管理方案。

1)兴奋剂治疗:目前可用的兴奋剂药物包括短效、中效和长效哌甲酯和右哌甲酯,短效、中效和长效右苯丙胺。后面的 2 种制剂是混合苯丙胺盐(75% 右苯丙胺和 25% 左苯丙胺)。匹莫林(一种长效兴奋剂)现在已很少使用,因为该药偶尔会引起致命的肝毒性作用。基层保健医师不应将匹莫林作为常规用药,本指南也没有将其列入 ADHD 的一线或二线用药。

确定兴奋剂剂量和用药程序表的详细说明超出了指南的范畴。然而,一些基本原则可对临床选择进行指导。

和其他大多数药物不同,兴奋剂的剂量通常与体质量没有太大相关性,同时兴奋剂的剂量-效应关系存在明显的个体差异。因此,临床医师应该从低剂量开始使用,之后逐渐调整剂量。患者服用的第 1 个剂量可能不是改善功能的最适剂量,临床医师应该继续使用更高剂量以获得更好的反应。在高剂量产生不良反应或没有进一步改善时,此时的策略可能要求降低剂量。对于某一患者,药物的最适剂量是产生最佳效应且不良反应最小的剂量。给药方案可根据目标预后情况进行改变,尽管目前还没有一致的比较不同给药方案的对照研究。例如:如果只需要在学校或单位时缓解症状,则每周 5 天的给药方案就足够了;相反,如果需要缓解在家、学校及单位的症状,则应采用 7 天给药方案。

对于使用兴奋剂的患者,如果 1 种兴奋剂在最大剂量时仍不起作用,临床医师应换用其他兴奋剂。如果系统用药,至少 80% 以上的患者会对 1 种兴奋剂有反应。对于缺乏阳性反应或出现难以耐受的不良反应的患者,应换用另一种推荐的兴奋剂。研究和临床实践证实,对 1 种药物反应欠佳的患者绝大多数在换用另一种兴奋剂后都会出现阳性反应。

2)非兴奋剂托莫西汀治疗:目前托莫西汀治疗也已成为首选药之一,特别是对共患抽动障碍的 ADHD 患者,常常作为首选治疗药物。

(4)建议 4:若为 ADHD 患者选择的治疗方案没有达到治疗目标,临床医师应评价初始诊断是否正确、所用的治疗方法是否都恰当、治疗方案的依从性如何、是否有合并疾病等。

大多数学龄期 ADHD 儿童对治疗方案(包括兴奋剂或非兴奋剂治疗和/或行为/环境干预)都会有反应。如持续疗效欠佳,可能反映:

1)不切实际的目标症状。

2)对患儿的行为缺乏了解。

3)诊断错误。

4)合并疾病影响了 ADHD 的治疗。

5)治疗方案的依从性不好。

6)治疗失败。如前面所讨论的,ADHD 治疗往往只能减轻患儿的受损程度,而难以完全消除注意缺陷、多动和冲动的主要症状,同样,ADHD 儿童尽管接受了恰当的治疗,也可能会持续出现伙伴交往的障碍,或常常存在用标准手段进行评价时不能改善学习成绩的情况。

评价治疗结果需要从多种途径仔细收集信息,包括家庭成员、老师、患儿活动环境中的其他人(如私人教师)和患儿。如果目标症状是切实的,但明显缺乏疗效,基层保健医师应对ADHD诊断的正确性进行重新评价。如美国儿科学会临床实践指南中"注意缺陷多动障碍儿童的诊断"[可通过美国国家指南库(NGC)获得指南摘要]所描述的,再评价应包括对最初用来做出诊断的资料进行评述。再评价通常需要从患儿、学校、单位、家庭汇集新的关于ADHD主要症状及这些症状对患儿功能影响的信息,应重新考虑患儿是否患有其他与ADHD症状相似的疾病。

如本指南诊断部分所显示,ADHD患儿常常伴发其他疾病,尤其是对立违抗障碍(ODD)、双相障碍、焦虑障碍、抑郁障碍和学习障碍等。这些疾病通常使ADHD的治疗复杂化。临床医师应该确定疗效不充分的患儿是否患有这些疾病(在其诊室直接确定或咨询恰当的专科医师,如儿童精神科医师,以进一步评价)。这些合并疾病在开始时往往不能被充分评价,因为患儿ADHD症状突出或患儿当时还没有患其他疾病。虽然其他障碍还需要另外的评价方法,但标准心理-教育测试可明确学习和语言障碍的程度。

典型的ADHD治疗方案需要患儿、家庭和学校融入一个长期方案,该方案包括复杂的给药计划,同时需要环境和行为的干预。环境和行为干预需要家庭成员、老师和患者共同不断努力。由于对治疗缺乏反应的一个常见原因是对治疗方案的依从性欠佳,因此应对患儿的进展情况进行不断的监察,评价方案的执行程度,确定执行方案的主要难点和障碍,并且对药物治疗和行为治疗的依从性给予评价。依从性不好并不等于治疗失败。在考虑治疗方案失败之前,临床医师应该帮助患儿家庭找到解决依从性问题的方法。

下面的情况可以被视为真正的治疗失败:

1)在无不良反应的最大剂量情况下,仍然对2种兴奋剂及托莫西汀缺乏反应或任何剂量都有不能忍受的不良反应。

2)药物联合行为治疗不能控制患儿症状。治疗失败常常见于有共患病的ADHD患儿,在这种情形下,除非基层保健医师具有丰富的处理这种情况的专业知识和经验,下一步应该请教精通该障碍治疗的精神卫生专家。

建议4同样适用于成人ADHD患者。

(5)建议5:临床医师应该对ADHD患者定期进行有计划的随访。通过从家庭成员、老师、同事和患者处汇总信息,直接监控目标预后和不良反应。

临床医师应该确定定期监测治疗效果的计划。计划应该包括定期通过门诊、书面报告及电话沟通获得关于目标行为、教育成效、药物不良反应的信息。监测数据应包括补充药物日期、药物类型、剂量、给药频率、数量和治疗反应(包括药物和行为治疗)。可用流程图记录数据,或记录在每个患者的病历中。此计划还包括2次访视家庭成员、患者与临床医师之间的通讯交流;同样,随访前临床医师也应通过此方法与老师、单位同事或其他相关人员定期保持联系。监测计划应该考虑到:行为会随时间和正常发育而改变,教育期望会随年级而增加,患儿家庭和学校环境、成人患者及其工作环境会存在动态的变化。由于这些因素的改变都可能影响目标行为,因此所有的参与者都应有计划议程。临床医师应该经常提供信息和支持,以使患者及其家庭做出合理的选择来促进患者的长期健康和幸福。

临床医师应该连续从家庭成员、患者、同事或老师处获取关于目标症状的信息门诊、电话交谈、老师叙述以及定期的行为报告卡/表是常用的获取所需信息的方法。对于诊断ADHD的患者,临床医师应主动建议患者亲属与学校或单位进行联系。每次见面时,均应检查药物和行为治疗的依从性。

监测的频率取决于功能障碍的程度、并发症及依从性。一旦患者病情稳定,可每隔3~6个月进行诊室访谈以评价学习、工作及行为表现。这些访谈还评价兴奋剂潜在的不良反应,例如:食欲下降,体质量、身高及发育速度的改变等。定期的药物补充请求提供了一个额外的与家庭进行沟通的机会。在请求补充药物时,可以询问家庭成员患者的人际关系和在学校或单位的功能情况,以及更新与学校或单位的联络内容和方式。如果某一随访评价显示目标结果降低,临床医师必须首先确定家庭和患者是否坚持了治疗计划。

(三) ADHD药物治疗的禁忌证

1.兴奋剂

在治疗早期可能出现不良反应,通常较轻微而且短暂。最常见的不良反应是食欲降低、胃痛或头痛、入睡延迟、神经过敏或社交退缩。这些症状大多数都能通过调整给药方案成功控制,15%~30%的儿童使用兴奋剂后会有运动性抽动,多数呈一过性。

接受过高剂量治疗或高度敏感的患者可能会表现出过度敏感或迟钝,此不良反应一般可通过降低剂量解决。偶尔在高剂量时,患者会出现精神病反应、情绪障碍、幻觉。

在对照研究中没有发现一致的行为反跳、运动性抽动或剂量依赖性生长迟缓的报道,尽管这些不良反应在临床都有报告。目前对生长延迟这一问题很关注,但一项直到成年期的前瞻性追踪研究发现,体质量增长没有明显受损。

根据临床医师药物参考书(PDR)和药品说明书,哌甲酯禁用于:有青光眼和对本品或本品其他成分过敏的患者,有明显焦虑、紧张及激越症状的患者,正在或在14天内使用过单胺氧化酶抑制剂(MAIO)治疗的患者。对于有癫痫、癫痫病史或脑电图有痫样放电的患者和有抽动-秽语综合征或有抽动-秽语综合征家族史的患者,应谨慎使用。既往关于哌甲酯使用的研究并未显示其联合使用适当的抗惊厥药物时会增加癫痫发作的频率或影响其严重程度,也有应用哌甲酯成功治疗伴有癫痫的ADHD患者的报道。

2.TCAs

使用去甲丙咪嗪偶尔可能引起猝死。

常用兴奋剂的药物代谢动力学特征见表5-1,注意缺陷多动障碍药物治疗流程见图5-1。

表5-1 常用兴奋剂的药物代谢动力学特性

药物	主要代谢产物	达峰时间	半衰期	主要排泄途径
利他林	肝代谢75%为无活性的利他林酸	利他林1.9小时(0.3~4.4小时),利他林缓释4.7小时(1.2~8.2小时)	2.0~2.5小时	70%~80%肾排泄,24小时内主要以利他林酸的形式排出
右苯丙胺*	肝代谢P-羟基化,N-去甲基,脱氨基作用和共轭作用	片剂2小时缓释胶囊8~10小时	儿童6~8小时,成人10~12小时	可以由肾经原形排出。根据尿pH值,碱性尿中可有2%~3%;酸性尿可达80%

续 表

药物	主要代谢产物	达峰时间	半衰期	主要排泄途径
匹莫林*	肝代谢结合形式:碱基匹莫林、扁桃酸及其他产物	2～4小时	8～12小时	40%～50%经肾以原形排出,25%～40%经肝代谢排出

注:*指中国目前尚未引进的药物或已经禁用的药物(匹莫林)

(四)指南的执行和注意事项

本指南基于我国发布的第1个儿童精神障碍临床实践指南《儿童注意缺陷多动障碍防治指南》修订而成。指南将定期由负责小组评述,做出撤除、修订、无改变重申或再版等建议。请注意:指南中信息是为医学专业人士提供的,方便他们将这些信息传授给患者,从而帮助患者了解自己的健康和所患疾病。指南为大多数ADHD患者提供了信息的获取途径,但并不包括为特别患者提供特殊医疗建议。我们希望患者或其代理人仔细阅读此材料,之后向有医师执照的医学专业人士咨询其诊断、治疗以及其他医学问题。

本指南并不想要成为治疗ADHD的唯一指导方针。更恰当的定位是,该指南被设计为通过提供一个选择框架给予临床医师帮助,并不希望其替代临床判断或为所有此疾病患者确定的一个方案,同时或许该指南也不能提供针对此疾病的个体化的最佳方案。

本文中的建议并不表明唯一的治疗方法,也不能看作医疗保健的标准。应根据不同患者的具体情况进行调整和变化。

三、非药物治疗

(一)行为治疗

在ADHD治疗中,行为治疗是一种重要的非药物治疗方法,经循证医学研究显示与兴奋剂同属一线治疗。行为治疗是把治疗的重点放在可观察到的外在行为上,应用"学习的原则",根据具体的治疗步骤改善非功能性或非适应性行为,建立良好行为。所谓学习的原则是指一个个体的行为,如果受"正性应答",如他人的鼓励或赞赏,或获取满意的结果,则该行为容易学习且能保持;相反,如果一个个体的行为受到"负性应答",如遭处罚或获得不快的结果,该行为就不易学习或保持,甚至可能放弃。

行为治疗的第1步是评估ADHD儿童的行为,获取信息,确定目标行为,即:希望矫正的问题行为和希望建立的良好行为。在评估中可能发现ADHD儿童有许多问题行为,如:做作业拖拉、在发怒时攻击同伴、每天作息时间不固定、不听从指令而争辩等,可列出这些行为的清单,选择家长感到重要但又比较容易改变的行为作为首选的希望通过矫正而改善的目标行为,并确定希望建立的良好行为。目标行为不能太多、太笼统,应非常具体化,使得ADHD儿童在治疗过程中能够明确知晓需要改变的不良行为和希望建立的良好行为。在该过程中,治疗者应关注ADHD儿童的家庭功能问题,并告诫父母在与孩子的沟通中必须充分自我控制,从而使ADHD儿童、青少年意识到行为症状能被自行控制和改变,这是改变ADHD儿童不良行为的基础。

行为治疗的第 2 步是选择和确定具体的行为矫正方法。为使行为治疗取得成功,应遵循 2 个基本的行为观念:

(1)奖赏较惩罚更易使行为发生改变,前者可使儿童产生期望的行为,后者则可能使儿童产生不期望的行为。

(2)行为治疗中,对可接受行为和不可接受行为的应答必须自始至终保持一致,不一致的应答方式可能强化问题行为,不利于行为治疗的开展。

行为治疗的第 3 步是具体实施行为矫正计划,及时反馈目标行为的结果。当儿童能够达到目标行为的要求时,要及时给予良好地应答,如赞赏、奖励、微笑等,或给予儿童所喜爱的活动;如果儿童出现问题行为时,可采用温和的惩罚法,如暂时隔离法、减少孩子的代币或积分,从而减少问题行为的发生。在这过程中,奖赏应多于惩罚,更不能经常打骂。同时,在治疗中要及时调整目标和策略,使得治疗产生良好的效果。

1.常用的行为矫正方法

(1)正性强化法或称阳性强化法:正性强化法即每当儿童出现所期望的行为,或一种符合要求的良好行为之后,采取奖赏的方法,立即强化,以增强某一行为出现的频率,帮助患儿建立良好行为。该方法以操作性条件反射为依据,强调行为的改变是由行为后果所决定的。当一个行为的后果是好的或个体所期待的,这个行为就会重复出现。具体操作方法如下:

1)确认目标行为,了解该行为的基线水平。所设定的:目标行为应该是儿童能客观控制的、可观察到的且能够反复进行强化的行为。例如:了解儿童写作业难以坚持 20 分钟,以儿童专心写作业 20 分钟为目标行为。

2)选择有效的强化方式,包括:社会性强化,如赞扬或鼓励;活动性强化,如儿童所喜爱的游戏和活动;物质性强化,如玩具、物品、食物或钱币等。

3)制订行为矫正方案,每当目标行为出现时,立即给予强化。例如:儿童专心做作业 20 分钟,立即给予儿童所喜爱的强化物,并使儿童知道强化的具体行为,懂得该行为的结果。

4)当目标行为重复出现时,逐渐延长作业时间,从原来的 20 分钟增加到 25 分钟,然后更长的时间,最终使儿童作业时间与上课的 35 分钟相匹配。

5)强化目标行为的强化物应随目标行为的出现频率而有所改变,当目标行为多次出现后,强化物应以社会性强化(赞赏、表扬、鼓励)为主,使目标行为保持下来。

(2)暂时隔离法(time out):即当 ADHD 儿童出现某种问题行为时,及时将该儿童隔离在一个单独的地方,利用隔离的这段时间让儿童安静下来,懂得被隔离是因为自己的问题行为所致,需要改变这种问题行为。具体操作方式如下:

1)选择某一不能被家庭或教师所接受的行为作为目标行为,例如 ADHD 儿童的攻击性行为(打人)。

2)当目标行为即打人出现时,将儿童置于一隔离处,如房间一角。

3)明确规定隔离的时间,年幼儿童 1 岁隔离 1 分钟,8 岁以上儿童可达 30 分钟;如果隔离时间已到,儿童仍然大喊大叫,则重新规定隔离时间,直至其安静下来。

4)当儿童不愿服从隔离时,告知其必须遵守,否则加倍延长隔离时间,并坚持执行。

5)实施该方法时要让儿童知晓希望其改变的不良行为,当攻击性行为再次出现时还要受到隔离。

6)对发育迟缓或智能迟缓儿童,应根据其心理年龄规定隔离时间。

(3)消退法:是通过停止对某不良行为的正性强化,从而使该行为逐渐消失的一种行为治疗技术。一般常用不予理睬的方式。消退法的理论认为日常生活中成人对儿童的注意也是一种强化,例如:ADHD儿童在发脾气时受到家庭成员或他人的注意而得到了强化,出现经常发脾气的现象。为了消除该行为,只要在儿童发脾气时不予理睬,就能使这一不良行为逐渐消失。在使用消退法时要注意如下策略:

1)消退技术应与正性强化相结合,注意强化良好的行为。

2)执行消退程序时,必须排除外界因素的干扰,或教育的不一致,例如:当儿童发脾气时,父母不予理睬,奶奶却给予哄骗,造成消退法应用的失败。

3)采用消退技术的开始阶段,当儿童某不良行为遭到"冷遇"时,可能会有较强烈的情绪反应,且该不良行为暂时频繁出现,此时需要注意儿童的安全;但无安全问题的基础上,予以坚持将会取得较好的效果。

(4)示范法(modeling):是指为个体呈现一定的行为榜样,以帮助孩子模仿和建立良好行为的治疗技术。儿童的许多行为是通过观察和学习而产生的,模仿与强化一样,是学习的一种基本形式。示范法包括以下几种。

1)现场示范:让ADHD儿童在现实环境中,观察其他儿童如何遵守课堂纪律。

2)参与模仿:让ADHD儿童在观察示范儿童与同伴友好交流后,让他在指导下试着参与交流活动。

3)电视或录像示范:让儿童通过媒介的宣传和教育,逐渐模仿良好的行为举止。

在运用示范技术时,应根据ADHD儿童的能力确定目标行为。示范过程中,还需评估儿童的注意能力,如果注意力尚能集中,则可适当增加示范行为的呈现时间,让ADHD儿童有较多的时间观看示范衬为。在模仿行为产生后,应记录并给予强化,使所模仿的行为保持下来。

(5)认知行为治疗(CBT):认知行为治疗是结合认知策略和行为学技术的结构化治疗,通过矫正认知缺陷(将不合理或负性的思维转变为合理、积极的思维),并同时采用行为管理技术,从而改善情绪和行为的问题,经过反复练习加以巩固,建立起新的认知行为模式。由于ADHD儿童或成人往往存在情绪调控、冲动、执行功能缺陷,生活技能和社交技能也存在损害,因此对ADHD患者的认知行为治疗通常是聚焦于这些问题而设计的结构化方案。研究显示CBT对改善上述症状有效,但CBT难以治愈ADHD的核心症状。

ADHD的CBT适合有一定认知能力的儿童和成人,目的是矫正患者在生活、社交、解决问题、学习/自我评价等方面的认知缺陷,教给他们思考和自我管理技能。如:调控情绪、社交技能、问题解决、时间管理技能、制订计划、按时完成作业,在这过程中需要采用表扬、惩罚、放松等行为技术。

执行功能训练就是包括了提高上述技能的一种改良CBT,针对ADHD患者执行功能缺陷进行训练,主要内容有:学习做计划,训练条理性,训练时间管理,学习提要求,提升工作记忆,训练抑制能力,学习换位思考,用奖惩表和时间表来加强自我监督。

此外,还有针对情绪失调的情绪调控CBT,主要内容包括:识别和理解情绪;学习情绪表达(如学习恰当的愤怒或焦虑表达);放松技术(降低激惹性或焦虑);认知调整(改变不合理思维,建立理性思维,学说幽默言语或自我安慰言语);发展问题解决技能;情绪管理练习(如制怒练习);反复演练直至巩固并能在现实中应用。治疗过程需要家长或家人介入。

(6)应用行为分析(ABA):人类行为的发生都有前因和后果,如果后果令前因得到满足或缓解,行为就达到了目的,这就是行为的功能,以后一旦出现某前因就发生相应的行为,形成"前因－行为－后果"的回路,并且此回路不断地得到加强。ABA 就是先分析行为的前因和后果,即行为的功能,然后运用前述的行为矫正基本原理从"前因－行为－后果"3 个环节进行干预,达到矫正不恰当行为、促进积极行为的目的。

分析行为的前因时,要考虑的问题包括:该行为通常出现在何时、何地、谁在现场、之前有什么事情或活动发生?何时,何地,与谁在一起,什么样的环境下这个问题行为最少?

分析行为的结果时,要考虑的问题包括:行为出现后发生了什么?家长、旁人做了什么?有什么变化?孩子得到了什么?或避免了什么?

针对问题行为的前因,需要消除或改变行为发生前的情境;针对行为的功能,用适当行为替代不恰当的行为;对行为的结果,选用合理的行为矫正方法可对问题行为进行矫正。

对于 ADHD 儿童伴发的一些问题行为,如发脾气、恶作剧,采用 ABA 方法会取得良好效果。

(二)家长培训

ADHD 儿童以注意缺陷、好动、冲动为核心问题,但常伴随对立违抗、情绪失调、学习困难等问题。早期干预能帮助儿童,也能帮助家庭采取更适合孩子特点的抚养方式。家长态度和对待 ADHD 儿童的方式取决于他们能够在多大程度上理解这类孩子的特点,对待方法是否妥当也直接影响着医疗干预和学校干预的效果。而在 ADHD 病因、症状特点、治疗方法、家庭管理、学校教育以及预后等多个方面,家长普遍存有很多疑惑、不解和/或误解,也容易受外界不正确信息的影响,因此家长培训非常重要。

家长培训是 ADHD 儿童治疗中一种重要的非药物治疗方法。教家长如何在家庭环境中运用行为矫正的原则改善 ADHD 患儿的症状是家长培训的核心。通过家长培训,提高家长对 ADHD 的认识,促进家长对行为矫正原则的理解,改善孩子对家长命令的服从,从而最终提高治疗的效果。

家长培训包括一般性培训和系统性培训,通常为团体形式。培训者自身需要接受统一培训后方可针对家长实施该培训。

对家长进行一般性培训的培训者,应具备以下基本素质:熟练掌握 ADHD 的基本理论知识;一定的 ADHD 诊疗实践经验;良好的表达能力和沟通技巧;持宽容、理解的心态,让家长感受到是在与家长、患儿建立治疗联盟,共同帮助孩子;对家长共情并给予充分心理支持的能力;对团体讲座现场的控制能力。

对家长进行系统性培训的培训者,除以上基本素质外,还应有儿童心理治疗的培训背景。

1.一般性培训

为家长举办心理教育讲座,一般次数为 1~2 次,每次 1.0~1.5 小时,不超过 2.0 小时。综合性地介绍 ADHD 的知识,侧重于讲解 ADHD 的一般知识和常规干预方法,内容较浅显,语言通俗易懂。培训目的是提高家长对 ADHD 正确知识的知晓,消除家长对 ADHD 认识的误区,澄清从其他渠道得到的错误信息,提高治疗依从性。

培训的基本知识点应遵循本指南的相应建议,并可加入国内外较权威的 ADHD 指南或文献报道的最新进展,切忌将伪科学的知识传递给家长。培训内容主要包括以下几个方面:

(1)ADHD 的概况:患病率;病因或病理机制(对 ADHD 持以疾病学观点,告诉家长这是一种具有神经生物学基础的障碍,可以用典型的影像图展现 ADHD 儿童大脑的变化);预后(用可靠的数据展示规范治疗和不治疗儿童的发展结局);常见的共患病。

(2) ADHD 的常见表现和诊断经过:帮助家长了解 ADHD 的常见表现(学前、学龄期、青春期不同阶段的常见表现);需要做的常规检查;简单介绍做诊断的依据。

(3) ADHD 的治疗:告诉家长规范的 ADHD 非药物治疗和药物治疗,其中的常用方法、各自特点、疗效,选择的原则。应以中立的态度阐述各类方法的适应证、优势及不足,如:非药物治疗中行为治疗的适用范畴和效果、药物治疗的不良反应以及处理措施。

(4) 教养技巧:教给家长一些管理 ADHD 儿童行为的技巧,相对于有步骤的系统化治疗方法,管理技巧是一些具体的方法,不仅针对孩子的管理,也涉及如何管理家长自己的情绪和行为。如:教家长如何下指令,如何做反馈,如何有效使用奖励和激励,如何保持自身冷静,如何与教师沟通及与学校和医务人员配合取得支持。

(5) 技能训练:应是指南推荐的或有循证依据的针对性训练,如生活技能、交往技能等方面的训练;学习教养技巧促进行为改善;提高孩子的学业和社会技能;恢复家庭和谐。

(6) 提问和解答:安排家长提问的时间。可以在知识讲座中随时提问,也可以集中提问。

(7) 经验分享:有些家长对 ADHD 儿童有着积极的理念和良好的经验,可通过讲座相互取经,分享经验;还可邀请经过规范治疗得到改善的儿童的家长介绍经验,使新加入家长对孩子的治疗和未来发展获得信心。

小组教育的方式,不仅可增进家长对 ADHD 的认识,提高家长对治疗的依从性,也可在经验分享环节增加家长之间的相互支持。大多家长在管理 ADHD 儿童中遇到很多挫折,在小组讲座中,家长有机会抒发个人感受,产生情感共鸣,并使负性的情感得以宣泄,从而相应减少带到孩子身上的负性情绪。

在经验分享环节,专业人员要有很好的掌控能力,能把握正确导向。避免有的家长将错误信息传递给大家,对于传递错误信息的家长,应及时制止并更正。对于情绪宣泄较强烈的家长,要及时妥善处理,最终以较平和或积极的心态结束培训。培训后,有的家长还会相互留下联系方式以期后续交流,专业人员也要能较敏感地洞察其动向,避免有的家长被引入歧途。

有能力的专业机构还可以建立网络平台,及时给家长提供科学的、正性的信息。

2. 系统性培训

为更深入的结构化培训。心理行为干预是 ADHD 治疗中的一个重要方面,尤其对于学前 ADHD 儿童,心理行为干预是首选方法。

早在 20 世纪 60~70 年代初,美国俄勒冈大学健康科学中心的 Constance Hanf 教授和社会学习中心的 Gerald Patterson 博士分别针对违抗、品行问题的儿童开展父母管理培训,这两个培训方案被认为是最早的家长管理培训方案。Hanf 教授的家长管理方案主要针对 3~8 岁儿童,包括关注、奖励、忽视、明确的指令、暂时隔离 5 个核心的教养技巧。在此基础上,发展起了多种著名的家长管理培训方案,如社区家长教育计划、对立儿童的家长培训、帮助不服从的儿童、难以置信的岁月、亲子互动治疗。其中,Russell Barkley 博士建立的父母培训方案多年来在北美和其他地区被广泛应用,其方案主要针对违抗、攻击和冲动行为,通过循序渐进的步骤教给父母如何管理孩子的行为,从最初的 10 步法修订为 8 步法,近年再次修订。此外,Barkley 也以 ADHD 的管理为核心出版了面向家长管理的培训方案。

(1) Barkley 的儿童行为管理八步法:该方案是围绕违抗而建立的解决问题的方法,注意缺陷、冲动是伴发的问题行为,强调家长采取一致性的教育方式,采取积极的关注、系统的表扬、奖励及温和的惩罚促进孩子转变违抗行为。通过培训,减少家长对儿童破坏性、不顺从性、难以接受行为的烦恼感,同时减少儿童的对抗性行为,改善亲子关系。该方案初版的家长读本已由刘津翻译为中文并在国内正式出版。王玉凤教授领导的课题组首次在国内对 ADHD 共患对立违抗性障碍患儿的家长进行了为期10周的父母培训开放性临床试验,获得了满意结果:注意缺陷症状总数、多动冲动症状总数、ODD症状总数显著下降;家长压力问卷总分显著下降;家长对培训的主观评价较好。

这套方案的8个步骤的要点如下:在采取8个步骤前,先帮助家长了解孩子产生不良行为的原因,包括生物学因素、环境中可能导致或促发孩子产生行为问题的因素、建立良好行为的原则等。

第1步:对孩子的正确关注方式。

1)帮助父母了解他们过去对孩子的关注很多是负性关注。

2)训练父母学习正确的关注,约定在"特殊时间"里关注孩子的良好行为、不理睬问题行为。

第2步:用表扬获得和平与合作。

1)教家长学习利用肯定、赞赏和表扬对孩子的服从和合作做出反应。

2)学习增加孩子服从性和发指令的技巧。

第3步:当表扬亦无效时,使用奖励。

在表扬的基础上,教家长使用奖励和激励方法,使孩子遵守命令、规则。

1)用扑克牌作为代币建立奖励方案。

2)对大年龄的孩子建立奖励分系统。

第4步:使用温和的惩罚。

在得到充分表扬、关注及奖励的基础上,孩子仍出现违抗和不良的行为问题,则考虑惩罚。

1)减少代币系统挣得的分数。

2)暂时隔离。

第5步:暂时隔离的扩展应用。

当暂时隔离法有效,就可以将其扩展到其他的不良行为。

第6步:预见性地在公共场所监管儿童

训练家长将以前所学方法加以修改并用于公共场所。

1)提前设想在公共场合孩子可能出现的不当行为１期望孩子遵守的规则以及违犯规则的后果。

2)在去公共场合前,告诉孩子上述规则和后果。

3)给孩子布置在公共场合可以做的、能够减少不当行为的任务。

第7步:协助老师帮助孩子。

教家长如何改善儿童在幼儿园/学校中有问题的行为。

1)获得老师的合作,建立学校行为日报卡。

2)指导家长使用孩子的学校行为日报卡。

第8步:解决将来的行为问题。

当孩子的行为问题显著改善并能持续,帮助家长继续面对未来。

1)怎样逐渐停用代币系统、学校报告卡。

2)预见孩子未来可能出现的新问题,如何用所学方法解决这些问题。

3)问题行为再次发生的解决方法。

(2)Barkley 的 ADHD 家长教育方案:Barkley 于 2013 年修订出版的 ADHD 家长教养方案中,将 ADHD 放在了核心地位,该书分为以下四大部分:

1)理解 ADHD:在此部分解释什么是 ADHD、是什么导致了 ADHD、ADHD 的本质和 ADHD 儿童的家庭问题。

2)应对 ADHD:鼓励家长成为一个成功的有执行力的家长,包括:带孩子做 ADHD 的检查;检查前需要做的准备;如何对待 ADHD 的诊断;14 项抚养 ADHD 儿童的指导原则;作为家长怎样照顾好自己。

3)管理 ADHD 的生活:在家庭和学校如何应对 ADHD 儿童,包括:培养好行为的 8 个步骤;解决在家庭中的问题;帮助孩子处理同伴问题;陪伴青少年度过青春期;管理孩子的教育和在校表现。

4)ADHD 的药物治疗:介绍获得批准的有效药物,包括:兴奋剂和非兴奋剂;其他被认可对 ADHD 及其共患病有效的药物,如某些抗抑郁剂和抗高血压药。

(3)新森林的《教养计划六步法》:随着对 ADHD 的深入研究和更新的认识,ADHD 儿童的行为不再被简单地视为"不良行为",对立违抗行为并非是 ADHD 问题行为的核心。另一个很有影响的针对 ADHD 家长的培训则更多地考虑 ADHD 儿童的核心症状、发育水平和执行功能特点,这就是欧洲新森林教养小组创立的《教养计划六步法》。迄今为止,很多研究验证了该方法的有效性,多年来也在临床上为大量家长所采用。这些步骤也是需要按顺序依次完成,前面的步骤是后面的基础。

第 1 步:帮助家长理解和适应孩子的 ADHD 行为。

本步骤的目标是切实理解孩子的 ADHD 行为。每个患 ADHD 的孩子都是独特的,识别出孩子需要帮助的行为非常重要。如果理解了这些行为是 ADHD 所导致的,就可以开始计划应该如何干预。重要的是,为了家长和孩子,要有勇气来改变由来已久的行为和互动模式。

在本步骤中家长将掌握的技巧包括:当你表扬孩子时如何进行目光接触;在给出指令之前获得孩子的注意;倾听,帮助孩子学会倾听;如何注意到孩子表现好的时候,如何表扬孩子从而让他继续表现得好;意识到孩子在向你学习;开始注意到你的孩子能做到些什么;练习与孩子以相互尊重的方式对话。

第 2 步:向家长介绍帮助 ADHD 儿童的策略方法。

本步骤的目标是在第 1 步的基础上,理解 ADHD,评估孩子的困难,之后运用以下介绍的技巧帮助孩子。帮助家长以训练师的角色,根据自己孩子的具体情况灵活运用手册中提到的策略。

此步骤中将要掌握的技巧包括:如何根据孩子已具备的能力,使用支架式方法来帮助他进步;如何识别和使用可教时刻;可听见的范围;如何实行一致性的生活常规;如何设置明确的行为界限和家庭规则;如何使用倒计时和延迟满足;学会给出清晰的信息(记住目光接触);使用短句;使用选择;避免对质和争吵;保持冷静;让孩子平静下来。

第 3 步:如何通过游戏来改善孩子的注意力。

本步骤的目标是通过游戏和玩耍帮助孩子学会提高注意力和专注力。本步骤中将练习的技巧包括:意识到游戏的重要性;使用注意力训练的游戏;促进倾听技巧;使用"我们"和"我";与孩子讨论情绪问题,促进其言语表达能力;练习给孩子选择。

第 4 步:如何促进家长与孩子的沟通。

本步骤的目标是帮助孩子提高交流能力,从而使他们能够表达自己的感觉,并且学会管理自己的行为。本步骤将学会的技巧是:在游戏中发展孩子的语言能力;改善声音(如音量和语气);建立明确的目标和期望;如何应对大发脾气和使用转移注意力技巧;预期;安静时光的概念;隔离;提示孩子任务及任务改变有关的线索;处理延迟;探讨及表达情绪。

第5步:在家庭之外的地方管理ADHD儿童的实用性指导。

本步骤的目标是在日常生活中家庭之外的场所,应用本项目中至此学到的所有的技巧。本步骤将练习的技巧包括:聆听,分享感受,相互尊重;更好地使用计时器;在户外更好地安抚孩子使其平静下来;扩大听力范围;户外重复给予指令;使用家庭规范;奖励;深入寻找可教时刻。

第6步:说明孩子将来在学校或其他重要场合该如何面对,并复习之前学到的策略。

本方案最后一步的目标在于帮助家长将这个手册中学到的每一个技巧,转化应用到日常生活场景中去,以及计划将来如何去做,尤其是当面临新环境、新地点时(如入学或者转学)。本步骤着眼于两个重要的技巧:如何应对困难时期,如何寻求帮助。

(三)学校干预

学校干预是对ADHD儿童进行治疗的一个重要部分。正如美国儿科学会(AAP)关于ADHD儿童临床诊疗指南所建议,临床医师在治疗学龄期ADHD儿童时不能孤立地工作,与家长、老师和其他学校工作人员的及时沟通是必需的,以监测疾病的进展和治疗的有效性;家长是治疗计划中最重要的合作人员,心理学家、儿童精神科医师、教育学专家、儿科医师和其他精神卫生专业人员治疗服务的整合有利于ADHD儿童治疗的顺利进行。这个指南在建议2中提出了临床医师、家长和学校合作的目标,治疗的首要目标应该是最大限度地改善患儿的功能。希望得到的结果包括:

(1)改善与家长、兄弟姐妹、老师和小伙伴间的关系。

(2)减少破坏性行为。

(3)提高学习成绩,尤其是工作量、效率、完成程度和准确性。

(4)增加自我照顾和家庭作业的独立性。

(5)改善自尊。

(6)提高生活安全性。

为了实现上述目标,使ADHD儿童的治疗在学校里得到更多的支持,以促进他们的健康成长,特提出以下建议:

1.配合药物治疗,对ADHD儿童进行综合干预

ADHD症状本身是一种综合征,具有很大的异质性,其形成原因有生物、心理和社会因素,单一的治疗可能只能解决其某一方面问题。ADHD儿童置身于学校的学习环境,会因注意缺陷多动症状引发许多问题,如:人际交往问题、学习困难问题、自尊自信问题、情绪困扰问题等等。因此,需要采取综合干预的思路,整合医学界、学校和家庭的辅导资源,整体地改变ADHD儿童的行为模式和心态,从而达到更好的治疗效果。

基于学校的综合干预由学校心理学家、临床医师、学校教师、患儿及家长共同参与,并共同制定系统的干预方案该综合干预主要以行为训练和家庭干预指导为主并配合药物干预,行为训练旨在通过个别辅导和团体辅导,提高ADHD儿童自我控制、自我调节和问题解决技能。家庭干预指导旨在保证干预的连续性。除了在学校采取干预措施外,家庭干预是综合干预的重要组成部分,也是影响干预效果的重要因素。

2.对ADHD儿童进行个别辅导

根据每个ADHD儿童的实际情况,制定个案辅导计划,将他们比较突出的行为问题列为目标行为进行干预,以增强他们良好的课堂行为,减少不恰当课堂行为。

(1)个别辅导注意要点:

1)契约合理,切合实际:在老师、家长、学生共同签订行为契约时,要理智分析其目前的基本状况,以"通过努力能达到"为准则,合理确立行为目标,以减少注意缺陷与多动行为。

2)循序渐进,规律生活:合理安排每一天的学习、生活作息,培养其有规律的生活习惯。对于他们的某些不良习惯,要找准关键,有耐心,循序渐进,逐步转化。

3)安排岗位,转变形象:对于活动过多的儿童要进行正面引导,使他们过多的精力能够通过有益的活动发挥出来比如:课间活动过度的学生,可安排他们担任"行为规范督察员",让多余的精力用在指导他人规范行为上,从而有意识地控制自己的行为,同时也能转变其形象。另外,组织他们多参加各种体育比赛,如:跑步、打球、爬山、跳远等,发挥他们的长处,增强自信心。

4)维护自尊,培养自信:要用正确的态度关心爱护他们,只要有微小的进步,都要给予表扬与鼓励,进行阳性强化,同时在班中维护他们应有的自尊。对于他们存在的问题,应予以理解,并消除他们所存在的紧张心理,想方设法帮助他们提高自控能力,树立转变自身行为的自信。

(2)具体操作策略:

1)对目标行为进行干预:①确立目标行为。根据各个ADHD儿童的特点,提出具体的目标行为。例如:上课不要随便离开座位,上课不要随便讲话,上课不要做小动作,回家作业不要拖拉等。②制定强化方案。一般可以采用代币制,也可以直接给以强化物,要求家长和患儿共同参与方案制定,家长参与强化方案的执行。代币制是一种系统的正强化,ADHD儿童表现出良好行为就可以获得分数、纸牌筹码、五角星、红花、贴纸等,儿童可以用得到的代币换取实质性奖励。

2)日常生活自我管理:培养ADHD儿童良好的生活习惯和学习习惯,帮助他们遵守学校的作息时间,督促其自我管理,建议如下:

第一,建立学习常规。教会儿童运用"五步法"来为学习做准备工作,把以下内容写在卡片上,放在铅笔盒内进行自我提醒:①聪明的孩子有好的学习方法;②学习用品准备好了;③桌面整理干净了;④记住不懂的时候要提问;⑤加油,自己能够完成。

第二,学习用品管理。指导ADHD儿童每天晚上睡觉前检查第2天上学必须带的物品,如课本、作业本、笔、餐具、水、卫生用品等。在自我检查和家长监督下,将学习用品等进行梳理,减少遗漏

指导ADHD儿童每天下午放学前将必须带回家的物品,如当天课本、作业本、笔、餐具、水、卫生用品等,在自我检查和教师监督下,进行有计划的整理,将学习用品等无遗漏地带回家。

第三,时间管理,在辅导老师指导下,家长和ADHD儿童共同商议制定作息时间表,内容包括起床、早餐、进校、放学、晚餐时间等等,初步学会对自己的时间进行有效的管理。

3.对ADHD儿童进行团体辅导

团体游戏辅导的目的是通过同质群体的游戏活动,提高ADHD儿童的自我控制能力和集中注意能力。有关研究表明,团体辅导活动对于ADHD儿童的行为改变有一定的迁移作用,即不仅提高了他们注意力状况,而且还改善了动作协调、语言表达和学习成绩等等。

团体辅导活动的设计应该体现针对性、趣味性及多样性的特点,并运用鼓励性评价手段,以增强 ADHD 儿童积极参与辅导活动的动机,提高团体辅导的有效性。团体辅导活动内容包括:划消数字、走迷宫、大家来找茬、猜领袖、模特儿训练、踩细绳、顶纸棒、大拇指对决等小游戏。通过这些游戏,训练学生的注意力、观察力、自控能力以及团结协作能力。团体辅导注意要点如下:

(1)引导儿童遵守规范:参加团体辅导的对象来自不同的年级和班级,他们的最大特征就是好动,往往辅导老师还没讲完活动规则,他们就迫不及待地开始动起来,干扰了辅导的正常进行。可以设计受小朋友欢迎的游戏(如"木头人"游戏),来规范团体成员的行为。

(2)引发儿童参与活动兴趣:参加团体辅导的学生性格迥然不同,有的外向冲动,有的幼稚调皮,还有的少言寡语。在团体游戏中,要针对学生的不同个性,采取相应的方法,激发学生兴趣,引导学生主动参与,让学生在游戏中增强心理体验,逐步引导学生自我认识、自我评价、自我鼓励、自我调控,从而改善学生存在的问题。

(3)鼓励儿童交流分享:团体辅导每一项活动的设计都应对学生产生深刻影响,每个学生在活动中都要思考、分享自己的看法,这种分享即学生与学生、老师与学生之间的交流。学生参与活动后,通过小组讨论,互相分享交流内心体验,从而从彼此的经验中获得成长。

4.对家庭辅导的指导

家长是 ADHD 治疗中的重要资源家庭辅导旨在通过家长沙龙、父母培训等形式,帮助家长了解 ADHD 防治知识,协助家长制定综合的、多方位的家庭干预计划,在干预实践中转变家长教育观念,改善家庭教养方式,从而达到更有效、更持久地改善 ADHD 儿童的行为、情绪等问题的目的。

(1)家庭辅导具体操作策略:

1)为有关家长开设讲座,普及 ADHD 儿童教育干预的知识。这些知识包括:ADHD 儿童与一般儿童的区别和特点;ADHD 形成的原因;ADHD 对儿童其他方面发展的影响;ADHD 儿童治疗的一般方法;正确认识药物治疗的作用;家庭和学校如何配合临床医师进行治疗等。

2)让家长参与 ADHD 儿童个别辅导计划的制定,根据个别辅导计划,在家里对孩子的行为训练做好记录、督促、实施及奖励。

3)家长与孩子共同参与有关提高注意力的游戏活动。学校团体辅导的部分活动内容可以在家庭开展,学校心理辅导教师可以对家长进行一定的指导。

4)组织家长进行经验交流分享。有成效的家长经验更有利于其他家长去学习,这是可贵的辅导资源。

5)学校心理辅导教师和班主任进行定期随访,以了解 ADHD 儿童治疗进展情况。

(2)家庭辅导注意要点:

1)引导家长积极投入:心理辅导老师向家长说明 ADHD 常识,以消除家长的顾虑和担心。还可以通过专家(视频)向家长说明 ADHD 与生长发育、社会心理因素有一定关系,帮助家长树立信心,积极配合干预。

2)重在家长教养行为改变:应帮助家长改变教养方式:在教育中不要操之过急,不可一味地责备、怪罪、歧视、打骂孩子;要耐心教育,抓紧辅导;对孩子的要求也必须切合实际,不应过于苛求,要循序渐进地解决孩子问题。

3)鼓励家长持之以恒:一个习惯的培养、一个行为的转变需要长期、反复的训练和坚持。家长应在辅导老师的帮助下,对孩子坚持训练和辅导,当孩子有所进步时,应及时表扬和鼓励,这样才能逐步地改变孩子的行为,培养其集中注意力的习惯。

4)从孩子日常生活习惯抓起:ADHD儿童在日常生活习惯方面存在较多问题,培养有规律的生活习惯,也是患儿家长需要关注的问题,如:基本的作息时间、卫生习惯、物品管理等等。在培养这些生活习惯时,应采取孩子容易接受的表达和管理方式,家长也需以身作则。

5.对于接受药物治疗的ADHD儿童的服务

学校可以请临床医师对教师进行ADHD常识性讲座,以便让教师对于药物治疗有所了解,知道常用的药物、疗效以及可能产生的不良反应。

对于需要在学校服药的ADHD儿童,家长如希望得到学校的帮助,可以与学校联系并签订同意书,可以由学校卫生室教师监督他们服药,并做好相关记录。

对于服药的ADHD儿童,学校应注意保密,要注意维护学生的自尊。

6.ADHD儿童的课堂管理与安置策略

对于ADHD儿童的课堂管理有如下建议:

(1)教师要向ADHD儿童讲清具体的课堂规则,并强调是每个学生必须遵守的。鼓励和强化学生积极的课堂行为,并对违反规则的行为进行矫正。

(2)合理的教室环境安置有助于改善ADHD儿童的课堂行为。例如:可以把ADHD儿童的座位安置在靠近老师的位置,这样可以得到老师经常的关注和强化。

(3)在ADHD儿童周围应该尽量安排一些行为表现良好而且又不容易受到负面影响的学生,给ADHD儿童以榜样示范。

(4)对于每节课的课堂安排和组织,教师应当在教室里张贴一日计划表和课堂规则以使学生了解为学生提供一些视觉提示也是有帮助的,如:使用手势信号,张贴颜色鲜艳的彩色贴纸以提醒儿童注意自己的行为等。

(5)教学安排和学习任务布置要增加新颖性和趣味性。在向ADHD儿童布置学习任务前,教师首先要保证学生应该理解题意。如果需要,教师应该重复题目的要求。同时,应该确保这些学生在听教师布置任务时注意力集中。

7.ADHD儿童的早期识别和转介

早期识别ADHD儿童可以进行早期干预,一方面可以降低治疗的难度和成本,提高治疗的效果;另一方面能够减少ADHD问题对儿童其他方面的负面影响(如行为问题、学习困难、人际交往问题等)。早期识别主要在小学一、二年级进行(也可以在幼儿园进行),可以从课堂行为、作业情况观察着手。课堂行为观察应注重以下几个方面。

(1)课堂学习中反应迟缓:这有可能是理解知识发生困难的表现,也有可能是注意力不集中所导致。

(2)记忆效果差:这有可能反映对知识组织、编码、复述及精细加工等存在问题,也有可能反映注意缺陷问题。

(3)注意力涣散:表明儿童在感受、选择信息方面有困难,或者是自我控制能力较差。

(4)解题或回答问题思路混乱:表明儿童对课堂活动投入不够;或者是根本不理解问题,有较多的知识缺陷,或者缺少解决问题的技能和策略等。

(5)行为问题:课堂上屡屡违纪或干扰别人,反映了ADHD儿童的多动问题。

作业表现应观察儿童做作业时注意集中时间是否持久,做作业时是否拖拉,是否边做作业边做其他事情等。

如果学生在相当一段时间(几个月或半年以上)出现上述某些行为,则提示可能存在ADHD症状,应进一步进行ADHD的诊断。

教师应该了解初步识别ADHD儿童的方法。有条件的学校,班主任可以请学校的心理辅导教师进行进一步鉴别,将存在ADHD症状的儿童转介到医院进行诊断和治疗。

8.对于不同类型ADHD儿童的特殊干预策略

(1)多动与冲动型:矫治多动的目标是让学生这种过剩的精力通过一些合理的行为来得到释放。例如:可以让他们替教师去办公室拿东西,把某些东西拿到别的教室等。如果学生在座位上表现出多动,教师就应该做一个事先约定的手势提醒他,不必公开批评,以帮助学生控制其行为。

冲动是很难在课堂中矫正的一个行为问题。教师要努力让学生学会等一等再行动。教师可以让ADHD儿童在桌上放一张纸用来记录他所想的问题、想说的内容,或者只是在上面随便地涂鸦,直到老师叫他们。这里有两种较好的方法可供选择:一种是规定一个时间段,一定要过了这个时间才可以找教师;另一种是让学生通过给教师写纸条的方法,让他把要说的话写下来告诉教师。对于爱插嘴的学生,教师可以用特定的手势让学生意识到自己又插嘴了。

(2)注意力缺陷型:教师可以将学习任务分解成在不同时间内学习的小单元。对于ADHD学生每次布置任务可以少些,回家作业也要相应减少。尽可能让他们与其他同学一起学习,可以获得同学的帮助;尽量提高学习任务的趣味性,以吸引他们的注意力。

当ADHD儿童很容易被一些不相关的声音吸引而分心时,应该被安排在教室里最安静的区域就座,远离窗户、门等;当其很容易受到无关视觉刺激的影响而分心时,应该尽量减少这些无关刺激;当其很容易沉浸在自己的想法中而不听讲时,可以让他们坐在讲台边,这样教师可以利用小声提示或者特定的手势(例如:摸摸他的头、拍拍他的肩),帮助他们从自己的沉思中走出来继续专心听课。

四、注意缺陷多动障碍的综合治疗

由于目前有关ADHD治疗方法的信息太多,有些不准确的信息通过媒体、互联网及其他途径广泛传播。因此,正确的治疗信息和治疗的合理选择是非常重要的,特别是如何有效地根据症状的严重程度合理选择综合治疗措施。

美国儿科学会出版的ADHD官方综合治疗指南一书中指出:"治疗ADHD必须在诊断明确和不明确儿童之间划条线,只有诊断明确的患儿才需要治疗。这更像治疗喘病,症状轻者不需要治疗或需要轻微的治疗,重者需要药物和积极的综合治疗"。当然,成人一样适用于此原则。

因此,如何选择ADHD的综合治疗措施非常重要,但也比较困难首先必须确定综合治疗的概念和各种治疗的价值,然后才能合理应用有效的综合治疗。

(一)综合治疗的概念

当开始制定一项治疗计划时,必须牢记一个重要的事实:没有任何一项治疗方案是一成不变的。因为ADHD的症状可能会随着时间而发生变化,患者在生活的不同阶段有不同的治疗目标,因此需要不同的治疗形式和治疗方法。同时患者可能会对治疗产生不同的反应,临床医师在选择最佳治疗方案前可能会尝试不同的治疗方法,而一种方法对于某些患者有效,对另一些患者则可能无效。因此,需要运用多种方法对患者进行治疗,这就形成了综合治疗的概念,即:根据患者的病情和具体需要,合理选择并综合运用药物治疗、心理行为治疗或个体化教育项目等治疗方法,对患者进行全面的干预,从而最大限度地改善患者的症状和社会功能。

在对患者进行综合治疗前,首先必须确定综合治疗中的各种治疗方法科学、有效,如前面介绍过的各种治疗方法。综合治疗的关键是将这些治疗方法根据症状特点合理地予以选择。

(二)综合治疗的实施

前面已经介绍了ADHD儿童综合治疗研究组(MTA)为期14个月的随机、多中心临床试验。药物治疗组和联合治疗组的改善较强化行为治疗组和规范化集体支持治疗组显著。联合治疗或单独药物治疗对ADHD的核心症状均有改善,然而联合治疗可能对非ADHD症状(如对抗和攻击症状)有更好的效果。虽然这一研究主要以ADHD核心症状的缓解状况为评估标准,而ADHD的慢性状态和其他共患症状的缓解可能更为复杂,但是考虑患者的整体情况,综合干预非常重要。因此,应该遵循"急则治标、缓则治本、标本兼治"的原则,对ADHD儿童或成人进行综合治疗。多数情况下,急性初期应该以药物治疗为主,合并心理行为和家庭治疗;而慢性缺损或共患行为和情绪障碍时,则需要联合应用更多的治疗方法。如此,患者才能取得较好的疗效。临床实践已证实下列综合治疗方法(表5-2)科学有效,值得推荐。

表5-2 ADHD的综合治疗方法

治疗目标	综合治疗方法
ADHD的慢性状态	家庭治疗;对患儿父母或患者家属进行治疗知识的培训团体治疗强化儿童、青少年或成人患者对治疗合作的自我管理,对治疗目标和计划实施的监测
ADHD的核心症状(注意缺陷、冲动、多动)	兴奋剂或托莫西汀治疗(主要推荐药物)
	有效的行为治疗
	安非他酮或三环类抗抑郁药(TCAs)治疗个体化的教育项目
对立违抗行为、严重的品行问题或人格缺陷	行为矫正和控制:包括对父母或其他家庭成员的训练及学校或单位表规的行为管理
	给予适合的药物治疗
	个体化教育训练
抑郁、焦虑和情绪失控问题	认知行为治疗
	选择性5-羟色胺再摄取抑制剂或其他抗抑郁剂
家庭功能明显缺陷	家庭治疗
学习、工作或语言障碍	个体化训练:特殊教育或技能训练
	创造轻松的学习或工作环境
	强调个体化的学习,包括语言能力培养、学习或人际交流技巧训练

五、成人注意缺陷多动障碍的治疗

(一)治疗目标和计划

治疗的首要目标是改善ADHD的主要症状,最大限度地改善患者的功能缺陷,提高患者在社会生活、工作及人际交往中的能力。治疗目标应该是现实的、可达到的和可评价的。具体包括:

(1)改善注意分散,减少冲动和破坏性行为。

(2)提高工作效率和按时完成任务的质量。

(3)改善与家人、同事、上司的关系,提高社交技巧。

(4)改善自尊,减少挫折感。

(5)提高生活质量及情绪自我管理能力,合理安排生活。

要建立与之相应的治疗计划和治疗联盟,并由患者、配偶或其他家庭成员、临床医师共同参与形成治方案。有效的治疗方案应该是包括药物治疗和社会心理行为干预的综合模式。

(二)药物治疗

药物治疗也是成人ADHD的重要治疗方法。虽然目前对成人ADHD的药物治疗经验尚不足,但已经证实对儿童治疗有效的药物同样也适合成人ADHD的治疗。

1.中枢兴奋剂

中枢兴奋剂是治疗成人ADHD的重要药物,其总有效率为60%~80%。Spencer等曾通过随机、双盲、安慰剂对照、交叉试验评价苯丙胺治疗27例符合DSM-Ⅳ诊断标准的成人ADHD患者的疗效,发现其疗效明显优于安慰剂对照组(苯丙胺组有效率为66.7%,安慰剂组仅为3.7%,$P<0.001$)。

兴奋剂的具体种类、使用方法、药物不良反应请参见第六章"二、治疗药物"。匹莫林同样不推荐用于成人ADHD的治疗。

一般情况下,在服用兴奋剂期间不需要进行血压监测,但对于伴有高血压的患者,在使用兴奋剂治疗初期需密切监测血压波动情况。

兴奋剂治疗的主要缺点在于作用周期短,有致成瘾可能性,且由于成人患者自己掌管药物,易产生遗漏服药、对每天多次服药的依从性欠佳等问题。因AHDH的核心症状影响着患者家庭、日常生活、职业工作、人际交往等多方面功能,故理想的治疗不仅是在患者每日工作或学习的8小时内起作用,而且在患者与家人在一起行使家庭职能时也能起作用。家庭成员和他人的支持、提醒可能帮助患者提高药物治疗依从性,临床医师也应及时获得来自患者及其家人、亲属的反馈信息,合理评价疗效反应,适时调整治疗计划。哌甲酯长效制剂更适合于或人ADHD患者使用。

2.托莫西汀

该药是第1个获得FDA批准的用于成人ADHD治疗的非兴奋剂类药物,其有效性和安全性均较高。与兴奋剂比较,托莫西汀的优点在于:长作用周期,反跳风险小,导致抽动或其他精神病性症状的风险小,耐受性好,安全性高,无潜在药物滥用性,用药方便。

托莫西汀的具体使用方法和不良反应请参见第六章"二、治疗药物"。

3.其他药物

(1)抗抑郁剂:最早应用抗抑郁剂治疗成人ADHD的研究是Wilens等的报道,他们应用去甲丙咪嗪和兴奋剂与其他精神药物合并使用治疗成人ADHD,取得一定疗效。还有9项研究对

TCAs治疗ADHD的疗效进行了仔细分析(6项研究评价了去甲丙咪嗪,3项评价了丙咪嗪),结果均显示TCAs可有效治疗ADHD。尚有4项研究比较了TCAs与哌甲酯的疗效,结果显示患者对两者的反应没有差异,或兴奋剂稍优。TCAs作用时间比短效兴奋剂长,不存在行为反跳作用及可能的物质滥用风险。该类药物服用1~2周后开始起效,通常为了取得更大、更长久的疗效,治疗剂量较高。因TCAs作用机制复杂,可能影响中枢神经系统多个神经递质,不良反应较多,因此需注意药物不良反应的监测,尤其是心脏方面不良反应的监测对于有心脏传导异常史的患者,TCAs应慎用。

WAIO也曾用于儿童和青少年ADHD的治疗,一项小样本临床对照研究显示,司来吉兰(selegiline)能有效改善ADHD患儿的学习能力和在课堂上的行为表现,但在治疗成人ADHD的研究中尚未得出一致性结论。且由于MAIO不良反应较大,易受饮食影响,药物间相互作用较多,故目前临床应用很少。

安非他酮为一类非典型儿茶酚胺能抗抑郁药,有类似兴奋剂作用的特性,其化学结构与苯丙胺相似,但不存在滥用可能性,且无镇静、嗜睡作用。近来的临床对照试验证实该药能够有效治疗成人ADHD,同等剂量药物在改善抑郁症状的同时,也能有效改善ADHD症状,该药通常耐受良好,有些患者服用后出现坐立不安、失眠、头痛、恶心、出汗等不良反应。有诱发癫痫的报道,不能用于贪食症或既往曾有癫痫发作的患者文拉法辛治疗成人ADHD的有效性存有争议。有开放性试验研究表明该药能够有效治疗成人ADHD,但双盲、安慰剂对照研究未能得到一致结果。因此,文拉法辛治疗成人ADHD的疗效还需进一步研究探讨。

当兴奋剂或托莫西汀疗效不理想或者不能耐受时,可考虑应用抗抑郁剂进行治疗。对于合并抑郁症状的ADHD患者,可首选抗抑郁剂。抗抑郁剂通常能较好地改善多动、注意分散症状,但对冲动症状改善不明显。有文献报道抗抑郁剂在改善兴奋不安、注意缺陷、冲动性症状方面疗效与中枢兴奋剂相当,但也有研究认为抗抑郁剂除了能够改善心境恶劣外,其总体疗效不如中枢兴奋剂和托莫西汀。抗抑郁剂常单独或与中枢兴奋剂联合用于ADHD的治疗。

(2)抗高血压药:α2肾上腺素能受体激动剂可乐定和胍法辛能够增加神经末梢中去甲肾上腺素的含量,改善ADHD症状,因此适用于合并有冲动、攻击行为及不能耐受中枢兴奋剂治疗的ADHD患者。因可乐定改善冲动、多动、激惹症状比改善注意障碍显著,故往往与抗抑郁剂或兴奋剂合用。此外,可乐定和胍法辛还能减少Tourette综合征的抽动症状。

可乐定作为二线药物,在儿童和青少年病例中研究较多,目前在成人中研究报道较少,其疗效尚有待于进一步观察。可乐定最常见的不良反应是镇静、嗜睡、低血压、头痛、头晕、胃部不适等,罕见情况下会引起心律不齐,对于有低血压、心脏病史及相关家族史者应禁用。可乐定与兴奋剂合用,可减少兴奋剂的不良反应,如:失眠、行为激惹等。但关于两者联合应用,目前尚有争议,因有联合用药导致患儿猝死的报道,但并不能因此确定死因是否与联合用药有关,且随后又有一些研究认为联合用药是安全的。为慎重起见,临床上合并使用两种药物时,应常规进行血压监测和心电图检查,注意有无心律失常等情况的发生。

除上述药物外,还有1项为期6周的随机、双盲、安慰剂对照研究,显示美他多辛缓释剂(1400mg/d)可有效治疗成人ADHD,并有良好的耐受性。

(三)社会心理干预

心理治疗是整个治疗计划中非常重要的一个组成部分,许多研究均证实了心理治疗对于成人ADHD的有效性,心理干预方法主要包括行为治疗(包括环境干预和职业技巧训练)、个体心理治疗、家庭治疗。

1.行为治疗及行为干预策略

行为治疗代表一组特异的干预方法,其治疗目的是通过对患者的行为予以正性或负性强化,改变患者不适应性行为,使其学会自我管理和自我控制,重塑新的有效行为,改善其社会功能。尽管行为治疗有一套共同的原则,但也包括不同的技术和许多策略,通常将各种技术和策略相结合组成一个综合治疗计划。主要策略如下。

(1)个体认知行为治疗,提高患者的自尊感:主要内容有帮助患者了解其行为特征,学习如何去解决问题,预先估计自己的行为可能带来的后果,克制自己的冲动行为,帮助建立恰当的行为方式,纠正原有的认知缺陷,从而避免不良行为的重复发生,减少挫折感,改变自我的负性认知模式,重新建构新的适应性行为和思维模式,提高患者的自尊感。

Weiss 于 2012 年对药物联合认知行为治疗与安慰剂联合认知行为治疗的疗效进行了研究,结果表明两组核心症状和功能均有明显改善。Virta 等研究还发现,经过认知行为治疗的成人 ADHD 组,核心症状、执行功能、社会功能改善均优于对照组。Newark 等通过对 20 余例 ADHD 患者心理治疗研究的综述,指出认知行为治疗是成人 ADHD 核心症状和共患焦虑抑郁症状的最有效的心理治疗方法之一。

(2)放松训练,应激管理:ADHD 患者因对应激高度敏感,自我控制力差,易产生冲动攻击行为,导致人际关系紧张,患者为此常常事后后悔,引起情绪不稳、焦虑抑郁、挫折感。可通过行为放松训练,如:深呼吸、渐进性放松技术,指导患者如何调整稳定情绪,减少焦虑和应激反应。在情绪爆发、欲产生冲动行为时,让患者在心里默数 1 到 10,使自己镇定下来,以控制冲动情绪。

(3)行为指导训练,教会患者管理家庭和工作活动的策略:主要是教导患者学会计划编制,合理组织安排生活。鼓励患者制定日常生活计划表,给患者布置作业,要求患者遵循计划完成任务,以提高时间管理效率。可以利用电子定时器或闹钟等工具,为计划表中的任务设置"闹铃",定时地提醒患者应该完成的计划事件,减少患者因疏忽健忘、注意分散所致的目的性任务完成困难。这对于组织管理困难或学习能力不足的 ADHD 患者来说,是一个十分有效的管理方法。

(4)职业指导训练:由经过专门培训的有经验的职业辅导老师定期指导患者,帮助患者确立合理的职业理想目标,发现自己职业表现中的不足,帮助分析产生问题的原因,通过具体实践来检查、调整治疗指导策略,以达到促进患者提高工作能力、建立良好工作关系、改善职场工作表现的目标。

2.个体心理治疗

个体心理治疗并非指一种特殊的治疗技术,而是就心理治疗所采用的形式而言。成人 ADHD 患者往往存在自卑、挫折感、高失业率、人际交往困难等问题。个体心理治疗关注患者这些症状的核心问题——自我价值,采取内隐取向治疗、认知行为治疗等方法和技术,帮助患者识别与 ADHD 相关的不恰当的认知和行为,提高患者自我管理工作能力,提高自信心和社交技能。

3.集体心理治疗

要求患者在集体中无拘无束地暴露自己的感受和体验,同时接受其他患者的评论,学习其他患者的良好示范,从集体中获取经验,建立能获得帮助的支持性系统,促使患者社会功能康复。集体心理治疗常采用心理剧的技术,如角色扮演技术,使患者能设身处地地体会不同"角色"的思想和感受,更加客观地看待自己的行为和反应。

4.家庭和夫妻治疗

成人患者由于其症状,如遗忘应当对家人承担的责任、一时冲动性的言行、情绪爆发等,常常面临家庭职能受损,引起婚姻关系紧张,造成与家庭成员间的冲突。家庭治疗(夫妻治疗)通过鼓励患者与配偶和家庭成员的沟通,提高其社交沟通能力,学会解决冲突的方法和技巧,并教育患者的配偶有关 ADHD 的知识,使其明白注意分散、做事疏忽健忘并不是患者有意的品行表现,从而促进夫妻间的相互理解和支持。这些策略对于改善夫妻关系、解决家庭问题起到很大作用。

(四)治疗效果评价

评价治疗效果需要从多种途径仔细收集信息,包括临床医师、患者及其配偶和家人。目前有关成人 ADHD 疗效的系统研究文献少。国外临床资料显示,大多数患者对治疗方案(包括药物治疗和/或心理治疗)都会有反应。若持续疗效欠佳可能反映:

(1)用药是否合理,药物剂量、用药频率是否恰当。
(2)不切实际的目标症状。
(3)合并疾病影响了 ADHD 的疗效。
(4)诊断错误。
(5)治疗方案的依从性不佳。
(6)治疗失败。

成人 ADHD 患者往往存在多种共患疾病,如:焦虑障碍、抑郁障碍、冲动控制障碍、人格障碍、物质滥用等,这些疾病通常使 ADHD 的治疗复杂化。如药物治疗只考虑改善 ADHD 的主要症状,而忽视对共病症状的处理,则势必会影响最后疗效,因此应对这些共患疾病给予充分评价和治疗。另一方面,临床上一些精神障碍,如:抑郁、焦虑、学习困难等会出现不典型的症状表现,多动、注意分散、冲动症状可能是这些疾病的临床表现形式。如果混淆诊断,把这些症状误当作是 ADHD 的症状而给予兴奋剂治疗,会使原来的疾病症状加重。因此,当目标症状是切实的、却缺乏明显疗效时,应当考虑诊断是否正确此时应对 ADHD 诊断的正确性进行重新评价,包括对最初用来做出诊断的资料进行再评述。

临床医师应对药物治疗和心理治疗的疗效均予以评价。许多研究支持了心理治疗用来辅助治疗 ADHD 的有效性,但也有人认为心理治疗对 ADHD 患者并无明显治疗作用,造成这种差异与涉及心理治疗疗效评价的方法学手段较为困难有关,研究往往存在较多不可控因素,导致可操作性差。Hill 认为 ADHD 心理治疗的有效性取决于个案是否被仔细选择和比较。

本指南为成人 ADHD 的临床治疗实践提出了建议。指南主要强调:

(1)ADHD 是一种慢性疾病,需要对患者的临床症状进行全面评价和正确识别诊断,明确治疗目标,并制定相应的治疗计划。
(2)应综合运用药物治疗和心理社会干预策略。
(3)应对治疗效果进行分析评价。

六、注意缺陷多动障碍共病的治疗

如前所述,ADHD 的临床表现非常复杂,多数患者伴有一种、甚至多种共患病。AHDH 共患其他障碍会使患者的社会功能受到更大损害,并影响患者的预后,因此,积极治疗 ADHD 的共患病非常重要。目前,关于 ADHD 儿童共患病治疗的研究报道较多,对于 ADHD 成人共患病治疗的研究报道还很少。可参照 ADHD 儿童共患病的治疗原则或经验治疗 ADHD 成人的共患病。

(一)对立违抗障碍(ODD)的治疗

ODD 是 ADHD 儿童最为常见的共患病。对于 ADHD 儿童共患的 ODD,应在治疗 ADHD 的同对,予以心理、药物、父母培训等综合治疗。

1.心理治疗

对于共患ODD的ADHD儿童,可根据患儿的具体情况和需要,予以适当的心理治疗。主要治疗方式包括认知疗法、认知行为治疗、行为矫正治疗、家庭治疗等。在上述治疗方法中,关于认知行为治疗的研究报道较多。这些研究表明认知行为治疗是治疗ODD的有效方法,其疗效与父母培训基本相当。认知行为治疗之所以有效,主要原因在于ODD儿童常常缺乏处理问题的方法和技巧,因此,运用认知行为治疗,设计人际交往情景,利用示范、排演、角色扮演、自我评价的内部语言等具体方法,帮助患儿学会有效控制愤怒情绪和解决问题的技巧、方法,对改善患儿症状将会有所帮助。除认知行为治疗外,行为矫正治疗也是一种重要的治疗方法。Kolko等对共患ODD或品行障碍(CD)的ADHD儿童进行行为矫正治疗,发现行为矫正治疗可有效改善患儿的对立违抗行为和CD症状。因此,对于共患ODD的ADHD儿童,运用行为矫正治疗改善患儿的对立违抗行为非常重要。在多种行为矫正方法中,可运用正性强化法、塑造法、代币制等方法帮助患儿建立良好行为,可运用消退法、罚时出局、反应代价等方法减少患儿不良行为,还可运用行为契约进行行为矫正。行为矫正治疗虽然有效,但需要有目的、有计划、持之以恒地去实施,才有可能取得疗效。

2.父母培训

已有研究表明父母培训可有效治疗ODD,因此,对于共患ODD的ADHD儿童进行父母培训非常重要。通过父母培训,帮助父母了解患儿的行为特征;了解不良的教育方法、存在问题的亲子关系以及父母本身的处理问题方式,都会对ODD的产生和持续存在产生不良影响;学会用尊重患儿、理解患儿、协商、鼓励及表扬的方法教育患儿;建立合理的、与患儿年龄相应的行为规则,并帮助患儿遵守;掌握对患儿问题行为进行矫正的具体方法;帮助父母处理父母本身的应激,鼓励父母与老师、临床医师配合等。从而使父母主动与临床医师配合,改善教育子女和与子女沟通中存在的问题,并运用行为矫正的方法矫正患儿的不良行为。

3.社会技能训练

虽然关于该方法治疗ODD的研究报道很少,但已有研究表明该方法能够有效帮助患儿学会倾听,改善患儿与他人的交流,增强患儿处理问题的灵活性,增强患儿对挫折的承受能力。这些都有助于患儿对立违抗行为的改善。

4.药物治疗

目前研究显示,ADHD治疗药物治疗ADHD儿童共患的ODD、CD疗效肯定,是治疗ADHD儿童共患ODD的首选治疗药物。

兴奋剂是治疗共患ODD的ADHD儿童的首选药物之一。已有双盲、安慰剂对照研究表明,呢甲酯能够有效控制共患ODD或CD的ADHD儿童的冲动和攻击行为,而且低剂量组($0.3mg \cdot kg^{-1} \cdot d^{-1}$)与高剂量组($0.6mg \cdot kg^{-1} \cdot d^{-1}$)疗效相当。还有随机、双盲、安慰剂对照研究表明混合苯丙胺盐长效制剂可有效改善ADHD患儿共患的ODD。因此,对于共患ODD的ADHD儿童,如无兴奋剂使用的禁忌证,可考虑选择兴奋剂予以治疗,从而改善ADHD和ODD两组症状。

托莫西汀也是治疗共患ODD的ADHD儿童的首选药物之一有研究对托莫西汀治疗共患ODD的ADHD儿童的随机对照研究进行汇总分析和Meta分析,结果均表明该药可有效改善ADHD儿童共患的ODD。另有随机、双盲、安慰剂对照研究显示,对于心理治疗和父母支持疗效欠佳的共患ODD的ADHD儿童,$1.2mg \cdot kg^{-1} \cdot d^{-1}$托莫西汀可有效改善患儿的ADHD症状和ODD症状,而且患儿对托莫西汀耐受良好。此外,还有研究显示托莫西汀可改善共患ODD和CD的ADHD儿童的生活质量。因此,对于共患ODD的ADHD儿童,托莫西汀也是较好的选择。

还有随机、双盲研究表明哌甲酯、哌甲酯合并可乐定、可乐定3种方法治疗共患ODD或CD的ADHD儿童疗效基本相同,均能够有效改善患儿的注意缺陷、冲动、对抗行为和CD症状,药物耐受性均较好。因此,对于不适于使用兴奋剂、托莫西汀或兴奋剂、托莫西汀治疗效果不满意的患儿,选择可乐定对改善患儿的ADHD和ODD两组症状可能均会有所帮助。但是,应注意可乐定的心血管系统不良反应,监测患儿心率、血压、心电图等方面的变化。同时,既往有哌甲酯与可乐定合并使用出现猝死的个案报道。虽然猝死和联合用药之间的关系尚不明确,但是如果联合使用哌甲酯和可乐定,更应注意药物对心血管系统的不良反应。

除治疗ADHD药物外,抗精神病药也被用于ADHD共患的ODD的治疗,其中有关利培酮的研究和支持依据比较多。有双盲、对照研究表明利培酮(0.01~0.06mg/kg或1.5~4.0mg/d)可有效治疗CD或ODD儿童的情绪不稳、发脾气、多动、攻击行为及过度敏感,不良反应少。同时,无论单用利培酮或利培酮合并兴奋剂,都能够有效治疗共患ODD或CD的ADHD儿童的多动和破坏性行为,疗效和不良反应均无显著性差异。利培酮已被FDA批准用于治疗破坏性行为障碍。还有开放性研究显示,托莫西汀合并奥氮平治疗可减少ADHD症状,同时改善患儿的攻击行为。

此外,有双盲、对照研究表明双丙戊酸钠(0.75~1.50g/d)可有效治疗CD或ODD儿童的情绪不稳、发脾气及攻击行为,减少对立违抗行为因此,对于共患ODD的ADHD儿童,也可考虑合并双丙戊酸钠治疗。但是,目前尚缺乏双丙戊酸钠与哌甲酯、托莫西汀联合使用的深入研究,如联合使用,应注意药物之间的相互作用及患儿对药物的耐受情况。

(二)CD的治疗

CD也是ADHD儿童的常见共患病。对于共患CD的ADHD儿童,应在ADHD治疗的同时,针对CD予以心理、药物、父母培训等综合治疗。

1. 心理治疗

心理治疗是CD的重要治疗方法。可根据患儿的具体情况和需要,选择适当的心理治疗方法,其中认知行为治疗、行为矫正治疗和家庭治疗最为重要。目前,认知行为治疗的疗效已经得到较好证明。通过认知行为治疗,改善患儿在沟通交流技巧、解决问题技巧、冲动控制、愤怒处理等方面存在的问题,使患儿能够客观分析和评价情境,运用合理的方法解决问题,从而减少患儿的反社会行为,增加患儿的亲社会行为,改善患儿症状。除认知行为治疗外,已有研究证明行为矫正治疗和家庭治疗也能够有效改善CD的症状。因此,对于共患CD的ADHD儿童,进行行为矫正治疗和家庭治疗(尤其是功能式家庭治疗)也非常重要。关于行为矫正治疗,请参见ODD治疗。

2. 父母培训

父母培训是CD治疗中研究较多,并被证明有效的一种治疗方法。通过父母培训,帮助父母掌握管理患儿的技巧和方法,如:如何及时发现患儿的适当行为,并用鼓励的方法对待患儿的适当行为;如何帮助患儿建立亲社会行为,并用正性强化的方法强化亲社会行为;如何了解患儿的问题行为,并用温和的、非躯体的惩罚方法矫正患儿的问题行为;如何与孩子制定协约;如何用适当的方式与患儿沟通等。从而改善家庭中父母和孩子的相互作用,帮助患儿建立良好的亲社会行为,减少患儿的对立和攻击行为,改善患儿症状。

3. 社会技能训练

参见ODD。

4.药物治疗

对于共患 CD 的 ADHD 儿童,当非药物治疗方法效果不明显或存在明显情绪不稳、冲动、攻击行为时,予以适当的药物治疗有所必要。

目前研究显示,ADHD 药物治疗 ADHD 儿童共患的 ODD 和 CD 疗效肯定,是治疗 ADHD 儿童共患 CD 的首选治疗药物。具体参见 ODD 治疗。

对于不适于上述治疗或上述治疗疗效不满意的患儿,可选用利培酮进行治疗,具体参见 ODD 治疗。虽然有双盲、安慰剂对照研究表明氟哌啶醇、哌咪清、甲硫哒嗪能够有效控制 CD 儿童的冲动、攻击及发脾气等症状,但是由于这些药物的不良反应,使其使用受到限制。目前,还有开放性研究表明 5~20mg/d 奥氮平可有效改善其他方法治疗无效的 CD 儿童、少年的攻击行为,不良反应小。

此外,双盲、安慰剂对照研究尚表明,碳酸锂、双丙戊酸钠可有效治疗 CD 儿童的情绪不稳、发脾气及攻击行为。因此,对于共患 CD 的 ADHD 儿童,也可考虑选用碳酸锂、双丙戊酸钠治疗。但是,碳酸锂与哌甲酯或托莫西汀、双丙戊酸钠与哌甲酯或托莫西汀联合使用的研究报道尚很少,故如联合使用,应注意药物之间的相互作用及患儿对药物的耐受情况。同时,由于碳酸锂存在甲状腺、肾脏等方面的不良反应和易于出现中毒反应的特点,故该药一般用于 12 岁以上青少年。

在此尚需强调,因每个患儿都是不同系统中的一部分,如家庭、学校或社区等,因此应根据患儿的具体需要,进行多系统的治疗,如家庭治疗、社区治疗等,从而取得更好的治疗效果。

(三)焦虑障碍的治疗

对于伴有焦虑症状的 ADHD 儿童,应首先判断焦虑症状的出现是否与 ADHD 治疗药物相关。如果与 ADHD 治疗药物相关,应调整 ADHD 治疗药物剂量或种类。如考虑焦虑障碍,在治疗 ADHD 的同时,应从以下几方面予以相应治疗。

1.消除社会心理因素

焦虑障碍的发生常常与患儿个性特征、家庭因素及社会心理因素相关。因此,帮助患儿消除不良的家庭因素或社会心理因素,将有助于患儿焦虑障碍的改善

2.心理治疗

心理治疗是焦虑障碍的重要治疗方法。对于 ADHD 儿童共患的焦虑障碍,应根据患儿的具体情况和需要选择适当的方法,对患儿进行心理治疗。目前,可采用的心理治疗方式较多,包括支持性心理治疗、认知疗法、认知行为治疗、行为治疗、精神动力治疗、游戏治疗、家庭治疗等。其中,认知行为治疗使用日益广泛,并有随机对照研究结果表明其具有较好的疗效。认知行为治疗的内容涉及以下几个方面:辨认焦虑情感和焦虑的躯体反应,对激发焦虑情景的认知重建,应用自我谈话技术,对恐惧刺激的暴露,对自我表现的评价,自我强化。家庭治疗也是重要的治疗方法。认知行为治疗合并家庭干预,将会取得更好的疗效。

3.放松训练

对共患焦虑障碍的 ADHD 儿童进行放松训练,帮助患儿学会自我放松,对缓解焦虑症状也有一定帮助。

4.家庭指导

对患儿父母指导教育,帮助父母认识患儿疾病的特点,改善对待患儿疾病的态度,克服自身弱点或神经质倾向,消除家庭环境中的负性影响。这些都将有利于 ADHD 儿童共患焦虑障碍的缓解

5.药物治疗

对于共患焦虑障碍的 ADHD 儿童,可选择托莫西汀进行治疗。Geller 等研究显示,托莫西汀可有效改善 ADHD 儿童共患的焦虑障碍,包括广泛焦虑障碍、分离焦虑障碍、社交焦虑障碍。还有双盲、安慰剂对照研究得到同样结论。同时有双盲、对照研究显示托莫西汀治疗无论是否合并氟西汀,患儿的焦虑症状均得到改善。此外,对于共患社交焦虑障碍的 ADHD 成人,托莫西汀对 ADHD 和社交焦虑障碍均有改善作用。因此,对于共患焦虑障碍的 ADHD 患者,托莫西汀是一个能够改善 ADHD 和焦虑障碍两组症状的有效药物。

对于 ADHD 患儿共患的焦虑障碍,选择性 5-羟色胺再摄取抑制剂(SSRIs)也是一类可以选择使用的药物。目前,已有双盲、安慰剂对照研究表明,舍曲林、氟西汀、氟伏沙明等可有效改善患儿的焦虑症状,安全性也较好,而且氟伏沙明治疗无效者换服氟西汀,依然有效。还有 Meta 分析显示 SSRIs 可有效治疗儿童焦虑障碍。因此,SSRIs 已成为儿童、青少年焦虑障碍治疗中较常使用的药物,对于共患焦虑障碍的 ADHD 儿童,当托莫西汀或上述非药物治疗效果不明显时,可在治疗 ADHD 的同时,选用 SSRIs 进行治疗。但是,因 SSRIs 与兴奋剂、托莫西汀等联合使用的研究报道尚不多,因此需注意联合用药时药物之间的相互作用及患儿对药物的耐受情况。目前 FDA 已批准舍曲林用于≥6 岁儿童的强迫症治疗,氟伏沙明用于≥8 岁儿童的强迫症治疗,氟西汀用于≥7 岁儿童的强迫症治疗。

目前,虽然三环类抗抑郁药(TCAs)可有效治疗 ADHD,但是尚无 TCAs 治疗儿童焦虑障碍的双盲、对照研究,因此,其治疗 ADHD 儿童共患焦虑障碍的疗效还有待于进一步观察。虽然抗焦虑药广泛用于成人焦虑障碍的治疗,但目前缺乏抗焦虑药治疗儿童焦虑障碍的双盲、对照研究。有个别资料支持对于年龄较大儿童、青少年的难治症状,可使用丁螺环酮、阿普唑仑、劳拉西泮、氯硝西泮。因此,对于高度焦虑的患儿或在 SSRIs 疗效尚未出现之前,可短期使用上述药物予以治疗。

(四)心境障碍的治疗

1.抑郁障碍的治疗

抑郁障碍主要包括重性抑郁障碍和心境恶劣障碍。对于共患该障碍的患儿,如抑郁症状较重,严重影响社会功能,应优先予以治疗,并防范自杀和自伤。如抑郁症状轻,抑郁障碍和 ADHD 可同时予以治疗。

(1)自杀防范和住院治疗:ADHD 儿童无论共患重性抑郁障碍或心境恶劣障碍,只要存在严重自杀观念或自杀行为,均应密切注意其安全,严防自杀、自伤等意外,并建议患儿住院治疗,进行及时、系统的治疗。

(2)药物治疗:已有随机、双盲、安慰剂对照研究表明,氟西汀、舍曲林、艾司西酞普兰均可有效治疗儿童、青少年重性抑郁障碍,安全性也较好。FDA 已批准氟西汀用于 8~18 岁重性抑郁障碍患儿的急性期治疗和维持治疗,艾司西酞普兰用于 12~17 岁重性抑郁障碍患儿的急性期治疗和维持治疗。因此,对于共患抑郁障碍的 ADHD 儿童,可选择上述药物进行治疗。除急性期治疗外,对重性抑郁障碍还应系统进行巩固期和维持期治疗,以巩固疗效,预防复发。同时还应注意抗抑郁药物可能增加抑郁障碍儿童、青少年自杀的风险,并加强监测。目前,我国尚无儿童、青少年重性抑郁障碍诊疗指南,故可参考成人重性抑郁障碍的相应原则进行治疗,具体参见《中国重性抑郁障碍诊疗指南》。

对于共患抑郁障碍的ADHD儿童,如果抑郁症状轻,应同时进行抑郁障碍和ADHD的治疗。可考虑选择兴奋剂或托莫西汀合并使用抗抑郁药治疗。虽然TCAs能够有效治疗ADHD,但是Hazell等对12项使用TCAs治疗6～18岁重性抑郁障碍患儿的随机对照研究进行了荟萃分析,结果表明该类药物治疗儿童、青少年重性抑郁障碍的疗效并不优于安慰剂。尽管如此,但某些个体对TCAs的治疗反应比其他抗抑郁药更好,而且该类药物可有效治疗ADHD,因此对抑郁障碍的ADHD儿童,当其他药物治疗效果不佳时,也可考虑选择TCAS予以治疗。还有研究初步表明,安非他酮可有效改善共患抑郁障碍的ADHD儿童的ADHD和抑郁两组症状,因此也是一种可以考虑选择的治疗方法。

托莫西汀作为治疗ADHD的非兴奋剂类药物,可能具有抗抑郁作用。曾有安慰剂对照研究表明该药可以改善抑郁。但之后的随机、双盲、安慰剂对照研究显示,该药治疗共患重性抑郁障碍的ADHD儿童,其抗抑郁疗效并不优于安慰剂。故该药治疗ADHD儿童共患重性抑郁障碍的疗效有待于进一步研究探讨。

(3)心理治疗:心理治疗也是抑郁障碍的一种治疗方法,主要用于轻～中度抑郁障碍的治疗。对于共患抑郁障碍的ADHD儿童,根据患儿的具体情况,选择适当的心理治疗。

在各种心理治疗方式中,认知行为治疗是研究最多的治疗方式,并有随机对照研究证明其有效性。该治疗主要通过改变患儿的认知歪曲、鼓励增进正性心境活动来缓解患儿的抑郁症状,同时帮助患儿掌握解决问题的技巧,更好地处理负性生活事件。除认知行为治疗外,尚需加强对患儿的支持性心理治疗,并根据患儿具体情况予以人际关系等治疗。家庭指导和家庭治疗对共患抑郁障碍的ADHD儿童也非常重要,帮助父母认识患儿疾病的特点,了解治疗中应注意的事项,建立治疗联盟,更好地促进患儿的康复,减少和预防疾病的复发。

目前已有研究表明,药物治疗合并心理治疗可提高重性抑郁障碍患儿的疗效。在维持治疗期间,心理治疗可减少患儿重性抑郁障碍的复发。

2.双相障碍的治疗

对于共患双相障碍的ADHD儿童,如处于轻躁狂、躁狂或抑郁发作阶段,应首先治疗双相障碍。如双相障碍处于巩固治疗或维持治疗阶段,应关注ADHD症状及其对患儿社会功能的损害,并考虑同时进行双相障碍和ADHD的治疗。

(1)药物治疗:情绪稳定剂是治疗儿童、青少年双相障碍的最主要药物。已有双盲、安慰剂对照研究表明锂盐可有效治疗青少年双相障碍,故该药已被FDA批准用于12～17岁双相障碍患者的急性躁狂治疗和维持治疗。目前,尚无卡马西平、丙戊酸治疗儿童、青少年双相障碍的双盲对照研究。但是鉴于开放性研究结果和成人双盲、对照研究结果,上述药物也常被用于儿童、青少年双相障碍的治疗。近十年来,由于二代抗精神病药治疗急性躁狂的肯定疗效,因此也被日益广泛运用于儿童、青少年双相障碍的治疗。基于既往二代抗精神病药治疗青少年双相障碍的随机、双盲、安慰剂对照研究结果,美国FDA已批准利培酮、阿立哌唑、喹硫平用于10－17岁青少年双相障碍急性躁狂的治疗,批准奥氮平用于13～17岁青少年双相障碍急性躁狂的治疗。因此,对于共患双相障碍的ADHD儿童,可根据患儿具体情况选择上述药物对共患的双相障碍进行治疗除急性期治疗外,还应对患儿进行巩固期和维持期治疗,以巩固疗效,预防复发。目前,我国尚无儿童、青少年双相障碍诊疗指南,故可参考成人双相障碍的相应原则进行治疗,具体请参见《中国双相障碍诊疗防治指南》。

当患儿双相障碍缓解后,应考虑在双相障碍巩固和维持治疗的同时,进行 ADHD 治疗。在该过程中,应关注 ADHD 治疗药物增加患儿转躁风险的问题。目前,对于兴奋剂或托莫西汀治疗共患双相障碍的 ADHD 症状时,是否有转躁风险和转躁风险有多大,尚缺乏充分研究。Scheffcr 等对共患双相障碍、服用双丙戊酸钠的 ADHD 患儿进行苯丙胺治疗的随机、安慰剂对照研究,结果表明双丙戊酸钠合并苯丙胺可有效治疗两组症状,不良反应小。Mina 等运用托莫西汀治疗 7 例共患双相障碍并用情绪稳定剂治疗的 ADHD 儿童,6 例儿童的 ADHD 症状得到明显改善,未出现轻躁狂或躁狂发作,托莫西汀治疗的不良反应包括镇静、恶心、食欲减退。Chang 等报道,9 例共患双相障碍的 ADHD 儿童,在情绪稳定剂或抗精神病药治疗基础上合并使用托莫西汀,患儿 ADHD 症状得以改善,无躁狂或混合发作,但 2 例患儿心境症状加重。以上研究提示对于共患双相障碍并用情绪稳定剂治疗的 ADHD 儿童,运用兴奋剂或托莫西汀治疗患儿的 ADHD 症状可能安全、有效。尽管如此,仍应关注兴奋剂或托莫西汀治疗共患双相障碍的 ADHD 患儿时,是否可能诱发躁狂发作的问题。

(2)心理治疗:对于共患双相障碍的 ADHD 儿童,可根据患儿的具体情况予以适当的心理治疗,治疗方式包括支持性心理治疗、认知行为治疗、人际关系治疗、家庭指导与治疗等。Danielson 提出了以经验为基础的青少年双相障碍的认知行为治疗模式,这个模式包括:心理教育、促进对药物治疗的依从性、情绪的监测、预见应激源和合理解决问题、辨识和改正没有帮助的思想、睡眠的调整和放松、家庭的沟通与交流。通过各种心理治疗,增进患儿家庭成员的沟通,帮助患儿掌握合理地解决问题的方法,促进患儿对药物治疗的依从性,帮助家长和儿童早期发现情绪的变化,从而促进患儿康复,减少和预防疾病的复发。

(五)抽动障碍的治疗

有 Meta 分析显示,对于共患抽动障碍的 ADHD 患儿,~受体激动剂可有效改善 ADHD 和抽动两组症状;托莫西汀在改善 ADHD 症状的同时,可有效改善抽动症状;兴奋剂在改善 ADHD 症状的同时,似乎并不加重抽动症状,兴奋剂对抽动症状的作用尚需进一步研究。因此,可乐定可作为共患抽动障碍 ADHD 患儿的一线治疗药物,托莫西汀也应该成为该类患儿的优先选择。有许多临床医师同时予以兴奋剂和 α2 受体激动剂治疗,但部分临床医师可能对同时给予利他林和可乐定存有顾虑。对于抽动症状严重、上述治疗抽动改善困难的患儿,在治疗 ADHD 症状的同时,可合并使用非典型抗精神病药(如阿立哌唑等)或经典抗精神病药(如氟哌啶醇等)。与此同时,心理治疗和社会心理支持对于不同严重程度的患儿均很重要,虽然这没有成为本规则的组成部分,但应该是综合性治疗计划中不可缺少的部分。

(六)学习障碍的治疗

学习障碍是 ADHD 儿童常常共患的一种障碍,学习障碍出现的原因主要包括:注意障碍和活动过度;智力发展不平衡,言语智商相对落后于操作智商;工作记忆受损;空间知觉异常;存在特定学校技能发育障碍,如特定阅读障碍等。对于存在学习障碍的儿童,应做必要的测试和评定,仔细分析其可能原因,针对可能原因予以相应的治疗和帮助。

1.针对 ADHD 的系统治疗

是共患学习障碍 ADHD 儿童的最基本、同时又非常重要的治疗方法。通过系统治疗改善患儿的注意障碍和活动过度,同时,兴奋剂和托莫西汀还可有效改善患儿的认知功能,从而有利于患儿学习状态的改善和学习成绩的提高。但是,目前有随机、双盲、安慰剂对照研究表明,共患学习障碍ADHD儿童对哌甲酯的治疗反应差于无共患病的ADHD儿童,前者有效率为55%,后者有效率为75%,在数学方面存在障碍的ADHD儿童更是如此,因此,对于共患学习障碍的ADHD儿童,可能需用更多的方法改善患儿的ADHD症状。同时,如果学习障碍程度严重,针对ADHD的治疗并不能够完全改善患儿的学习障碍,因此,予以其他方式的治疗干预非常重要。

2.教育辅导和干预

因针对ADHD的系统治疗常常不能够完全改善患儿的学习障碍,因此,对于共患学习障碍的ADHD儿童,予以系统的教育辅导和干预非常重要。教育辅导和干预应基于患儿的具体困难,符合患儿的特殊需要,并涉及学校和家庭两个领域。学校应根据患儿的具体困难和需要,确定合理的教学目标,制定系统的教学计划,采用适当的教学方式,合理安排时间和课程,努力改善患儿存在的困难,家庭应和学校积极配合,在家庭中对患儿加强辅导。从而改善患儿的学习障碍,提高患儿的学习成绩。

3.心理治疗

因共患学习障碍的ADHD儿童常常处在慢性应激之中,自信心、伙伴关系、与父母的相互作用、学习兴趣、学习动机等方面常常存在问题,因此,应根据患儿的具体情况予以适当的心理治疗,包括:支持性心理治疗、认知疗法、家庭治疗、小组治疗等。同时,有研究表明认知行为治疗可有效改善学习障碍儿童的考试焦虑,增强患儿的自尊和自信。因此,对于共患学习障碍的ADHD儿童,认知行为治疗也是一种重要的治疗方法。

4.社会技能训练

有研究表明75%的学习障碍儿童存在明显的社会技能缺陷。因此,对于共患学习障碍的ADHD儿童加强社会技能训练有所必要。

5.家庭支持和指导

因共患学习障碍ADHD儿童的家长也常常处在慢性应激之中,因此,加强父母的心理支持和咨询指导非常重要。通过支持和指导,改善父母的情绪状态,帮助父母理解孩子的困难,指导父母合理调整期望,并运用有效并适合于患儿的方法帮助患儿改善学习方面的困难。

6.针对特定缺陷及特定阅读障碍的治疗

对于存在视觉空间等障碍的儿童,可运用感觉统合训练等方法帮助患儿改善症状。对于存在特定阅读障碍的患儿,除上述治疗外,还应对患儿进行阅读方面的治疗和训练。有研究表明语音分析、词的辨认、阅读理解等方面的训练均有助于提高患儿的阅读水平,改善患儿的阅读困难。

7.药物治疗

有学者对吡拉西坦治疗特定阅读障碍的疗效进行了双盲、安慰剂对照研究,表明该药可提高阅读速度和书写速度,患儿对药物耐受良好。因此,对于共患特定阅读障碍的ADHD儿童,可选择吡拉西坦予以治疗。

(七)特定运动技能发育障碍

特定运动技能发育障碍是ADHD儿童非常常见的共患病,对于共患该障碍的ADHD儿童,可选择兴奋剂进行治疗。有报道兴奋剂不仅可以改善ADHD症状,也可有效促进大运动技能的获得,改善大运动或精细运动的协调,提高运动的稳定性。同时,还应对患儿进行运动技能训练和感觉统合训练,改善患儿的感觉-运动功能的缺陷,促进运动技能的获得,改善运动的协调性。此外,有研究显示特定运动技能发育障碍儿童自我评价较低,常常伴有焦虑,可获得的社会支持较少。因此,对于共患特定运动技能发育障碍的 ADHD 儿童,根据患儿的具体需要,予以支持性心理治疗、认知疗法、家庭治疗等有所必要。

(八) 物质滥用

因兴奋剂存在潜在的成瘾可能性,因此,探讨兴奋剂治疗与 ADHD 儿童共患的物质滥用之间的关系有所必要。目前,已有研究及荟萃分析表明,兴奋剂治疗不仅可以改善 ADHD 症状,而且并不增加或减少 ADHD 儿童发生物质滥用的可能性。因此,对 ADHD 儿童积极进行治疗,从而减少物质滥用的发生风险非常重要。

对于已经共患物质滥用的 ADHD 患儿,ADHD 和物质滥用两种障碍的治疗应同时予以考虑。但是,物质滥用的治疗应首先予以强调,并根据物质滥用的病程和病情严重程度,决定是否需要住院治疗,在物质滥用治疗的同时,对 ADHD 症状予以治疗。

对于 ADHD 儿童共患的物质滥用,可运用以下方法予以治疗:

1.教育和指导

因儿童、青少年对物质滥用对健康产生的危害常常缺乏了解,对物质滥用对生活产生的不良影响常常缺乏认识,因此,加强健康教育,帮助患儿了解物质滥用的危害,是共患物质滥用 ADHD 儿童的治疗基础。同时,因患儿父母常常缺乏有关疾病的知识,也缺乏有效地管理患儿的方法,因此加强父母培训和指导也非常重要。通过父母培训和指导,帮助父母了解患儿疾病的特点,掌握如何使用行为矫正的方法管理患儿,从而在家庭中有效地帮助患儿减少物质滥用。

2.心理治疗

心理治疗是物质滥用的一种重要的治疗方法,可根据患儿的具体情况和需要,予以多种形式的心理治疗。在各种形式的心理治疗中,家庭治疗非常重要,已有研究表明家庭治疗可有效治疗物质滥用。认知行为治疗也是一种重要的治疗方式,通过认知行为治疗,帮助患儿学会如何拒绝他人的诱惑,如何控制自己对滥用物质的渴求和想使用的想法。因物质滥用患儿常常缺乏沟通、交流、合理解决问题的方法和技巧,而这种缺陷与物质滥用的持续存在密切相关,因此通过认知行为治疗,帮助患儿掌握沟通、交流、解决问题的方法和技巧,对改善患儿物质滥用的症状也非常重要。此外,还可运用行为契约等行为矫正治疗方法帮助患儿,对于患儿回避用药等良好行为予以正性强化,对于患儿违反契约的行为,可用反应代价等方法予以矫正,从而改善患儿物质滥用症状。

3.自助小组

对于物质使用障碍患者,自助小组是一种有效的治疗方法。因此,对于共患物质滥用的 ADHD 儿童、青少年,可以通过自助小组予以治疗。

4.药物治疗

药物治疗涉及 ADHD 和物质滥用两种障碍的治疗。有研究提示安非他酮能够有效治疗 ADHD 和物质滥用,对于共患物质使用障碍、抑郁障碍的 ADHD 青少年,该药能够有效缓解物质使用障碍、抑郁障碍及 ADHD 症状,患儿对药物耐受良好。因此,对于共患物质滥用的 ADHD 患儿,抗抑郁药(安非他酮、TCAs)是一种较好的选择。对于共患物质滥用的 ADHD 患者的 ADHD 症状,有短期、开放性研究提示兴奋剂可有效缓解共患物质滥用障碍的 ADHD 少年及成人的

ADHD症状;同时,不加重患者的物质滥用或对滥用物质的渴求。因此,为改善共患物质滥用的ADHD患者的ADHD症状,可选用作用时间较长的兴奋剂。同时,尽管托莫西汀改善ADHD患者共患的物质滥用的疗效研究结果尚不一致,但该药可以有效改善共患物质滥用的ADHD患者的ADHD症状,也不存在成瘾的风险,因此是一个较好的选择。对于共患物质滥用的ADHD患者,无论选择何种药物,均应注意成瘾物质和所选择药物之间的相互作用。

5.其他治疗

包括药物过量、戒断症状、因物质滥用所产生的精神症状或躯体问题的治疗及替代治疗等。

除以上治疗方法外,在此尚需强调,因每个患儿都是不同系统中的一部分,因此治疗应涉及患儿生活的各个环节,包括家庭、学校、社区,这样才能够取得更好的疗效。

(九)破坏性心境失调障碍

破坏性心境失调障碍(DMDD)是DSM-V抑郁障碍中新增的疾病分类,目前尚无系统的研究探讨其治疗方法,也无指南对该障碍的治疗提出具体建议。曾有研究对存在严重心境调节障碍的ADHD儿童进行哌甲酯治疗,结果表明哌甲酯能够有效改善患儿症状。还有学者进行碳酸锂治疗该障碍的随机、双盲、安慰剂对照研究,未发现碳酸锂可有效治疗该障碍。但有研究发现对于具有DMDD相似表现的青少年(ADHD伴有攻击行为,兴奋剂治疗效果不佳),双丙戊酸盐联合行为治疗疗效优于兴奋剂合并安慰剂和行为治疗。还有开放性研究显示低剂量的利培酮可有效改善该障碍青少年的易激惹。心理行为治疗也应用于该障碍的治疗,但目前尚无系统研究报道。基于上述初步研究结果,对于共患DMDD的ADHD儿童,可首先进行充分的ADHD治疗,同时合并行为治疗。如果效果不佳,可考虑ADHD药物治疗的同时,合并心境稳定剂或非典型抗精神病药。是否可合并SSRIs及其疗效如何,目前正于研究探讨之中。

(十)间歇性暴怒障碍

与DMDD类似,间歇性暴怒障碍(IED)也是DSM-V中的1个疾病分类。对于该障碍,目前尚无系统研究探讨其治疗方法,也无指南对其治疗提出具体建议。但为数不多的研究显示,某些药物可以改善该障碍的症状,如有随机、双盲、安慰剂对照研究显示,氟西汀可以改善该障碍患者的冲动攻击行为。还有小样本的随机临床研究显示,认知行为治疗可改善该障碍患者的侵略、愤怒、敌对思维和抑郁症状,对愤怒情绪的控制也有改善,疗效持续到治疗后3个月的随访时。故对于共患该障碍的ADHD儿童,可在ADHD药物治疗的周例;合并认知行为治疗;如疗效欠佳,也可合并氟西汀治疗。但有关该障碍的治疗尚有待于进一步研究探讨。

(王莹　淄博市妇幼保健院)

第六章 儿童青少年焦虑障碍

焦虑(anxiety)是因为对威胁性事件或情况的预料而产生的一种高度忧虑不安的状态,担心、不安、紧张,严重者能达到生理和心理功能障碍的程度,就是焦虑障碍。著名心理学家 Auden 曾指出,现代社会是"焦虑的年代",随之而来的是人类心理疾病的明显增加。其中各类焦虑性情绪障碍患者估计占整个人群的 2%~5%,在城市中尤为突出。

焦虑障碍能使儿童青少年陷于长期的高度不愉快之中:模糊的恐惧感,莫名的紧张和担忧;产生全身不适征象,如心悸、心慌、胸闷、气短、出汗、肠胃不适、周身肌肉酸麻胀痛、头与呼吸有紧压感等;运动性不安——心神不宁、坐立不安、惶惶不可终日,使人处在欲生不能、欲死不得的状态,这些均会严重影响儿童青少年的生活、学习和人际交往。

第一节 概述

在儿童和青少年时期,恐惧是正常和较为常见的。当恐惧变得十分强烈和无所不在时,造成严重的功能损害,就可能是焦虑障碍。

一、定义

焦虑包括 3 种表现形式,即主观的焦虑体验(如注意力集中困难、恐惧、紧张、烦躁)、焦虑的外显行为(如变得不安、黏人、回避等)和焦虑的生理反应(如头痛、心跳快、胸闷、胃肠道不适等)。儿童焦虑障碍是一组以过分焦虑、担心、害怕为主要体验,伴有相应的认知、行为改变和躯体症状的疾病。它是儿童期最常见的心理障碍类型之一。

5~9 岁时为想象的恐惧,他们常常对不存在的客体、非现实的情境产生害怕,如妖魔鬼怪等,害怕做噩梦、害怕动物。这一年龄的特点是脆弱和依赖。脆弱的基本特征加强了患儿不能独立地区别现实和想象的危险。孩子所信赖的大人能提供现实检验,并且保护孩子远离潜在的危险。因为对大人的双重依赖,孩子最大的恐惧就是害怕失去他们,害怕失去父母对他们的保护。9~13 岁的恐惧为具体的恐惧,他们害怕打雷、闪电等自然现象,害怕发生意外和伤害,害怕被他人骚扰等。这组的特点主要有两个相关的恐惧:自我控制的重要性和对别人关注的广泛的警惕小心。这阶段的儿童害怕受到具体的身体损害、别人对自己的伤害或其他现实的危险降临到他们身上,对某些自我控制力缺乏的情境很害怕、紧张,例如封闭的空间、高空或被劫持。13~17 岁的恐惧为社交方面的恐惧。他们通过别人的眼睛来看自己和对别人作出判断,他们努力达到想象上的别人的要求。如果没有达到自己的期望就会责备自己。他们担心不能达到父母、老师和同伴对自己的期望,担心失去朋友、家庭。他们关注外貌、正确的行为,期望好成绩,非常在乎别人对自己的印象,害怕自己的行为、外貌差强人意。

二、流行病学资料

在儿童中,焦虑障碍是最常见的精神卫生问题,有将近 20% 的儿童患有一种或几种焦虑障碍。由于不同研究所研究的年龄组不同、评估手段选择不同、信息来源不同(如自评、父母/教师评估),以及诊断系统不同等,各项流行病学研究得出的患病率结论有很大的差别,范围 3.1%~17.5%。

在儿童和青少年中最常见的诊断为分离性焦虑障碍,其患病率估计为2.8%～8%,特殊恐怖症和社交恐怖症患病率分别为10%和7%。广场恐怖症和惊恐障碍在儿童期的患病率较低,仅为1%或更低,而在青少年期则有较高的患病率,惊恐障碍为2%～3%,广场恐怖症为3%～4%。4.3%的广泛性焦虑障碍患者在儿童期就出现焦虑症状,并且持续至青少年期和成年期。

通过对患有焦虑障碍的儿童和青少年的3～4年随访研究发现,80%的患者的焦虑症状较最初的症状有所缓和。

首发的焦虑障碍常常是发现患有分离性焦虑障碍和一些特殊恐怖症(尤其是动物、打针和某种环境),大多数起病年龄都在儿童期,并早于12岁。社交恐怖症的首发年龄则在儿童期晚些时候和整个青春期。惊恐障碍、广场恐怖症和广泛性焦虑常常起病于青少年期的晚些时候,然而有个别案例首次惊恐发作发生于12岁或更早。

所有的焦虑障碍在女性中的发生率明显高于男性。性别的不同在儿童期就开始出现,并随年龄的增长而更加明显,到青少年期焦虑障碍患病率的男女比例达到2∶1到3∶1。在美国患有精神障碍,包括焦虑障碍的成人中,一半患者其首发症状起病于14岁。因此,大多数在成人中见到的焦虑障碍患者他们的疾病起源于儿童和青少年时期。不同于惊恐发作,惊恐障碍的性别差异最早出现于14岁,但是在14～25岁之间明显增加。广场恐怖症在6岁开始女孩的发生率明显增加,而在男孩中则较少出现。在10岁左右,特殊动物恐怖症就出现明显的性别差异,比例约为3∶1。

一些纵向研究表明一旦孩子被诊断为焦虑障碍,那么这个孩子患有精神障碍的风险增加。患有焦虑障碍的学龄前儿童常常患有共病,包括抑郁、注意缺陷多动障碍、对立违抗障碍或品行障碍。不仅给诊断带来困难,而且没有金标准的治疗方案,仅有10%患有焦虑障碍的学龄前患儿的家长会把他们的孩子带到专业机构进行评估和治疗。

焦虑障碍的亚临床症状也非常常见。25%以上的儿童存在亚临床症状,20%以上的儿童存在亚临床的恐怖症状。至少有1/3的患儿符合两种以上的焦虑障碍(表6-1)。

表6-1 儿童青少年焦虑障碍的流行病学特征

诊断	患病率	首发年龄
分离性焦虑障碍	2%～4%	青春期前,峰值年龄在7岁
广泛性焦虑障碍	3%	在青春期增加
惊恐障碍	5%	青春期后期
社交焦虑障碍	1%～7%	11～15岁
特殊恐怖症	2%～4%	5岁以后

三、焦虑障碍的危险因素

很多因素被认为是焦虑障碍的危险因素,目前正试图去证明这些因素与焦虑障碍更多的相关性,首先这些危险因素在焦虑障碍发生前就存在,焦虑障碍的发生与危险因素的严重程度、频率或暴露于危险因素的时间有关。

(一)性别

女性被认为是焦虑障碍发生的危险因素。女性发生焦虑障碍的可能性是男性的2倍。性别差异在儿童期较小,但是随着年龄的增长而增加。

(二)文化水平

大多数流行病学研究发现焦虑障碍在低文化水平患者中有较高的发生率。目前仍不清楚文化水平低到何种程度对焦虑障碍的发生是预测性的、相关性的或是结果性的。

(三)经济水平

低家庭收入或不满意的经济条件与焦虑障碍的发生具有相关性。也有研究认为,这些相关因素可能不作为与焦虑障碍相关的危险因素。

(王玉婷　湖南省妇幼保健院)

第二节　临床表现、诊断和鉴别诊断

一、儿童和青少年期常见的焦虑和恐惧

1岁前婴儿的恐惧情绪主要有:

(一)本能的恐惧

即婴儿天生就会作出的恐惧反应。最初的恐惧不是由视觉刺激引起,而是由听觉、触觉、本体感觉等刺激而引起,如听到巨大的、尖锐刺耳的声响、从高处掉下来、皮肤受伤疼痛、身体位置急剧变化等,都会引起婴儿害怕的感觉。

(二)与知觉和经验相联系的恐惧

从4个月开始,就出现了与知觉和经验相联系的恐惧,被针扎过、被小狗咬过等不愉快的经历会给婴儿留下恐惧的经验,使他看到同样事物时产生恐惧的情绪反应。

(三)对陌生人的恐惧

婴儿在出生五六个月后已经能比较好地分辨熟悉的人与陌生人,于是出现了对陌生人的恐惧。当陌生人走过来时,刚才还好好的婴儿会立即换上警觉的表情,明显地表现出不愿意与陌生人接近。这时期,婴儿不仅害怕陌生人,而且对陌生的东西、陌生的环境、陌生的事物都表现出恐惧与害怕。幼儿期(12~18个月)表现为分离性焦虑,出现睡眠障碍、夜惊、对立的行为。2~3岁开始害怕自然现象,如害怕打雷、闪电、火、水、黑暗、噩梦、动物等,他们会哭闹、要求抱着、退缩、寻求感觉和躯体接触。4~5岁时,儿童表现为对死亡的恐惧,他们怕死或害怕死人。学龄早期(5~7岁)表现为对特殊事物的恐惧(动物、鬼怪),害怕病菌或得病、自然灾害、创伤性事件(如火灾、车祸),他们还表现为对学校的焦虑,对自己学习表现的焦虑,常常表现为退缩、胆怯、面对不熟悉的人极度害羞、感到耻辱。青春期,即12~18岁时,他们开始关注自己在同伴中的地位,担心来自同伴的拒绝,担心同伴对他的负性评价。

二、常见的焦虑障碍

(一)分离性焦虑障碍

儿童分离性焦虑障碍指儿童与其依恋对象分离后感到过度焦虑。

分离性焦虑障碍通常发生于6～30个月时,在13～18个月时普遍增强。到3～5岁时频率和强度开始减低,因为儿童认知能力的提高,理解了分离是暂时性的。分离性焦虑障碍的症状表现因年龄而不同,小年龄的儿童相对于年长儿童有更多的症状表现。5～8岁的儿童最常见的表现是担心依恋对象受到伤害的焦虑和拒绝上学。当儿童长到9～12岁时,他们的症状典型表现为在分离期间的严重沮丧。在青少年期,拒绝上学和躯体主诉最为常见。

1.临床表现

分离性焦虑障碍的核心特征是对离开主要依恋对象的不符合现实的和过度的焦虑,或担心与主要依恋对象分离。分离性焦虑往往经历3个阶段。最初表现为反抗、哭闹、拒绝他人,表现极端痛苦;接下去情绪反应则为无助、冷漠、伤心、失望;最后患儿似乎变得"正常",对与依恋对象的分离表现出漠然和无动于衷。

幼儿期常表现为与主要依恋对象分离时大哭不止、抓住亲人不放、乱踢乱跳、躺在地上打滚、不能接近、拒绝吃饭,严重者哭闹一整天;或者入托时大哭大闹,家长走后追随老师要求回家,见不到老师就感觉失去依靠;或较少哭闹,静坐不语、不动、不吃饭、不答话、不听指令、不与他人交往。早上如拖拉,在家即便穿上衣服,也会躲在某角落里不出来,家人把他抱出家门仍大哭不止,甚至呕吐。持续时间较长,超过一般幼儿初上幼儿园的适应时间,影响其日常生活和学习发展。

5～8岁患儿有了一定的表达能力,常常不切实际地出现一些担心,如担心父母或主要依恋者被伤害,担心有灾难降临到亲人身上,会被谋杀或被绑架;担心不幸事件(如自己生病住院、外出走失、被人拐骗等)会把自己与主要依恋者分开;常做与分离有关的噩梦;不愿单独就寝,严重的因为害怕离开主要依恋者而不愿意或拒绝上学或去其他地方。

9～12岁患儿主要表现为对分离的过分哭闹。分离前过分担心即将来临的分离,分离时表现痛苦、依依难舍,分离后出现过度的情绪反应,主要是烦躁、不安、注意力不集中、哭泣,甚至想象中的分离也可引起痛苦。

在青少年,最常见的是躯体症状,如头痛、胃痛、恶心等各种躯体不适,以此为借口逃避或拒绝上学。

分离性焦虑障碍的患儿存在认知缺陷,对遇到的困境往往过高评价其危险程度,处理态度不积极,处理方法不够妥当,还存在社交和情感方面的缺陷。

在199例在8～13岁诊断为分离性焦虑障碍、广泛性焦虑障碍和(或)社交恐惧的患儿中,分离性焦虑障碍的患儿有更多的共病,74%的患儿共病广泛性焦虑障碍,58%共病特殊恐怖症,22%共病注意缺陷多动障碍,20%共病社交恐怖症,12%共病对立违抗障碍。与广泛性焦虑障碍和社交恐怖症的患儿相比,分离性焦虑障碍的患儿较少共病情绪障碍。

2.诊断和鉴别诊断

(1)诊断标准:分离性焦虑障碍DSM-Ⅳ和CCMD-3诊断标准大同小异,区别不大,见表6-3。

表6-3 分离性焦虑障碍 DSM-Ⅳ和 CCMD-3 诊断标准的区别

DSM-Ⅳ	CCMD-3
A.在离开家或者离开那些个体所依恋的对象时,个体表现出与其发展年龄不相应的、过度的焦虑,表现出至少有以下3项:	一、症状标准至少有下列3项:
(1)当离开或者预期要离开家或者重要的依恋对象时,反复出现过度的焦虑	(1)过分担心依恋对象可能遇到伤害,或者害怕依恋对象不复返
(2)持续和过度的担心失去重要依恋对象,或者担心重要依恋对象会被伤害	(2)过分担心自己会走失、被绑架、被杀害,或住院,以致与依恋对象离别
(3)持续和过度的担心发生不幸的事件,并因之导致和重要的依恋对象分离(如走失或者绑架)	(3)因不愿离开依恋对象而不想上学或拒绝上学
(4)出于对分离的恐惧,持续的不情愿或者拒绝去学校或者其他地方	(4)非常害怕一人独处,或没有依恋对象陪同绝不外出,不愿待在家里
(5)持续和过度地害怕、不情愿处于以下情景:独自一人,或者没有和重要依恋对象一起在家,或者在其他场景但没有重要依恋对象的陪伴	(5)没有依恋对象在身边时不愿意或拒绝上床就寝
(6)持续地不愿意或者拒绝在没有重要依恋对象在旁的情况下睡觉,或者不在家睡觉	(6)反复做噩梦,内容与离别有关,以致夜间多次惊醒
(7)重复做主题为分离的噩梦	(7)与依恋对象分离前过分担心,分离时或分离后出现过度的情绪反应,如烦躁不安、哭喊、发脾气、痛苦、淡漠或退缩
(8)在和重要依恋对象分离或者预期分离的时候,反复出现躯体症状(如头痛、胃痛、恶心或者呕吐)	(8)与依恋对象分离时反复出现头痛、恶心、呕吐等躯体症状,但无相应躯体疾病
B.这种困扰持续至少4周	二、严重标准 日常生活和社会功能受损
C.这种困扰出现在18岁之前	三、病程标准 起病于6岁前,符合症状标准和严重标准至少已经1个月
D.这种困扰造成了临床上的显著痛苦,或者造成了社会、学业(职业)或者其他重要功能领域的损害	四、排除标准
E.这种困扰并不唯独出现在一种广泛性发育障碍、精神分裂症或者其他精神病性障碍的病程中。对于青少年和成人,以上困扰并不能更好的被伴随广场恐惧的惊恐障碍所解释	不是由于广泛性发育障碍、精神分裂症、儿童恐怖症,及具有焦虑症状的其他疾病所致

(2)鉴别诊断

1)正常儿童的分离焦虑:部分幼儿初次与依恋对象分离,会产生焦虑和回避行为。症状表现从一般感觉不安,到严重的焦虑,但经过一段时间能够自行缓解。若出现分离性焦虑症状,需考虑该焦虑反应是否与发育水平相称,症状持续时间以及对日常生活和学习所造成的影响可资鉴别。

2)拒绝上学行为:75%的分离性焦虑障碍的患儿存在拒绝上学的行为,因此,将分离性焦虑障碍从这一行为问题中区分出来很重要。首先,拒绝上学行为常常是分离性焦虑障碍的一个结果。当拒绝上学发生较急并且自然缓解时常常如此。慢性拒绝上学,更常见于年长儿童和青少年,常与更严重的问题,如抑郁障碍或广场恐怖症相关。拒绝上学也与其他焦虑障碍相关,如特殊恐怖症、社交恐怖症和广泛性焦虑障碍、惊恐发作。当出现拒绝上学时,首先要了解症状的发展经过。例如拒绝上学的儿童可能害怕与上学相关的环境,如老师或教室,或在学校遇到尴尬,而对于这些的害怕远远超过与依恋对象分离或预期与依恋对象分离所引起的恐惧。因此,仔细的评估非常重要。

3)广泛性发育障碍:部分广泛性发育障碍儿童,特别是孤独症儿童,可以表现出过分夸张的、排他性的对母亲的依恋,如整天要母亲抱着,时时用脸去贴母亲或主要依恋者的脸或抚摸他们身体的某一部分,母亲拒绝就表现哭闹,称为假性社交。其

实质是将母亲作为一种特殊依恋的目标。患儿同时还有对其他儿童缺乏兴趣、语言交流障碍以及刻板重复的言行,可资鉴别。

4)精神分裂症:儿童精神分裂症起病后可表现为对母亲的过分依恋,如缠着母亲,一步也不肯离开,整天要母亲背着。但患儿病前能够离开母亲,病后还有其他精神分裂症的症状,如情感淡漠、孤僻、退缩、幻觉、妄想等,这些均有助于鉴别。

(二)广泛性焦虑障碍

儿童广泛性焦虑障碍是一组以持续的恐惧与不安为主的焦虑障碍。这种恐惧无具体的指向性,是以伴有自主神经功能兴奋和过分警觉为特征的一种慢性焦虑障碍,常与恐怖、强迫等症状合并出现。

1.临床表现

儿童广泛性焦虑障碍主要表现为主观的焦虑体验、外显的不安行为和生理反应。不同患儿3方面的表现程度不一样,或以其中的一种为主要临床表现。患儿表现为过分地、广泛地担心自己的社交、学业,最常见的是担心考试成绩不好。

外显的不安行为在年幼患儿由于语言发育尚未完善而难以很好地表达他们的不安或恐慌,表现为爱哭闹、不安、易烦躁、不愉快、不易安抚,给人们的感觉是"麻烦孩子"、"难照看、难抚养的孩子"。学龄期患儿可表现为上课不安、坐不住、烦躁、过分敏感、多虑,易和同学、老师发生冲突。

儿童焦虑的躯体症状包括不安宁、疲劳、注意力不集中、激越、肌肉紧张、食欲下降、睡眠障碍、排泄习惯紊乱。常伴有交感神经兴奋所产生的自主神经功能紊乱的症状,如胸闷、心悸、呼吸加速、血压升高、多汗、口干、头晕、恶心、腹部不适、四肢发凉、便秘、尿频等。有的伴惊恐发作,其时交感神经活动增强,肾上腺皮质激素分泌增多,在高度焦虑、紧张、恐惧、激越的情况下,出现濒死感而惊恐万分,甚至会发生昏厥现象,这主要是副交感神经活动突然使内脏血管舒张,心跳减慢,血压降低,肌肉张力丧失,大脑血流供给减少而失去意识。一般年长儿的症状比年幼儿多,由于儿童广泛性焦虑障碍所表现的主诉不如成人丰富,自主神经症状有时可能不突出。

2.诊断标准

广泛性焦虑障碍 DSM-Ⅳ和 CCMD-3 诊断标准大同小异,区别不大,见表6-4。

表6-4 广泛性焦虑障碍 DSM-Ⅳ和 CCMD-3 诊断标准的区别

DSM-Ⅳ	CCMD-3
A.对于许多事件或活动(比如工作、学习成绩)等,呈现过分的焦虑和担忧(担优的期望),至少持续6个月以上	一、症状标准 (1)以烦躁不安、整日紧张、无法放松为特征,并至少有下列2项: 1)易激惹、常发脾气、好哭闹
B.患者感觉难以控制自己不去担忧	2)注意力难以集中,自觉脑子里一片空白
C.焦虑和担忧有以下6种症状中的3种以上(在6个月中,多数日子里有至少几种症状)(注:儿童只需有其中的1种症状):	3)担心学业失败或交友遭到拒绝
(1)坐立不安或者感觉紧张	4)感到易疲倦、精疲力竭
(2)容易疲劳 7)睡眠紊乱(失眠、易醒、思睡却又睡不深等)	5)肌肉紧张感
(3)思想难以集中,或者头脑一下子变得空白	6)食欲缺乏、恶心或其他躯体不适
(4)易激惹	(2)焦虑与担心出现在2种以上的场合、活动,或环境中
(5)肌肉紧张	(3)明知焦虑不好,但无法自控
(6)睡眠障碍(入睡困难或经常醒来,或辗转不安、令人不满的睡眠)	二、严重标准 社会功能明显受损
D.这种焦虑和担忧不仅限于某种轴Ⅰ心理障碍,例如这种焦虑或担忧不在于患有惊恐发作(惊恐障碍)、不在于在公众场合感到难堪(如社交恐怖症)、不在于被污染(如强迫症)、不在于离家或离开亲人(如分离性焦虑障碍)、不在于体重增加(如神经性厌食)、不在于多种躯体诉述(如躯体化障碍)、不在于患有严重疾病,而且这种焦虑和担忧并不是发生在创伤的应激障碍之时	三、病程标准 起病于18岁前,符合症状标准和严重标准至少已经6个月
E.这种焦虑、担忧或者是躯体症状造成的临床上显著的痛苦烦恼,对患者的社会的、职业的,或者其他重要方面的功能造成损害	四、排除标准 不是由于药物、躯体疾病(如甲状腺功能亢进)或其他精神疾病、发育障碍所致
F.此障碍不是由于某种物质(例如某种滥用药物、治疗药物),或由于一般的躯体情况例如甲状腺功能亢进所致的直接生理效应,也排除心境障碍、精神病性障碍,或广泛性发育障碍的可能	

(三)儿童恐怖症

儿童恐怖症是指儿童不同发育阶段的特定恐惧情绪。

1.临床表现

儿童对日常生活中的客观事物和情境产生过分的恐惧情绪,年幼儿童语言发育水平低,常以其表情、动作或生理反应症状对恐惧作出反应,年长儿则可以用语言表达或表现对恐惧情境的回避。

患儿的恐惧情绪表现在对某种物体或某些特殊环境产生异常强烈、持久的恐怖。儿童对某些物体或情境明知不存在真实的危险(如独自上厕所),或者虽有一定危险性(如狗会咬人),但其所表现的恐惧大大超过了客观存在的危险程度。常见的恐怖对象有:

(1)黑暗、昆虫、动物、火光、强声、雷电。

(2)社交、与亲人分离、上学、孤独。

(3)细菌、患病、出血、死人等。患儿经久地存在预期性焦虑,常常显得提心吊胆,害怕自己恐惧的事物发生。如某患儿害怕见到利器等,怕这些东西会伤害自己,甚至不准家人提到"刀子"、"剪子"这类词,否则就大发脾气。另一患儿害怕吊在树上的蠕虫,走路时小心翼翼,生怕树上的虫子掉到自己身上。害怕孤独、黑暗的儿童常常黏附于父母或要求父母陪伴。受发育性因素影响,儿童不像成人那样能意识到他们的害怕是过分的、不合情理的。

2.诊断和鉴别诊断

(1)诊断标准:儿童恐怖症 DSM-Ⅳ和 CCMD-3 诊断标准见表 6-5。

表 6-5　儿童恐怖症 DSM-Ⅳ和 CCMD-3 诊断标准的区别

DSM-Ⅳ	CCMD-3
A.由于特定事物或情境出现或预期出现(如飞行、高处、动物、接受注射、看到流血),出现过度的或不合理的、显著而持续的恐惧	一、症状标准 对日常生活中的一般客观事物和情境产生过分的恐惧情绪,出现回避、退缩行为
B.暴露于恐惧性刺激几乎总是能马上引起焦虑反应,可能表现为一种仅限于情境或由此情境所诱发的恐慌发作形式	二、严重标准 日常生活和社会功能受损
注:如儿童焦虑可能表现为哭闹、发脾气、惊呆或紧紧拽住他人	三、病程标准 符合症状标准和严重标准至少已经1个月
C.患者认识到这种恐惧是过度的或者不合理的	四、排除标准不是由于广泛性焦虑障碍、精神分裂症、心境障碍、癫痫所致精神障碍、广泛性发育障碍等所致
注:儿童则可以没有这个特征	
D.患者一般都设法回避这种情境,否则便以极度的焦虑或紧张忍受这种情境	

续　表

DSM－Ⅳ	CCMD－3
E.这种对所恐怖情境的回避、焦虑的期待或病苦烦恼,会显著影响个人的日常生活、工作(学生)、社交活动或关系,对于患有这种恐怖症感到显著的痛苦烦恼	
F.年龄小于18岁的患者,病程至少为6个月	
G.这种与特定事物或情境相关的焦虑、恐慌发作或恐怖的回避,都不可能归于其他精神障碍,如强迫性障碍(如对污染有强迫观念的人在接触不洁之物时的害怕)、创伤后应激障碍(如对与应激源有关系的刺激的回避)、分离性焦虑障碍(如不愿去上学)、社交恐怖症(如因害怕窘迫难堪而回避社交场合)、伴广场恐怖症的惊恐障碍、没有惊恐障碍病史的广场恐怖症	
特别类型:	
动物型	
自然环境型(如高处、暴风雨和水)	
流血－注射－外伤型	
情境型(如飞机、电梯或封闭的空间)	
其他类型(如对于可能导致窒息、呕吐或者患病的情境的回避:对儿童、对响声或者穿戏装表演的回避)	

(2)鉴别诊断:正常儿童的恐惧:正常儿童在不同年龄阶段会出现对某些情境、事物的恐惧,并表现对恐惧情境的回避,其反应是与恐惧情境的危险性相应的,例如正常儿童怕狗,当有狗在近旁时他会感到不安。恐怖症儿童即使没有狗出现,却整天害怕可能见到狗而惶惶不安;正常儿童的恐惧与发育年龄阶段相应,如幼儿不敢独自一人在家,如果十几岁的青少年不敢独处,就显然是不正常的;正常儿童恐惧程度轻,一般不会影响社会功能,而恐怖症儿童可能由于害怕狗而不肯去上学、不愿拜访朋友、不愿离开家等,以此来避免听见狗叫或看见狗,即为社会功能受损;正常恐惧持续时间短,随着年龄的增长会逐渐消退,而恐怖症则持续时间较久。

(四)儿童社交恐怖症

儿童社交恐怖症指儿童持久地害怕一个或多个社交场合,在这些场合中,患儿被暴露在不熟悉的人面前,或者被其他人过多的关注时出现焦虑反应,包括感到恐惧、焦虑情绪和回避行为。

1.临床表现

与正常儿童或有过度焦虑障碍的儿童相比,患有社交恐怖症的儿童明显并持续地对社交或一些自我表现,表现出恐惧,因为这些场合可能引起他人对其的关注或可能引起尴尬。他们想方设法回避这些场面,或通过很大的努力装出一副无所畏惧的样子来接受挑战。虽然已经过了正常发展中对陌生人感到恐惧的年龄,社交恐怖症的儿童仍会在与陌生人的交往中退缩。遇到别的儿童和成人时,社交恐怖症儿童会脸红、不说话、依附父母或想躲起来,他们具有较低的自知力,有较高的特质和在正式场合表现焦虑,有更多的行为退缩和抱怨身体不适。

社交焦虑症的基本特征表现为对社交场合和与人接触的恐惧、回避行为、焦虑反应及功能损害。

社交恐怖症儿童,除了在很多人可能感到焦虑的社交场合(如发表演讲)中焦虑外,还会对多数日常活动感到焦虑;他们害怕出现在公共场合时大家注视自己;害怕当众出丑,使自己处于窘迫或难堪的状况,如在班上交作业、在别人面前扣衣服上的纽扣、购买食物。他们最常见的恐惧是在他人面前做事。他们担忧自己当众发言时会结巴;他们担忧在别人面前吃东西时会打翻食物;走进一间房间时担心会摔倒,十分狼狈。他们在权威或社会地位较高的人面前自然更加焦虑。他们害怕的对象可以是一个、几个或广泛的社交场合。

与其他儿童相比,社交恐怖症儿童更容易情绪化、恐惧社交、拘谨、忧愁和孤独。他们经常经历自己不能应对的、令人难熬的社交事件,这部分是因为他们缺乏社交技能。这些儿童希望别人喜欢他们。但是,他们害怕自己在他人面前表现尴尬或害怕他人对自己的负性评价,他们过于强烈恐惧自己的行为可能使自己丢脸,常导致他们感到孤独和痛苦,因为这种恐惧妨碍了他们形成所期望的关系。如果其他人想强迫他们参加这些社交活动,他们可能哭泣、发脾气、手脚僵硬或更加退缩。他们常常表现为回避引起害怕的情境,拒绝或不愿去自己害怕的场合,不参加集体活动、体育课、上课不发言。最严重的后果是发展为广泛性社交恐怖症。广泛性社交恐怖症儿童多数恐惧社交场合,害怕遇见陌生人和与陌生人说话,回避与家庭以外的人接触,不愿意上学,不愿意参加娱乐活动,拒绝社会化。

当患儿出现在社交场合,会出现明显不安、烦躁,伴有口吃、出汗、面红、心悸、震颤、头痛、胃部不适、腹泻、尿频等躯体焦虑表现,甚至会发生惊恐发作。社交恐怖症的青少年常认为他们外显的生理反应将他们隐蔽的无能感泄露出来,这种想法使他们更加焦虑。社交恐怖症儿童预期他们是笨拙的和表现不佳的,这使他们在恐惧的情境中更加焦虑,加重了他们的紧张和躯体症状,形成一个恶性循环,结果发展到即使他们忘记了作业,也不打电话问同学、不向教师提问、不接电话和不参与约会等社会交往。社交焦虑障碍的儿童还表现出消极的自我中心和自我贬低,对同龄人很少感兴趣,极少与别人有眼神接触,讲话咕哝、语音颤抖、咬指甲等。

大多数社交恐怖症出现于青春期,这时个体的自我意识开始增强,怀疑和担忧他们的外貌、对社会的影响力和别人对自己的看法。大多数十几岁的儿童,脑子里总在想该怎么走路、该怎么说话、该穿什么衣服。在这个年龄阶段,最常见的焦虑源包括认同和性别统一、社会的接纳和有关独立的冲突。他们最常见的恐怖症状包括对公开演讲的恐惧、脸红、对已发生的行为过度忧虑和过度的自我意识。

虽然短暂的社交焦虑和自我意识是正常发展的一部分,但社交恐怖症青少年的焦虑将是持续的。社交焦虑症可以严重损害正常的社会功能,由于害怕当众讲话,以致上课不发言,不参加需要抛头露面的活动;他们往往无法交朋友,严重者甚至无法上学。

2.诊断和鉴别诊断

(1)诊断标准:儿童社交恐怖症 DSM-Ⅳ 和 CCMD-3 诊断标准见表6-6。

表6-6 儿童社交恐怖症DSM-Ⅳ和CCMD-3诊断标准的区别

DSM-Ⅳ	CCMD-3
A.患者对某种或多种社交场合有显著或持久的恐惧。在这些场合下,患者被暴露于不熟悉的人们面前或可能有人在注意或观察,害怕自己可能作出一些使人难堪的行为或表现出焦虑症状。如果是儿童,则是在与年龄相称的熟悉的人们交往时发生问题,或在同伴中出现焦虑,而不是与成人交往的问题	一、症状标准 1.与陌生人(包括同龄人)交往时存在持久的焦虑,有社交回避行为
B.一旦暴露于所害怕的社交场合,便引起焦虑,并可能出现与处境密切相联系的惊恐发作。如果是儿童,焦虑可能表现为大哭大闹、发呆或从社交处境中退缩	2.与陌生人交往时,患儿对其行为有自我意识,表现出尴尬或过分关注
C.患者知道自己的害怕是过分的或没有道理的。如果是儿童,这一点可以没有	3.对新环境感到痛苦、不适、哭闹、不语或退出
D.患者设法回避所害怕的社交情境,否则便要忍受极度的焦虑或恐惧	4.患儿与家人或熟悉的人在一起时,社交关系良好
E.对恐怖处境的回避、焦虑性期待或者痛苦,显著妨碍了患者的生活、工作或社交活动,或者对于患有恐怖症感到极度的精神痛苦	二、严重标准 显著影响社交(包括与同龄人)功能,导致交往受限
F.如患者年龄小于18岁,病程应持续至少6个月	三、病程标准 符合症状标准和严重标准至少已经1个月
G.这种害怕或回避不是由于某种物质或一般性躯体状况所致的直接生理性反应,并排除其他的精神障碍引起的焦虑或恐怖性回避	四、排除标准 不是由于精神分裂症、心境障碍、癫痫所致精神障碍、广泛性焦虑障碍等所致
H.如存在某种一般躯体情况或其他精神障碍,那么标准A的害怕与之无关,例如不是害怕自己的口吃、帕金森病的震颤或神经性畏食症或贪食症的异常进食行为	

(2)鉴别诊断

1)正常的社交焦虑:人们一般都会经历短暂的社交羞怯和焦虑,这是某些正常发育阶段的特征。如遇到陌生人后,年幼儿童常会经历一段时间的焦虑,而青少年则总是关注别人对自己的社交评价。研究指出,儿童社交恐惧与其他的儿童期恐惧不同,它并不是短暂的,而常会持续整个青春期。

2) 拒绝上学行为：社交恐怖症的儿童常会拒绝上学，但拒绝上学有许多原因，如分离性焦虑、学校恐怖症等，应仔细评估患儿拒绝上学的动机。对于儿童社交恐怖症的患儿，他们的症状不仅仅限于学校中，也可在其他社交情境中出现。

（五）学校恐怖症

学校恐怖症是近年来在儿童青少年中发生较多的一种心理障碍，因其主要表现为对学校产生强烈的恐惧并拒绝上学而得名。

1.临床表现

本症最早的表现常常是孩子每到要上学时就不愿去而提出各种条件理由，以逃避上学，即便被说服去了学校，也可能在走到学校门口或接近学校时逃走；有的儿童对学校的拒绝不仅是"到学校去"，就是提到"学习"、"上学"这两个词都会十分生气而大吵大闹，自伤或毁物，只要不提及"学习"、"上学"则相安无事。有的儿童当晚答应次日要去上学，也收拾书包文具，看来是真的要去上学，但一到早上就又拒绝去上学。有的患儿明知若是自己不去学校会遭父母一顿打骂，也不愿走入校门。有的患儿表现到了上学的时间仍然睡在床上，家长叫也叫不醒，过了上学时间则自然就起床；也有表现为直接的情绪表达，如哭闹、喊叫和焦虑不安等。

学校恐怖症的儿童容易出现肌肉紧张、呼吸不规律等交感神经兴奋表现，另一类表现为在上学日的清晨或前一天晚上出现头痛、头晕、腹痛、恶心、呕吐、腹泻等不适，其中以腹痛最常见，或者早晨上学时间突然晕倒等。患儿常常以头痛、头晕、腹痛、恶心、呕吐、胸闷、过度换气等症状作为借口而拒绝上学。有些患儿以躯体化症状为首发症状，他们常常到综合性医院就诊，辗转于各科室，误诊率相当高。

2.诊断和鉴别诊断

(1)诊断标准：至今国际和中国精神疾病分类方案与诊断标准均未将此症纳入诊断标准中。

Bery，Nichols 和 Pritchard 提出 4 条诊断标准：

1) 去学校产生严重困难。

2) 严重的情绪焦虑。

3) 父母知道他们在家。

4) 缺乏明显的反社会行为。

King 等 1995 年建议的诊断标准为：

1) 上学非常困难，常常长期缺席。

2) 面临上学问题时，出现严重的不安情绪，包括极度的恐惧、发脾气或者抱怨躯体不适等。

3) 对于应该上学的儿童，父母亲知道其在家。

4) 没有反社会特征，如偷窃、说谎和破坏行为。参考恐怖症的诊断标准，结合该儿童为学龄期儿童，有明显拒绝上学的表现，即可考虑诊断。

(2)鉴别诊断：逃学：学校恐怖症患儿常伴有较明显的情绪障碍，一般来说学业上问题不大或是品学兼优，自幼成长较顺利且家庭条件较好，父母对患儿期望较高，过度保护，患儿对父母过分依赖，往往与学业负担过重、竞争激烈并屡遭学业失败、歧视与压力、体罚、侮辱等各种较强而持久的因素有关，又得不到父母关心，反而常被体罚。其家族中常有神经症患者。逃学儿童一般无明显的情绪表露，常有其他违纪行为，往往在学业上长期存在困难。有些患有注意缺陷多动障碍的儿童常常会共病品行障碍，表现为逃学等行为问题，仔细观察可以鉴别。

（王玉婷　湖南省妇幼保健院）

第三节 治疗

儿童期焦虑障碍能引起严重的困扰和损害,早期识别和早期治疗能够明显地改善症状和功能。多数研究发现,单一治疗能够改善焦虑症状,少数研究比较了不同的干预手段,认为采用综合治疗方法能够达到最好的治疗效果。综合治疗包括心理教育、认知治疗、行为治疗、家庭治疗、精神分析治疗、游戏治疗、支持性治疗、学校咨询和药物治疗。

一、药物治疗

由于多数患儿在精神症状方面不是很严重,仅有轻度焦虑抑郁的患儿,一般很少需要长期服药。在焦虑症状较重,以及因症状引起较严重的功能损害,在心理治疗一时还不能解决时,可以适当的短期使用一些药物作为综合性治疗计划的一部分。当焦虑症状影响单独治疗时,如因焦虑影响患儿参加认知行为治疗时,以及存在共病和年长儿童,一旦症状好转后,可以减药和停药。不像其他精神疾病需要长期的维持巩固治疗。

在过去的20年,关于儿童期焦虑障碍的药物治疗的研究有了显著的进展。

焦虑障碍,如广泛性焦虑障碍、社交恐怖症、分离性焦虑障碍,所需使用的药物治疗策略相同。

(一)抗抑郁药

(1)SSRIs:因其不良反应小,服用方便,已作为治疗儿童焦虑障碍靶症状的首选药物。它们在缓解焦虑、恐惧及抑郁情绪的治疗中都有较好的疗效。这类药物一般2周后开始起效。常用剂量:氟伏沙明,每日50~250mg;氟西汀,每日20mg;舍曲林,每日50mg;帕罗西汀,每日10~50mg。不良反应主要为胃肠道反应,表现为食欲下降、恶心、呕吐、腹泻等,不少患者出现一过性低钠血症,还存在头痛、运动性兴奋、嗜睡和镇静、入睡困难、流行性感冒或上呼吸道感染症状、口中异味、鼻部充血、疲倦、肌肉或关节疼痛、咽喉疼痛、咳嗽、皮肤瘙痒等。

一些随机双盲安慰剂对照研究证实了SSRIs能够有效降低焦虑症状,在儿童青少年期焦虑障碍的治疗中安全有效。

在对128例6~17岁患有分离性焦虑障碍、广泛性焦虑障碍和(或)社交恐怖症的患儿进行的为期8周的氟伏沙明和安慰剂的随机对照研究中发现,氟伏沙明的治疗剂量在儿童期为50~250mg/d,到青少年期治疗剂量可达到300mg/d。氟伏沙明相对于安慰剂在治疗后能够有效减轻患者的焦虑症状,同时,通过临床大体印象量表的比较发现,氟伏沙明组的有效率为76%,安慰剂组为29%。氟伏沙明对儿童有较好的耐受,仅8%的患儿出现不良反应,最常见的不良反应为胃痛。在另一项药物治疗研究中,22例5~17岁广泛性焦虑障碍患儿使用舍曲林与安慰剂进行为期9周的随机对照研究,舍曲林最大治疗剂量为50mg/d,在治疗4周后,舍曲林组的焦虑症状明显改善,且没有明显的不良反应发生。有学者还对74例7~17岁分离性焦虑障碍、广泛性焦虑障碍和(或)社交恐怖症的患儿进行为期12周的20mg/d氟西汀与安慰剂的对照比较研究,发现61%的患儿在治疗后焦虑症状明显改善,仅出现胃部不适的不良反应。对322例8~17岁社交恐怖症患儿进行帕罗西汀与安慰剂的对照研究,帕罗西汀治疗剂量为10~50mg/d,经过16周治疗后,帕罗西汀组患儿的症状得到了显著改善。以上研究均从数据上证实了SSRIs能够安全有效地治疗儿童期焦虑障碍。

需要使用SSRIs治疗多长时间？一般认为，患儿需要在靶症状缓解后继续使用药物1年。在经历一段时间低压力的生活后，如放暑假，可以逐渐减少SSRIs并停用。然而，如果焦虑症状反复，需要重新使用药物。

(2)三环类抗抑郁药(TCAs)：目前，由于潜在的安全性问题以及需要心电图检测心血管副反应、过量时的毒性，TCAs已经逐渐被SSRIs取代。TCAs也能有效改善焦虑症状。在患有共病时，如遗尿症或注意缺陷多动障碍，使用TCAs治疗可能是一种好的选择。

TCAs，如氯米帕明，剂量为25~75mg/d，可以分2次服用，亦可用多塞平25~100mg/d，一天2次。然而，TCAs有一些缺点，它的副作用多，包括口干、镇静作用、便秘、轻度头痛、体重增加和尿潴留，更严重的是TCAs具有心血管毒性，对心率和心律有影响，轻者出现心律不齐，重者可致猝死，因此使用药物前后要定期进行心电图、肝功能、血象检查，检测心、肝、肾等的情况，以免出现不可挽回的不良反应。若副反应严重，则要减量，或改换其他药物。

(3)SNRIs：SNRIs在儿童青少年中可用于中重度焦虑障碍、中度强迫症、抑郁症。FDA已经批准文拉法辛用于治疗成人广泛性焦虑障碍，国外有相应在儿童青少年焦虑障碍，如社交焦虑障碍、广泛性焦虑障碍中使用文拉法辛的随机对照研究发表，并认为文拉法辛缓释剂有较好的疗效和耐受性。文拉法辛初始剂量为每日25mg，1周后适当调整剂量。

在对293例患有社交焦虑障碍的8~17岁患儿进行为期16周的文拉法辛与安慰剂的对照研究中发现，与安慰剂相比，文拉法辛组社交焦虑量表儿童青少年版(SAS-CA)评分明显改善(P<0.001)，在临床总体印象量表-疗效总评(CGI-I)分析中，文拉法辛组中56%的患儿显著进步，文拉法辛组中有3例患儿出现自杀相关问题，但无一例自杀行为。

文拉法辛的不良反应多发生在治疗2周内，与药物剂量有关，随着治疗时间的延长，不良反应逐渐减轻。常见的不良反应主要有静坐不能和震颤等锥外系反应、睡眠障碍、口干、便秘、视物模糊、排尿困难、头痛、头晕、恶心、呕吐、腹胀、腹泻、心悸、血压升高、体重增加、皮疹、皮肤过敏、兴奋激越等。文拉法辛的快速撤药或中断治疗可能导致特征性的"撤药"症状，包括头晕、口干、失眠、恶心和感觉紊乱。因此原则上不能突然停药，需根据剂量、治疗时间和不同的患者采用时间较长的逐渐减量法。缓释剂型的药物释放机制并不影响该药的清除半衰期，故对撤药症状发生的可能性并不会产生很大的影响。

美国FDA发出在儿童和青少年使用抗抑郁药的黑框标示警告，要求患者对该注意事项要最强烈关注。警告指出，抗抑郁药会增加儿童青少年重性抑郁和其他精神障碍患者自杀观念和自杀行为，必须权衡临床需要与增加自杀危险的利弊后才对儿童青少年使用抗抑郁药，一旦开始使用就应当仔细观察患者是否有临床症状的加重、自杀和其他异常行为，指导患者的家属和监护人密切观察患者的病情，必要时与医师取得联系。

2.抗焦虑药

(1)苯二氮䓬类药物：常用的苯二氮䓬类药物有地西泮、艾司唑仑、阿普唑仑等，剂量因人而异，注意剂量不要大。如地西泮2.5mg，一日3次；阿普唑仑0.4mg，一日3次；艾司唑仑1mg，一日2次。苯二氮䓬类药物的作用较好，对消除焦虑、改善情绪、配合心理治疗和调整环境都有良好的效果，但易产生药物依赖，且存在药物滥用的隐患，因此这类药物仅在需要尽快减轻焦虑症状时使用，持续使用的时间不要超过2周。由于苯二氮䓬类药物容易形成耐受，需要长时间使用的可以适当换用不同的药物。这类药物的疗效基本相似，一旦患儿症状未减轻，就可以考虑停药。

(2)丁螺环酮:是新型抗焦虑剂阿扎哌隆类的典型代表,它具有部分性5-HT回收阻断作用,是5-HTlA受体的激动剂,通过与该受体的选择性结合而降低5-HT的活动,从而达到抗焦虑的效果。已证实丁螺环酮对于以躯体症状为主诉的广泛性焦虑障碍具有确切疗效。用药2周即可出现明显效果,并能消除伴发的抑郁症状。不良反应小,患者易耐受,无镇静作用,无认知功能抑制,停药后无戒断反应,适用于不耐受抗抑郁药或对苯二氮䓬类药物有依赖者。常用剂量为每日5~20mg。不良反应包括头晕、头痛、恶心、呕吐、口干、便秘、失眠、食欲减退等。偶有心电图T波轻度改变及肝功能异常。

我国有学者对76例8~16岁广泛性焦虑障碍患儿进行了丁螺环酮与阿普唑仑的随机对照研究,经过8周治疗,发现丁螺环酮不良反应较阿普唑仑少,且多在用药前2周出现,随着用药时间的延长,不良反应大多减轻或消失。两组血常规、尿常规、肝功能、电解质、心电图等在治疗后均未发现异常。说明丁螺环酮治疗儿童广泛性焦虑症疗效肯定,安全性高,不良反应少,服药依从性好,无药物成瘾性,且对精神焦虑效果好。

二、心理治疗

首先医师必须熟悉所选用治疗方法的主要理论、具体操作步骤、临床适应证及注意事项等。其次,必须建立良好的医患关系,包括与家长的良好关系,得到患儿及家长的充分合作。治疗开始前要充分熟悉病史及患儿的症状,对与发病有关的心理因素也应充分掌握。开始治疗时应首先明确必须治疗的靶症状,选用的治疗方法,估计治疗的疗程及预期疗效等。心理治疗是治疗儿童焦虑障碍的重要手段,部分病例仅通过系统的心理治疗不需服药即可治愈。

(一)家庭在治疗中的作用

家庭在帮助了解患儿对治疗的反应中具有重要的作用。他们能够建立患儿功能水平的基线水平,然后监测患儿的变化。针对焦虑障碍患儿的家庭治疗能够用于家长有焦虑或家庭失功能。家长能够很紧密地投入治疗过程中,不但鼓励患儿参与每次的治疗,而且也能帮助患儿在家里执行所期望的行为。有研究发现患儿家长如果参与到患儿的CBT中,能够进一步提高治疗效果,能够帮助患儿家长当患儿在家表现焦虑时使用治疗策略来帮助患儿。

(二)认知行为治疗

对有情绪问题的患儿在急性期和恢复期采用认知行为治疗可获得较好疗效。目前认为它是对儿童焦虑障碍较为有效的治疗手段。实施认知行为治疗时,首先应对患儿的背景情况进行详细的了解,如患儿的生长环境、家庭及学校中的情况等,其次对患儿目前的情绪以及行为等情况进行评估,之后通过指导、行为示范、布置家庭作业等方式帮助患儿识别自身的有问题的认知模式,并在日常生活中广泛使用新的认知模式,对患儿积极的行为给予鼓励等强化,使患儿情绪及行为改善。认知行为治疗不仅包括对患儿进行有关焦虑的治疗训练,还包括对家长进行有关的行为训练,对学校有关人员进行协调等,只有将这3方面结合起来,才能使患儿取得进步,使治疗取得圆满结果。

CBT可以通过各种形式进行,如个体、家庭和团体治疗设置。研究表明个体治疗和团体治疗都能够有效治疗儿童焦虑障碍。

认知行为治疗包括:

(1)心理教育:包括为儿童和家庭提供焦虑如何形成、维持及如何治疗方面的信息。

(2)暴露任务:为儿童提供置身于使其恐惧的环境的机会,并使儿童获得控制感的体验。

(3)躯体管理：教授放松技巧。

(4)对"恐惧"的认知重构：感受恐惧，预料坏的事情，和有所助益的态度和行动。

(5)激发并评估解决问题的特定行动：在认知行为治疗中使患儿认识和了解情感及躯体对焦虑的反应，帮助患儿在焦虑情形下明确想法和感受，制订有效的治疗方案，对疗效进行评估，并给予自我强化。

Kendall对47名9～13岁的焦虑障碍患儿进行了随机对照研究，将患儿分为个别治疗组和等待干预组，以评估结构性的CBT疗效，发现参与到治疗中的患儿焦虑的程度回到正常范围。经过CBT，64%的患儿症状缓解，经过3年和7.5年的随访研究，这些患儿仍然恢复良好。他们还进一步比较了个别CBT、团体CBT及等待干预组对儿童焦虑障碍的疗效。通过对37例8～14岁诊断为广泛性焦虑障碍、分离性焦虑障碍或社交恐怖症的患儿的研究，显示个别治疗和团体治疗疗效相当，并且均明显优于等待干预组的患儿。通过治疗，73%接受个别治疗的患儿和50%接受团体治疗的患儿焦虑症状改善，不再符合焦虑障碍的诊断标准，且疗效可维持3个月，仅8%未经治疗的焦虑障碍患儿得到缓解。并且经过1年的随访，这些患儿的症状仍在继续改善。81%个别治疗的患儿和77%团体治疗的患儿不再符合焦虑障碍的诊断标准。

也有一些研究证明家庭CBT的疗效。有学者将56名患儿进行单独团体治疗、父母与孩子同时进行的团体治疗和一般治疗进行比较，发现64%的患儿经过团体治疗症状改善，而仅有13%经过一般治疗的患儿症状改善。将161例7～14岁焦虑障碍患儿随机分为个体CBT组、家庭CBT组和基于家庭的教育、支持和关注的对照组，研究发现所有参与者的焦虑状况相对于基线均有不同程度的改善，但接受个体CBT和家庭CBT的患儿比基于家庭的教育、支持和关注的对照组的患儿，其焦虑症状改善更为显著。

(三)行为治疗

行为治疗是把治疗的着眼点放在可观察到的外在行为或可具体描述的心理状态，充分运用从实验与研究中所获得的有关"学习的原则"，按照具体的治疗步骤来改善非功能性或非适应性的心理与行为。

1.暴露疗法

当开始进行暴露时，治疗师鼓励患儿先建立一个焦虑的等级，然后评估每一等级所感受到的困扰。最初家长帮助孩子暴露在一个中等程度的焦虑等级，目标是逐渐能够替代焦虑的回避行为。这一治疗能够对有问题的特殊行为进行微调。例如，具有广泛性焦虑障碍的患者需要关注于焦虑所带来的感受以替代通过分散注意力而回避刺激物的行为。治疗时先从容易成功的目标开始，这样可以获得最初的成功体验，因为让患儿经历过度的害怕会使治疗容易失败，以及使再次使用暴露等级变得困难。患儿及家长也需要注意，暴露常常会暂时性的增加焦虑的主观体验，并且持续一段时间，然后再次暴露于焦虑刺激时会逐渐减轻焦虑程度。对焦虑进行等级评分后发现，在15～20分钟内患儿的焦虑能够逐渐恢复到原来水平。当暴露于最低的等级时，患儿都会体验过度焦虑时，需要先进行一段时间的想象暴露或暴露于类似的刺激物，此时能够使情绪平稳些。这样可以逐渐提高患儿忍受焦虑的能力。更高的洞察水平和面对害怕对不确定性的耐受，使患儿能够逐渐建立自己面对不同的焦虑刺激时的自控感。然而，小年龄患儿认知水平不高，他们可能需要暴露后的即刻奖赏来维持治疗动机以及意愿。

2.系统脱敏疗法

是另一种行为治疗手段,主要是诱导求治者缓慢地暴露出导致焦虑的情境,并通过心理的放松状态来对抗这种焦虑情绪,从而达到消除焦虑的目的。通过实践,个体逐渐获得应对过去那些害怕情境的自信。

具体治疗步骤包括3方面的内容:放松训练、建立恐惧等级表以及这两者的配合训练。

(1)建立焦虑阶层:了解当事者的异常行为表现是由什么样的刺激情境引起的,根据求助者的自我感受,把求助者对刺激情境所产生的焦虑反应由弱到强按次序排列成"焦虑阶层"(沃尔普称为"主观干扰程度",缩写为 SUD)。

(2)建立逐级"焦虑阶层-放松"反射:放松可以产生与焦虑反应相反的生理效果,如心率减慢、呼吸平缓、外周血流增加以及神经肌肉松弛。一般需要 6~10 次练习,每次历时半小时,每天 1~2 次,以全身肌肉能够迅速进入松弛状态为合格。教会当事者一种与焦虑、恐惧相抗衡的反应方式——松弛反应。使患儿在面对刺激情境时感到轻松而解除焦虑;进而把松弛反应技术逐步地、系统地和那些由弱到强的焦虑阶层同时配对出现,形成交互抑制情境(即逐步使松弛反应去抑制那些较弱的焦虑反应,然后抑制那些较强的焦虑反应)。

(3)异常行为反应消除:循序渐进、系统地把那些由于不良条件反射(即学习)形成的、强弱不同的焦虑反应,由弱到强一个一个地予以消除,最后把最强烈的焦虑反应(即所要治疗的靶行为)予以消除(即脱敏)。异常行为被克服了,当事者重新建立了一种习惯于接触有害刺激而不再敏感的正常行为。

(四)家庭治疗

家庭治疗可用来解决家庭内的矛盾与冲突,通过家庭访谈,了解家庭,尤其是父母的个性心理特征、心理健康水平、教育抚养方式,应详细了解父母的心理健康状况,分析他们的行为方式、情绪反应方式及其可能对患儿产生的影响,并对其进行指导。焦虑障碍患儿家庭成员之间多存在"不良的相互关系",常见形式为亲子之间界限不清、情感分化不完善,一方缺乏关注,而另一方则过度关注的异常互补等。家庭治疗就是在训练有素的治疗师的干预下,使已存在的家庭不良关系发生变化,去除家庭内造成儿童情绪异常的因素,使其异常情绪和社会功能得以恢复。改变过去溺爱孩子的教育方式,与孩子进行更多的感情交流。家长本身心理存在问题的,则要追根溯源,双方同治。有时还可以请老师加入治疗中,使家长、患儿、老师之间增加理解和配合。

将 62 例青少年焦虑患者随机分为家庭治疗加药物治疗组和单用药物治疗组并进行比较,研究组经过 20 周共 10 次系统家庭治疗合并药物治疗,对照组单用药物治疗,治疗 4 周及治疗 20 周两组的焦虑程度均较治疗前有显著降低,但在 20 周末研究组的生活质量综合评定问卷和父母教养方式评定量表与对照组相比有显著改善,说明家庭治疗对青少年焦虑症状有较好的疗效,尤其远期疗效较明显。

(五)音乐治疗

音乐治疗是以音乐的实用性功能为基础,按照系统的治疗程序,应用音乐或音乐相关体验作为手段治疗疾病或促进身心健康的方法。只要是系统的、有计划、有目的的应用音乐作为手段,从而达到促进人类身心健康的目的的治疗方法和治疗活动,都应属于音乐治疗的范畴。

音乐治疗是心理治疗的一种方法手段,因此它应遵守与一般心理治疗相同的治疗原则,如保密原则、交友原则等。除此之外,音乐治疗还有一些特殊的治疗原则。

1.循序渐进原则

音乐治疗要根据来访者的心理特点,循序渐进播放音乐。从音乐选择的角度来看,要循序渐进。如引导悲伤情绪的音乐有轻度、中度和重度之分。选择音乐一般从轻度开始,逐渐过渡到中度。从播放音量角度来看,音量也要逐渐增大,让来访者逐渐适应。

2.学习与启发原则

是指在进行音乐治疗时,对不懂音乐的来访者进行教育和引导,向来访者介绍有关音乐创作的背景和音乐家所要表达的意境。可以在治疗前先尝试让来访者听一段音乐,用心体验音乐的意境。如果来访者听不懂音乐的意境,心理治疗师应进行一些解释,帮助来访者理解音乐的含义。

3.体验原则

是治疗中让来访者根据音乐所营造的氛围用心体验自己的情绪或感受。

我国有学者将25名诊断为儿童焦虑障碍的患儿随机分为音乐治疗组和对照组,发现音乐治疗组在干预后焦虑明显低于对照组,1年后随访时音乐治疗组的焦虑程度仍然低于对照组,因此认为音乐治疗能有效降低儿童焦虑障碍患儿的焦虑水平。

(王玉婷　湖南省妇幼保健院)

第七章　儿童青少年抑郁障碍

抑郁障碍是以持久的心境低落、愉快感丧失、对日常生活的兴趣丧失为主要特征的综合征，多伴有焦虑、躯体不适感和睡眠障碍，是儿童青少年常见的一种心理疾病，通常呈现反复发作、慢性病程和功能受损的特点。对抑郁障碍的诊断是个复杂的问题，因为正常人也会有抑郁的体验，也可能是躯体疾病和心理疾病伴随的一个症状。诊断需要对症状进行仔细的评估，强调确定"抑郁障碍"诊断的前提是患儿的社会功能受损，还需要排除酷似抑郁障碍的疾病。抑郁障碍常与其他精神疾患共病，结果会导致抑郁障碍容易被漏诊，尤其是与注意缺陷多动障碍及破坏性行为障碍共病时，因为这些患儿的父母和老师会把目光聚焦在他们令人讨厌的行为上，而忽略了其不愉快及抑郁心境。

第一节　概述

一、引言

作为引言，我们先从贝贝开始。贝贝，11岁，女孩，由其母亲带她到医院就诊。就诊的主要原因是贝贝感到不开心，说活着没有意思，拒绝去学校，并且抱怨胃痛及头痛。这些情况近几周越来越严重。

从这个例子出发，如何理解成长发育中儿童（如贝贝）的抑郁，以及如何进行诊断和治疗是具有挑战性的。这个过程的复杂性在于正常儿童对于日常事件，如转学、被取笑、人际关系遭破坏、父（母）亲生病或遇到考试压力时等，常常会引起一段时间的悲伤。因为"抑郁"可以是心理疾患中的一个症状、一种综合征，或是一种疾病。在本文，"抑郁"指的是一种疾病，是具有临床意义的抑郁障碍，包括重性抑郁症（MDD）和恶劣心境。临床医师需要明确贝贝的抑郁症状是否符合精神障碍的诊断标准（如重性抑郁症），还需要了解孩子发育过程中生理、心理、社会、文化方面的因素及之间的关系，日常生活和适应方面受到哪些影响，与家庭功能之间的关系，是否需要接受治疗，以及哪种治疗最适合。贝贝自己没有寻求帮助，她由其母亲带至医院就诊，是她母亲认为孩子需要得到帮助。这是因为很多孩子不知道他们的状况不好，或者无法用言语表达他们的主观体验，或者他们感到害怕，不知道医师会如何对其进行评估检查。贝贝由母亲带来就诊，临床医师需要从母亲的观察来探索问题所在。

2011年，在瑞典召开的世界经济论坛上，抑郁症和其他重量级的主题放在一起被讨论。论坛指出，根据世界卫生组织（WHO）的报告，到2020年抑郁症是世界范围内致残致死的主要疾病。除了致残外，治疗的费用也是巨大的，特别是抑郁症，往往是终身性疾病。抑郁症还会增加患躯体疾病的风险，导致学业、工作、社会交往和家庭的问题。抑郁症是成人常见的一种精神疾患，但Angold等报道，近十多年来，青少年抑郁症的患病人数逐年上升，且呈低龄化趋势。

二、历史

认识到儿童期存在抑郁症只有比较短暂的历史。

20世纪70年代之前，有关儿童抑郁症还是存在争议的事情，当时大家普遍认为儿童患抑郁症是不可能的，因为这些儿童被认定他们的自我意识还未发展，情感和认知技能的发展也有限。

20世纪50年代以前,对抑郁症的诠释主要是以精神分析理论占主导,因此儿童抑郁症是被忽略的。精神分析理论提出抑郁症主要是"超我-内驱力"将攻击的冲动内射的结果。该理论认为儿童的超我还没发展好,因此他们无法将攻击内射以及体验到抑郁体验。

到了20世纪60年代,出现了对儿童抑郁症认识的新观点。比如,有人提出"隐匿性抑郁"的观点,据此儿童有可能经历抑郁体验,但他们很难像成人那样表达,而会表现出品行问题或抱怨躯体不适,被称为"抑郁等位症"。但隐匿性抑郁的观点还是受到一些学者的批判,因此对于儿童抑郁症还存在争议。

直到20世纪70年代末,研究者开始接受儿童抑郁症的存在,并致力于研究其特征。近三十年的研究清楚地阐明儿童青少年能达到美国《精神障碍诊断与统计手册第4版》(DSM-IV)的"抑郁发作"诊断标准。国外已涌现大量有关儿童青少年抑郁症的研究报道,涉及临床、流行病学、病因学以及治疗学等研究。

三、流行病学资料

由于调查工具和方法学的不同,国内外对儿童抑郁障碍的患病率的研究结果差异较大。国外流行病学资料显示,婴儿期抑郁症的患病率为0.5%~3%,青春期前儿童抑郁症患病率为1%~2%,青少年抑郁症的患病率为4%~8%。Costello等最近进行的荟萃分析得知小于13岁的儿童抑郁障碍患病率为2.8%,14~18岁青少年抑郁障碍的患病率为5.6%。Kessler等报道,儿童抑郁障碍患病率为6%。国内对儿童抑郁症流行病学的研究较少,张郭莺等报道成都市6~16岁儿童青少年抑郁障碍的患病率为1.2%;范娟等(2009)在上海市浦东新区进行的一项流行病学调查显示10~12岁儿童抑郁障碍的患病率为1.6%。

总体上儿童青少年抑郁障碍的患病率随年龄增长而增加。综合现有资料发现,青少年患病率远远高于儿童,其终生患病率与成人接近,为4%~25%,提示成年抑郁症通常在青少年时期已发病。在儿童期,男女患病率大致相同,但到青少年时期,女性患病率明显上升,与男性之比大约为2:1。青少年期,女性抑郁症患病率增加的原因尚未明确,可能与激素、体格变化、社会角色有关。女孩步入青春期早于男孩,并伴随着生物和社会心理的变化。与男孩比起来,青春期早对女孩更是一个充满压力的阶段。由于女孩比男孩发育得早,所以和男孩相比,她们要经历的变化更多。比如进入初中是小学向更高学段的转变,同时,她们又正经历着青春期发育的第一阶段。女孩与男孩应对压力的方法也不同,女孩面对压力的方式是,她们更有可能将感情藏在心底,男孩则更多地分散自己的注意力或是把内心的情感释放出来。遇到同等程度的压力,女孩比男孩更有可能变得抑郁。

(庞吉成　淄博市妇幼保健院)

第二节 临床表现

一、儿童抑郁症的症状特征

儿童青少年抑郁障碍的核心特征是抑郁心境,或易激惹,或对所有或几乎所有的活动愉悦感和感兴趣的程度都明显下降。这些症状必须是广范围的(一天中大部分时间)和持续的(至少持续2周以上)。

实际上,儿童和青少年患儿通常会表现出行为问题或抱怨躯体不适,使诊断变得比较困难。长期的担忧情绪和厌倦感也很常见。患儿认知的改变是具有特征性的(抑郁性的认知),也是值得重视的,因为这提示他们需要接受治疗。

在抑郁情绪的影响下,患儿的认知是歪曲的和消极的,他们看待自己和世界都是灰暗的,其结果是他们低估或贬低自己、忽略积极的经历、把关注点放在负性事件上(如没有接到朋友的电话或没收到同学聚会的邀请),他们倾向于悲观的、夸张的或灾难性的解释("没有人喜欢我"),觉得自己没有价值("我是个失败者"),情绪更糟糕,如此恶性循环,从而导致无助感和绝望感。他们集中注意力困难、难以作出决定。抑郁障碍对儿童生活的多方面造成影响,如从情绪到态度和行为、从想法到身体功能等都会受到影响。在所有的病例中都需要从孩子的发育阶段来评估症状(如对睡眠的需要时间、与其正常生长相关的体重的变化),还需考虑文化背景。特殊人群,如发育性障碍的儿童或聋哑儿,在考虑到他们对于不愉快及痛苦的情绪不能表达或表达能力有限的情况下,更需要慎重地解释他们的症状和行为。

二、不同年龄阶段儿童抑郁症状特征

不同年龄阶段的临床表现是有所不同的,以下分别介绍不同年龄阶段的抑郁障碍的临床表现。

(一)学龄前期

承受精神痛苦是抑郁症存在的必要先决条件。首先指出婴儿也会承受精神痛苦的学者是R. Spitz。他观察了一些极端的个案,发现即使在食物和庇护充足的情况下,精神上的痛苦也可以最终导致婴儿的死亡。Bowlby和Spitz一样,也观察到了婴儿由于与他们的照管者分离(不管分离多久)而发生抑郁症。1987年,Kreisler是第一个把威胁生命的喂养障碍与婴儿期抑郁症联系在一起的临床医师之一。他描述了许多24月龄以内婴儿的致命性心因性呕吐,并且使用了"不想活下去"的说法。

Luby等(2003)发现患抑郁症的学龄前儿童可能表现出伤心或者不高兴的心境、缺乏愉快感、食欲差、体重没有相应的增长、存在睡眠问题、活力和精力下降、自我评价低、思维和注意力集中困难、在游戏或谈话中涉及死亡或自杀的主题、抽泣或者哭泣。愉快感缺失是最特征性的症状,学龄前儿童出现这个症状按诊断标准很有可能提示患抑郁症。

(二)儿童期

在抑郁症儿童中多数表现出易激惹、悲伤,是儿童抑郁症最常见的症状。典型的抑郁症状包括厌烦、对大多数活动丧失兴趣或快乐、疲乏无力或缺少精力、易激惹、情绪从伤心难过到突然的愤怒爆发、不满意、逃学、回避社会活动，以及医学难以解释的躯体主诉。儿童抑郁症通常都在较晚的阶段才被发现，因为大多数症状是内在体验，不像焦虑、注意力不集中或行为问题那样容易被识别。坐立不安、激越、注意力下降的儿童可能让父母和老师困惑，并导致他们认为该儿童有注意缺陷障碍，而实际上该儿童是患了抑郁症。

(三)青少年期

抑郁症的青少年表现持续悲伤难过，或者对生活和未来的感知是悲观阴暗的，可能表现为行为退缩、精力和动力缺乏、忽视仪容、动作迟缓、语音单调，可能表现为对拒绝的高度敏感和自我评价低、注意力不集中、成绩下降、对课外活动兴趣下降、白天过度瞌睡或晚上过早上床睡觉，抱怨头痛、胃痛，社会和学业功能受损。青少年患儿与成人相比，较多出现行为问题，有些患儿会在多个场合表现出明显的攻击、破坏甚至暴力行为。常见的有多动、不听话、不遵守纪律、冲动、打架、逃学、攻击别人等，有危险的或自伤的行为，可能使用酒精或其他成瘾药物。患重性抑郁症的青少年还可能出现其他问题，如违法行为、上学问题、焦虑障碍、进食障碍等。

青少年的抑郁症状往往被父母和老师忽视。因为一般来讲，青少年都要经历一段有压力的和暴风雨般的时期，许多成人会把青少年的抑郁反应解释为"正常"、"只不过是一个特殊阶段的表现"。青少年抑郁症有时很难被识别，原因在于他们的症状以很多形式隐匿起来。他们常常表现为过度思虑、担心自己的健康、疲乏；有些则表现为敌意、违抗，这样表现的患者与父母、老师、同伴的关系往往受到破坏。前者在女孩多见，后者多见于男孩。

（庞吉成　淄博市妇幼保健院）

第三节　诊断和鉴别诊断

一、儿童抑郁症的诊断

目前，对儿童青少年抑郁障碍的诊断主要是参考成人抑郁症的诊断标准，只是在一些症状条目上做了特别的注解。

关于抑郁障碍的诊断标准，在国际上最常用的有两个诊断系统，即美国的《精神障碍诊断和统计手册第4版》(DSM-Ⅳ)和WHO的《疾病和有关健康问题的国际统计分类第10版》(ICD-10)。

2005年，美国学者修订了《0～3岁婴儿和儿童早期心理健康和发育障碍诊断与分类-修订版》(DC:0-3R)，是婴幼儿期情绪和社会性发展及精神障碍分类方法和临床指南。另外，在进行临床评估和诊断时，判断儿童的目前问题要与孩子以前的功能水平或个性相比较，看有何变化。比如，一个14岁男孩近6个月来出现了对立和品行问题，而以前没有行为问题，那么需要与抑郁障碍鉴别。同样的，一个15岁的女孩，近来出现学业失败，而以往学习成绩很好，也需要与抑郁障碍相鉴别。

以下分别介绍DC:0-3R以及DSM-Ⅳ的"重性抑郁症"的诊断标准。

(一)对于婴幼儿的诊断

DC:0-3R对3岁以下婴幼儿诊断分类反映发育敏感性障碍，是对DSM-Ⅳ标准的修订。

1. Ⅰ型

重性抑郁定义如下:以下症状中的5条(或5条以上)必须在一天内的大多数时间内出现,至少持续2周,且必须包括前两条症状中的一条:

A.抑郁心境,可以是儿童直接表达的(如"我很痛苦")或者是其他人观察到的(如这个孩子看起来悲伤或经常流泪)。

B.对所有或几乎所有的活动愉悦感和感兴趣的程度都明显下降。

C.体重明显减少或增加(1个月内体重变化超过5%,食欲明显下降或增加,或不能获得预期体重)。

D.失眠或者睡眠过多。

E.精神运动性激越或迟滞。

F.疲乏感或者精力丧失。

G.感到没有自我价值或者在游戏中表现出不适当的自责(如自我惩罚的行为或游戏)或者通过儿童自己直接表述。

H.思维能力和注意集中能力减退,解决问题、反应的能力和维持注意的能力下降。

I.反复的暗示或谈到死亡的话题,有自杀或者自伤的企图。儿童可能通过想法、活动、游戏或者潜在的致命行为来显示这些症状。

2. Ⅱ型

非他处注明的抑郁障碍。

要求Ⅰ型描述的9个症状中至少存在3~4个,其中至少一条是第1、第2条症状,并且至少持续2周。

(二)DSM-Ⅳ的"重性抑郁症"的诊断标准

这里所说的重性抑郁症不包括显然是由于躯体情况所致的症状,或与心境不协调的妄想或幻觉。Luby JL等2003年对DSM-Ⅳ标准进行的修订已用在婴儿和学龄前儿童的部分用粗体显示。

(1)在相同的2周内表现下述症状中至少5项(或更多),但不一定是持续的,并应是原有功能状况的改变,其中至少有一项症状表现为:

1)心境抑郁。

2)对日常活动失去兴趣或愉快感。

注:不包括明显由于全身躯体疾病,或心境协调的妄想幻觉所致的症状。

1)几乎每天的一天中大部分时间都心境抑郁,这或者是主观的体验(如感到悲伤或空虚),或者是他人的观察(如哭泣)。

注:儿童或青少年的情绪可表现为易激惹。

2)几乎每天的大部分时间对所有或几乎所有日常活动的兴趣或愉快感显著减低(主观体验或他人观察到)。

3)没有节食,但体重明显下降,或体重明显增加(如1个月内体重变化超过5%),或几乎每天都有食欲减退或增加的现象。

注:儿童或青少年未达到预期应增的体重。

4) 几乎每天失眠或睡眠过多。

5) 几乎每天都有精神运动性激越或迟滞(不仅主观感到坐立不安或迟滞,而且其他人也能观察到)。

6) 几乎每天感到疲倦乏力或精力减退。

7) 几乎每天都感到自己无用,或不恰当的或过分的内疚(可达到罪恶妄想的程度;不仅是为患病而自责或内疚)——在游戏的主题中可能更为明显。

8) 几乎每天都感到思维能力或注意集中能力减退,或者犹豫不决(主观体验或他人观察到)。

9) 反复想到死亡(不只是怕死);想到没有特殊计划的自杀意念,或者想到某种自杀企图,或一种特殊计划以期实施自杀。自杀或者自我破坏的主题仅仅在游戏中持续明显。

(2) 这些症状并不符合混合性发作的标准。

(3) 这些症状产生了临床上明显的痛苦烦恼,或在社交、职业(学业)或其他重要方面的功能缺损。

(4) 这些症状不是由于物质(如成瘾药物、处方药物)或躯体情况(如甲状腺功能减退)的直接生理效应所致。

(5) 这些症状不能用居丧反应(即失去亲人的反应)来解释,症状持续 2 个月以上,或症状的特征为显著的功能损害,病态地沉浸于自己的无用感、自杀观念、精神病性症状或精神运动性迟滞中。

二、儿童抑郁症的鉴别诊断

因为几种疾病可以表现出与抑郁障碍相似的临床症状,所以需要仔细询问病史、精神检查及其他相关的检查。

(一)双相障碍

首先需要排除双相障碍,因为首次发作的抑郁有可能是双相障碍,也可能是单相抑郁。如果有双相障碍的家族史、精神病性症状、药物诱发的躁狂,均可能是双相障碍的征兆。对于临床医师来说,需要长期观察有无躁狂或轻躁狂症状,观察有无前面提及的双相障碍的征兆。

(二)居丧反应

一些儿童在所爱的亲人去世后很快出现抑郁症状,这些症状包括悲伤、食欲下降、失眠、注意力不集中等。如果这些症状超过 2 个月,而且症状越来越严重(如出现精神病性症状、高自杀风险)或社会功能明显减退,那么需要考虑重性抑郁症的诊断。

(三)创伤后应激障碍

创伤后应激障碍与抑郁障碍的某些症状相似,有时酷似抑郁障碍,因此也需要与此病鉴别。可表现出抑郁症状、快感缺乏、社会隔离、绝望感、睡眠节律打破(警觉性增高)、易激惹、注意力集中困难。如果患儿有自杀倾向,需考虑抑郁障碍的诊断。如果患儿存在被虐待情况,或患儿再次经历创伤性事件时,会重复性地在游戏中玩与创伤相关的主题,则需要考虑创伤后应激障碍的诊断。但是,创伤后应激障碍与抑郁障碍共病的现象也很常见。

(四)注意缺陷多动障碍和对立违抗障碍

注意缺陷多动障碍和对立违抗障碍统称为破坏性行为障碍。抑郁症患儿由于易激惹,可能有对立和违抗的行为,有些患儿易发脾气,发脾气也可能是抑郁心境的一种表现。鉴别要点是,有行为障碍或抑郁症与行为障碍共病的患儿,他们的行为问题持续时间长、程度严重,而没有共病行为障碍的抑郁症患儿与前者相比,行为问题的程度比较轻,最重要的一点是后者在抑郁症状出现后才开始有行为问题。

(五)躯体疾病引起的心境障碍

许多躯体疾病会表现出酷似抑郁症的症状。如果怀疑有躯体问题或存在某种躯体疾病的迹象时,需要做一系列全面的躯体检查及相关的医学检查。为了排除躯体疾病导致的抑郁,对目前和既往的躯体疾病史做彻底的评估,特别需关注与躯体疾病改变相关出现或代偿的症状。还需排除感染性疾病,如单核细胞增多症;神经系统疾病,如周期性头痛、脑外伤;内分泌疾病,如甲状腺疾病、糖尿病。需进行实验室检查,对于甲状腺疾病,需检测血浆游离甲状腺素和促甲状腺激素水平,对于糖尿病,需检测糖化血红蛋白、血糖水平。其他疾病,如贫血、电解质异常和营养不良也需要排除。

(唐秀娟 沂源县精神病医院)

第四节 共病

流行病学调查显示,有28%的抑郁症患儿同时有焦虑障碍,伴有注意缺陷多动障碍的占7%,3%伴有对立违抗障碍,1%伴有物质滥用。Angold和Costello(1993)重点阐述了儿童青少年抑郁症的共病问题。他们发现有21%~83%伴有品行障碍和对立违抗障碍,伴有焦虑障碍的比例为30%~75%,伴有注意缺陷多动障碍的占0~5%。这显示了抑郁症和焦虑症之间相当错综复杂的关系。

抑郁症的共病具有与发育性阶段有关的特点。儿童和低年龄的青少年抑郁症患儿常常同时存在分离性焦虑;大年龄的青少年往往存在进食障碍和物质滥用问题。以下介绍儿童青少年抑郁障碍常见的一些共病。

一、焦虑障碍

抑郁障碍和焦虑障碍之间的关系是非常密切的(都被认为是情绪的或内化的疾病),因为抑郁和焦虑症状经常同时存在,一些个体常常在他们生命中的不同时期会经历抑郁发作及焦虑发作。焦虑障碍是儿童青少年抑郁障碍最常见的共病。实际上患抑郁症的儿童中有2/3在抑郁发作之前就有焦虑障碍史。Kovacs等(1989)发现,抑郁症儿童中有40%达到焦虑症的诊断标准。在儿童期分离性焦虑障碍与抑郁障碍的共病率很高,而青少年期抑郁障碍与社交恐怖症、广泛性焦虑障碍的共病情况较多。抑郁障碍与创伤后应激障碍共病的现象很常见。青少年经历了创伤性事件1年后,患抑郁障碍和出现自杀行为的风险较高。其他与抑郁障碍共病的还有惊恐障碍等其他类型的焦虑障碍。

二、注意缺陷多动障碍

抑郁障碍与注意缺陷多动障碍(ADHD)的共病曾经被认为是两者交叉症状的结果,因为两者的诊断标准都包括了精神运动性障碍以及注意力集中困难。但是有研究排除了重叠症状以后发现,两种诊断都可以呈现,而不必以一种作为另一种存在的人为诊断。Masi 等(1998)报道有 30% 的儿童抑郁症患者共患 ADHD,约 15% 的青少年抑郁症患者共患 ADHD。Biederman 等(1996)指出 ADHD 合并严重抑郁症的转归不好,比如有不同寻常的高自杀率、攻击和住精神科专科医院等。

三、品行障碍

抑郁障碍与品行障碍的共病提示这两种疾病会增加另一种疾病的风险。Angold 和 Costello(1993)发现有 21%~83% 伴有品行障碍和对立违抗障碍。Kovacs 等(1988)发现首次抑郁发作期间共病品行障碍的比例为 16%。抑郁症儿童到 19 岁发展品行障碍的风险为 36%。另外,对于大多数案例,品行障碍即使在抑郁症缓解后仍持续存在。一项研究对儿童期患重性抑郁症(MDD)和品行障碍或物质依赖共病的一组患者,与单独患 MDD、品行障碍或物质依赖的 3 组患者进行随访比较,在他们到 24 岁时,发现前者的病情更严重或出现更多的暴力行为。迄今为止,不少研究发现品行障碍与抑郁症共病的儿童比不共病品行障碍的抑郁症儿童存在更高风险的长期功能问题,如整体功能更差、存在更多的学习问题,而且社会竞争能力水平更低。

四、躯体疾病

在患躯体疾病的个体中,精神障碍非常流行,而其中抑郁症约占 50%。同时许多抑郁障碍的患者却只以躯体疾病就诊。抑郁可以是多种疾病的表现之一,如甲状腺功能减退、癌症、红斑狼疮、贫血、糖尿病、癫痫等。另一方面,抑郁的患者也对其他疾病易感,尤其是心脏病、糖尿病、癌症。有研究显示,慢性疾病的儿童患抑郁症的风险增加,如发现严重的哮喘、肠道感染和糖尿病群体有更高的抑郁症患病率。慢性疾病的抑郁高发生率以及躯体疾病和抑郁相关的症状,如睡眠紊乱、食欲下降、精力不济,可能使得鉴别诊断变得困难,但是弄清楚是否有抑郁的存在是非常重要的。自罪感、无价值感、有自杀观念都提示重性抑郁症的高可能性(美国儿童青少年精神科学会,1998)。

(唐秀娟 沂源县精神病医院)

第五节 治疗

针对不同年龄的抑郁症患者,有几种不同的治疗模式。建议使用药物与心理治疗联合的模式。对学龄前和年少儿童抗抑郁药的使用仍然不是很普遍,最为推荐的模式是心理治疗。

一、药物治疗

儿童青少年时期是人体不断生长发育的时期,体内各组织器官尚未完全发育好,生理功能和心理发育都尚未成熟。

所以用药时要考虑青少年的生理和心理特点,必须明确诊断,在医师严格指导下使用,用药剂量要准确,不能任意加大剂量、减少剂量,更不能随意停药。用药时间和方法要遵照医嘱。

(一)选择性 5-羟色胺再摄取抑制剂

选择性 5-羟色胺再摄取抑制剂(SSRIs)包括氟西汀、舍曲林、氟伏沙明、西酞普兰等。SSRIs 是目前在儿童青少年患者群中运用最广泛的抗抑郁药,而且处方量还在增长,原因是这类药物的安全性比较明显,特别是与三环类抗抑郁药相比,减少了心血管副作用和过量服用药物后引起致死性的风险。由于这些原因,Amobrosisi等(1993)建议对有自杀和(或)冲动倾向的抑郁症患者使用SSRIs,而不用三环类抗抑郁药。1998年,美国儿童青少年精神科学会(AACAP)提交了一份文件,建议把SSRIs作为治疗没有共患其他精神疾病的抑郁症的一线药物。大量短期研究发现,在小于18岁的患者群中安慰剂自杀意念的增加2%,服用抗抑郁药自杀意念增加4%,2005年FDA要求在所有抗抑郁药(包括SSRIs)的治疗指南中需要标注在儿童青少年患者可能增加自杀意念或行为的警告。

在成年人群中SSRIs各药物之间在疗效上并没有显著差异,但在儿童青少年人群,到目前为止收集到的资料并没有显示出这种统一性,这些结果可能归因于不同药物的某些特定的特征可能使其对儿童有更好的疗效,或者针对不同年龄组有不同的疗效。一个权衡SSRIs治疗风险和收益的荟萃分析发现,氟西汀有更好的风险-受益特征。氟西汀是第一个获准用于治疗儿童和青少年抑郁症的5-羟色胺再摄取抑制剂。欧洲药品监督管理局(EMEA)推荐氟西汀用于8岁以上儿童和青少年中至重度抑郁症的治疗。一项对174例7~17岁儿童和青少年门诊重症患者的多中心、双盲安慰剂对照研究结果显示,使用西酞普兰(平均剂量是23mg/d)治疗8周后,抑郁症状明显改善,痊愈率达到36%。舍曲林治疗儿童青少年抑郁症患者的剂量为50~200mg/d,平均为130mg/d,有效率可达69%。氟伏沙明对儿童青少年抑郁症的治疗,除了可以改善情绪症状外,还可以改善睡眠,对伴有强迫症状的患者效果更好。

SSRIs的常见不良反应有恶心、食欲减退、疲劳、头痛、激动不安、易醒等,但通常都是短暂的。少数报道氟西汀可引起躁狂症或轻躁狂,有情感性障碍家族史的患者是易感人群,因此在应用氟西汀的过程中须注意转躁现象。此外,在应用SSRIs治疗儿童青少年抑郁症时须注意与其他药物的相互作用,以避免严重不良反应的发生,如SSRIs和单胺氧化酶抑制剂(MAOIs)合用,可产生5-羟色胺综合征,表现为高热、意识不清、激动等,故SSRIs不宜与MAOIs合用;必要时,应停用2周后才可换用MAOIs。根据美国儿童青少年精神科学会(AACAP)的报道,SSRIs类药物副反应相对不严重,监测也更简单。肝功能、身高、体重等需要在基线时测查,以后需定期监测。

另外,少数报道服用SSRIs可出现自杀意念和癫痫发作。Keller等在一项多中心、观察期8周的RCT中,采用帕罗西汀与安慰剂对照治疗180例青少年抑郁症患者,结果显示服用帕罗西汀的青少年比安慰剂组自杀观念发生的风险增加(5.4%:0%)。美国FDA于2003年6月19日发出通报,指出该药不宜用于18岁以下抑郁症患者的治疗,主要原因是由于在3项未公开发表的临床对照研究中,帕罗西汀治疗儿童青少年抑郁症的疗效并不优于安慰剂,却可能增加自杀风险。因此帕罗西汀已不被推荐用于治疗儿童青少年抑郁症。

(二)5-羟色胺和去甲肾上腺素再摄取抑制剂

文拉法辛是5-羟色胺和去甲肾上腺素再摄取抑制剂(SNRIs)的代表药物,其作用机制是能显著地抑制5HT和NE能神经突触前膜对5-HT和NE的再摄取,既能激动中枢5-HT能系统,又能激动中枢NE能系统,因此文拉法辛的双重作用可能比单一作用药物的抗抑郁效果更好。文拉法辛的安全性好,不良反应少。常见的不良反应有恶心、嗜睡、眩晕、口干和出汗。不良反应的发生与剂量有关,且随着治疗用药时间的延长,不良反应也会减少,2周后不良反应明显减轻。文拉法辛与其他药物潜在的相互作用较少,但对于伴有肝功能损害的患者,需要注意药物的合并使用。文拉法辛不能和MAOIs合用。

(三)三环类抗抑郁药

因为药物副反应和作用有限,三环类抗抑郁药(TCAs)现在不是治疗儿童抑郁症的首选药物。Hazell 与其同事们对 Cochrance 协作网 13 项共计入组 500 名儿童青少年的 RCTs 进行了综述,发现 TCAs 对儿童的治疗是无效的,而对部分青少年的治疗有效。有一些双盲对照研究几乎一致表明,TCAs 治疗儿童、青少年 MDD 的疗效和安慰剂相差无几。这种差异与 TCAs 在成人中更为有效是相一致的,其可能的原因是儿童、青少年和成人三者的神经通路的成熟度和其他发育程度都是不一样的。也有研究显示,用 TCAs 治疗患有抑郁障碍的青少年,疗效与安慰剂相似,分析原因可能与诊断有关。尽管如此,个别病例对 TCAs 的治疗反应仍可能优于其他药物。如果父母使用 TCAs 治疗有效,可以给患抑郁障碍的青少年使用 TCAS。对于抑郁症与注意缺陷多动障碍、遗尿症或发作性睡病共病者,TCAs 仍不失为较好的治疗方法。

(四)其他抗抑郁药

这些药物包括曲唑酮、米安色林、米氮平、安非他酮等。曲唑酮既阻断 5-HT 与受体的结合,又选择性地抑制 5-HT 再摄取,适用于伴有焦虑、激越、睡眠障碍的抑郁症,对 SSRIs 不能耐受或无效的患儿。米安色林和米氮平主要拮抗突触前 α2 肾上腺素受体,以增加去甲肾上腺素能的传递,还对 5-HT2 和 H1 受体具有阻断作用,因此除抗抑郁外,还有较强的镇静和抗焦虑作用。米安色林有引起粒细胞减少的研究报道,因此应定期监测血象。安非他酮有中枢兴奋作用而无基本镇静作用,抗胆碱的副作用也很轻,比 TCAS 安全。

(五)巩固与维持治疗

美国儿童青少年精神科学会(AACAP,1998)推荐治疗儿童青少年抑郁症包括至少 6 个月的巩固治疗。有 2~3 次重性抑郁发作的儿童青少年患儿应当接受至少 1~3 年的维持治疗。伴有精神病症状的再次发作、严重功能受损、严重自杀、难治性的以及 3 次以上发作的患儿应当考虑更长时间的维持治疗。

二、心理治疗

抑郁症青少年常常存在各种各样的心理应激和社会问题,抑郁发作又进一步影响了患者的学业、人际交往、家庭生活。因此对抑郁症青少年进行心理治疗,给予心理支持和帮助是非常重要和有益的。心理治疗是一个复杂而又丰富的过程,可以帮助患儿减少症状,促进认知,改善儿童与青少年的功能和生活质量。心理治疗有认知行为治疗、家庭治疗、人际关系治疗、动力性心理治疗、游戏治疗等。对儿童青少年抑郁症最常用的是认知行为治疗。

(一)认知行为治疗

认知行为治疗(CBT)是一种主动、直接、限时、结构性的方法,对于治疗轻中度抑郁症在临床试验中显示与抗抑郁药有同样的疗效,故已经成为轻中度抑郁症标准的治疗方法。抑郁症患儿持消极的目光看待自己、世界和未来,认为自己是"无价值的"、世界是"黑暗的"、将来是"没有希望的"。抑郁症儿童青少年和抑郁症成人一样持有消极的看法和视角,对周围环境、内心世界的信息有着错误的解释(认知曲解),如对负性的结果预测是过度延伸、对不好的事情灾难化。认知行为治疗的目的在于改变患儿的认知曲解和行为缺陷,以改善患儿当前的心境和预防将来的抑郁发作。总的来说,认知行为治疗的目标在于通过教会抑郁症患儿特定的情绪调节技巧,鼓励他们在治疗时段内和治疗时段之间练习这些技巧。

1. CBT 的 3 个阶段

CBT 的治疗计划中包含了 3 个阶段：概念化（conceptualization）、技巧训练和运用技巧（skill training and application training）、预防复发（relaps eprevention）。

第一，CBT 是建立在良好的治疗关系上，治疗师的角色就像"教练"一样，与患儿之间是合作性的、富于实践的。治疗师、患儿及其父母都要进行周全的思考，收集有助于治疗的信息资料，以及发展出应对抑郁、改变导致抑郁的想法和行为的策略。这个方法强调行动上的参与。对于治疗青少年抑郁而言，成功的 CBT 计划是帮助患儿理解抑郁症的认知-行为模式，找出何种方法更有利治疗。治疗师与患儿一起合作，揭示影响他们心境的想法和行为，认知行为治疗对于年轻的个体是最为有效的方法。

第二，重要的任务是帮助患儿发展出应对抑郁的策略和技巧，帮助患儿在现实生活中练习这些技巧。如果在治疗中学到的技巧不用于实践中，对于患儿是没有多大帮助的，因此治疗师需要帮助患儿将学到的每一个技巧运用到现实生活中，支持父母和其他人（如朋友、老师等）帮助患儿将所学的技巧运用到治疗以外的场合。

第三，当治疗工作快结束时，很重要的是帮助患儿以及家长熟练、灵活地运用学到的策略，并且巩固从治疗中得到的收获。治疗师和患儿需要识别出潜在的应激源，发展出应对这些应激源的计划。重视具有普遍性的应对策略，因为不可能预测到将来遇到的所有的应激源。临床医师可以帮助患儿及其家庭一起早期识别抑郁的迹象。当情绪处于下降趋势之前，患儿可以运用他所学到的应对策略及时调整情绪，如果抑郁症状逐步严重时需及早寻求治疗。一般 CBT 需要 12～16 次，但是一些病情严重、情况复杂的患儿需要更多的治疗次数。

2. 常用的技术

（1）心理教育和心理状况监测：向父母和患儿提供有关抑郁障碍病程与特征的信息以及治疗的认知行为治疗模式。教会患儿监测自己的心理状况，如心境、想法与行为。

（2）活动安排：让患儿运用"心境和活动日记"来检测其活动和心境，这是一个能够很好地检查"他们每天做些什么、是否他们的活动影响其情绪"的有用的治疗工具。向患儿解释活动如何影响到心境。患抑郁症的患儿常常表现退缩、活动减少。他们认为活动不会给他们带来快乐，而且觉得做事不会成功，即使对于那些以前他们会做的事。这个过程可以帮助患儿看到这些想法通常是错的，因为患儿如果参加过去曾让他高兴的活动，他的抑郁症状往往会减轻。要让患儿意识到情绪不是"非黑即白"——要么"抑郁"，要么"无抑郁"，这里还存在中间状态。鼓励患儿在参加活动前后对自己的情绪从 1～10 分进行打分。布置的家庭作业可让患者记录每次活动后的情绪分，然后验证"我在参加令人愉快的活动后感觉好些"——这种想法是否正确。这种家庭作业的目的在于尽量让患儿完成每一个任务，而对于成功与否并不重要。

（3）认知重构：认知模式的重点在于帮助患儿认识到"有益"的想法可导致良好的情绪，而"无益"的想法会导致心境低落。在所遇到的情境和压力事件时，发展出更多积极有益的、比较现实的、中肯的想法，而替代那些"无益"的想法。在遇到潜在压力的事情或情境时运用这些有益的想法。帮助患儿理解思维、情绪和行为之间的联系，帮助他们去探索他们的自动思维和核心图式，并评估其准确性以及他们的看法的结果。抑郁的患儿通常消极地解释遇到的情境，如"我在默写英语单词测验中错了 3 个，这意味着我不会拼写单词"。患儿戴着有色眼镜消极地看待自己和周围的世界。认知曲解有"非此即彼"、"灾难化"、"主观推断"、"以偏赅全"等。CBT 就是教会患儿识别这些错误的认知,与负性和不合理的认知进行辩驳,然后用有益和现实的、合理的想法替代它们,从而带来积极的情绪和行为上的改变。

(4)沟通和解决问题的技巧:抑郁症患儿有时会用冲动的方式解决问题,比如有的患儿表现出易激惹。当他们与家人或朋友发生争论时,他们的感觉会更糟。通过 CBT 增强患儿与别人的沟通能力以及解决问题的技巧,从而帮助患儿摆脱负性情绪的恶性循环。沟通和解决问题的模式能够帮助患儿建立及维持好人际关系。教导患儿如何主动地倾听他人,用恰当的方式表达自己的感受,这样让别人能听到自己的感受与想法。

教给患儿以及父母一些倾听的技巧:

1)使用非语言的方法,如可以用点头、目光的接触。

2)在说出你的想法前听清楚对方的话。

3)可以问一些澄清的问题帮助你搞明白。

4)检查或解释某种信息,确保你准确地理解。

5)避免武断地判断他人或某条消息。使用这种简单的原则可以帮助促进有效的沟通,减少不利的行为,比如指责别人、打断他人、使人扫兴等。角色扮演在治疗中是一种有效的练习方式。

解决问题的策略在认知治疗中是非常重要的部分。帮助患儿学会面对问题的时候有一系列的方法步骤,鼓励患儿想到用可选择的解决方法。如果帮助患儿走出困境的话,能够让患儿感到成功感和掌控感。解决问题的策略包括以下步骤:

1)确定问题。

2)考虑不同的解决问题的方案(进行具有创造性的"头脑风暴")。

3)考虑每种方法的可能结果。

4)挑选最好的方法,并计划如何实施。

5)评估实施情况。

6)如果结果是积极、肯定的,对自己进行自我强化、鼓励;如果结果是负性的,重新考虑替代的方法。

需要注意的是,在治疗初期问题解决策略用于教患儿应对那些难度小的问题,待患儿学会了这种技巧,则可以用来解决复杂些的问题。

(5)社交技巧训练:很多抑郁症青少年在社交技巧方面有困难。他们往往表现出行为退缩、人际交往困难。社交技巧训练的目的就是帮助患儿解决这些困难,包括语言和非语言的交流。可以通过示范和角色扮演来训练及提高患儿的社交技能。

(二)人际关系治疗

人际关系治疗(IPT)是一种有效的、有时限性、结构化的心理治疗方法,最初是针对门诊的成年抑郁症(非双相、不伴有精神病性症状)患者的治疗而发展形成的。IPT 是基于人际关系的理论,强调积极的人际关系对人的心理健康的重要性。青少年的人际关系治疗(IPT-A)是最近才发展出来的,被认为是对治疗青少年抑郁症有效的一种心理治疗方法。IPT-A 的目的是减少抑郁症状、帮助青少年改善他们的人际关系。如在青少年时期,患儿与他们的父母有不同的预期就会导致频繁的冲突,当亲子之间的冲突矛盾比较明显时,治疗的目标是需要识别这些冲突,修正沟通或预期,使得冲突在一定程度上获得缓解。有些患儿是缺乏与家庭内外的人建立保持适当关系的社会与沟通技巧,治疗目标是帮助他们减少社会隔离,鼓励他们建立新的关系。

IPT－A一般是以个别治疗为主,但是也需要父母的参与,在治疗的初期阶段父母至少要参加治疗一次,向父母介绍IPT－A是种怎样的治疗方法。如果父母有什么想法或了解到有影响到青少年生活的重要事件,他们也会告诉治疗师。父母被认为是他们孩子的"专家",在治疗过程中能够提供有用的信息来帮助治疗师。

IPT－A是一种手册化的治疗,有时限性,每周1次,一般连续12周。在初期阶段(一般有4次),治疗师的目标是:对青少年患儿和其父母进行心理教育,孕育希望;探索抑郁对青少年患儿产生了怎样的影响,以及青少年的人际关系和角色又如何影响了抑郁;明确青少年患儿存在哪些人际关系问题,这将在以后的治疗中成为重点解决的问题。在每次治疗的开始,都需要对患儿进行抑郁症状的检查及情绪评分。通过心理教育,使抑郁症青少年了解到他们的抑郁和人际关系的质量是如何相互影响的,鼓励他们参加日常的活动,特别是学校的活动,这可以改善他们的情绪。在治疗阶段的中期(通常4次左右),治疗师要让抑郁症青少年在生活中实践新学到的人际交往技巧,鼓励其学会自我管理和增强独立性。教会患儿通过运用有效的人际交往策略改善情绪,包括建设性的和直接的沟通。治疗师可以通过角色扮演,帮助青少年反复演练与别人交往的新方式来改变其原有的行为。父母在中期阶段的参与是灵活性的,取决于问题的范围和治疗的目标。父母的参与,如父母与患儿的积极互动,能够为青少年提供将所学到的人际交往技巧用于实践的机会,从而起到积极的作用。在治疗阶段后期(通常也是4次左右),重点是帮助患儿认识到在治疗中期阶段学到了哪些有用的人际交往技巧,促进其将这些技巧较广泛地运用到以后的生活和社交情境中,讨论是否还需要进一步的治疗,并帮助他们能够识别抑郁发作的迹象,预防复发。

(三)家庭治疗

儿童青少年抑郁发作的绝大多数风险因素与家庭有关,如父母亲患抑郁症、父母关系糟糕、离婚、父母－孩子冲突、虐待或创伤等。Josehp Richman(1997)指出,角色冲突、界限模糊、相互结盟、保守秘密等家庭结构失调现象,都是促成儿童青少年抑郁和自杀的因素。家庭治疗不是要追究"是家庭导致孩子的抑郁",而是帮助家庭成员应对抑郁障碍,改变个体的心理状况、调节家庭成员之间的关系。对家庭成员提供心理教育,让他们了解到疾病和个体、家庭之间相互的影响,这会有利于治疗的顺利进行。治疗师要了解自己对家庭的认识或假设,分析患儿所处的环境中有哪些风险因素,及有哪些保护因素,可以通过画一张饼图来描述保护因素和风险因素给家庭看,这是一种快捷的方式。

家庭治疗的目的就是要阻断他们无效的互动模式,在患儿和他们的家人之向打开沟通的渠道,增加父母和孩子之间积极正性的互动,让他们拥有更好互动的经历,重建家庭关系,并提高家庭成员对"抑郁障碍"的认识,从而减少风险因素,增加保护性因素。在对一些特殊群体做家庭治疗时需要对不同的种族、文化、性别差异保持敏感性。

(四)动力性心理治疗

对抑郁障碍的儿童或青少年进行动力性心理治疗,治疗师需要掌握动力性治疗的基本原则、抑郁的动力学,以及能够运用动力性心理治疗技术。

对于儿童青少年而言,动力性治疗的规划需要考虑到患儿面临的成长中的挑战。动力性治疗的目标在于解决其潜在的个人冲突和伴随的生活困境,而这被认为是引起或维持抑郁障碍的原因。

动力性治疗传统的方式是个别治疗,但是针对儿童的动力性治疗是儿童和父母在一起治疗的模式。动力性治疗一般是长程的、开放式的,但是对于儿童和青少年,越来越多的模式倾向于短程焦点式的动力性治疗。动力性治疗是非常重视表达的,目的是鼓励患儿表达他们的情感(当他们感到舒适和能够表达的时候)。因此,在治疗设置中需要让患儿有安全感。临床医师需要保持共情、非判断性的态度,包容患儿的愤怒、痛苦、丧失等。对于儿童的动力性治疗可以通过游戏的方式进行。动力性治疗是通过治疗师和患者之间建立相互理解性的关系来工作,通过患者获得的内省力来理解抑郁产生的根源,并发展出更成熟的适应性的防御机制和表达方式。动力性治疗可以结合药物治疗和其他社会心理干预措施一起进行。

三、预防自杀

儿童青少年抑郁症治疗中非常重要的环节是预防自杀。临床医师需要仔细地对患儿进行自杀风险的评估,如果患儿的家族里有人自杀过、患儿以往有过自杀企图患儿还共病了其他精神疾患(例如物质依赖)、暴露在负性生活事件之下,那么该患儿自杀的风险就比较高。对任何有自杀观念、自杀企图及自杀行为的患儿都应该非常重视,如果患儿在游戏或谈话中反复提及或谈论自杀,应视为一种自杀的高风险症状。给有自杀观念的孩子提供保护环境之一是组织家庭"自杀防护",即在父母的监督之下安排几个人负责,实施每天 24 小时的全天盯人防护,直到这个孩子不再想自杀为止。要求家长在家庭里清理环境,排除一切潜在的致死物品,密切注视患儿的活动;如使用药物,必须妥善保管好药物以防药物中毒。如果这个家庭缺乏、不具备自杀防护的能力或者患儿的病情严重,临床医师必须采取措施,建议患儿及时住院治疗,在治疗上也需要及时调整药物剂量。

(唐秀娟　沂源县精神病医院)

第八章 儿童青少年分离(转换)性障碍

在儿童青少年情绪障碍中,分离(转换)性障碍是一种特殊的疾病,女性远多于男性,并多见于儿童。

分离(转换)性障碍以前的术语是癔症,癔症的原文是 hysteria,直译时为"子宫症"。它是一种古老的从希腊 Hippocrates(西欧医圣)时代就发现的精神障碍,并认为与子宫有密切关系,是妇女的特有疾病。当妇女的子宫位置不正,或游走时,即可引起发病或发生肢体抽搐或瘫痪。这种概念直到19世纪才由法国神经精神病学大师夏柯(Chacot)提出纠正,他发现有少数男子也可患此病,此病并非妇女所特有,并且与子宫并无关系;因此提出"此病由于中枢神经系统退化"所致(即"神经退化论")。

新中国成立前,我国对 hysteria 曾音译为"歇斯底里",由于该词滥用后含有贬义,因此新中国成立后意译为癔症;提示此病与患者潜意识内的意念活动有关,而与子宫无关。在我国传统医学内,"脏躁症"、"梅核症"、"离魂症"等,即指癔症性情感发作、癔症球、癔症性双重人格等情况。ICD-10 已将"分离(转换)性障碍"取代了"癔症"。

第一节 概述

一、定义与特征

(一)定义

分离(转换)性障碍是由精神因素作用于易病个体引起的精神障碍。"分离性障碍"和"转换性障碍",分别是指心理因素引起的、没有器质性病变基础的躯体症状和某些精神症状。"分离"是指过去经历与当今环境和自我身份的认知完全或部分不相符合。"转换"是指精神刺激引起情绪反应,接着出现躯体症状,一旦躯体症状出现,情绪反应消失或褪色,这时的躯体症状称转换症状,必须排除器质性病变。分离(转换)性障碍可以表现为精神病状态,称为癔症性精神病。

(二)特征

癔症(hysteria)是精神病学诊断术语中最古老的病名之一,又称为"歇斯底里",它在近现代精神病学发展史中占有特殊重要地位,迄今仍然是最具分歧的概念之一。歇斯底里有多种不同含义,从临床和描述的角度看,歇斯底里与所有其他神经症都大不相同,多数意见将分离(转换)性障碍(即癔症)从神经症里区分出来,认为这样对歇斯底里和神经症的理论和实践都大有好处。

分离(转换)性障碍的精神病理学现象描述有如下9个特征:

(1)躯体症状与解剖生理学不符合,且明显有矛盾,但却与患者的观念一致。例如,患儿躺在床上,双下肢活动自如,神经系统检查无任何阳性体征,但患者却不能站立和行走。

(2)可以用暗示引起和用暗示消除的症状。

(3)患者对症状漠不关心或泰然处之的态度。患者对表面上很严重的身体症状(如双下肢完全瘫痪)满不在乎,不主动求治,不主动提及,即使是患者力所能及的事也不主动配合医师的治疗,甚至拒绝尝试(如拒绝医师、护士搀扶患者下地试着站立行走)。与此同时,患者对他的患者角色却相当重视,要求周围人对他在物质生活和精神生活上给予特殊关怀与照顾,否则患者表现出不满和抱怨。如果医护人员或家属对患者关心体贴,患者的情感反应是生动而合作的。

(4)一种特殊的情绪障碍:情绪暴发带有明显发泄的性质,表面上显得生动强烈,但给人以肤浅、缺乏真情实感和做作夸张印象的情绪,缺乏稳定的心情,情绪几乎完全是反应性的。

(5)分离症状:分离,也译为"游离",是 P.Janet 首先提出的一个概念,有几种比较公认的精神病理状态,如发作性身份障碍、附体体验、发作性意识改变状态等。所有不同形式的游离状态有一个共同特点,即不能回忆生活中的重大事件,而在日常生活中却没有遗忘症的表现,如娱乐活动玩得很好,待人接物如常。

(6)转换症状:转换是 S.Freud 的一种理论构想,用以说明歇斯底里躯体症状发生的机制。转换症状的描述性定义是:某一生活事件或生活处境引起了患者一定的情绪反应,通常是明显的,看上去是强烈的,接着出现某种躯体功能障碍(如瘫痪、失明、失聪等),而躯体症状一出现,情绪反应便消失,并且患者不能回忆发生过的情绪,甚至连引起情绪反应的生活事件也不能回忆,这样的躯体功能障碍称为转换症状。它意味着个人无法解决的问题和冲突所引起的不愉快情感以某种方式变形为症状,如父母离婚,孩子处于难以选择的困境中,接着孩子出现走路不能。

(7)反应的原始性:在精神打击下立即出现僵住不动,或假死,或机械地模仿别人的言语动作,或盲目的躁动,或非癫痫性全身抽动,或童样痴呆等。

(8)反应的目的性:行为具有满足愿望的性质或有明显的目的,但显然是异常的。例如死了宠物狗的孩子把玩具狗当宠物狗抱在怀里,喂食抚摩,像对待活着的宠物狗一样忙个不停。

(9)引人注意和自我戏剧化:经常把自己放在生活舞台的聚光灯之下,极力引人注意,受重视时洋洋自得,不被注意时则十分不快或感到空虚无聊,喜欢凑热闹,出风头,为了引人注意,不惜说谎,捏造传奇式经历,或者用幻想替代现实,用想象激发情绪,沉溺于体验戏剧化的主观效应。

以上 9 个歇斯底里的现象描述特点中,有的是身体症状(如第 6 条),有的是精神症状(如第 4、5 条),有的是人格气质特征(如第 9 条),儿童青少年癔病患者的精神病理学特征同样具备这些特点,医师学者观察总结这些特征,但缺乏患者本人患病感受的描述与总结,原因在于典型的歇斯底里患儿处于意识改变状态,事后描述不清,这有待于精神科医师在临床工作中重视对歇斯底里患者的病史收集与精神检查,尽可能多地总结记录患者本人患病感受与体验的描述。

二、流行病学资料

国内有关儿童和青少年分离(转换)性障碍的流行病学研究报道很少,南京神经精神病防治院统计 1958—1989 年的住院儿童共 1155 例,其中诊断为儿童分离(转换)性障碍的病例有 59 例,占 5.1%;首次发病在 20 岁之前者占 14%,男女均可患病,青春期后女性发病多于男性,年龄较大的儿童多于年幼儿童。分离(转换)性障碍的集体发作多发生在经济文化发展落后地区(长沙,1989)。

国外学者 Robins 在 15.5 年时间内接诊的 51311 例儿童病例中,诊断为儿童分离(转换)性障碍的病例仅有 27 例;值得注意的是,在英国 Maudsley 医院 1970 年报道青春前期分离(转换)性障碍患病率达 2%,但在后来的 4~11 年的随访中大约一半的病例发现为器质性疾病。西方国家使用"分离性障碍"和"转换性障碍"替代癔症,目前缺乏儿童少年分离性障碍的患病率研究,英国一项儿童转换性障碍患病率的研究显示,儿童神经

科门诊就诊的儿童中转换性障碍患病率为 10%,女性多于男性。

(史玉梅 淄博市妇幼保健院)

第二节 临床表现

一、分离(转换)性障碍

分离(转换)性障碍的临床表现多种多样,有人说知道了精神分裂症和分离(转换)性障碍的症状,也就知道了精神病学的全部,这种说法有其道理,可以说其临床表现的多样性没有哪种精神疾病能与它相比,几乎可以类似任何一种疾病。以下这些分离性障碍和转换性障碍的临床表现都可以在儿童青少年患者中出现,但都并不常见。

(一)分离性障碍

1.分离性遗忘

对曾经是或仍然是创伤性或应激性事件有部分或完全遗忘,并非因器质性因素引起的记忆缺失。与成人一样,患儿表现为令人困惑的遗忘,忘记好伙伴、老师的名字,不能应用在非分离状态下所习得的知识,深恍惚状态下表现表情空洞。

2.分离性漫游

发生在白天觉醒时,患儿离开家或学校外出漫游。在漫游中能保持基本的自我照顾,并能进行简单的社会交往,如搭车、问路、购票、乘车等。如不与患儿进行深入的接触,难以发现患儿有明显的精神异常。漫游开始和结束都很突然,事先无目的与计划,有自我身份识别障碍,但不是癔症性多重人格;事后遗忘,对漫游经过不能完全回忆。

3.分离身份认同障碍

表现为自我身份认同障碍,丧失了自我同感,有分离性多重或双重人格两种情况。患儿的两种行为模式是突然交替的,患儿突然失去了自己原来的身份体验,而以另一种身份进行日常活动。此时,患儿对环境缺乏充分的觉察,注意和知觉仅限于周围的某些人和物。

4.分离性木僵

患儿的活动大大减少、呆滞、缄默不语、拒绝饮食、僵住状态,伴有面红、出汗等自主神经系统功能失调的症状,有些患儿表现出间歇性抑郁。

5.分离性朦胧状态

表现为患儿言行只反映其精神刺激内容,对外界其他事物反应迟钝,意识范围狭窄,时空感知局限,恢复后患儿对发病过程通常不能完全回忆。

6.情感暴发

常在遭受精神刺激时突然发作,有些患儿哭喊吵闹,尽情发泄内心愤懑与恐惧,冲砸东西或自伤,历时数十分钟后缓解,有时部分遗忘。

7.癔症性精神病

反复出现的以幻想性生活情节为内容的片断幻觉(通常为生动形象的视幻觉)或妄想、意识朦胧、表演性矫饰动作,或幼稚与混乱的行为,或木僵为主。在临床上不同于精神分裂症及情感性精神病,预后良好。与精神分裂症的区别是近期精神紧张,突然发作,无精神分裂症的其他典型特征。

(二)转换性障碍

1.分离性运动障碍

表现为躯体运动不能,如肢体瘫痪、站立不能、步行不能、不用语言而用书写或手势与人交流、想说话却发不出声音的缄默失音状态。这些运动障碍均缺乏解剖生理基础,发生突然,同时好转也突然。例如,父母离婚,孩子处于难以选择的困境中,接着孩子出现走路不能。

2.分离性感觉障碍

表现为失音、失明、耳聋,或部分或整个躯体的某种或所有正常皮肤感觉的部分或全部丧失,缺失的感觉可为痛觉、触觉、温觉等感觉缺失;感觉过敏表现为对一般的声、光刺激均难以忍受,轻微的抚摸引起患儿剧烈的疼痛;感觉异常表现为咽部有梗阻感或异物感,称"癔症球",头部有紧箍感,称"癔症盔",还可表现为头痛或躯体其他部位的疼痛。

3.分离性抽搐

分离性抽搐(假性抽搐)在运动方面可与癫痫的抽搐十分近似,表现为肢体的颤动或某一肌群的抽动,症状持续几分钟至几十分钟,中断后又可持续,但咬舌、严重摔伤、小便失禁等在分离性抽搐中很罕见。不存在意识丧失,而代之以木僵或出神状态。

(三)其他分离(转换)性障碍

1.刚塞尔(Ganser)综合征

特点是对提问给予近似回答(如2+2=5),常伴有其他几种分离性障碍,其发生背景提示有心理原因存在。

2.人格解体障碍

持续或反复地体验一种与本人的精神过程或身体脱离的感受,似乎自己是本人的精神过程或身体的旁观者(如感到好像在梦中)。

二、流行性分离(转换)性障碍

分离(转换)性障碍症状通过社会接触能够影响很多人,一般称为流行性分离(转换)性障碍或群体性分离(转换)性障碍。多发生于共同生活且经历和观点相似的集体中。起初是一个人发病,可能是分离(转换)性障碍或是其他精神障碍,周围目睹者受到感应,出现类似症状。常见症状包括抽搐发作、头痛、喉部疼痛、腹痛、坚信食物中毒、眩晕与乏力。通过自我暗示和相互暗示,可短期内呈现暴发性流行。发作一般历时几天,症状相似。

这类流行最容易在关系密切的年轻女性群体中发生,如女子学校等。通常由于存在对整个群体的威胁而焦虑增加,例如因班级中出现了真实而严重的传染病,群体有可能被卷入流行病中。典型的情形是:流行首先开始于班级中有高度暗示性、表演性的个体,这一首发个体常常是对躯体疾病有了解的个体,如班级中打预防针后先后出现头晕、恶心等症状的集体流行,首个有症状的孩子对注射预防针后可能出现的症状已比较了解。逐渐地,其他病例陆续出现,先是在暗示性强的个体中,之后在焦虑气氛的影响下,在一些低易感的个体中也会发生。社会群体及社会接触密切时,流行性分离(转换)性障碍传播得非常迅速,在分离(转换)性障碍暴发时,新的患者容易出现在社会接触密切的地方,如学校礼堂、操场、走廊等,11~15岁年龄组的年轻女孩最易患病,而随着流行的发展,出现的新病例会转移到更低年龄组的人群中。

流行性分离(转换)性障碍有很长的历史,尤其在欧洲,都暴发在社会动荡时受累的群体之中。我国近年来已有较多的关于在校学生的分离(转换)性障碍流行的报道。以下介绍一例学校学生分离(转换)性障碍集体发作的病例报告。

典型病例:某地某日因学校粉刷油漆,半小时后该班级1名女生首先出现头晕、胸闷、干咳、乏力。随后与之要好的1男5女均出现相同症状而入院。共3男9女,年龄均为14岁,发生于同一班级内。入院后给予输液、镇静、抗焦虑、暗示及心理疏导等治疗,次日全部康复出院。3~5天后该班又有6名学生出现类似症状入院,症状表现均相同。以前发病者又有复发,共计12例17例次。由于患者平时相处较好,住院期间病情相互影响。如1人出现行走不能,大家均不能行走。表演色彩较重,如无旁人时表现完全正常,有老师或医护人员时则表现做作、夸张。经隔离治疗,拒绝同学探视,加强心理暗示治疗,结合心理疏导等,均病情康复出院。之后各自回家休养,病情未再复发。

讨论:本病例中分离(转换)性障碍患者的症状传播从关系密切者开始,发作者为同班同学,1个人发病,其他同学均受影响,症状相仿。第1次治疗过程中,未采取有效的隔离措施,出院后同学之间还存在恐惧症状,致使又有发作。给予再次治疗,在未隔离治疗之前,患者在相互暗示和自我暗示的影响下出现行走不能等症状。隔离治疗发挥了巨大作用,最终患者症状完全缓解,发作得到控制。

(史玉梅　淄博市妇幼保健院)

第三节　诊断和鉴别诊断

分离(转换)性障碍在儿童青少年情绪障碍中与其他几种类型的疾病相比,患病率不高;临床特征与成人患者有相似之处,但比较罕见。在儿童少年期,尤其在年幼儿童,诊断分离性遗忘难以确定;分离性神游症儿童少年期罕见;和成人患者比较,分离性身份障碍在儿童少年患者的表现不如成人患者明显而清晰。

由于分离(转换)性障碍的发作表现极其多样化,几乎可以类似任何疾病,不少精神病学家对于这一特殊症状群在诊断上的独立性仍表示怀疑。因此,分离(转换)性障碍的诊断应当从严,由心理因素诱发、找不到器质性体征和暗示治疗有效,这三者加在一起也不能确定分离(转换)性障碍的诊断,有些器质性疾病的早期症状、体征不明显,还未充分暴露时,如果患儿性格暗示性强,又有心理因素,则容易误诊;找不到器质性原因,具备分离(转换)性障碍临床表现的某些特征,如果只是一次发作,最好不用分离(转换)性障碍这类术语,可以称之为心因反应或原始反应。

从另一方面看,即使是确定的分离(转换)性障碍患者,也会有躯体疾病,患儿的患病行为不可避免地会带上分离(转换)性障碍色彩;因此儿童精神科医师既要熟悉分离(转换)性障碍的特点,同时对儿科、内科、神经科疾病也要有足够的敏感性和警惕性,对任何疑难病例,必须警惕有系统性器质性疾病的可能,并进行详细的体格检查及必要的实验室检查,必要时请相关专业人员会诊,以求确诊。切忌将任何诊断不明的疾病或有心因反应的患儿误诊为分离(转换)性障碍。

一、诊断

中国精神障碍分类与诊断标准(CCMD-3)中仍保留了分离(转换)性障碍诊断名称,其中包含了"见于儿童和青少年的短暂的分离(转换)性障碍";ICD-10 中则用分离(转换)性障碍取代了癔症诊断名称,其中包含了"见于儿童和青少年的短暂的分离(转换)性障碍";DSM-Ⅳ则用转换障碍和分离性障碍取代了分离(转换)性障碍诊断名称,并将转换障碍归于躯体形式障碍。本文分别介绍:

(一)CCMD-3 关于分离(转换)性障碍的诊断标准

(1)有心理社会因素作为诱因,至少存在以下 1 项综合征:分离(转换)性障碍性遗忘、分离(转换)性障碍性漫游、分离(转换)性障碍性多重人格、分离(转换)性障碍性精神病、分离(转换)性障碍性运动和感觉障碍、其他分离(转换)性障碍形式。

(2)没有可解释上述症状的躯体疾病。

(3)社会功能受损。

(4)起病与应激事件之间有明确联系,病程反复迁延。

(5)排除器质性精神障碍、诈病。

(二)ICD-10 关于分离(转换)性障碍的诊断标准

确诊必须具备以下各点:

(1)存在分离性遗忘、分离性漫游、分离性木僵、出神与附体障碍、分离性运动障碍、分离性抽搐、分离性感觉麻木和感觉丧失、混合性分离(转换)性障碍、其他分离(转换)性障碍。

(2)不存在可以解释症状的躯体障碍的证据。

(3)有心理致病的证据,表现在时间上与应激事件、问题或紊乱有明确的联系(即使患者否认这一点)。

(三)DSM-Ⅳ关于转换障碍和分离性障碍的诊断标准

1.转换障碍的诊断标准

(1)有一种或多种影响随意运动或感觉功能,并提示为神经系统或其他躯体情况的症状或缺损。

(2)因为症状或缺损出现或恶化以前有心理冲突或其他应激因素,所以可以判断心理因素与这些症状或缺损有关。

(3)症状或缺损不是有意制造的或假装的。

(4)经适当调查研究以后,这些症状或缺损不能完全用已知的躯体情况、物质直接效应或文化认可的行为或体验来解释。

(5)症状或缺损引起具有临床意义的苦恼或者社交、职业或其他重要功能的损害,或者成为到综合科就诊的理由。

(6)症状或缺损不限于疼痛或性功能障碍。发生于躯体化障碍的病程中,也不能用其他精神障碍来解释。

转换障碍有 4 个亚型:

1)具有运动症状或缺损,如共济或平衡损害、麻痹或局部无力、吞咽困难或喉头有团块感、失音。

2) 具有感觉症状或缺损,如触觉或痛觉丧失、复视、盲、聋、幻觉。

3) 具有癫痫样发作或抽搐,如具有随意运动或感觉成分的癫痫样发作或抽搐。

4) 具有混合性表现:症状明显多于一种类型。

2. 分离性障碍的诊断标准

(1) 分离性遗忘症(以往称为心因性遗忘症)

1) 主要的问题是一次以上不能回忆个人重要经历的发作,这些经历通常具有创伤或应激性质,并且其内容太广泛,不能用一般健忘来解释。

2) 问题不仅发生于分离性身份障碍、分离性神游症、创伤后应激障碍、急性应激障碍或躯体化障碍的病程中,也不是由于物质(如成瘾药物、处方药物)、神经系统情况,或其他躯体情况的直接生理效应所致(如头部外伤所致的遗忘障碍)。

3) 症状引起具有临床意义的苦恼或社交、学习、职业等其他重要功能的损害。

(2) 分离性神游症(以往称为心因性神游症)

1) 主要问题是突然出人意料地离开家庭或从学校出走,并且不能回忆自己以往的经历。

2) 弄不清自己的身份,或以新的身份(全部或部分)出现。

3) 问题不仅发生于分离性身份障碍中,也不是由于物质(如成瘾药物、处方药物),或其他躯体情况(如颞叶癫痫)的直接生理效应所致。

4) 症状引起具有临床意义的苦恼或社交、学习、职业等其他重要功能的损害。

(3) 分离性身份障碍(以往称为多重人格障碍)

1) 存在 2 种(或多种)不同的身份或人格状态。

2) 这些身份或人格状态中至少有 2 种反复地控制患者的行为。

3) 不能回忆个人重要的经历,并且遗忘的内容广泛,不能用一般的健忘来解释。

4) 问题不是由于物质(如急性酒精中毒时的记忆中断或混乱行为)或躯体情况(如复杂部分性癫痫)的直接生理效应所致。儿童的症状不能归于想象的游戏伙伴或其他幻想性游戏。

(4) 人格解体障碍

1) 持续或反复地体验一种与本人的精神过程或身体脱离的感受,似乎自己是本人的精神过程或身体的旁观者(如感到好像在梦中)。

2) 人格解体时,现实检验能力保持完整。

3) 人格解体引起具有临床意义的苦恼或社交、学习、职业等其他重要功能的损害。

4) 人格解体的体验不仅发生于其他精神障碍,如精神分裂症、惊恐障碍、急性应激障碍或其他分离性障碍的病程中,也不是由于物质(如成瘾药物、处方药物),或其他躯体情况(如颞叶癫痫)的直接生理效应所致。

分离性障碍的 5 个亚型:①分离性遗忘;②分离性神游症;③离性身份障碍;④人格解体障碍;⑤未加标明的分离性障碍。

二、鉴别诊断

由于分离(转换)性障碍的临床表现多种多样,类似任何疾病表现,实际上,多种不同的精神障碍和躯体疾病患儿又都可以带有所谓分离(转换)性障碍色彩。因此诊断分离(转换)性障碍时真假难辨,容易误诊,一定要注意鉴别诊断。以下讨论几种常见的需要鉴别的疾病:

(一)应激相关障碍

应激相关障碍和分离(转换)性障碍同属心因性疾病,儿童青少年急性应激障碍可表现为反应性的缄默不语、僵住不动、退行、恐惧、紧张、意识朦胧状态时的表情惊恐、动作杂乱无章、狂奔乱跑等,分离(转换)性障碍的意识朦胧状态富有戏剧性,如对时空感知模糊或缺乏,而对眼前的事物却感知清晰。

(二)儿童精神分裂症

儿童精神分裂症的患儿也可以表现出不说话、僵住不动等木僵症状,急性发作的精神分裂症青春型患儿的情感变化莫测、哭笑无常、行为荒诞离奇,与分离(转换)性障碍的木僵、失音、情感爆发和幼稚动作有些相似,依据病程的纵向观察和精神症的特征性精神病性症状有助鉴别。

(三)睡行症

睡行症为一种 NREM 睡眠异常。表现为患儿在夜间睡眠中突然起床,下地走动,是睡眠和觉醒同时存在的一种意识改变状态,多发生在睡眠的前 1/3 阶段,而分离性漫游很少仅在夜间发作,且分离性漫游发作持续时间更长,患儿的警觉程度更高,分离性漫游的典型发作是开始于清醒状态。

(四)失明

因神经系统损害而失明者对光反射消失(皮质性盲除外),癔盲对光反射正常,行走可绕过障碍物,用一个有垂直条纹的滚筒在癔盲患者前慢慢转动,患者有不自主的眼跟踪运动(运动性眼震)出现。

(五)失聪

癔聋患者对外界的声音有相应的反应,可以从熟睡中被叫醒,做耳蜗瞳孔反射实验,即巨大声音刺激可发生同侧眨眼运动,头颈躯干反射性地转向该侧。

(朱世丽 淄博市妇幼保健院)

第四节 治疗

儿童和青少年分离(转换)性障碍的诊断过程即是治疗的开始。在采集病史及体检中发展的医患关系非常重要。医师努力理解和减轻患者的症状会加强医患关系,宣泄机制,患者在学习、生活及人际关系中的问题有所改变等都可能带来症状的缓解。有时初次会谈的发泄作用会彻底打消症状,在初次会谈中不唐突地得出任何结论,在没有充分的支持证据时也不对患者说出任何定论,以免遭到患者的反对。更为有用的是给患者以不确定感和亲切的印象,让患者感到医师需要更多的时间来考虑出正确的观点。

一、心理治疗

心理治疗是治疗儿童和青少年分离(转换)性障碍的主要方法。以下介绍几种常用于儿童和青少年分离(转换)性障碍的心理治疗方法。

(一)暗示治疗

暗示治疗是治疗分离(转换)性障碍的经典方法,一个世纪前由 Charcot 首创,至今仍通用于世界。暗示包括直接暗示与间接暗示,间接暗示经常应用于心理治疗中。直接暗示包括再训练和行为技术。如治疗儿童分离(转换)性障碍性躯体障碍"失声",向患儿证明他还能咳嗽来治愈失声的患儿,引导患儿说"ah",再尝试更复杂的音节,如"baa"、"paa",直到恢复正常的语言。在心理和社会支持背景下,这种方法经常获得成功。暗示治疗也可用于瘫痪缓解。一个容易成功方法是,躯体治疗者提供一系列难度进行性增加的躯体治疗程序,旨在提高运动功能。这样就不需要再担心患儿的内心想法及能力。诱导疗法是改良后的一种暗示治疗。以乙醚注射后配合言语暗示,告知嗅到某种特殊气味后病情发作。让患儿无所顾忌,任其发作得越彻底越好,发作高峰过后,适量皮内注射蒸馏水配合言语暗示,称病已发作完毕,此针注射后便可完全治愈了。这种先诱发出症状,再终止症状的暗示治疗效果较好,尤其用于那些急性发作而暗示性又较高的患儿,充分利用了患儿易在暗示的诱导下发病的临床特点,使患儿通过亲身体验增强对医师和暗示疗法的信任。如此欲擒先纵,使患儿相信医师能呼之即来,挥之即去。机智的暗示治疗可收到戏剧性的效果。治疗之前要取得患儿的合作与信任,并做好家长的工作。除言语暗示外,针灸治疗、穴位注射、电针刺激及静脉缓慢注射10%葡萄糖酸钙可以起到加强暗示的作用。催眠术也是分离(转换)性障碍暗示治疗常常使用的方法,它的优点是考虑到患者的自尊而为患者保留颜面的技巧,但这可能并不优于暗示。有研究证明,任务-动机性暗示与催眠术产生的催眠起到相同的作用。催眠性指导或暗示的过程可以解除急性转换性症状,但很少改善慢性症状。采用暗示治疗之前需要注意的是,治疗之前要取得患儿的充分信任与合作,做好家长的工作,将疾病的知识教给家长,不直接向患者解释症状,直接的解释经常导致医患间的互不理解,有时甚至是直接的敌视态度。在医师没有做好充分的准备和没有给予患者持续性的间接或直接的心理支持性保证的情况下,不主张采取暗示或催眠方法进行治疗。

(二)个人中心游戏治疗

适合年幼儿童患者,也称为"患者中心治疗"或"非指导性治疗",这种治疗理论的创始人是Carl Rogers,个人中心取向的游戏治疗的目标与途径就是创造一种让孩子感到足够安全和自由发展的人际环境。在个人中心游戏治疗中,孩子是自由的,游戏室里足够丰富的玩具让孩子表达所有的情绪,特别是那些难以表达、具有威胁性的情感(如依赖、愤怒、害怕或攻击等),像沙子、水、纸、颜料、橡皮泥等非结构式玩具可以变形、延展、撕裂、掩埋、泼洒、塑形或破坏,为孩子提供表达强烈情绪的机会;结构式玩具,如刀、枪、拳击袋、锤子等,提供一种被社会规范所接受的方式去表达敌意和攻击;蛇、蜘蛛、恐龙、狮子、老虎等动物玩具帮助孩子表达真实或想象中的恐惧;玩偶、组合娃娃、面具、衣服等玩具可以使孩子有机会发展爱和依恋的情感和行为。个人中心游戏治疗的核心是治疗师的态度——真诚、坦率、共情和无条件地积极关注,营造出的治疗情境可以帮助儿童逐渐走出病理的泥潭,迈向自由发展的自我实现。

(三)家庭治疗

家庭治疗是一种以整个家庭系统为对象进行心理治疗的方法,由于家庭是儿童心理发展最直接、最重要的环境因素,所以家庭治疗是一种常用的辅导儿童和青少年患者的心理治疗方法。儿童和青少年分离(转换)性障碍是与心理因素有关的精神疾病,心因性问题与家庭情况或父母的关系有密切关系的话,都宜考虑采用家庭治疗的形式去进行治疗。具体的实施要领和实际操作步骤请参看有关家庭治疗的专著,因篇幅所限就不在此详述。

(四)行为治疗

行为治疗是把治疗的着眼点放在可观察到的外在行为或可具体描述的心理状态,充分运用从实验与研究中获得的有关"学习的原则",按照具体的步骤来改善非功能性或非适应性的心理与行为。适合年龄较大的学龄儿童和青少年。系统脱敏疗法是行为治疗的一种,是一种逐步去除不良条件性情绪反应的技术。通过系统脱敏,使那些原能诱发患儿分离(转换)性障碍发作的精神因素逐渐失去诱发作用,从而达到减少和预防分离(转换)性障碍复发的目的。首先让患儿倾诉与发病最有关的精神因素、内心冲突,并录音录像备用。然后教会患儿学会由头部、颈肩、上肢、躯干至下肢的全身肌肉松弛法。最初一级脱敏是短时间播放精神刺激的录音或录像,或让患儿闭目想象精神刺激的场面,当患儿体验到不安时举一手指做信号,停止播放,全身放松,如此多次重复,由于交互抑制的原理,这种刺激便不再引起紧张不安,直到完全沉浸在精神刺激的录音或想象中,均无明显的情绪反应为止。最后再迁移到现实生活中,使患儿能逐步适应现实生活,正常地生活学习。

二、药物治疗

药物治疗对分离(转换)性障碍本身的改善没有效果,但是分离(转换)性障碍合并焦虑、抑郁时可选择使用抗抑郁药、抗焦虑药以及心境稳定剂来减轻症状。

三、住院治疗

对分离(转换)性障碍性躯体障碍、转换性障碍的治疗,应向患儿和家长保证症状是急性而且短暂的,避免对症状进行强化,医师的态度应该是同情、积极而肯定的,如果家长对患儿的疾病过度焦虑或有负罪的冲突心理时,必要时住院治疗,限制家长与患儿的接触,观察父母在场与不在场时患儿的行为是否有不同;住院期间可以进行适当检查或会诊以排除躯体疾病。

分离(转换)性障碍性精神障碍、分离性障碍的患儿有的会出现自杀、自伤、毁物、随意性行为及冲动行为,为保证患儿环境安全,预防自杀、自伤,管理破坏性行为,帮助患儿解决创伤性焦虑,可选择住院治疗,并指导父母及照管者。

遇到集体分离(转换)性障碍发作,应将有症状的患儿和无症状的患儿分开隔离处理,转移环境,减少社会强化,及时解除躯体不适,分散注意力,慎用暗示治疗,有利于控制病情蔓延。

四、心理教育

由于患儿家长对分离(转换)性障碍常常缺乏认识,早期最初的几次发作常令家长紧张焦虑,不知所措,如可能对分离(转换)性障碍性躯体症状采取过度医疗和关注,使症状得到暗示与强化;长期的分离(转换)性障碍发作有的家长可能采取不适当的方法,如斥责、忽视甚至体罚来管理患儿;家庭成员之间对患儿症状认识的不一致的理解、态度和应对方式,这些都会造成疾病迁延慢性化、影响患儿的自尊,使家长和患儿之间产生冲突和对立。因此,对家长和患儿进行健康教育十分重要。通过教育,使家长和患儿了解该障碍的症状、发生机制及治疗干预的方法,使家长能够运用正确的态度和方法对待和管理患儿,尤其是发病的精神因素与家庭或父母的关系有密切关系的病例,要积极与医师配合,建立包含家长、患儿、医师、临床心理学家、护士一体的治疗联盟。

(朱世丽 淄博市妇幼保健院)

第九章　儿童青少年恐惧障碍

恐惧情绪是个体在儿童期成长过程中普遍存在的一种心理现象，对儿童身心的发展有着不容忽视的影响。从情绪发展心理学角度来说，儿童青少年的恐惧情绪具有重要的社会适应功能，并随着个体年龄的增长，经验的增多与识别、理解潜在危险事物和信号等认知能力的发展而变化。正确识别正常的恐惧情绪和恐惧障碍，对于儿童青少年心理健康的促进具有重要的意义。

第一节　概述

儿童青少年恐惧障碍(phobia)是指在儿童期发生的、以过分恐惧某物或某种情境为突出特征的一类心理障碍，患儿所害怕的事物或情境事实上不具有危险性，或虽有一定危险性，但其所表现的害怕程度大大超出了客观存在的真实危险程度。当恐惧情绪持续一段时间时，经任何解释或反复劝慰均无法消除这种情绪，并由此产生对恐惧对象的回避、退缩等行为，严重影响患儿的正常生活、学习、社交等活动。ICD-10称为儿童期恐怖性焦虑障碍。

一般来说，正常的恐惧反应是指儿童对某些物体或情境，如黑暗、传说中的妖魔鬼怪、身体受伤、流血、死亡、登高、雷电等会产生恐惧体验，这类恐惧体验的程度常很轻、持续时间很短，并随着年龄的增长而逐渐消退。许多正常儿童在早年不仅对某些特殊事物感到恐惧，且常常害怕多种事物。Lapouse和Monk(1959)观察了482名6～12岁的儿童，发现43%的儿童对7种以上的事物产生恐惧。恐惧情绪除常见于幼儿外，还会发生于儿童期的某些特殊发育阶段。不同年龄阶段的儿童所恐惧的内容和对象也不同，与年龄密切相关的恐惧有：0～6个月婴儿害怕巨大声响；6～9个月婴儿害怕陌生人；1岁左右害怕与母亲分离；学龄前儿童明显地害怕黑暗、陌生人、某些动物或昆虫，或虚幻的妖魔鬼怪；学龄早期儿童害怕动物、黑暗、自身或父母的安全、危险和伤害、死亡，以及电闪雷鸣等；学龄晚期儿童的恐惧多集中于害怕未知和神秘物、躯体受伤或流血、同伴社交、学习和学校；青少年的恐惧多集中在学业或社交失败、被惩罚、性、未知和不确定性事物、特殊场合等社会环境。

一般而言，儿童期的恐惧情绪常比较短暂，Miller(1974)引证Hagerman(1932)追踪研究，发现儿童有恐惧症状者6%于1周内消失，54%于3个月内消失，全部于1年内消失。也有些学者发现儿童恐惧持续的时间较久，但许多儿童恐惧不经任何处理，随着年龄的增长，或时过境迁，恐惧心理会很快自行消失。

虽说恐惧心理是一种痛苦的情绪体验，但并非消极有害，它属于一种自我防御机制，在危险场合下产生恐惧感，将促使人们作出相应的且与真实危险情境相适宜的行为反应，迅速离开险境，对个体保存显然极为有利。一个毫无恐惧情绪且无所畏惧的个体，很可能比他人更多地处于危险境地。因此，有恐惧情绪并非坏事。只有当儿童对外在环境或刺激产生一种与实际危险程度不相符合的、持久的、异乎寻常的、强烈的恐惧反应，并因此而产生回避或退缩行为，其程度严重影响并妨碍了儿童的日常生活和社会功能，虽经百般劝解却不能消除时，方称为儿童恐惧障碍。

儿童恐惧障碍的患病率尚无确切统计，但是在儿童中并非常见。20世纪80年代美国、加拿大、新西兰的几项大规模的、设计良好的流行病学调查表明，儿童青少年单纯（特定）恐惧障碍的患病率为0.9%～9.2%。张晓庆等（1999）采用儿童青少年焦虑障碍半定量症状诊断量表对合肥市2161名中小学生进行了调查，结果表明儿童青少年单纯恐惧障碍的患病率为4.4%。苏林雁在湖南长沙市一所小学调查，儿童恐惧障碍的患病率为1.77%。男女均可发生，一般倾向于女孩多于男孩，女孩以恐惧黑暗、雷电、动物、昆虫为多见。

（牛勇　临淄区人民医院）

第二节　临床表现、诊断和鉴别诊断

一、临床表现

主要表现包括患儿的恐惧情绪、回避行为和社会功能损害3个方面。当暴露于恐惧环境中时，患儿还可出现急性焦虑反应，类似于惊恐发作。受语言发育的影响，年幼儿童的恐惧体验常无法用语言表达，而主要以恐惧表情、动作行为、明显的生理反应等呈现出来，年长儿则可使用恰当的语言表达，或表现对恐惧情境的明显回避行为。

（一）恐惧情绪

患儿对某物（人）或某种特殊环境产生异常激烈、持久的恐怖体验。儿童对某些物体或情境明知不存在真实的危险（如独自入睡），或者虽有一定危险性（如狗会咬人），但其恐惧体验远远超出客观存在的危险程度。常见的恐怖对象有：

(1)动物：狗、猫、老鼠等；昆虫（如蜘蛛、毛毛虫）等。

(2)自然环境：高处、黑暗、大水、火光、响亮声、雷电、暴风雨等。

(3)躯体损伤：注射、出血、身体损伤、突然死亡等。

(4)场景：飞机、电梯、密闭空间等。

(5)其他：与同伴交往、与亲人分离、上学、孤独；妖魔鬼怪；害怕细菌，或患某种疾病，或某种装束特征等。

患儿常常对恐惧对象存在预期性焦虑，提心吊胆，害怕那些事物（人）会出现。如某患儿害怕乘坐电梯，担心进入电梯后电梯会出故障，从而伤害到自己和家人，患儿拒绝乘坐电梯，同时也不让人乘坐，否则就哭闹或发脾气。还有一个患儿害怕狗，只要听到狗叫声就紧张、哭泣，甚至不能听到别人提到"狗"这个字，否则就害怕，不敢独自在小区内玩耍，害怕小区的小狗会扑上来伤害自己。另一儿童害怕戴黑色太阳镜的成人，只要看到这类装束的成人就大声尖叫、浑身发抖、出汗、慌不择路，甚至发展到不敢和家人一起上街，不和小朋友一起玩耍。那些害怕孤独或黑暗的儿童常常紧跟父母或要求父母陪伴，否则就大发脾气或哭闹。受年龄和发育因素的影响，患儿不像成人那样能意识到他们的害怕是过分的、不合情理的。

(二) 回避行为

患儿有回避行为,如逃离恐怖现场或回避做可能引起恐怖的事,以期达到免除恐怖所致的痛苦。如某害怕乘坐电梯的患儿,进出家门不敢乘坐电梯,宁愿徒步上下楼梯,甚至要求家人也不准乘坐电梯;对昆虫恐怖的儿童,入公园游玩时不肯去树木草丛中玩耍等。

(三) 急性焦虑反应

患儿一旦暴露于恐惧对象或恐惧情境,随即产生明显焦虑反应(即惊恐发作),突出表现为不自主的惊慌尖叫、极度哭闹、大发脾气、表情惊呆,或紧紧拽住大人不放,同时伴明显的自主神经系统功能紊乱,例如呼吸急促或喘息、面色苍白或潮红、全身出汗、心慌、胸闷、恶心、四肢发抖或软弱无力,严重时可随即瘫软倒地、晕厥、全身痉挛等;如果患儿长时间处于这种焦虑状态,则可产生食欲减退、睡眠障碍(睡眠不安、睡惊、梦魇)、消瘦、对周围事物兴趣下降等。

(四) 社会功能损害

因为患儿对恐怖情境产生持久回避,且出现预期焦虑,将显著干扰其正常生活、学习、社交或同伴关系,较大年龄患儿因为自己有这种恐惧体验,在心理上感到明显痛苦而非常烦恼。

二、常见类型

(一) 特定恐怖症

也称单纯恐怖症。该症在儿童中非常普遍,其患病率约为5%,是儿童期焦虑障碍常见的一个类型。恐怖的主要对象为某些特定物体,如动物、自然环境(如高处、黑暗、大水、火光、响亮声、雷电、暴风雨)、注射、出血、身体损伤、突然死亡等;或害怕某些抽象事物,如妖魔鬼怪、外星人、吸血鬼等。有些患儿恐怖的不仅是物体本身,而且还担心接触物体后可能发生的不良后果。例如,患儿恐惧狗的同时还害怕被狗咬了以后会得可怕的狂犬病。常见于学龄期儿童。

(二) 特殊情境恐怖

又称场所恐怖症,如对高处、密闭空间、广场、飞机、电梯、黑暗和拥挤场所、学校等场景的恐怖,是恐怖症中最常见的一种,约占全部病例的60%。主要表现为恐怖高处、恐怖独处、恐怖密闭空间等特殊情境,却无法立刻离开这类场所。该类型多见于童年早期和成年早期两个高峰年龄。

(三) 疾病(死亡)恐怖

患儿恐惧患传染性疾病(如肝炎)、心脏病等,对这类疾病可能造成的后果(如突然死去)极为恐怖,以致产生明显焦虑情绪,并产生对死亡的恐怖心理。常常是看了报纸、电视的宣传,断章取义,认为自己会染上该病。如某患儿学习了肝炎防治知识,开始害怕自己会患肝炎,得知班上某同学患了该病,则恐惧与其交往,害怕与其有任何接触,整日惶惶不安,渐渐发展至不敢与别人同餐,担心被传染。

三、诊断

参照DSM-VI-TR和CCDM-3关于恐怖症的诊断标准(表9-1),当患儿对某特定物体(人)或情境感到害怕,产生强烈的焦虑反应或回避行为,并严重干扰了患儿的日常生活、学习和社会交往,在排除其他重型精神障碍后,则可诊断。

表 9-1　DSM-VI-TR 特殊恐怖症的诊断标准

A	显著而持久的过分的或不合理的恐惧,其触发是由于某个特定物体或场景(如飞行、高处、动物、接受注射、看见血)的出现或预期出现
B	暴露于恐惧刺激时几乎总是引起即刻的焦虑反应,以一种场景捆绑式的活场景易感式的惊恐发作。注:儿童可以用哭泣、发脾气、呆住或者紧抓不放来表达焦虑
C	患者承认恐惧是过分的或不合理的。注:儿童可能不像成人那样能意识到
D	回避恐惧的场景,否则就怀着强烈的焦虑或痛苦忍受
E	对恐惧场景的回避,预期焦虑或痛苦显著干扰了个体的日常生活、学习、社交活动或关系,或者对患有恐怖症感到极大的痛苦
F	18岁以下的患者的病程至少要6个月
G	与特定物体或场景相关的焦虑、惊恐发作或恐惧性回避不能用另一种精神障碍来更好地解释,如强迫障碍、创伤后应激障碍、分离性焦虑障碍,社交恐怖症等
分型动物型	
	自然环境型(如高处、暴风雨、水)
	血-注射-损伤型
	场景型(如飞机、电梯、封闭空间)
	其他型(如害怕窒息、呕吐或感染某种疾病;儿童会害怕响亮的声音或某种装束特征)

四、鉴别诊断

(一)正常儿童的恐惧心理

不同年龄阶段的正常儿童会出现某些恐惧心理,其反应与恐惧情境的危险性相对应,并表现对恐惧情境的回避。如小婴儿有时对陌生人感到害怕,见到不熟悉的面孔时就害怕而哭泣;在儿童阶段,恐惧内容会增加并广泛出现,如担心父母发生意外事故而死亡,害怕魔鬼的出现等;再如正常儿童怕狗,当有狗在近旁时他会感到不安。对恐怖症儿童来说,即使没有狗在其身边出现,也害怕可能碰见狗而惶惶不安;正常儿童的恐惧与年龄阶段相对应,如幼儿通常不敢独自一人在家,这很正常;但十几岁的青少年仍不敢独处就显然不正常。正常儿童的恐惧心理程度轻,一般不会影响社会功能,而恐怖症儿童因为害怕(某物体/人)而不肯去上学、不愿拜访朋友、不愿离开家等,以此回避,即为社会功能受损;正常儿童的恐惧心理持续时间短,随着年龄增长逐渐消退。恐怖症儿童的恐惧心理则持续时间较久。

(二)广泛性焦虑障碍

与恐怖症患儿相比,广泛性焦虑障碍患儿的焦虑情绪的产生并非由某一明确对象引起,常整日处于毫无原因的紧张和担心中,表现为易发脾气、注意力难以集中、坐立不安或易激动,或表现为肌肉紧张、易疲劳等躯体症状,常伴有入睡困难、睡眠变浅等。

(三)儿童精神分裂症

分裂症患儿常诉说害怕,但往往无法清晰表达自己怕什么,表现为一种莫名的紧张、恐惧感,是儿童精神分裂症的一种伴随症状。经精神状况检查,临床常可发现突出的分裂症症状,如幻觉、妄想、性格孤僻、行为退缩等。

(四)孤独症

孤独症患儿有时表现对周围环境或某客观物体的过度恐惧情绪,例如飞速闪烁的车灯、陌生人的拥抱、某种质地的衣物等,并产生回避行为,这种恐惧情绪是孤独症的伴随症状,经仔细询问和精神检查可以发现患儿在语言、社交、刻板行为等方面存在典型的孤独症症状。

(牛勇 临淄区人民医院)

第三节 治疗

儿童青少年恐惧障碍的治疗原则是以心理治疗为主,药物治疗为辅。

一、药物治疗

有研究显示,药物治疗在治疗成人特殊恐怖症中通常没有疗效,这类药物包括三环类、苯二氮䓬类以及β受体阻滞剂。有研究报道,3例儿童期无法控制的窒息恐怖症,对其他干预没有反应,使用选择性5-HT再摄取抑制剂(SSRIs)则获得了很好的疗效。SSRIs包括帕罗西汀、氟西汀、舍曲林等。当患儿恐惧症状较明显,严重影响其社交、学习功能时,可选择使用小剂量SSRIs,同时进行心理治疗。

二、心理治疗

(一)暴露行法

实景与想象技术的暴露疗法分为有等级的和无等级的,目标是消除恐惧感。实景暴露疗法是让患儿在实际生活中与恐惧刺激接触。分等级的实景暴露对引起焦虑的事件从应激性最小到最大进行分层。患儿从应激性最小的开始,渐进到高的级别。暴露疗法可以合并不同程度和类型的认知干预,用逐渐递加恐惧刺激的方法鼓励患儿接受冒险。

(二)系统脱敏疗法

是逐步让恐怖症或焦虑症孩子暴露于引起恐怖或焦虑的情境,同时学习放松的过程,是临床使用最广泛的心理治疗技术。包括设立恐惧等级表合并放松技术协同配合进行治疗。具体操作如下:

1.放松训练

放松可平缓呼吸、减慢心率、增加外周血流量,从而提高大脑供氧水平,有效减轻焦虑。放松训练一般分为呼吸放松法和渐进性肌肉放松法,根据儿童年龄特点和理解能力可以选择使用,或两种配合使用。

(1)针对青少年的呼吸放松法:(指导语)请用鼻子慢慢吸气(1-2-3),每次都舒适自如地让气充满你的肺部直到腹部。轻轻地温柔地对自己说我的身体非常平静"。慢慢用嘴呼气(1-2-3),每次都舒适自如地把你肺部和腹部的气完全呼出去,"我的身体正在释放张力"。慢慢地重复5次。

(2)针对儿童的呼吸放松法:(指导语)接下来我们用嘴往外呼气。呼气时,胃像这样收回来(示范);想象自己像个气球,先用空气把这个气球充满,再把气放出来,轻轻地,慢慢地。让我们来真的做一次:当我开始数数(1—2—3)时,慢慢吸气;呼气的时候,我也会数到三。做得不错!

(3)渐进性肌肉放松法:首先让患儿了解肌肉放松和肌肉紧张的差别。例如可令其咬紧下巴或握紧拳头,然后令其放松,体会肌肉紧张感与松懈时有何感觉。经过体会后,让患儿坐在舒适的椅子上,深呼吸后闭眼,并想象令人轻松的情景,如躺在大海边、听着愉快的音乐等。随后按治疗师的指令从头面部开始放松,依次为脖子、肩膀、上肢、背部、腹部、下肢,逐一放松肌肉,并检查全身各部肌肉是否完全松懈下来。如此经过1~2周训练后,令患儿能随时随意的进入这种"全身松懈"的状态或境界,为随后的脱敏治疗做准备。

2.设计恐惧等级表

以评定主观不适单位(SUB)作为恐惧程度的主观评定内容,0分为没有任何不适体验或心情平静,5分为极度恐惧体验。步骤:与患儿一起回忆并记录可引起恐惧体验的各种刺激因素,并请患儿评定不同刺激时的主观不适得分,按评分高低依次排列成表。以下是一位学校恐怖症患儿的恐惧等级表(表9-2)。

表9-2 学校恐惧的不适等级表

刺激	SUB(5分制)
在家学习	0分
提到"学校"一词	1分
想到明早要去学校上学	2分
走在去学校的路上	3分
看到学校校门	4分
进入学校	5分

3.想象技术与放松训练结合

让患儿在全身完全放松的情况下,将治疗目标首先放在最轻的、可引起恐惧的一个情境,依次想象自己亲临等级表上的每一个场景。如果体验到恐惧感,就通过放松法令自己放松下来,检查是否能把轻微的恐惧感抵制消除,当患儿能用全身放松的方法来充分抵制其恐惧感之后,方可再继续下一级的尝试。如此逐步消除患儿的恐惧情绪。从技巧上来说,应有序地按照从轻微到严重的恐惧等级进行脱敏治疗,不宜过早或跳跃进级去尝试较严重的恐惧等级,否则"欲速则不达",失去系统脱敏的治疗意义。

4.现实脱敏疗法

年龄较小的患儿无法理解和有效学习放松方法,也无法发挥想象力来随治疗师指令想象恐惧物体或恐惧对象,在这种情况下,可选择现实脱敏疗法。具体操作是:将引起患儿恐惧紧张情绪的事件从应激性最小到最大进行分层排列,让患儿在实际生活中与恐惧对象接触(暴露),同时予以鼓励和奖励,以此减少或消除患儿的恐惧体验。例如某幼儿害怕猫,治疗初始,在给她吃糖果的同时,看猫的照片,听电动玩具猫的叫声,讲猫的趣事,之后观察远处养在笼子里的猫,再分次逐渐接近猫,直到消除害怕猫的恐惧情绪。

5.示范法

又称榜样学习法,即通过观察并模仿其他人的行为而改变自身行为的过程,是行为学习的一种基本形式。示范法常应用于儿童期良好行为的获得,从而使不良行为消减。示范法的具体实施包括:运用现实生活中的榜样,或电影或录像资料中的榜样逐渐接近恐惧对象或情境,呈现给患儿,使其了解榜样如何逐渐减少了恐惧感,由此学习并模仿榜样的行为,消除患儿的恐惧情绪。示范法简单易行而有效,可结合其他行为疗法使用,还可适用于集体心理治疗。

(三)认知治疗

认知是指个体对某事或某人的认识与看法、见解等。认知治疗的重心放在患者非功能性的认知问题上,试图通过改变患者对己、对人或对事的看法与态度,从而改善心理问题。认知治疗适用于具有一定认知能力的大龄儿童和青少年。

认知治疗初始,需详细了解患儿的疾病背景,包括起病原因、恐惧情绪的严重程度、曾使用过哪些治疗策略以及效果、患儿在恐惧出现之前的内心思想活动等。当与患儿建立良好的治疗医患关系后,通过引导、解释和澄清问题等方式,让患儿了解有关恐惧的认知理论,包括恐惧的实质是什么,恐惧出现之前的思想活动(认知的偏差)是什么,这些认知偏差与恐惧情绪之间的关系是什么,如果改变这些认知偏差,恐惧情绪是否会消失等。一般来说,进行认知治疗的同时,可以结合行为治疗,包括行为示范、布置家庭作业、强化等形式,收效更好。

(四)家庭治疗

家庭治疗可有效解决家庭成员(主要抚养者)因患儿疾病而继发的紧张不安等情绪,以及家庭内部由此产生的矛盾或冲突,改善家庭气氛,恢复积极良好的家庭功能。通过家庭访谈,了解患儿父母(或其他主要抚养者)的心理健康状况,评估其行为方式、情绪稳定性、对患儿疾病的态度和观点、应对方式及特征以及可能对患儿产生的不良心理影响等。以家庭为单位,在经过训练的家庭心理治疗师的干预指导下,帮助家庭成员充分认识患儿的疾病特征、影响因素、治疗策略等,改善家庭成员之间的不良关系,纠正某些家庭成员的不良行为方式,去除家庭内部导致或加重患儿恐惧情绪的各种不良因素,从而改善家庭关系,减轻或消除患儿的恐惧症状。家庭治疗可以与行为治疗和认知治疗结合进行。

(宫荟萃 周村区人民医院)

第十章　儿童青少年适应障碍

适应障碍原来属于我国的精神疾病分类中的"反应性精神病"范畴。20世纪80年代美国DSM－Ⅲ颁布以后，我国学者才参考其中的分类系统采纳"适应障碍"这一诊断术语。

第一节　概述

适应障碍是指个体因某一明显的生活改变或应激事件（包括身患严重疾病）导致的短暂的烦恼或情绪失调，并伴随某些行为改变，常影响个体的社会功能，但不出现精神病性症状。由于适应障碍的病程具有短暂性特点，故不少学者将其视为一种早期或暂时性诊断。

根据DSM－Ⅵ修订版本（APA，2000）的标准，"适应障碍最核心的特征是个体面对明确的应激时逐渐出现明显的、具有临床意义的情感或行为反应"，该定义更多体现了内在的原因，而非外在的现象学。

从美国DSM－Ⅰ（1952）问世至DSM－Ⅳ－TR发表至今，美国有关"适应障碍"的诊断经历了由"短暂的情境性人格障碍"→"短暂情境性障碍"→"适应障碍"3个阶段的历史演变，其各个亚型的诊断变化更是纷杂。儿童青少年适应障碍的诊断也经历了类似的演变过程，诊断非常广泛。诸如DSM－Ⅰ和DSM－Ⅱ称其为"儿童青少年的适应性反应"（短暂情境性障碍的一个亚型，按人类发育成长期进行编码），DSM－Ⅲ和DSM－Ⅳ则将儿童青少年适应障碍按不同临床症状谱（抑郁、焦虑、品行障碍等）分别归属于适应障碍下的不同亚型。由于适应障碍的诊断特征缺乏特异性，因此，临床上常常很难真正将之与其他的精神症状区分开来，同时，不同发育阶段对疾病临床症状的影响也不容忽视，因此，适应障碍的定义还有待发展，将来的诊断标准可能从症状谱的角度去考虑不同性别、不同发育阶段以及躯体或精神疾病共病的差异。

由于各国沿用的诊断标准不一，导致所报道的儿童青少年适应障碍的患病率均欠可靠。美国的临床人群中适应障碍的初期研究显示，该障碍的患病率较高。该病的发生在儿童青少年中无明显性别差异。年龄越小，对环境的依赖性越大，产生适应障碍的几率明显增高。Sowder等（1975）报道美国儿童精神科住院及门诊患儿中，分别有30%和45%被诊断为适应障碍；Chess和Thomas以儿童长期随访研究而著名，他们在1984年曾指出："儿童临床病例中，绝大多数（40/45）是适应障碍，以轻症为主。"Faulstich等（1986）根据DSM－Ⅲ诊断标准发现，精神科青少年住院患者中符合适应障碍和品行问题的占到12.5%。D.Schafer（1990）发现在精神卫生服务机构，有70%的儿童患者可诊断为"适应障碍"。Greenberg等（1995）报道，1989年间，美国一项针对从郊区医院急诊科入院的所有精神障碍患者的回顾性研究显示，7.1%的成人患者和34.4%的青少年患者符合适应障碍的诊断标准。美国一项就诊于大学附属医院门诊的11000余名患者的样本中，10%的患者以及16%的18岁以下患者符合适应障碍的诊断标准。成人和青少年最常见的适应障碍亚型是抑郁情绪。美国的研究发现，临床样本中适应障碍的随访患病率可能被过低评估，因为适应障碍的初步诊断一旦确立，美国福利署和康复管理系统常常不会批准这些患者住院，或不会批准其后续的额外治疗。

（成国萍　淄博第五中学）

第二节　临床表现、诊断和鉴别诊断

一、临床表现

根据现存的优势症状,适应障碍的表现包括情绪障碍和行为障碍两个方面。情绪障碍包括抑郁心境、焦虑、抑郁和焦虑共存;行为障碍主要包括品行障碍、行为退缩等。在成人多见抑郁症状,在青少年以品行障碍(即攻击或敌视社会行为)常见,在儿童可表现为退化现象,如尿床、幼稚言语或吮指等。

(一)情绪症状

分为以抑郁情绪为主和以焦虑情绪为主两种表现形式,可单独存在,也可混合出现。

1. 以抑郁情绪为主

主要表现为悲伤、愉快感下降、无望感、哭泣、沮丧、自我评价低、易激惹、对日常生活失去兴趣、自责、心境低落等,常伴有睡眠障碍、体重减轻以及激越行为等。严重者可伴自杀意念和自杀行为。

2. 以焦虑情绪为主

主要表现为神经过敏、心烦、紧张、坐立不安、易发脾气、焦虑不安、注意力不集中、惶惑不知所措、胆小害怕、易激惹等。可伴有呼吸急促、心慌和震颤等躯体症状。

3. 同时伴有焦虑和抑郁情绪

主要表现为抑郁和焦虑情绪共存。如青少年离开父母后,出现抑郁、矛盾、焦虑、发怒和高度依赖等症状。

(二)行为症状

分为以品行障碍为主和以退缩行为为主两种表现形式。

1. 以品行障碍为主

主要表现为对他人权利的侵犯或对社会准则和规章的违犯行为,如无故逃学、破坏公物、打架斗殴、经常说谎、离家出走、不履行法律责任、损坏公物以及物质滥用等。多见于青少年。

2. 以退缩行为为主

常见于儿童患者,主要表现为孤僻离群、言语幼稚、吸吮手指、经常尿床、不注意卫生、生活无规律等。

(三)其他

部分患儿可有躯体不适感,主要包括躯体疲乏、头痛、背痛等躯体不适主诉,这些症状不是由某种躯体疾病所致。

Kovacs等(1994)采用适应障碍研究用诊断标准对30名8~13岁儿童精神障碍患者进行了前瞻性研究,对照组为26名受试者,均按共病率进行匹配。若要符合适应障碍的诊断标准,在症状标准维度上受试者须符合至少3个典型的临床症状。由于DSM-Ⅳ(APA,1994)诊断标准中并未要求症状存在的具体数目,因此,研究小组对诊断确立所需的症状数目定义了统一的症状数目临界值。例如,所有被诊断为伴抑郁情绪的适应障碍受试者均应存在抑郁症状中的至少3个明显临床症状。对诊断为伴抑郁情绪的适应障碍受试者而言,其共同的症状是悲伤、愉快感下降,自我贬低和易激惹。

二、诊断

根据现存的优势症状特征,DSM-Ⅳ-TR 将适应障碍分为:

伴抑郁心境的适应障碍、伴焦虑情绪的适应障碍、同时伴抑郁和焦虑情绪的适应障碍、伴品行障碍的适应障碍、伴情绪和品行紊乱的适应障碍和未分类的适应障碍 6 个亚型(表 10-1)。DSM-Ⅳ适应障碍工作小组建议自杀和自伤行为应该算作适应障碍的亚型。CCDM-3 适应障碍的诊断标准见表 10-2。

表 10-1 DSM-Ⅳ-TR 适应障碍的诊断标准

A.应激源(s)发生后的 3 个月之内,患者出现了与应激源(s)明确相关的情感或行为症状	
B.这些症状或行为具有临床意义,存在以下任意一种情形:	
(1)显著的痛苦,其程度已超过该应激源所导致的应有的反应	
(2)社会或工作(学习)能力明显受损	
C.与应激相关的功能障碍不符合另一轴Ⅰ障碍的诊断,也不是轴Ⅰ或轴Ⅱ障碍前驱期症状的恶化	
D.不表现居丧症状	
E.一旦应激源(或应激源产生的后果)停止,症状持续不超过 6 个月	
根据病程再细分为:急性:如果症状持续时间少于 6 个月慢性:如果症状持续时间长于 6 个月或更长	
适应障碍根据其亚型来编码,而亚型则根据其优势症状来划分	
309.0 伴抑郁心境	突出的症状就是伴有轻微的抑郁,如抑郁心境、流泪、感到无望
309.24 伴焦虑情绪	当焦虑情绪很明显时即诊断为该亚型,如紧张不安、担忧、神经过敏,其鉴别诊断必须包括焦虑障碍
309.28 同时伴抑郁和焦虑情绪	优势症状为抑郁和焦虑混合情绪或其他情绪症状,如一名青少年远离家庭和父母后表现出的矛盾、抑郁、愤怒、依赖性增加
309.3 伴品行障碍	症状谱主要为品行不良、违反社会条例或侵犯他人的权利,比如打架、逃学、搞破坏、鲁莽驾驶
309.4 伴情绪和品行紊乱	同时具有情绪障碍的适应障碍和品行障碍的适应障碍的情绪和行为特征
309.9 未分类的适应障碍	这是在这个诊断分类中的残留诊断。当应激所致的不良适应性反应不能被诊断为其他亚型的适应障碍时,可以使用该诊断。例如,确诊为癌症的患者,拒绝癌症的诊断,也不依从治疗

表 10-2　CCDM-3 适应障碍的诊断标准

1. 症状标准	(1) 有明显的生活事件为诱因，尤其是生活环境或社会地位的改变（如移民、出国、入伍、退休等）
	(2) 有理由推断生活事件和人格基础对导致精神障碍均起着重要的作用
	(3) 以抑郁、焦虑、害怕等情感状态为主，并至少有下列 1 项：适应不良的行为障碍：如退缩、不注意卫生、生活无规律等；生理功能障碍、睡眠不好、食欲缺乏等
	(4) 存在情感性精神障碍（不包括妄想和幻觉）、神经症、应激障碍、躯体形式障碍，或品行障碍的各种症状，但不符合上述障碍的诊断标准
2. 严重标准	社会功能受损
3. 病程标准	精神障碍开始于心理社会刺激（但不是灾难性的或异乎寻常的）发生后 1 个月内，符合症状标准至少已 1 个月。应激因素消除后，症状持续一般不超过 6 个月
4. 排除标准	排除情感性精神障碍、应激障碍、神经症、躯体形式障碍以及品行障碍等

三、鉴别诊断

(一) 急性应激障碍

急性应激障碍是个体在遭遇异乎寻常的应激事件后数小时内发病，病情迅速发展，以精神运动性兴奋或抑制为主要表现，可伴有一定程度的意识障碍，不能完全回忆；历时短暂，症状通常在 1 个月内缓解。适应障碍常在应激事件发生后 1 个月内发病，其临床表现则以焦虑/抑郁情绪或行为异常为主，一般不伴意识障碍，症状持续 1 个月以上，应激性事件消除后，症状持续时间不超过 6 个月，通常在数月内才得以缓解，可资鉴别。

(二) 创伤后应激障碍

儿童创伤后应激障碍是在儿童面临异常激烈的精神应激后延迟发生的应激相关障碍，一般数日至数月内发病，主要表现包括再体验症状、回避症状和高度警觉症状 3 个方面。

(1) 再体验症状：包括创伤性体验反复重现，在儿童主要表现为反复玩与创伤有关的游戏，反复噩梦，反复绘画与创伤有关的主题，或面临与创伤有关的线索时极度紧张。

(2) 回避症状：表现为不能回忆创伤的主要部分，拒绝承认或谈论创伤事件，无精打采，对日常活动兴趣下降等。

(3) 高度警觉症状：在儿童表现为活动过度、异常活跃、不稳定、注意力不集中，以及躯体不适等；症状常持续 1 个月，社会功能严重损害，病程迁延。

(三) 抑郁障碍

伴抑郁情绪的适应障碍需与抑郁障碍相鉴别。伴抑郁情绪的适应障碍患者可表现为情绪低落、兴趣下降丧失、自责等抑郁症状，但其发病与生活事件密切相关，症状未严重到可以诊断抑郁症的程度，应激源消失后症状亦会逐渐减轻，且没有抑郁障碍的反复发作倾向特点；抑郁障碍的抑郁症状程度较重,除情绪抑郁症状外,常有思维迟钝感和精神运动性抑制,常伴自杀意念甚至自杀企图和行为。病程特点为发作性,间歇期正常,故两者可资鉴别。追溯病史,部分患者可有躁狂发作史,符合双相障碍的诊断标准,可资鉴别。

(四)儿童期焦虑障碍

主要是与儿童期常见的分离性焦虑障碍、广泛性焦虑障碍和特定恐惧障碍等鉴别。分离性焦虑障碍的核心症状是患儿与主要依恋人或家庭分离时出现明显的焦虑情绪,伴情绪苦恼、各种躯体不适主诉(并无器质性病变),甚至拒绝上学等。与亲人分离是明确的诱因,症状持续时间不长,与亲人在一起后症状很快缓解。广泛性焦虑障碍患儿在病前往往未遭遇明显的应激源,症状常伴明显的自主神经系统失调,睡眠障碍较突出,病程常迁延,可资鉴别。

(五)品行障碍

伴有品行障碍的适应障碍患儿可存在品行障碍症状,但其在应激事件后 1 个月内发病,病程不超过 6 个月。品行障碍的异常行为则是逐渐发展起来的,病程在 6 个月以上,故可资鉴别。

(成国萍　淄博第五中学)

第三节　治疗

适应障碍的治疗原则包括消除成激源,治疗现存症状,并对预防提供必要的指导。规范的心理治疗是目前治疗适应障碍的主流方法,药物治疗在治疗抑郁和焦虑情绪时则显得非常重要。不论是单独运用心理治疗或药物治疗,还是两者联合运用,临床医师均应特别留意当前的治疗重心。

一、药物治疗

根据患儿现存的优势症状适当选择抗抑郁药物、抗焦虑药物或镇静催眠药。以低剂量开始,短程为宜。治疗儿童青少年适应障碍的常用抗抑郁药物有舍曲林,抗焦虑药包括艾司唑仑、地西泮等。常用剂量为舍曲林 25～100mg/d,艾司唑仑 0.5～2mg/d。

二、心理治疗

对于适应障碍的心理治疗,其目的是减少应激源,并增强患儿的应付能力、建立支持系统已达到最佳适应状态。治疗的首要目标就是关注应激所致的明显的功能障碍,帮助患儿调整这种失衡。心理治疗作为适应障碍的有效治疗方法,治疗时间应不低于 6 个月,以促进患儿全面康复。

成人适应障碍的心理治疗包括认知行为等心理治疗、医学危机干预、家庭治疗、团体治疗等方法,针对儿童青少年适应障碍常采用心理健康教育、支持性心理治疗及家庭治疗。

(一)心理健康教育

通常建议患儿及其父母共同参与。心理健康教育内容是关于适应障碍的有关知识,如果患儿患躯体疾患,则教育内容还应包括所患躯体疾患的相关知识,使他们了解躯体疾患和适应障碍的疾病特点及相互关系、病因以及治疗策略。在教育过程中,治疗者应与患儿及其父母一起共同探讨消除应激事件及生活改变的有效途径,如果加入了药物治疗,则应对药物作用、疗效、不良反应及疗程等予以健康宣教,并加强支持系统功能,提高患儿治疗的依从性。

(二)支持性心理治疗

运用通俗易懂的语言对患儿作出适宜的解释与保证,给予患儿鼓励和安慰,指导他们学会如何克服困难、适应环境。尤其是在患儿的学习遭遇困难时,积极寻找适合自己克服困难的有效方法。帮助患儿减轻症状与痛苦,使之建立治疗疾病的信心,促进康复。

(三)认知行为疗法

针对年龄较大的适应障碍患儿,医师可引导患儿及父母认识应激事件在疾患中的影响,尽可能避免造成进一步的心理痛苦。针对某些无法避免的不良环境因素(如父母远离孩子或离婚),可采用认知行为疗法,使青少年正确认识这些不良应激,尽可能减少环境因素对孩子的心理影响;引导患儿正确面对困难,在生活中学习使用各种有效的行为策略适应不良环境;积极倡导家长、老师和医师三方共同配合,使疾病预后趋于良性发展,促进康复。

(四)家庭治疗

由于家庭成员可能被卷入应激源中,而且他们对儿童在面临应激源时的感知和经验方面产生了比较大的影响,因此,他们也是治疗的重要组成部分之一。家庭治疗以家庭为治疗单位,治疗师可以帮助儿童去除自身的"疾病角色",指导家庭成员朝着有益于患儿心理康复的方向发展,以达到缓解患儿症状的目的;同时,引导家庭成员学习辨别应激源,并为那些受应激源影响的其他家庭成员提供心理上的安抚,改善家庭功能,促进家庭成员关系和睦。

(宗学艳　桓台县田庄镇中心卫生院)

第十一章 儿童其他情绪障碍

第一节 儿童广泛性焦虑症

儿童广泛性焦虑症是一组以持续的恐惧与不安为主的障碍。这种恐惧无具体的指向性,是伴有自主神经功能的兴奋和过分警觉为特征的一种慢性焦虑障碍,常与恐惧、强迫等症状合并出现。过去称之为过度焦虑障碍,指不切实际地担心过去和将来的事件和行为,过分关注自己的能力,自我意识过强。因其标准含糊不清,且与其他障碍的诊断标准相重叠,所以DSM-Ⅳ中去除了这一诊断,而称为广泛性焦虑症。

一、流行病学研究

美国、加拿大、新西兰的几项大规模的、设计良好的儿童青少年流行病学调查表明广泛性焦虑障碍为3.7%。年龄越大,广泛性焦虑患病率越高。终身患病率为5.1%。国内苏林雁等2002年调查565名6~13岁小学生,儿童广泛焦虑症患病率为1.95%。

二、病因

(一)生物学因素

1.神经生化

(1)γ-氨基丁酸(γ-GABA)/苯二氮䓬复合体:γ-GABA是大脑的主要抑制性神经递质,与苯二氮䓬有着密切的结构和功能联系,被称为γ-GABA/苯二氮䓬复合体。研究发现苯二氮䓬类药物可以有效控制焦虑症状,提示广泛性焦虑患者可能存在γ-GABA/苯二氮䓬系统缺陷。

(2)去甲肾上腺素(NE):蓝斑过度兴奋可引起NE释放增加,产生焦虑和恐惧症状。近年来的研究发现广泛性焦虑患者血浆NE水平较正常人高,并且对应激反应性高。

(3)5-羟色胺(5-HT):5-HT能神经通路,已被公认参与条件性恐惧,也适用于广泛性焦虑障碍模型。隔-海马结构属边缘系统,有5-HT能神经分布,有学者认为它参与评估面临的危险,并可激活行为抑制环路,在广泛性焦虑障碍的发病中也起重要的作用。

(4)一氧化氮:一氧化氮是不典型的信使分子,在中枢神经系统中对突触间和非突触之间的信息传递中起中介作用。近来的研究发现一氧化氮增多可引起焦虑,而给予一氧化氮合酶抑制剂精氨酸L-硝基-甲酯可减轻广泛性焦虑症状,也有研究发现引起焦虑行为。

2.神经内分泌

(1)下丘脑-垂体-肾上腺素(HPA)轴:应激可激活HPA轴,引起促肾上腺皮质激素(ACTH)和皮质醇释放增加,这是正常的应激反应。广泛性焦虑患者基础血浆ACTH水平较正常人水平高,而皮质醇水平正常。应激反应时,广泛性焦虑患者ACTH和皮质醇与应激前后的正常人均无显著差异。广泛性焦虑患者地塞米松抑制试验脱抑制率可达到38%左右。这些结果提示广泛性焦虑患者存在HPA轴活动异常。

(2)促皮质激素释放因子(CRF):CRF 在杏仁核、蓝斑和大脑皮质等与焦虑和恐惧反应有关的脑区都有表达。它可激活蓝斑并增强惊吓反射的效应,如脑室内给予 CRF 可引起类似焦虑的行为和神经内分泌反应,此效应可被苯二氮䓬类药物逆转。CRF 还可增强 5-HT 和 NE 等多种神经递质的释放。提示 CRF 可能直接和间接地参与发病。

(3)胆囊收缩素(CCK):CCK 主要分布在杏仁核、海马和大脑皮质。如注射 CCK 入杏仁核可引起焦虑。外周和中枢给予 CCK4、CCK8S 和 CCK 激动剂的动物出现恐惧和敌对,使用 CCK-B 拮抗剂和苯二氮䓬类药物可阻断上述效应。

3.遗传因素

Shield 曾报道 15% 焦虑障碍患儿的父母或同胞同患此病,50% 单卵双生子焦虑障碍患儿同患此病。国内研究结果父或母与孩子同患率为 12%,而有家庭精神分裂症病史占 20%。有焦虑素质、认知功能缺陷等的父母,子代发病率较正常人群高。

(二)社会心理因素

1.应激因素

神经质倾向儿童对生活事件更敏感,与环境的交互作用中更易产生生活事件。社会或家庭中的负性生活事件,诸如父母离异、父母去世、家庭重组;老师、家长及自我的期望值过高,长期的精神压力过大;家庭经济困难、战争、灾荒等均可以引起儿童焦虑、恐惧、紧张、睡眠障碍等表现。持续的精神刺激使部分儿童情绪和躯体不适迁延不愈,并最终成为广泛性焦虑症。

2.素质因素

广泛性焦虑患儿具有内向、害羞、胆小、多思多虑等特点。有时受父母焦虑素质的影响,模仿学习而得。有的从小被过于宠爱,心理适应能力差,经不起挫折,在困难面前不能找到解决问题的办法,自我心理调适能力差。Kagan 曾描述一种叫行为抑制气质,具有这种气质的孩子在一个新的环境中表现为"抑制、回避、胆怯"等行为特征。Biederman 曾对伴有和不伴有该气质特征的儿童作前瞻性研究,发现具有抑制气质特征的儿童到 17.5 岁时焦虑障碍患病率明显高于对照组。

三、临床基本特征

儿童广泛性焦虑症表现为主观的焦虑体验、外显的不安行为和生理反应。不同患儿,三方面的表现程度不一样,或以其中的一种为主要的临床形式。

(一)焦虑体验

患儿表现为过分地、广泛地担心自己的社交、学业,最常见的是担心考试成绩不好。

(二)不安行为

年幼患儿由于语言发育尚未完善而难以很好地表达他们的不安或惶恐,表现为爱哭闹、不安、易烦躁、不愉快、不易安抚,给人们的感觉是"麻烦孩子"、"难照看难抚养的孩子"。学龄期患儿可表现为上课不安、坐不住、烦躁、过分敏感、多虑,易和同学、老师发生冲突。

(三)生理反应

儿童焦虑的躯体症状包括不安宁、疲劳、注意力不集中、激越、肌肉紧张、食欲下降、睡眠障碍、排泄习惯紊乱。常伴有交感神经兴奋所产生的自主神经功能紊乱的症状,如胸闷、心悸、呼吸加速、血压升高、多汗、口干、头晕、恶心、腹部不适、四肢发凉、便秘、尿频等。有的伴惊恐发作,其时交感神经活动增强,肾上腺皮质激素分泌增多,在高度焦虑、紧张、恐惧、激越的情况下,出现濒死感,而惊恐万分,甚至会发生晕厥现象,这主要是副交感神经活动突然使内脏血管舒张,心跳减慢,血压降低,肌肉张力丧失,大脑血流供给减少而失去意识。一般年长儿的症状比年幼儿多,由于儿童广泛性焦虑症所表现的主诉不如成人丰富,自主神经症状有时可能不突出。

四、诊断

根据我国 CCMD－3 儿童广泛焦虑症的诊断标准,儿童少年广泛性焦虑症的诊断要符合以下四点:

(一)症状标准

(1)以烦躁不安、整日紧张、无法放松为特征,并至少有下列 2 项:
1)易激惹,常发脾气,好哭闹。
2)注意力难于集中,自觉脑子里一片空白。
3)担心学业失败或交友受到拒绝。
4)感到易疲倦、精疲力竭。
5)肌肉紧张感。
6)食欲缺乏、恶心或其他躯体不适。
7)睡眠紊乱(失眠、易醒、思睡却又睡不深等)。
(2)焦虑与担心出现在 2 种以上的场合、活动或环境中。
(3)明知焦虑不好,但无法自控。

(二)严重标准

社会功能明显受损。

(三)病程标准

起病于 18 岁以前,符合症状标准和严重标准至少已 6 个月。

(四)排除标准

不是由于药物、躯体疾病(如甲状腺功能亢进)及其他精神疾病或发育障碍所致。

五、治疗

(一)心理治疗

医生首先必须熟悉所选用的治疗方法的主要理论、具体操作步骤、临床适应证及注意事项等。其次,必须建立良好的医患关系,包括与家长的良好关系,得到患儿及家长的充分合作。不论是患儿或家长对治疗没有信心或不能坚持者均不可进行治疗。治疗开始前要充分熟悉病史及患儿的症状,对与发病有关的心理因素也应充分掌握。开始治疗之时就应明确必须治疗的靶症状、选用的治疗方法、估计治疗的疗程及预期疗效等,再开始治疗。心理治疗是治疗儿童广泛性焦虑症的重要手段,部分病例仅需系统的心理治疗,不需服药即可治愈。

1.解除社会心理因素

在儿童期,父母、老师过高的期望,学习负担过重,课外学艺过多;儿童对自己的期望值过高,过分好胜,又力不从心;同学间伙伴关系、师生关系相处不好;朦胧的早恋倾向;父母离异或家庭关系不和;生活太贫穷;突发的天灾人祸等意外均可对儿童造成精神创伤,导致不同程度的情绪障碍。因此,治疗时必须深入了解可能存在的诱因,并帮助家长一起解开心结。如果期望过高可减负,人际关系不好或有早恋倾向可教导他们如何正确与人(包括与异性同龄人)相处。家中父母的硝烟应尽量避开儿童,离婚者应给予子女说清道理。意外事故所导致的生死离别应立即脱离伤害环境,让儿童信任的长辈给予暂时抚养,尽量减轻严重的应激给儿童造成的伤害。如母亲因车祸突然去世,应由父亲或(外)祖父母立即担当子女的保护神和感情支持,并及时给予安抚和温情等。有些家庭因父母不和对子女教育矛盾等造成问题,应邀请父母同时到场,加以疏导。

2. 支持性心理治疗

对所有患儿均适合。针对不同患儿不同经历和心理需要,解决问题。对问题较轻者,仅用此疗法即可治愈;对较重者,还需配合其他心理治疗。

3. 家庭辅导治疗

帮助患儿父母认识患儿的疾病,了解病因,配合治疗,克服父母自身弱点或神经质倾向,消除家庭环境中的负性影响因素。

4. 行为治疗

特别对于年幼的患儿为一种主要的治疗方法。常用的有系统脱敏法、冲击治疗、与暴露疗法、示范法。这类方法主要用于治疗多种情绪障碍;消退法和暂时隔离法,此两种方法主要用于患儿有暴怒发作、冲动、多动不宁等。

5. 认知疗法

是根据人的认知过程影响其情绪和行为的理论假设,通过认知和行为技术来改变求治者的不良认知,从而矫正适应不良行为的一种心理治疗方法。焦虑儿童常倾向于高的负性自我陈述和认识,如认为如果成绩不好,同学就会看不起我;认为自己缺乏社交能力,交往是不会被伙伴欢迎。正是这些负性认知,才使他们担心、患得患失,因而不快乐。

"认知"是指一个人对一件事或某对象的认识和看法。由于不同的人有不同的信念系统或认识,因而对一个事件会作出合理或不合理的解释,例如:同样的考试失利,有的学生会认为这是一次小考,不会对自己的学业产生影响;有的学生会认为是好事,暴露了自己的一些弱点,可以及时弥补;也有的学生会认为我在同学面前再也无法保持好学生的地位,一切都完了。所以,关键不在考没考好,而是被不同的人看成是什么不同的认知而滋生不同的情绪,从而影响人的行为反应。认知疗法的主要代表人物 Beck 认为:"适应不良的行为与情绪都源于适应不良的认知"。一个患儿"认为"自己表现不好,连自己的父母也不喜欢他,因此,做什么事都没有信心,很自卑,心情也很不好。认知疗法的策略便在于帮助他重新构建认知结构,重新评价自己,重建对自己的信心,更改认为自己"不好"的认知。治疗的目标不仅仅是针对行为、情绪这些外在表现,而且分析患者的思维活动和应付现实的策略,找出错误的认知加以纠正。

认知疗法是用认知重建、心理应付、问题解决等技术进行心理辅导和治疗,其中认知重建最为关键。心理困难和障碍的根源来自于异常或歪曲的思维方式,通过发现、挖掘这些思维方式,加以分析、批判,再代之以合理的、现实的思维方式,就可以解除患者的痛苦,使之更好地适应环境。

Beck 认知治疗往往取以下三个步骤:

(1)启发患儿寻找不良认知:治疗师要向患儿说明一个人的看法与态度是如何影响其心情及行为的。

(2)协助患者暴露认知曲解或逻辑错误并加以讨论、检验、合理推论:通过交谈帮助患儿暴露他所持有的对己、对人以及对四周环境的看法,从中发觉跟其主诉的问题有密切关系的一些"看法"或"态度",并协助患者去分析这些看法或态度与一般现实的差距,指出其错误认知的非功能性与病态性。

(3)通过反复"诘难"改变负性自动思维,放弃原有的错误认知,建立正确认知。督促患儿去练习更换这些看法或态度,重建功能性的、健康的看法与态度,使患儿的认知更接近现实和实际。随着不良认知的矫正,患儿的焦虑障碍亦逐步好转。

本治疗方法仅适用于年龄较大、已能独立思考理解问题的患儿。

(二)药物治疗

对于单纯心理治疗效果不够理想,或合并症状较多、迁延难愈的患儿,可以采用心理治疗配合药物治疗。

1.苯二氮䓬类

为早期的抗焦虑剂,其主要作用是增强GABA能神经的功能,用于治疗焦虑、恐惧以及失眠症状等。常用药物有:地西泮2.5~7.5mg/d、硝西泮5~15mg/d、佳乐安定0.4~1.2mg/d。此类药物的镇静、安眠作用依次增强,均对婴幼儿呼吸有一定抑制作用,长期服用须逐渐减量停药,以避免戒断症状的出现。

2.三环类抗抑郁药(TCA)

为抗抑郁剂,适用于合并抑郁情绪的患儿。用药剂量个体差异极大,可相差30倍,故小剂量亦可出现中毒反应。常用药物及其治疗作用:

(1)丙米嗪:主要用于治疗合并迟钝性抑郁者,常用量为25~200mg/d。

(2)氯丙米嗪:为较新合成的三环类,对合并强迫症、恐惧症疗效较其他药物强,为此类症状的首选药物,常用量为25~200mg/d。

(3)多虑平:其抗抑郁作用不及以上两种药,但抗焦虑作用强,主要用于治疗焦虑、恐惧,常用量为25~200mg/d。

(4)阿咪替林:其镇静作用较丙米嗪强,但对抑郁症的活跃作用较低,较少用,常用量为25~200mg/d。

这类药物疗效肯定,但不良反应较严重,特别是心血管毒性,轻者出现心律不齐,重者可致猝死,其抗胆碱能的不良反应导致尿潴留、便秘、大汗、口干等也常常使患者不易耐受。应用这类药物治疗前及治疗中必须注意心、肝、肾等的情况,以免出现不可挽回的不良反应。

3.选择性5-HT重吸收抑制剂(SSRI)

为新一代抑郁剂,此类药物通过阻断5-HT的再摄取,而使神经细胞突触间隙中可供生物利用的5-HT增多,从而增进5-HT能神经传递,发挥抗抑郁、抗焦虑作用。常用的药物有:氟西汀10~30mg/d;帕罗西汀10~30mg/d;舍曲林25~100mg/d。这类药物对抑郁症的疗效与三环类近似,但半衰期较长,可每天仅服一次,且不良反应较低,主要有恶心、呕吐、头晕、皮疹、疲乏、失眠等,而抗胆碱能不良反应及心血管不良反应少见,为其突出优点。但价格较昂贵,且对某些患者活跃情绪的效力似不及三环类。

4.丁螺环酮

为新型抗焦虑剂阿扎哌隆类的典型代表,它具有部分性 5-HT 回收阻断作用。是 5-HT1A 受体的激动剂,通过与该受体的选择性结合而降低 5-HT 活动,从而达到抗焦虑效果。已证实丁螺环酮对于以躯体为主诉的广泛性焦虑症具有确切疗效。用药 2 周即可出现明显效果,并能消除伴发的抑郁症状。不良反应小,患者易耐受,无镇静作用,无认知功能抑制,停药后无戒断反应。适用于不耐受抑郁药、对苯二氮䓬类有依赖者。常用剂量:5~20mg/d。

5.曲唑酮

是具有四环结构的三唑吡啶衍生物,它选择性地抑制神经突触的 5-HT 再摄取和去甲肾上腺素再摄取,拮抗 5-HT2 受体而发挥其作用。不仅是有效的抗抑郁药物,也是良好的抗焦虑药物、催眠药,长期使用无潜在的依赖性。起效早,治疗 1 周就具有良好的疗效。疗效与丁螺环酮相当。

6.文拉法辛

是 5-HT 和 NE 再摄取抑制剂(SNARI),可以治疗广泛性焦虑障碍的核心症状。初始量 25mg/d,1 周后适当调整。不良反应主要有头晕、失眠、虚汗、厌食、乏力。适用于各年龄阶段,有效率为 90.9%。

所有药物,患儿个体剂量的差异很大,与年龄、体重、病情不完全呈比例关系。因此,对每个患儿的用药剂量必须根据病情及体质,小剂量开始,逐步调节到疗效最好、不良反应最少的剂量。

六、预后

病程呈慢性,常达 6 个月以上,部分持续到成年。Kaller 报道焦虑障碍常呈慢性病程,缓解率低,平均病期为 4 年,46%过度性焦虑症至少持续 8 年。为了解儿童、青少年焦虑障碍是否持续存在,症状在不同年龄阶段有何演变,国际上已开展了 7 项前瞻性研究。Last 报道门诊的 102 例焦虑障碍患儿在 3~4 年后 82%不再符合原来的诊断。广泛性焦虑症/过度性焦虑症预后差,30%焦虑障碍发展成新的焦虑障碍。Cohen 追踪了 743 例 9~18 岁流调广泛性焦虑症/过度性焦虑症患儿,严重者中 2.5 年后 47%维持原诊断。发病年龄早、就诊迟是预后差的因素。早期干预危险因素,发展保护因素,是预防儿童焦虑的关键。包括改善亲子关系、干预父母的焦虑、减少家庭冲突、家庭治疗及药物治疗、积极的干预可以使儿童发展到抑郁的情况减少。

(冯清祥 北大医疗鲁中医院)

第二节 儿童社交焦虑障碍

儿童社交恐惧症是儿童和青少年中最常见的焦虑障碍之一,其临床表现为儿童和青少年持久地害怕一个或多个社交场合,在这些场合中,患儿被暴露在不熟悉的人面前,或者被其他人过多的关注时出现焦虑反应。此疾病核心部分是害怕负面评价。患儿会夸大负面评价的可能性和预期不利的结果。在儿童中的这些焦虑反应包括:哭泣、发脾气、恐惧或从社交场合中退缩,导致对社交情景的回避。除上述症状外,这些恐惧和回避必须是影响到了儿童的日常功能,且症状持续至少 6 个月,才能符合儿童社交恐惧症的诊断。

一、概述

儿童社交恐惧症早在1966年由Marks和Gelder首次描述,但一直未被重视,直到1980年才作为明确的临床疾病记载在DSM-Ⅲ-R上。目前,在中国,由于人们对此病普遍认识不足,许多老师、家长、咨询人员甚至儿科医师对此病并不熟悉,大量的病患被轻描淡写地认为是"胆小、内向"而未受到重视,导致儿童中的社交恐惧症诊断不足。

大多数流行病学研究显示在儿童中社交恐惧症的患病率是1~2%。Essau等使用DSM-Ⅳ诊断标准,研究发现在12~17岁青少年样本中患病率是1.6%。在对一些社区样本的研究发现女性的患病率高于男性。另一方面,在临床样本中来接受治疗的社交恐惧症的男女比例相当。流行病学调查显示,该疾病常常开始于儿童期,多数估计社交恐惧症初发年龄约是十几岁中间。Schneier对成人社交恐惧症人群样本的研究发现,几乎1/2患者的发病年龄在10岁之前。Strauss和Last报道儿童社交恐惧症平均发病年龄在12.3岁。1992年,Schneier等学者以DSM-Ⅲ社交恐惧症为标准的流行病学样本(简称ECA)的研究发现,初发年龄出现两个高峰,一个平均初发年龄为15.5岁(标准差为13.3)。另一个初发年龄高峰为13岁,且上下延伸5岁,此研究没有发现无共病和有共病社交恐惧症患者初发年龄有差异。Beidel等在1999年进行了有关儿童社交恐惧症的研究,结果发现患有社交恐惧症的儿童人际交往功能严重受损,包括社交技能差和很高的孤独感。患有社交恐惧症的儿童几乎没有朋友。社交恐惧症的病程是长期的。Heimberg等人报告在"社交恐惧"的平均时间上,80%的样本为6年或更久,28%的样本为15年或更久,9%的样本为向他们记得的一样久。在前面提及的ECA研究中,97个样本里有15%的患者报告其社会恐惧症已持续了一生。

DSM-Ⅲ-R提出两个社交恐惧症的亚型,一为广泛性,另一为非广泛性。DSM-Ⅳ保留了广泛性社交恐惧症,但至今还没有操作性的定义。广泛性社交恐惧症简单地被认为包含多数的社会情境,在临床的样本中,广泛性社交恐惧症多于非广泛性社交恐惧症。在这两种亚型中,最常见的是害怕公开演讲(或发言),而害怕互动在广泛性比非广泛性多。

二、病因学研究

目前认为社交恐惧症的病因是遗传因素和环境因素相互影响,起了共同的作用。

(一)遗传因素

在有关社交恐惧症遗传因素的研究资料提出,焦虑性疾患具有一般脆弱特性。一般脆弱特性近似高度的特质焦虑,其普遍地存在于所有焦虑性疾患患者身上,且有些抑郁症患者也有。许多家庭的研究结果显示,社交恐惧症的一级血缘亲属会增加罹患社交恐惧症的发生率。另一项最近的研究对象为双生子在两个时间测量(如此可以对于测量误差的来源有比较好的控制,包含诊断的不可靠性),结果发现所有的恐惧症的遗传性都很高。目前估计遗传因素可以解释发展为社交恐惧症有50%变异。广泛性社交恐惧症显示出和生物基因因素有最强烈的关联。Stein等人于1998年发现临床的广泛性社交恐惧症患者的亲戚比对照组的亲戚罹患广泛性社交恐惧症的发生率高,对照组的亲戚发生广泛性社交恐惧症的发生率为1.7%,广泛性社交恐惧症的亲属发生广泛性社交恐惧症的发生率为26.4%,但是广泛性社交恐惧症患者的亲戚发生非广泛性社交恐惧症的发生率并没有比对照组的亲戚高。

(二)气质因素

Kagan等人(1998)在他们发展性的研究工作中,发现一项气质建构概念,即他们认为这是对于不熟悉状况的行为抑制,而这也可能是害羞行为的生物学基础。行为的抑制已被认为和社交恐惧症有关。研究发现有行为抑制的儿童比没有行为抑制的儿童有比较高的恐惧性疾患的比率。抑制的儿童他们的父母比较多有社交恐惧症,尤其是如果儿童有和多种焦虑性疾患有关行为出现抑制时。行为抑制概念的定义包含了对社会和非社会的新奇经验,初步研究的证据提出对于新奇的社会经验而反映出的行为抑制和之后出现的社交恐惧症很有关联。

(三)神经生化研究

研究发现"5-羟色胺"神经递质的失调与社交恐惧症有关。这种神经递质负责向大脑神经细胞传递信息,它的过多或过少都可引起人们的恐惧情绪。2007年,在国际权威科学杂志《自然》发表了中科院上海生科院神经科学研究所客座研究员、美国杜克大学教授冯国平研究成果,他的研究小组在做动物实验时发现,敲除了Sapap3基因,从而阻断大脑"皮质-纹状体-丘脑-皮质"神经传导回路的小鼠,居然出现了类似人类强迫症的行为—小鼠处于焦虑恐惧状态,反复抓自己的脸(小鼠通过抓摸来"洗脸"),直到毛皮破损甚至流血,还无法停止,同时还会焦躁不安,当神经传导回路重新连通,小鼠马上就停止了抓脸,焦虑症状也减轻了,这揭示了神经回路传导不畅是焦虑症、恐惧症的神经生理病因。

(四)心理因素

社交恐惧症患儿一般缺乏自信,害怕被别人拒绝,或者对自己的外貌没有信心。有些患儿由于在以往的交往过程中碰到过挫折、麻烦、失败,或者受到过嘲笑、讽刺、拒绝等,从而在他们的心理上留下阴影,使其对人群感到恐惧,以致害怕与人交往,和人说话时就会出现紧张、焦虑、不安等情况。社交恐惧症的个体会低估自己的社会表现,高估负面社会结果的可能性,且高估如果害怕的结果发生后会更糟。研究发现社交恐惧症的个体比焦虑的对照组和非焦虑的对照组对于社会情境有较多的负性认知,而且他们在治疗前显示了更多的负面想法。有资料指出社交恐惧症的个体对于自己的看法和他们认为别人对他们的看法之间是有差异存在的,而这差异就成了认知的脆弱因素,这些患者也倾向于比较会将负面结果的责任归咎于自己,而比较不会归咎于外在因素,而这跟没有特定社交焦虑的人是相反的。

(五)环境因素

研究显示,患儿的父母较正常人的父母对子女缺乏情感温暖、理解、信任和鼓励,但却有过多的拒绝、惩罚、干涉和过度保护。一般认为,过多拒绝式的教育与患儿害怕被否定的社会性焦虑产生有关,患儿具有"过分关心他人评价、害怕被否定和渴望被尊重"的认知心理特征。较少得到父母情感温暖、同情、赞扬及受到过多惩罚、干涉和拒绝的儿童,特别关心他人评价及渴望得到赞许和被承认。然而,不幸的是,这类儿童一方面非常渴望得到他人赞许,另一方面又对从他人得到赞许的期望度很低,结果导致对他人评价的忧虑。

三、临床基本特征

(一)对社交场合和与人接触的恐惧

主要临床表现是极端和持久稳固的害羞和行为抑制。社交恐惧症是害怕被细查、评价或是成为注意力的焦点,然而患儿真正的恐惧是受到负面评价。患儿时常担心别人会发现他们的错误,或是被人看成是无能或十分怪异的人。他们担忧上述的这种错误发生在社交活动中,这些社交情境包括当他们在别人的观看下从事某种活动,或是处身于可能或获得他人注意的情境中。患有社交恐惧症的患儿相信,如果他们看起来很焦虑(如脸红、冒汗、发抖),或是做出一些他们觉得很尴尬、表现出笨拙或是做错事情的言行举止,就会受到别人的负面评价。

患儿害怕出现在公共场合时,大家注视自己;害怕当众出丑,使自己处于窘迫或难堪的状况;也害怕自己看起来是焦虑的。害怕对象可以是一个、几个或广泛的社交场合。最常见的是害怕当众讲话、表演,参加社交聚会,与有威望的人交往,以及周围有许多人时(如在公共场所就餐、在公共休息室写字等)。有的儿童害怕的对象是广泛的社交场合,他在任何社交场合中都会害怕自己成了别人注意的中心,他会发现周围每个人都在看着自己,观察自己的每个小动作,害怕被介绍给陌生人,甚至害怕在公共场所进餐、喝饮料。有的儿童是对某个社交场合产生恐惧,他们在与别人的一般交往中并没有什么异常,可是当他们需要上台表演或者当众演讲时,他们会感到极度的恐惧,常常变得结结巴巴,甚至愣在当场。

(二)回避行为

患儿有回避行为,常常拒绝或不愿去自己害怕的场合,不参加集体活动、体育课、上课不发言。患儿希望逃离害怕的环境,他们存在自我轻视的认知,非常自卑,认为别人会拒绝自己。如果勉强他去恐惧的场所,在年幼儿童,由于他们的认知水平有限,很难清晰地表达他们的思想、感受,他们常常表现出过分纠缠父母、尾随父母、寸步不离,或哭喊、发脾气、生气、冷漠;年长儿则表现为与人交往时窘迫,不敢与人对视,沉默寡言。他们难于与人建立伙伴关系,很少朋友。有些儿童因害怕与人打交道而拒绝上学。

有些青少年表现一些外化的行为障碍如打架斗殴、乙醇和物质滥用等。

(三)焦虑反应

当患儿出现在社交场合,会出现明显不安,伴有出汗、面红、心悸、震颤、头痛、腹泻、尿频等躯体焦虑的表现。周围的人可能会看到的症状有:红脸、口吃结巴、轻微颤抖。有时候,患儿发现自己呼吸急促,手脚冰凉,恐惧得手发抖以致无法写字;害怕在公共场所呕吐等;回避见人、所有公众场合;焦虑、面红、心慌、震颤、出汗、恶心、尿急等;在公共厕所里怕因恐惧而解不出小便。

(四)功能损害

社交焦虑症可以严重损害正常功能,由于害怕当众讲话,以致上课不发言,不参加需要抛头露面的活动;他们往往无法交朋友,严重者甚至无法上学。

社交恐惧又可细分为许多种,其中最常见的有以下几种:

赤面恐惧症:有的害怕见人脸红后被别人看见,或坚信自己已脸红,已被他人察觉,故而焦虑不安,称之为赤面恐惧症。一般人在众人面前时,经常会由于害羞或不好意思而脸红,但赤面恐惧患者却对此过度焦虑,感到在人前脸红是十分羞耻的事,最后由于症状固着下来,则非常畏惧到众人面前。患者一直努力掩饰自己的赤面,尽量不被人觉察,并因此十分苦恼。患者惧怕到众人面前,在乘公共汽车时,总感到自己处在众人注视之下,终于连公共汽车也不敢乘。如有位赤面恐惧的患儿,对上学乘公共汽车感到痛苦,便总是在别人上车完毕,公共汽车快开时才匆匆上车,以此方法避开人们的注目。因为坐下会与别人正面相对,便干脆站在车门口来隐藏自己的赤面。又如一位学生患者,因赤面恐惧而不能乘公共汽车,只好坐出租车或干脆步行。上述症状在正常人看来似乎很可笑,但对患儿来说却是痛苦不堪,直接影响到他们日常生活和人际交往。

视线恐惧:有的患儿害怕与人对视,怕别人看出自己的眼神不好,或自认为眼睛的余光在窥视别人,因而恐惧不宁者,称之为恐人症。患儿主诉与别人见面时不能正视对方,自己的视线与对方的视线相遇就感到非常难堪,以至于眼睛不知看哪儿才好。患儿一味注意视线的事情,并急于强迫自己稳定下来,但往往事与愿违,终于不能集中注意力与对方交谈,谈话前言不搭后语,而且往往失去常态。有的患儿在上课时,总是不能自已地去注意自己旁边的同学,或总感到旁边的同学在注意自己,结果影响了上课,并给自己带来无比的痛苦。

除上述表现外,还有两个特定的社交恐惧症值得注意,即排泄恐惧和呕吐恐惧。

排泄恐惧:这类患儿要么在公共厕所感到焦虑而无法排尿,要么常常感到急于排尿而害怕失禁。因此,他们将自己的活动范围限定在离厕所不远的地方。有少数患儿的类似症状是关于排粪的。

呕吐恐惧:这类患儿担心自己会在公共场所呕吐,通常是在公共汽车或地铁上,当他们置身于这些环境时便感到焦虑和恶心,少数患儿总是担心别人会在这些地方呕吐。

四、诊断与鉴别诊断

人们常常错误地认为这种功能损害是一种害羞,因此,社交恐惧症始终没有得到应有的重视、及时的发现和治疗,人们常常就诊的原因不是社交焦虑而是合并了抑郁症或者其他精神疾病,因此识别和早期诊断十分必要。

(一)CCMD-3 的诊断标准

CCMD-3 关于社交焦虑症的诊断标准:儿童社交恐惧症是指儿童对新环境或陌生人产生恐惧、焦虑情绪和回避行为。

1.症状标准

(1)与陌生人(包括同龄人)交往时,存在持久的焦虑,有社交回避行为。

(2)与陌生人交往时,患儿对其行为有自我意识,表现出尴尬或过分关注。

(3)对新环境感到痛苦、不适、哭闹、不语或退出。

(4)患儿与家人或熟悉的人在一起时,社交关系良好。

2.严重标准

显著影响社交(包括与同龄人)关系,导致交往受限。

3.病程标准

符合症状标准和严重标准至少已1个月。

4.排除标准

不是由于精神分裂症、心境障碍、癫痫所致精神障碍、广泛性发育障碍等所致。

(二)ICD-10 和 DSM-Ⅳ的诊断标准

总体上,ICD-10 和 DSM-Ⅳ关于社交恐惧症的诊断要点是类似的,主要的不同之处在于ICD-10 更强调焦虑症状:2个焦虑的一般性症状和与社交恐惧症有关的3个症状中的一个。DSM-Ⅳ有一个附加标准,即如果患者不到18岁,那么症状必须持续至少6个月。表11-1列出了 ICIMO 和 DSM-Ⅳ中关于社交恐惧症的诊断标准要点。

表 11-1　ICD-10 和 DSM-Ⅳ 对社交恐惧症的简化诊断标准*

ICD-10	DSM-Ⅳ
明显的害怕或回避成为注意的中心,或尴尬或丢脸的行为举止暴露于社交场合	明显的害怕或回避会暴露于陌生人的场景,或者害怕的现场尴尬,或者丢脸的行为举止
在恐惧场景中出现 2 个焦虑症状,并至少有下列症状之一:脸红或发抖、害怕呕吐、害怕或者急于要排尿或排粪	
显著地情感痛苦,可意识到是过分的或不合理的	意识到害怕是过分的或不合理的,影响功能或引起明显的痛苦
症状限于或主要见于处于恐惧的场景中或想象此场景之时	
不是继发于其他障碍	不是继发于其他障碍
	如果患者不到 18 岁,那么症状至少持续 6 个月

注:* 为便于比较两类标准,对用词进行了改写并改变了一些条目的顺序

(三)鉴别诊断

1.与正常儿童的害羞鉴别

害羞没有适当的定义,它包含自我意识的成分,且可能等同于轻微的社交焦虑,也即害羞意味着害怕负面批评,但不至于导致严重的苦恼或逃避行为。害羞是很常见的情形,但不至于导致失能。正常儿童,尤其是女孩,常常有害羞、退缩等行为,故鉴别要点在于持续时间和社会功能的损害。对陌生人警惕在 0.5~1 岁时是正常现象,当遇到陌生的环境或在意外遭遇下,表现短暂的退缩、胆小、害怕、局促或焦虑在儿童早期也是正常的。4~5 岁的儿童开始进入结交朋友时期。部分个性内向的儿童在社交场合较为退缩,是因为他们还未能学会如何与人和睦交往的技能,对人际往来感到焦虑。一般随年龄增大后也会自行消失,不属病态。而社交恐惧症对与人交往的恐惧是与其年龄发育阶段不相称的,随年龄增长不消失,有的在青春期起病。这种交往困难由于其主观的焦虑、紧张而造成社会功能的损害。另外,有研究显示,儿童时期的害羞、社交抑制、回避行为与今后发展为社交焦虑密切相关。因此,对儿童时期出现的社交焦虑应该予以足够的重视,做到早发现、早干预、早治疗。

2.广场恐惧症

因为社交恐惧症和广场恐惧症会逃避许多相同类型的情境,所以两者会被混淆。然而,两者潜在的害怕认知,亦即逃避的理由是不同的。社交恐惧症患儿害怕被细查和困窘时难以逃离,所以他们不喜欢排队、购物中心和拥挤的火车。

广场恐惧症个体不喜欢这些相同的情境是因为如果有身体的伤害时,他们难以逃脱,困窘并不是他们害怕的主要焦点。一个有用的区分方法为:询问患儿如果他们单独一人在一个害怕的情境中他们是否焦虑,广场恐惧症患儿会报告这是一个让他们感到害怕的情况,而社交恐惧症患儿认为如果没有其他人在附近,他们就没有问题。

3.身体畸形性疾患

身体畸形性疾患患儿经常报告有社交焦虑和逃避行为,询问患儿是否他们害怕他们的外貌或行为的某些方面会引起他人的负面反应,这样可以有效地帮助排除身体畸形性疾患,社交恐惧症患儿担心自己在他人面前所呈现的样子,而身体畸形性疾患的个体通常会专注于特定缺陷,当他们出现在一般现实情境中。社交恐惧症患者中有11%~12%和身体畸形性疾患共病。

4.其他精神障碍

广泛性发育障碍具有明显的交往障碍,需与社交恐惧症鉴别,广泛性发育障碍除交往障碍外,还有言语障碍和刻板重复的行为,而社交恐惧症在和熟悉的人交往时一切正常;精神分裂症可以出现明显的孤僻、退缩,根据其临床症状如幻觉、妄想,不难鉴别;重性抑郁症患儿经常有的特征是失去信心和社会退缩,由于情绪低落,也不愿与人交往,患儿有抑郁的内心体验,与人交往时没有明显的自主神经失调的症状,可资鉴别。

五、共病

社交恐惧症会造成许多领域的角色功能损害,且有显著的共病。根据DSM-Ⅲ-R诊断标准的共病资料,儿童几乎很少单独患社交恐惧症。患社交恐惧症的儿童通常至少还符合另一种焦虑障碍的诊断。例如,Last报道有87%的社交恐惧症儿童至少符合另一种焦虑障碍的诊断,而Strauss和Last报道有10%的社交恐惧症儿童符合抑郁症的诊断标准。近期一项参考DSM-Ⅳ诊断标准的研究报道,有60%符合附加轴Ⅰ诊断的儿童,在焦虑障碍领域有35%的共病率。最常见的共患疾病是广泛性焦虑障碍、特定恐惧症和注意缺陷多动障碍,基本上都在10%左右;其次是选择性缄默,约在8%左右;共患抑郁症约在6%。

六、预后

有研究表明,社交恐惧症是相对稳定的,儿童社交恐惧症往往延续到成人,有较多不良的结局,包括学业和工作功能的受损、局限的社交互动和人际关系、乙醇滥用和抑郁。有社交恐惧症的个体长大后无法发挥其教育和职业的潜能,且比一般人口较少结婚。一项小型的研究发现,尽管有较高的教育程度,社交恐惧症患者成人后较多为单身、独居和没有工作。

七、评估

对社交恐惧症进行综合和准确的评估对临床诊断、治疗计划、治疗评估及研究都是很重要的。目前,采用具有良好信度和效度的测评工具对儿童期焦虑障碍进行综合评估已被广泛运用。近年来,研究者对儿童期社交恐惧症开始多方面的评估测试。临床评估包括半结构化的访谈、自评量表和临床访谈。

(一)评估方案

Beidel和Turner(1998)提出对儿童社交恐惧症的评估策略。这个方案中包括了深入的临床评估,包含了半结构化的访谈、自评量表和临床访谈。另外,这个标准化的评估方法中,Beidel和Turner强调通过自我监察的方法可以获得很多重要的评估信息。这种评估方法在儿童人群中并不是总是可行的,而在对成人社交恐惧症评估时是很有用的。而且,几位研究者开始探索行为评估任务(BAT'S)作为一种获得有关儿童恐惧范围的附加的临床信息。

(二)诊断性访谈

焦虑障碍访谈量表(简称 ADIS-Ⅳ-C):是 Silverman 和 Albano 在 1995 年编制,对儿童社交恐惧症提供了综合和相关的评估,它对所有的焦虑障碍(包括选择性缄默)、情感性障碍、注意缺陷多动障碍,还有对其他疾病的筛查问题。ADIS-Ⅳ-C 还包括了对社会和同伴关系的问题评估。此量表的父母版 ADIS-Ⅳ-C 还附加了对品行障碍、对立违抗障碍以及遗尿、广泛性发育障碍和学习障碍的诊断分类。

(三)自评量表

有很多自评量表用于评估儿童人群的总体焦虑症状,这里就包含了一些社交焦虑分量表。总的来说,评估焦虑的量表在儿童中运用的信度较好,能够帮助区分焦虑和非焦虑的孩子,可以评估治疗前后症状的改变情况,用于评估疗效。近年来,有两个自评量表专门用于评估儿童社交焦虑障碍。由 LaGreca 和 Stone 修订的社交焦虑量表(SASC-R)用于评估儿童对于社交的恐惧,此量表有 22 个条目,含 3 个分量表,分别为:在普通情境中的社交回避和痛苦、在陌生环境里的社交回避和痛苦及对负性评价的恐惧。LaGreca 和 Stone 进行的相关研究证实了 SASC-R 的信效度较好,3 个分量表的内部一致性也在可接受范围(Alpha 系数>0.65)。另一个自评量表是由 Beidel 等人编制的儿童社交恐惧和焦虑问卷(SPAI-C)。用于评估 8~14 岁儿童,包含 26 个条目,有 3 个因子:一般的社交性会谈、传统的社交会面、公开场合的表现。作者报告了此量表的重测信度较高(2周的重测信度为 0.82,10 个月的重测信度为 0.63),且内部一致性较高。

(四)评估社交恐惧症时重要的考虑

在评估社交恐惧症儿童时有一些直接关联的重要因素,包括儿童的社交意愿、父母-孩子信息的一致性、发育的敏感度。实际上,文化因素和性别因素在评估儿童社交恐惧症时也很重要。简而言之,一些研究显示文化因素会影响对焦虑的自我测评,如中国的儿童比起西方社会的儿童自测报告有更多的社交焦虑。至于性别的差异,有研究发现在社区人群中女孩患社交恐惧症的比例比男孩高,而在临床样本中患社交恐惧症的男女比例差不多,提示需要做进一步的研究来提高我们理解在临床机构中为何女性患儿的数量并不高。

总之,对社交恐惧症儿童进行全面的评估对于临床诊断、治疗计划、治疗评估及研究是至关重要的。

八、治疗

治疗目标在于症状的减少与功能的改善,要消除所有的焦虑是不太可能,也没有必要,而且治疗者的角色是帮助患儿设定符合现实的治疗目标。治疗社交恐惧症的方法以心理治疗为主,严重焦虑者可合并药物治疗。

(一)心理治疗

20 世纪 80 年代早期,Lowenstein(1983)首次报道多种方法治疗儿童、青少年社交焦虑。目前,用于治疗社交恐惧症的心理治疗方法很多,主要包括:认知行为疗法(CBT)、暴露疗法、社交技能训练、放松训练、认知领悟疗法、森田疗法、团体治疗等。考虑到年幼儿童有限的认知能力以及与恐惧相伴随的焦虑情绪,所以在年幼儿童的认知行为治疗中,最为重要的方法当属行为治疗方法(如系统脱敏、模仿学习)与认知技术(积极的自我评述、读书治疗)。对年长一些的儿童和青少年,在采用暴露疗法的基础上增加一些心理教育、社交训练、放松训练和角色扮演。

1.暴露疗法

暴露疗法是治疗社交恐惧症的基础,是由 Mark 所创立,属于经典的消退抑制。据此理论,当患儿较长期暴露在真实的可以导致焦虑恐惧的场景之中,使他出现最大的焦虑或恐惧感,此时只要不伴有疼痛或其他躯体的嫌恶性刺激,经过反复的、长期暴露于刺激当中,这类不良情绪会逐渐消退。在治疗过程中,首先治疗师应该取得家长和患儿的信任,并介绍该治疗方法,得到家长和患儿的同意,开始治疗前治疗师应该详细了解患儿的病情并观察患儿不良情绪的外在表现,特别是躯体情况。继之,让患儿暴露在能引起不良情绪的情境之中,连续数小时。

案例分析:小华是一名15岁的女中学生,她过分害羞,与人说话不敢直视别人的眼睛,常常面红耳赤、大汗淋漓,诊断为社交恐惧症。治疗师在了解小华的病情后,向其家长和患儿介绍了该治疗方法,家长和患儿都表示愿意参与治疗。治疗师将小华带到繁华的商业街,先让小华观看治疗师向一位陌生人问路,随后让患儿重复治疗师的行动,反复多次进行,直到小华感到在街道上向陌生人问路不是一件艰难的事情为止。每次治疗后都布置类似的家庭作业,并逐一按固定格式记录病情和治疗反应,每周治疗1~2次,一般10~15次可以获得效果。

2.系统脱敏法

系统脱敏是通过以一种适应性的反应代替原来的非适应性反应从而减少焦虑或恐惧的一个治疗过程。通过切断一个特定的刺激与它通常所诱发的焦虑或恐惧反应之间的联系,达到降低情绪反应的目的。也就是说,当刺激出现时,焦虑反应被阻断了。对于年长一些的儿童和青少年可以通过采用肌肉放松而实现的,在平静放松的状态下,就不可能出现焦虑反应。对年幼儿童需要使用一些能够诱发放松的方法,如用大笑来达到放松。

在系统脱敏过程中,患儿在真实的生活情境中面对能诱发焦虑的刺激,并不是通过想象,因为想象脱敏对于年幼儿童来说比较困难。在建立现实脱敏的治疗程序时,治疗师必须能够完全控制恐惧刺激。

案例分析:小麦是一个5岁的男孩,自从3岁上幼儿园以来,害怕与小朋友来往,不和小朋友玩游戏,爱发脾气,沉默寡言。治疗师从小麦的母亲那里收集了一些资料,建立了一个恐惧的等级序列,共9级,从小麦最低的恐惧刺激(不愿和小朋友打招呼),到他最害怕的情境(与小朋友一起玩游戏),组合成完整的恐惧刺激序列,治疗师在实际情境中逐渐向小麦呈现该序列里的刺激,同时指导他进行简单和积极的自我暗示如"我是勇敢的孩子,我可以做得好",主要是肯定他自己具有完成任务的能力。在治疗室的墙壁上挂有一个摇摆、微笑的小丑,当小麦紧张、焦虑时,小丑就会竖起大拇指,小麦看见这个小丑时,心里就放松了。每当小麦感觉紧张时,治疗师就陪同他回到上一个等级。随着小麦应付困难情境的能力不断增强,他在心理上得到了一些满足,并且通过治疗师和父母的正面反馈,终于克服了社交焦。

以下是小麦的系统脱敏等级序列:

1.与父母打招呼

2.与治疗师打招呼

3.与一个幼儿园小朋友打招呼

4.与该小朋友握握手

5.与该小朋友拥抱

6.与该小朋友手拉手打招呼

7.问该小朋友喜欢什么玩具

8.与该小朋友说自己喜欢的一种玩具

9.与该小朋友一起玩这个玩具

3.社交技能训练

DSM－Ⅲ出版之前,已经在社交技巧困难或焦虑等不同的精神科门诊患者人群中,证实了社交技能训练的临床功效。那些被称为社交技能训练的策略往往包含了明确的操作指南,和暴露治疗相当一致,例如去习惯面对他们的害怕以及持续在某种状态下直到焦虑消除。社交技能训练是一项复杂的系列治疗方式,它包含了暴露法、系统脱敏法、行为的反复训练以及适当行为的示范。目前,仍然不清楚是治疗里哪部分发挥了作用,最有效的部分似乎是暴露法,不论是有正式的社交技能训练,或是在家庭作业中要求参与社交互动,患儿表现出的成果是一样的好。对于社交恐惧症患儿,社交技能训练可能有益于改善社交的表现以及增加社交行为。

4.认知行为疗法

有报道显示,单纯使用认知治疗并不能够明显改善患儿的行为问题,与此同时,单一使用行为疗法疗效不能保持,病情常常反复。因此,认知结合行为疗法被认为是目前最有效的治疗社交恐惧症的心理疗法。认知行为疗法由 Heim－berg 创立,在成人社交恐惧症的治疗中取得疗效。以后,根据此原理发展出一些适合儿童、青少年社交恐惧的治疗方法,如 Kendall 的"Coping Cat Program",主要内容是一个16周的访谈,结合心理教育、认知和定向暴露法,其主要目的在于帮助患儿学会鉴别各种焦虑体验以及与自身躯体的感觉联系,将注意力集中在负面的不现实的思维中,在害怕的环境中采用合理的自我对话,提升个人行为的现实感,在适宜的情况下自我奖励。Barrett 等在认知行为疗法基础上增加了父母治疗,认为对于青春发育前期的儿童效果良好。社交恐惧症患儿由于回避害怕的环境,从而减少社交机会,强化害怕,进一步回避社交,导致不正常的恶性循环。一般论点皆一致地认为,对于负面评价的过度害怕是社交恐惧症的核心特征。Mattick 与 Peters(1988)及 Mattick 等人(1989)在暴露疗法、认知治疗及认知行为治疗各试验中,证明影响治疗改善程度的最重要调节因素是患者能降低对他人意见的关注程度。认知行为疗法就是帮助患儿降低对他人意见的关注程度,认识害怕、回避只能加重社交恐惧,发展出有效的处理思想和行为方式,用新建立的技巧系统地对抗所害怕的环境。

具体步骤:首先是心理教育,要向患儿介绍有关社交恐惧症的背景资料,如起病的年龄、常见的临床表现、躯体的一些反应,特别强调患儿因为害怕而产生的回避行为。然而,必须明确的是,在各种自己害怕的社交场合中暴露自己是非常有必要的。同时,向患儿介绍一些有关非病理性焦虑、病理性焦虑的概念,非病理性焦虑是一种适宜的反应,这种反应是对迫在眉睫、将要发生危险的一种警戒信号,让人们远离危险;病理性焦虑是一种错误的警报信号,因为并没有危险或将要受到伤害的情况发生。再者,让患儿认识到其自我评价的不恰当性,领悟到这种不恰当的自我评价与对自己和周围环境要求过高是产生症状的原因,督促患儿在逐渐的社交练习中,纠正自己的错误、不恰当的认知,树立起健康的自尊心,正确对待自己与周围人,达到消除症状的目的。第二是暴露疗法(详见上文)。第三是技巧训练,这里包括放松训练、认知重建训练、坚持训练、各种社交训练、问题解决训练、合理自我对话训练等。这些技巧的训练可以通过口头教育、模仿学习、角色扮演等形式来完成。例如放松训练,放松训练的目的是帮助患儿在处于引起焦虑的情境中减轻躯体反应。训练患儿掌握渐进放松技术和深呼吸方法,利用生物反馈技术,促进患儿掌握放松技术,训练患儿凭积极的想象指导缓解焦虑,可以结合暗示自我放松训练(平卧闭上眼睛,由治疗师反复多次语言暗示,使患儿在内心产生短期暗示,以后逐渐熟练掌握,使自己逐渐放松)。有关社交技巧训练,其目的是帮助患儿获得一些在社交场合中需要使用的行为方式。如眼与眼的对视、微笑,以一种合适的声音说话,愉快地接收别人的赞美,学会问问题,观察同伴的感受并如何适当的回应。可以组织一些集体活动(如垂钓、打保龄球、看电视等)来发展友谊。第四是家庭作业,每次完成治疗后均要布置相应的家庭作业来完善治疗内容,熟练掌握各种技巧,并将这些技巧推广应用到真实的社会中去。第五是父母治疗,帮助父母了解和处理他们患有焦虑症的小孩,当小孩减少了回避行为时,教会父母用可能的管理策略奖赏小孩。特别是当这些父母本身具有明显的焦虑倾向时,父母治疗是非常有必要的。

对儿童有效的社交治疗(SET-C)。Beidel等从成人版社交有效治疗计划中发展出针对儿童社交焦虑的版本(SET-C)。SET~C是一种针对儿童社交焦虑,结合与同龄无焦虑儿童游玩、暴露治疗和社交训练治疗的多方面行为治疗。治疗目的是减少社交焦虑和恐惧,改善社交技能,增加各种社交活动的参与。治疗步骤包括:

(1)教育部分:向焦虑儿童和其家长提供有关社交焦虑的知识以及SET-C治疗计划。

(2)社交训练:由4~6个儿童组成,每次治疗时间接近60分钟,训练内容包括问候、自我介绍、如何开始交谈以及维持交谈、聆听和记忆的技巧、如何参与集体活动、如何打电话等等,每周一次,通过指导、角色扮演、正面反馈来完成,治疗后安排相关内容的家庭作业。

(3)与同龄无焦虑儿童游玩计划(一位焦虑儿童配对一位无焦虑儿童,且这些无焦虑儿童的社交能力需要比较强),每次活动约90分钟,在完成社交训练后开始,主要内容包括玩保龄球,参加PIZZA餐会、放风事或者溜冰等活动。(4)暴露治疗主要内容包括在集体治疗组面前朗读、与同龄无焦虑儿童玩游戏或在其他人注视下能够在黑板上做考试题。从Beidel与同事的研究结果来看,SET-C对儿童社交焦虑的治疗效果良好。

5.认知领悟疗法

认知领悟疗法是钟友彬创立的一种具有中国特色的短程精神分析疗法。对强迫症、恐人症、某些性变态等精神障碍的治疗取得了良好效果。刘浩志等人根据认知领悟疗法的原理和方法治疗社交恐惧症取得了满意的效果。钟友彬认为,社交恐惧症不过是恐人症的一个类型,他从患儿性心理发育障碍的角度探讨了恐人症的发病机制并提出相应的治疗方案。他认为某些性格腼腆的少年,青春期开始出现成年的性欲望和性幻想时,不能正确理解,不恰当地压抑并用不完全理解的性道德来自我谴责,结果出现严重羞耻反应(如脸红、怕见人等),对幼年性经历的不恰当谴责加剧了心理冲突,并进入恶性循环,是恐人症的发病心理机制。由此他认为,只要患儿能认识到青春期出现成熟的性心理是正确的,并且能领悟用针对成年人的性道德对自己幼年的性游戏或性经历进行自我谴责是不恰当的、幼稚的,这样就可以消除患儿的疑虑、缓解大部分症状,对那些有敏感性关系妄想的患儿,需督促患者反复调查,以证实其想法的幼稚性和非真实性,以消除敏感性关系妄想。目前,应用认知领悟疗法治疗社交恐惧症多是个案分析,而且患儿大多数是成年人,有儿童青少年的治疗报道较少,进一步的疗效评定有待观察。

6.读书治疗

虽然读书治疗不是一种认知干预方法,但是它作为治疗的一种补充已经得到越来越多的应用。对于年幼儿童而言,提供一个儿童作为故事主角(模特),通过讲故事描述该儿童如何应对相似的情境。这样的故事可以使儿童通过模仿而表现出对某个特定情境的积极反应,即希望听故事者将故事中的一些做法应用在自己解决问题的方法中去。治疗师通常可以利用一些已经出版的刊物作为读书治疗的材料,但是,这些具有针对性的材料并不容易找到。一般说来,对于年幼儿童,治疗师可以创作一些简单的故事书;对于年龄较大的儿童,治疗师在治疗过程中可以与儿童一起编写相应的故事。与儿童一起创作故事的好处非常多,儿童积极地参与书籍的创作,他们可能会将治疗中发生的材料融合到故事中去,因此,儿可以在故事中创造出许多解决问题的方法和积极的自我评述,进一步,儿童就有可能逐渐掌握了认知改变的策略。

案例分析:小明是一个7岁的男孩,上小学二年级,他父母对他的许多问题都感到担心,这些问题主要包括:害羞,不敢见人,当家中有客人来时,小明总是躲到自己的房间里不肯出来见人,或者勉强出来,也不与客人打招呼,上课注意力不集中,在学校沉默寡言,从来不主动举手回答老师的提问,有时老师提问小明,他站起来,也总是低着头不回答,额头冒汗,双手握拳,显得非常焦虑。

治疗师选择了《勇敢和沉着的小孩》一书,小明仔细读到这个勇敢和沉着的小孩原来是一个长得非常难看的小男孩,说话结巴,家庭一贫如洗,是个孤儿,小镇上的许多小朋友都嘲笑他,他常常一个人躲在家中,或者在河边与老橡树聊天,见到其他人,他总是低着头绕道走,从来没有朋友。有一天,有个怪兽来到小镇,扬言要一位小朋友在晚上跨过小河到怪兽居住的山洞里给它喂食,如果不来,它将要毁灭小镇,镇上小朋友的爸爸妈妈都不愿意自己的小孩去,这个非常难看的小男孩没有爸爸妈妈,所以,小男孩不得不连夜启程去河对岸,小男孩非常害怕,他大声地对自己说"我是勇敢的,我能做到。"小男孩终于去到怪兽居住的洞穴,怪兽见到他,笑着对小男孩说"你是最勇敢和沉着的孩子。"小男孩回到了镇子上,全镇的居民都来欢迎他,并且在他的小屋旁插着一个小木牌,上面写道"这是小镇上最勇敢和沉着的小孩。"小明在治疗师陪同下看完这本书,接着写信给小男孩,信中说道:"小男孩,我要像你一样勇敢! 小明签名。"随后,治疗师又使用了《了不起的猫》一书帮助小明如何运用焦虑管理和放松技能,如:"第3号猫高高扬起你的头",9号猫:"继续坚持"。经过约6个月的治疗。小明逐渐变得开朗和大方,话多了,能够与客人打招呼了。

7.森田治疗

森田治疗方法以森田正马的"顺其自然"、"重在行动"为治疗原则。具体步骤:

(1)详细询问患儿的症状起因、临床表现、严重程度、性格特点、家庭背景、个人成长经历等,以对患儿作出正确的医学诊断及心理诊断。

(2)按照森田理论,反复向患儿解释社交恐惧症形成的机制及与其人格特征的关系,引导患者领悟社交恐惧症治疗的关键就是打破精神交互作用,使注意力不再固着在症状上,从而使症状减轻以至消除。

(3)与患儿一起制定合理的生活作息制度。要求患儿生活有规律,尽量安排一些消耗体力的活动,以促使患儿的注意力由"内向化"向"外向化"转变。反复强调积极行动的重要性,鼓励患儿主动寻找各种活动、工作,并积极做好。

(4)要求患儿接受症状,承认事实。在治疗中,明确告诉患儿不要想摆脱恐人症状,这些症状在短期内是难以消除的,并让患儿背诵森田疗法中的格言,如"欲想以浪平息一浪,反而波浪叠起"、"对于症状,你越躲,它就越来,越对抗它就越重"等,以指导患儿的行动。这种方法可以鼓励患儿战胜自我,带着症状去行动,症状出现时,努力做到顺其自然,对症状不抵抗,自己的行动、态度也不受症状的干扰。尽量按"脸红就脸红吧"、"我的目光让别人紧张就紧张吧"的思路去想,同时把注意力集中在谈话内容上。由于森田疗法是基于人本性的一种心理疗法,患儿的个性特征直接影响着治疗效果。需要选择那些具有一定领悟力和忍耐力的患儿。这在儿童、青少年并不一定适合,治疗例数较少,比较难评定疗效。

8.团体治疗

目前认为以团体治疗进行暴露疗法会为大多数广泛性社交恐惧症患儿带来临床上的好处,它提供长时间的暴露于其他人面前,让焦虑得以习惯化,这可能是首次有机会去学习在持续性焦虑引发的情境中,焦虑的程度最终是会消失的。这也可能是首次机会让很多参加者遇到其他的病友,发现他们不是孤单的。其次,在团体治疗中,积极正性的同伴影响是很重要的有利因素。同伴报告他们练习所建议的技巧,结果带来了改善,比起治疗师教导性的话语更有分量。支持性气氛的团体结合着某种类型的暴露练习,这是在个别治疗中不可能达到的。一般团体治疗的理想人数是6~8人,这可以足够产生有效的团体互动,同时又小到合适让治疗师注意到每个人。1/2的团体成员最好是相对不复杂的社交恐惧症患儿,团体中要男女皆有。进入团体前对患儿作深入的个别访谈进行评估,能有助于确保治疗师觉察严重的共病问题及人格因素,因此可以有效地防止那些会在团体中带来不良影响的状况。一般疗程为10~12次,每周一次,每次2~2.5小时。需要向团体成员介绍一般性的原则,如保密原则,简单介绍疗程是如何进行的。治疗师需要对焦虑成员的同理表达,表达对他们痛苦经历的理解,用一些策略去管理焦虑作一些早期的帮助,如提醒他们来参加的动机,提醒他们已经撑过一次,鼓励他们只要坚持会体验到焦虑程度逐渐下降。

治疗的第一步是教育焦虑和社交恐惧症的本质,教导焦虑管理的方法,开始时会教参与者控制过度换气的技巧,当大部分患儿发现这是很有用的策略时,就会很快掌握。接着要让患儿了解到他们产生社交恐惧症的潜在认知,需调整改变他们的认知。为了成功,越多不真实的信念及潜在不适应的模式被指认出来及挑战时越好,当患儿在面对他们的害怕时,过程中会自然经历一些焦虑,在很多方面来说,这是进步的象征。持续地作出挑战,扭曲的观点会改变,引发的焦虑也会消失,同时教导焦虑管理技巧可以帮助处理焦虑。然后是暴露练习,最有效率的暴露应该以个案特定关注的对象为目标,例如定目标为与朋友在餐厅用餐。逐级暴露的计划会有所不同,有些患儿主要害怕他们会手抖,有些主要害怕无法与别人交谈,前者需要练习在别人观看下进食、喝饮料及书写东西,但后者需要练习社交对谈。在治疗的过程中选择不同的作业,让患儿暴露在一系列的情境中。对大部分的患儿而言,他们的暴露包括活动或被细查为基础的情境及社会互动,通常这是经过协商讨论完成的。对于挑战性情境的角色的暴露,也可以在团体环境中进行,暴露作业的挑战情境是选择大多数人的参与者,通常包括陌生人和对话以及社交技能,如解决冲突、作出要求及处理批评。接着疗程有效地分为:回顾作业任务、讨论即时性的议题或问题,当次晤谈的主题及设计晤谈间的目标及练习,包括认知与暴露为基础的作业。作业可能包括阅读资料、暴露作业、行为试验及认知挑战练习。

(二)药物治疗

常用药物包括苯二氮䓬类抗焦虑剂、选择性5-羟色胺再摄取抑制剂(SSRIs)。有研究证明药物干预对于治疗儿童社交恐惧症的有效性。Birmaher等人(1994)进行了一项为期10个月观察氟西汀治疗儿童焦虑障碍有效性的开放性研究,研究对象为21名11~17岁的焦虑障碍儿童(包括社交恐惧症、过度焦虑、分离性焦虑,且很多患儿符合超过一种的焦虑障碍),结果显示有81%的患儿在治疗末临床总体进步量表(CGI-S)的病情严重度和改善度均有显著的进步。进一步的研究采用氟西汀和安慰剂对照,证实氟西汀在减少患儿的恐惧症的疗效优于安慰剂。还有一些研究探讨了阿普唑仑(一种苯二氮䓬类药物)治疗过度焦虑和回避性障碍的有效性。Simeon 等(1996)进行了一项阿普唑仑和安慰剂随机双盲的研究,对象为 30 名 8~16 岁患儿,研究结果发现,在治疗初期阿普唑仑组的临床改善率高于安慰剂组,但在治疗期末阿普唑仑组和安慰剂组的疗效无明显差异。这些作者提出低剂量的阿普唑仑在短期内(4 周内)对减轻焦虑症状有好处,但是中长期却并无明显疗效。将来需要有更多的研究来探讨药物治疗对于儿童社交恐惧症的疗效。不管怎样,考虑到非药物治疗的方案对于社交恐惧症儿童的干预有效,对于这部分年轻的人群最好选择使用有价值的心理干预方法。

九、总结

流行病学资料显示社交恐惧症是儿童青少年较为常见的一种焦虑障碍,此病会给患儿造成社会功能的损害,如果不经治疗通常会是慢性的病程。社交恐惧症核心的成分如今已被大家认识。成功的治疗方法已经被证实,包括认知行为治疗、SSRIs 等。以长期疗效的观点而言,认知行为治疗是治疗社交恐惧症的较佳选择。目前,对儿童青少年社交焦虑的心理治疗公认认知行为治疗是一种有效的治疗方法,结合暴露、认知重建、社交技巧训练对于减轻焦虑体验和减少损害,无论是在理论上还是在实际操作上都是合理的以及有效的。当社交恐惧症因情境变得复杂的时候,药物治疗的使用便有其必要性,而药物的使用应该符合个案的状况。21 世纪,社交恐惧症疗效的挑战在于发现与执行功能性结果的测量:我们的治疗方式如何有效地帮助患儿在学校、家庭、社区等社交领域中达到他们期望的社交功能的目标,同时也需要更多的研究来评估治疗的长期效果以及扩大治疗的效果。

(殷宗礼　张店区教育局)

第三节　学校恐惧症

学校恐惧症是近年来在儿童青少年中发生较多的一种心理障碍,因其主要表现为对学校产生强烈的恐惧并拒绝上学而得名,又称"拒绝上学"。

一、概述

1932 年,Broadwin 首次对这类长期的对学校感到恐惧而不愿去上学的现象进行了描述,"学校恐惧"由此得名。"学校恐惧症"的诊断名称于 1941 年由 Johnson 等人提出。当前,随着研究的深入,学校恐惧症被看做是一种强烈地拒绝上学的情绪障碍,其临床表现本质上是一种焦虑障碍。

学校恐惧症的流行病学统计较为困难,可能与很多儿童早期常以头痛、乏力、腹痛等躯体主诉为就诊原因,到综合性医院以内科疾病进行诊治有关。据 Kenndy(l965)推测每年患病率为 1.7%。Chazan(1962)提出在儿童精神科病例中仅占 1%。Miller 等(1972)发现,虽然在普通中学中学校恐惧症的患病率低于 1%,而在儿童精神科的门诊,60% 的情绪障碍为学校恐惧症。美国的 Mauclsley 医院儿童部于 1970 年报道该症占情绪障碍儿童的 3.8%。Burke、silverman(1987)和 king 等(1995)研究表明:在全部学龄儿童中的患病率有 1%,占儿童心理门诊的 5%。Helen 等在 2003 年报道,经过为期 3 个月的流行病学调查,发现学校恐惧症的发生率为 2.0%。Heyne 等曾报道该症可能会影响1%左右即将升入初中或高中的学龄儿童。杨晓玲分析北京医科大学5年中的儿童门诊资料,发现该症约占情绪障碍的10%,该症女性多见。其中女孩较男孩多见,可发生于任何年龄和任何的智商水平。国外研究报道一般有3个与发生原因密切相关的发病年龄高蜂:5~7岁为第一高峰,可能与分离性焦虑有关;11~12岁为第二高峰,可能与对升中学、功课增多、学习压力加大、改换学校、重新适应新环境和新环境的人际交往困难的广泛性焦虑症有关;14岁为第三高峰,可能与少年第二性性发育,对自身体像的焦虑、情绪抑郁有关。

二、病因学研究

学校恐惧症也和其他的儿童情绪障碍类似,没有单一的病因,病因是复杂和综合的,是生物-心理-社会等因素综合起来而发生的。生物学因素是基础,不良的心理社会因素只有在易感的生物素质基础上起作用。对于学校恐惧症的生物学因素的研究至今没有发现明确的阳性的结果,可能是由于学校恐惧症不像其他重性精神疾病那样与正常人群有显著的差异。所以,对于生物学的研究很少。

(一)遗传因素

孩子继承了父母的遗传基因,也继承了父母的体貌、个性及情绪反应等特征。在早期研究中曾对299名患有广场恐惧症的母亲进行家族史研究,发现其子女比一般人群中有更高的学校恐惧症发生率。Mcshane等发现,在患有学校恐惧症的儿童中,有1/2以上有精神障碍家族史。

(二)神经生物学因素

神经生物学研究观点认为,大脑额叶是学习和复杂情感的中枢。焦虑障碍的起源是应激反应,而应激反应系统主要是网状激活系统起作用,下丘脑和丘脑也占重要的地位。网状结构是一个计划神经兴奋的组织,它使有机体在一定的刺激条件下,保持一定的唤醒水平和清醒状态,维持注意并激活情绪。网状结构神经组织经过上行和下行激活系统的整合活动,丘脑系统和大脑皮层的激活起着提供兴奋来源和协调的作用。丘脑激活被唤醒时,情绪阈值明显下降,机体的情绪性明显提高,情绪行为模式明显改变。边缘系统调节情绪行为和情绪体验,尤其情绪体验被认为是整个边缘系统的整合结果。大脑额叶和边缘系统是情绪的中枢部分。日本学者通过将学校恐惧症患儿的SPECT检查与正常成人比较发现,患有学校恐惧症的儿童存在额叶、颞叶及枕叶局部脑血流灌注的降低,这表明学校恐惧症患儿有脑功能水平的降低。我国钱昀等通过对17例学校恐惧症患儿进行SPECT研究发现,学校恐惧症患儿可能存在局部脑血流灌注的改变,表现为额叶、颞叶、枕叶、基底神经节、边缘系统局部脑功能的低下。

(三)心理学因素

1.精神分析理论

认为儿童害怕与自己的父母直接发生冲突和对抗,他们对学校的恐惧是对这种冲突的转移,从一个实体对象(父母),转移到另一个对象(学校),所以拒绝上学的实质是一种特殊的恐惧症。精神分析学说认为学校恐惧的儿童害怕上学,其实是害怕离开自己的母亲,恐惧的基本问题是不愿"分离",另一派则认为分离恐惧不能解释有的儿童不去学校而在其他方面还可以进行恰当地活动(如离开家到其他地方去玩),认为儿童恐惧学校的实质是害怕失败。

2.行为理论

认为学校恐惧症是一种反应性及操作性的学习行为,是在恐惧事物的经历上学习而得。如儿童在入学、转学或升学中碰到过分严厉的老师、在学校学习或其他活动上的失败、挫折或受到委屈、羞辱等等,产生强烈的情绪反应和焦虑不安的心理,害怕并且不愿再面对或重新尝试这种痛苦的经验,对这种情境产生回避性反应而待在家中。对这种行为如果处理不当时,会增强对学校恐惧的程度。如父母不分是非地同情患儿,为其辩护,或者以粗暴的体罚强迫儿童上学,就会强化了患儿的这种恐惧。其次,大多数的幼儿与父母在一起自然地有安全感,与父母分离则产生害怕、恐惧、焦虑、不安等情绪。假如母亲对幼儿外出离开自己表示焦虑不安、不放心,则会增强患儿的害怕和恐惧情绪。因此,他们认为儿童的恐惧也与父母的反应相互影响。

3.发展学理论

认为在正常儿童中出现对学校的恐惧行为是一个很自然的过程。例如,幼儿普遍害怕与父母分离,大一点的孩子普遍害怕老师和其他儿童,再大一点的儿童对于社会的评价容易恐惧等。所以,学校恐惧症是一定年龄自然发生的事情,只是有些患儿在反应的程度和持续时间上超过了正常范围。其内容也是随着年龄而变化的,随着儿童一天一天地长大,这些潜在的问题将一一显现出来,如果学校和父母用粗暴的方式逼迫小孩上学时,这些问题将会变得严重,容易使儿童选择拒绝上学而愿意待在家里。

(四)其他因素

1.个性方面的缺陷

研究表明学校恐惧症的儿童有性格方面的弱点。年龄小的儿童常常表现为脆弱、过分依赖、胆小、害羞等特点,这种个性特点的儿童容易过分依赖父母而出现上学困难,他们常常愿意待在父母身边,对陌生的人和环境感到紧张和恐惧。对于年龄稍大的儿童,有人用艾森克个性问卷进行调查,发现患儿的个性与正常儿童有显著性差异,表现为孤独、情感封闭、难以适应外部环境、情绪不稳定、容易紧张和焦虑等。由于这种性格上的缺陷,使这类儿童容易在学校里得不到老师和同学们的喜爱,使其体会不到学校集体里应有的温暖;有些儿童由于性格软弱,常常遭到其他学生的嘲笑和欺负;有些儿童由于不能很好地与老师进行交流和沟通,容易被老师同学误解,加之性格敏感,常常产生过分的烦恼。基于这种研究,曾经有学者认为学校恐惧症是一种特殊类型的社交恐惧症。类似内化性的个性特点及适应不良是学校恐惧症发病的素质因素。钱昀等研究发现,学校恐惧症患儿常常具有神经症的个性特点,常常表现老实、顺从、情绪不稳定的性格,对各种刺激的反应过于强烈,情绪激发后很难平复,与人交往时,产生强烈的情绪反应而影响正常适应。

2.环境因素

在国外,关于学校和家庭因素对子女拒绝上学行为的影响早有报道。常见诱因是学习失败,如可能是因某事被老师批评、指责或体罚,自尊心受到伤害而出现强烈的负性情绪反应,害怕教师的批评或同学的嘲笑,不愿再面对老师和同学而回避在家。有的因成绩不理想被家长责骂或学习环境改变一时无法适应等。近年国内也就这方面进行了研究,与国外研究结果相似。杜亚松等调查发现,在换学校时发病的占全部患儿的48.9%;35.6%的学校恐惧症是在被老师责骂、批评或被同学欺负、嘲笑后发病;有22.2%的患儿在重大生活事件(如双亲之一去世等)后发病。发病季节以9~10月份为多,这可能与正值升学、学校环境改变大、任课老师变化大有关。其他家庭及学校因素调查还可以看出:大部分患儿的父母对子女的期望值较高,

希望子女将来能上名牌大学,且患儿父母的关心和温情较少,父母的教养方式存在问题,如对学业的苛求,加之学校老师可能存在的过分严厉,都可能成为学校恐惧症的诱发因素。国内学者对

学校恐惧症的儿童的调查发现有75%的家长对学习成绩过分重视;有37.5%患儿父母对子女较少的温情和理解;有25%患儿老师严厉、体罚甚至言语侮辱学生。有37.5%的患儿出现在重点学校、重点班或自费班学生。对那些刚上学又存在亲子关系不良的患儿,往往出现分离焦虑而不去上学,这也是学校恐惧症的一种诱因。

三、临床基本特征

学校恐惧症最突出的症状是拒绝上学,为了达到不上学的目的,起初可借头痛、腹痛或食欲不佳、全身无力等诉说以便得到父母的同情。以后每当父母要求其上学时则会紧张、哭泣、吵闹、焦虑不安,若被父母强行送到学校教室,常常畏畏缩缩,低着头走到自己位子上坐下,不与同学打招呼。上课时提心吊胆、战战兢兢,不敢正视老师,害怕被提问,若被提问,则面红耳赤、手心出汗,常常只站立不回答问题,或口齿不利、结巴重复。此时患儿恐惧心理异常严重,放学后如释重负。钱昀等对学校恐惧症的临床特征进行研究发现,学校恐惧症患儿普遍存在焦虑症状,惊恐/躯体化症状、广泛性焦虑症状、分离性焦虑症状和学校恐惧症状均较为突出,同时这类儿童常伴有抑郁共病。

学校恐惧症的表现可以分为两类,即精神症状和伴发的躯体症状,精神症状主要是一些比较轻的情绪障碍,以焦虑为主;躯体症状是一些躯体不适,可以包括各种各样的内科疾病症状。以下简单介绍:

(一)精神症状

本症最早的表现常常是孩子每到要上学时就不愿去而提出各种条件理由,以逃避上学,即便被说服去了上学,也可能在走到学校门口或接近学校时逃走;有的向父母提出种种要求以作为去学校的交换条件,并且要求越来越多、越来越苛刻,以后就干脆拒绝上学,即使父母给予更多的保证和奖励也不能解决问题。有的儿童对学校的拒绝不仅是"到学校去",就是提到"学习"、"上学"这两个字都会十分生气而大吵大闹、自伤或毁物,只要不提及"学习"、"上学"这两个字则相安无事。有的儿童当晚答应次日要上学,也收拾书包文具,看来是真的要去上学,但一到早上就又拒绝去。有的患儿明知若是自己不去学校会遭父母一顿打骂,也不愿走入校门。有的患儿表现到了上学的时间仍然睡在床上,家长叫也叫不醒,过了上学时间则自然就起床。也有表现为直接的情绪表达,如哭闹、喊叫和焦虑不安等。上海对45例学校恐惧症的患儿进行调查,全部患儿均害怕上学、拒绝上学;37例有明显的焦虑症状,占82.2%;17例伴有抑郁情绪,占37.8%。男女焦虑的表现不同,7例哭泣均为女性,占女性的43.8%;发脾气6例,其中除1例女性外,均为男性。男性患者以发脾气为多。这可能与男女学生的个性差异有关,女性往往文静、弱小,只能以哭泣求得家属的同情,而男性往往刚烈、坚强,多以发脾气而达到不去学校的目的。有的直接表达不愿上学,但内心又有强烈的求学愿望,由此形成内心冲突而产生情绪抑郁、自卑,甚至出现自杀行为。

(二)躯体化症状

学校恐惧症的儿童容易出现肌肉紧张、呼吸不规律等交感神经兴奋表现,另一类表现为在上学日的清晨或前一天晚上出现头痛、头晕、腹痛、恶心、呕吐、腹泻等不适,其中以腹痛最常见,或者早晨上学时间突然晕倒等。患儿常常以头痛、头晕、腹痛、恶心、呕吐、胸闷、过度换气等症状作为借口而拒绝上学。有些患儿以躯体化症状为首发症状,他们常常到综合性医院就诊,辗转于各科室,误诊率相当高。患儿因此而服一些不该服的药物,不去学校,荒废了学业,给家庭带经济损失。如有一患儿经常恶心和呕吐,在多个综合医院做过胃镜、CT等检查,服过奥美拉唑(洛赛克)等贵重药物,花费达6万余元之巨。这些躯体化症状有一个非常明显的特点是:在非上学日不出现,周末、周日假期不出现。一般周一最严重,故有的称之为"星期一病"。一天之中亦有规律,早上症状明显,下午减轻。不去上学,留在家看书、游戏、活动时一切正常。以上不适常检查不出其他原因,也不需特殊治疗,可自行缓解。学校恐惧症的躯体化症状及其规律的识别对该症的诊断是很有帮助的,可以减少误诊率。Fujita等研究发现学校恐惧症患儿存在严重及持续性的头痛症状,其中,4%有偏头痛;46%具有慢性紧张性头痛;50%患儿既有偏头痛又有慢性紧张性头痛。上海的研究表明:学校恐惧症患儿均伴有躯体化症状,其中,42.2%的有头痛、头晕;35.6%的出现腹痛;31.1%的有恶心、呕吐;6.7%的有哮喘发作;8.9%的有胸闷。其余还有一些患者有自主神经系统表现,如出汗、手抖、尿急等。

学校恐惧症的表现多种多样,下面举两例分别以精神症状和躯体症状为主要表现的病例。

病例1:男,11岁,小学四年级学生。因拒绝上学、害怕、哭泣、自伤3个月来就诊。患儿自幼自尊心强,学习成绩名列前茅,每次考试全班第一,担任班长。最近一次考试排名班上第10名,感到非常失落,以后总是担心考试出错挨老师批评,担心上课回答不出问题被同学嘲笑。因而不愿去上学,提起上学就发脾气,愿意在家里通过问同学题目来学习。有时背着书包出了家门,却溜到家里的七楼顶上,等同学放学后再回家。因此事被家长发现,家长强迫他上学而用刀片划皮肤、扬言自杀。若不提上学的事,情绪和活动如常。病后睡眠不佳,经常做噩梦。

个人史:第一胎,母孕期体健,幼时生长发育正常。自幼胆小,上学后担任班长工作负责,能指挥同学排队、出操、唱歌。

既往史:否认有重大躯体疾病。

家族史:母有抑郁症病史。

体检及神经系统无异常发现。精神检查:神志清楚,表情自然,接触好。主动述说因为考试没考好,同学们会认为自己蠢,老师会不喜欢自己,一到了学校就处于压力中,心里有一种说不出的难受,无法忍受,所以不愿意去上学。自己也明白不上学不好,可是无法克服。

病例2:女,12岁,初中一年级学生。因不愿上学、反复腹痛近1年来诊。患儿自幼性格内向。适龄入学,在校与同学关系融洽,学习成绩名列前茅,得到老师喜爱。考入重点中学后,不再担任班干部,未得到新任老师宠爱,同学也不像以前的同学那样拥护她,有次问老师问题,老师说"你怎么这么容易的题也不懂"。患儿感到自尊心受损,情绪不好,继之不愿上学。被家长强送上学,常常在到达学校或在上学的路上出现剧烈腹痛,伴面色苍白、冷汗、呕吐等,因此常被老师护送回家。每周上学1~2天。不上学在家则能正常学习、玩耍,情绪良好。家长因孩子腹痛曾多次带去儿科、消化内科就诊,先后做过上消化道钡餐透视、腹部B超、脑电图、肝功能等检查,均无阳性结果,给予助消化药等治疗无效。

诊断:学校恐惧症。

四、诊断与评估

(一)诊断

至今国际和中国精神疾病分类方案与诊断标准均未将此症纳入诊断标准中。

Bery、Nichols和Pritchard提出四条诊断标准:

(1)去学校产生严重困难。

(2)严重的情绪焦虑。

(3)父母知情。

(4)缺乏明显的反社会行为。

King 等(1995)建议诊断标准为:

(1)上学非常困难,常常长期缺席。

(2)面临上学问题时,出现严重的不安情绪,包括极度的恐惧、发脾气或者抱怨躯体不适等。

(3)对于应该上学的儿童,父母亲知道其在家。

(4)没有反社会特征,如偷窃、说谎和破坏行为。参考恐惧症的诊断标准,结合该儿童为学龄期儿童,有明显拒绝上学的表现,即可考虑诊断。

关于学校恐惧症的典型病例诊断不难,但早期诊断存在一定困难,患儿常因腹痛、呕吐、头痛、头晕等躯体疾病进行诊治。若能详细询问其症状发作的时间与特点,与情绪及学习、学校事件的关系,想到本病的可能,即不易误诊。

(二)评估量表

早期诊断、早期干预对于学校恐惧症的患儿来说至关重要,因此早期对其进行正确而客观的评估就显得尤为重要。临床上可通过对起病诱因、临床表现、家庭环境、在校表现、精神检查、情绪和(或)焦虑、社会功能等方面对儿童进行评估。

1.一般情况的调查量表

(1)韦氏儿童智力量表:用于鉴别与智能低下有关的拒绝上学儿童。

(2)艾森克个性问卷:用来了解儿童基本的人格特征。

(3)家庭环境量表:用来了解儿童所生长的环境因素,来评估这种因素对儿童可能造成的影响。

2.评定儿童焦虑、抑郁等情绪问题及行为问题的量表

(1)儿童社交焦虑量表(SASC):儿童社交焦虑量表是 La Greca 编制的一种儿童社交焦虑症状的筛查量表,用于评估儿童焦虑性障碍,可作为辅助临床诊断、科研及流行病学调查的筛查工具。该量表适用年龄为 7~16 岁,由 10 个条目组成,按 0~2 三级计分,由两个因子组成,即害怕否定评价、社交回避及苦恼,可用来评价儿童社交能力及伴随的焦虑症状以及严重程度。我国李飞等于 2006 年已经制订了中国城市常模,将总分得分≥8 分有社交焦虑障碍的可能。

(2)儿科用焦虑评定量表(PARS):儿科精神药理学焦虑障碍研究组织研究发现,该量表可有效应用于儿科临床医师评定儿童焦虑症状及其严重程度,并可用于治疗前后对照的评定。

(3)儿童焦虑性情绪障碍筛选量表(SCARED)。Birmaher 于 1997 年编制、1999 年修订的一种儿童焦虑症状的筛查表,用于评估 9~18 岁儿童青少年自评焦虑障碍,并可作为辅助儿童焦虑性情绪障碍的临床诊断、科研及流行病学调查的筛查工具。SCARED 量表在国外使用信度、效度较好,我国王凯等人于 2001 年已经制订了中国城市儿童常模,以总分 23 分为划界分,高于此分说明可能有焦虑症状。

3.针对学校恐惧症的相关量表

(1)拒绝上学评估量表(SRAS):可用来评估拒绝上学的儿童消极性情绪(如恐惧、焦虑、抑郁)的刺激因素,对社会或环境的脱离,引起注意的行为或典型的分离性焦虑,不去学校的真正原因。

(2)学校环境自我功能问卷(SEQ-SS):首次提供了儿童对引起焦虑的条件的处理能力,如做学校的作业、处理离开学校的问题、因为上学而与父母分离等,进行自我评估,为临床诊治提供依据。

(三)鉴别诊断

1.躯体疾病造成无法上学

有些患儿以躯体不适为主要症状,需要与因躯体疾病造成无法上学进行比较。若患儿以躯体不适为主诉,具有异常阳性的体征以及异常的实验室指标,并且患儿的躯体不适症状常常可以通过其异常的体征和实验室指标解释,应支持躯体疾病的诊断。例如,患儿以头痛、头晕为由拒绝上学,但是头痛部位不固定,且具有学校恐惧症的临床特征,上学日明显,不上学则症状缓解,并且没有相应的实验室或辅助检查支持神经病学诊断,常常可排除躯体疾病所致不去上学,而需考虑学校恐惧症的诊断。

2.精神分裂症

若患儿表现拒绝上学,但理由是认为在学校中为不安全,感到有人骂他、有人嘲笑他,学校老师同学都对他不好,精神检查以妄想等思维障碍为主要表现,且认为对自己不好的对象泛化,应考虑精神分裂症的诊断。

3.儿童抑郁症

患有抑郁症的患儿也可出现拒绝上学的表现,但是该类患儿具有情绪低落、易激惹、兴趣减退、自我评价低、精神运动性迟滞等的临床特征,并可有消极观念和(或)行为。而学校恐惧症患儿常常以焦虑症状为主要表现,可伴有抑郁症状,但是其主要是对学校产生强烈恐惧,若不上学在家则表现良好。

4.逃学

学校恐惧症患儿常伴有较明显的情绪障碍,一般来说学业上问题不大或是品学兼优,自幼成长较顺利且家庭条件较好,父母对患儿期望较高,过度保护,患儿对父母过分依赖,往往与学业负担过重、竞争激烈并屡遭学业失败、歧视与压力、体罚、侮辱等各种较强而持久的因素有关,又得不到父母关心,反而常被体罚。其家族中常有神经症患者。而逃学儿童一般无明显的情绪表露,常有其他违纪行为,并且往往学业上长期困难。有些患有注意缺陷多动障碍的儿童,常常会共病品行障碍、表现逃学等行为问题,仔细观察可以鉴别。

五、治疗

学校恐惧症患儿作为不能正常走向学校、影响正常上学的特殊群体,需要个别制订治疗方案,当治疗方案实施初期,还要考虑到患儿疾病的严重程度。学校恐惧症治疗的基本原则是根据不同的患儿的具体情况,采取综合性的治疗方案,包括心理治疗和药物治疗。治疗的主要目的是减轻患儿焦虑恐惧情绪,消除各种紧张因素,增强学校的吸引力,培养儿童入校学习的自觉性,以期尽早返校。更高的目的是对患儿的个性和行为方面的缺陷进行纠正,培养良好的生活技能和健全的心理素质。

学校恐惧症与恐惧症的治疗方法基本相同,同样的要注意发现产生学校恐惧症的心理原因和诱因,帮助减轻或消除心理社会因素。如患儿经常诉说头痛、腹痛,应予以检查排除躯体疾病,解除患儿的心理顾虑,以利开展心理治疗。治疗中,医务人员、父母和教师的充分理解与合作是治疗成败的关键。家中同胞和邻居孩子应起示范作用,父母避免强制,多加鼓励和支持;教师要注意自己的教育方式,做到和蔼可亲,必要时亲自到校门口迎接,同时教育同学向患儿伸出温暖的手,可以安排同学到家中陪患儿上学;鼓励多参加文体活动,可以安排一些患儿专长的活动,让他获得成就感,恢复自信。

(一)心理治疗

心理治疗的开展需要医师、家庭和学校三方面充分合作。

利用心理治疗,可以减少或消除学校恐惧症患儿对学校或学习的恐惧,解除可能引起患儿心理压力的因素;帮助家长、老师改变教育方式,以关心、鼓励等积极的教育模式代替惩罚等会引起伤害的教育模式;改善患儿与同龄人、家长及教师之间的关系。让患儿积极地参与合作性计划和解决问题是很重要的。这样可以避免让他们感到这是父母强迫他(她)做的事。对于孩子来说,最好是让他们明白大人仅仅想帮他们做对他们最有利的事。

常用的治疗方法包括:

1.支持性心理治疗

对患儿加以疏导、鼓励,耐心询问孩子的担心和焦虑,向他们作出解释和指导,设法改善环境条件。

首先,医师要详细了解发病经过、发病诱因、患儿客观存在的困难和问题、家庭和学校及其他可能的有利于和不利于患儿再次返校的各种因素。依据以上情况,为他们设计可行的返校措施。其次,医师对患儿要表示关心,耐心倾听他们诉说痛苦和困难,与患儿建立良好的关系及相互的信任,要对患儿进行反复的保证和疏导,鼓励他们重新返校。第三,还需调整学校环境,在详细了解患儿在校困难后,若负担过重,与校方联系,老师要以积极的态度、主动的方式与患儿合作,通过减轻学习压力、改善教学方式和教育态度、建立自信心、提高学习兴趣,使其回校后有较好的适应条件,能较快建立自信心,依据具体情况和可能性考虑换班、转学,使患儿接受返校比较容易。

针对家长而言,家长不可一味地同情、保护或者武断地批评、责备,要调整家庭教养方式,改善家庭气氛和环境。医师要帮助家长分析自己的个性特征、行为方式和情绪反应对患儿可能产生的影响集成度,促进家长与学校之间的沟通,给孩子制定规律的作息制度,减少对孩子的过高学习期望,让孩子尽快重返校园,适应学校环境。第三,在干预过程中,不应该使患儿脱离学校生活,要根据具体情况恰当安排患儿的返校时间和方式。通常最好避免雇佣家庭教师,因为这样会延长患儿重返学校的时间,为将来让其重回学校增加困难。

2.行为治疗

行为治疗的基本理念是认为人的行为都经由学习而获得、更改、增加或消除。Beidel等研究表明,通过行为治疗,加强社交技巧、减少社交恐惧和焦虑、增加社交交往,可以使67%的儿童病情改善并可有效维持较长时间。

(1)系统脱敏疗法:家长和学校积极配合,有计划地使孩子减轻对学校的恐惧心理,对引起焦虑的环境不敏感以及逐步地暴露。由此,儿童逐渐学会解除更多的悲伤环境。不敏感包括针对患儿制定具体的步骤开始减轻其对学校环境的担心。比如,在学年开始之前参观一下学校建筑,早些与老师或工作人员、同学接触等。逐步暴露应设计制定进入学校的步骤。开学后,让孩子先在学校附近走走,然后逐步向学校靠近,进入学校,感受上学的气氛,在下课后坐在教室里,逐步过渡到坐在教室里上课。可采用间断上学方法,星期一、三、五上学,星期二、四在家;先下午去上学,然后过渡到全天上学;也可以由家长陪送到学校或由同学陪同上学等。开始的时候让孩子在学校时间短一点,之后逐渐延长。或者首先可以选择上自己喜欢的一两门课程,先下午上半天学,或先去图书馆或老师办公室,逐步过渡到规律的学校生活,如果可能,让孩子在学校待一整天,除非出现明显的生物学症状。当孩子有进步时,应及时给予表扬和鼓励,以强化孩子的上学行为。若儿童担心受到歧视,制定步骤让儿童先感受对老师的反应,然后对他知道的老师提出的问题作出反应(若80%以上能确定答案就会举手),而后随意上学。

治疗案例:大葳,男,14岁,初中二年级学生。自幼优异,家长对其期望高,从普通中学转至市重点中学,需寄宿。因系插班生,与同学不熟悉,生活方面不适应,与寝室同学因小事摩擦,又因教学进度有差别,学习成绩也不突出。常常以头昏、头痛为托词,要求回家。寒假开学后不肯去上学,想到学校的情境就难受,家里人一提"上学"就发脾气。老师来电话就紧张,甚至不能看到老师的电话号码。治疗师安排系统脱敏等级序列如下:

大葳的系统脱敏等级序列:

第一阶段,对学校环境脱敏:

1)将老师的电话号码写下,贴在墙上。

2)接听老师电话。

3)给老师打电话。

4)乘车往学校方向走。

5)在学校周围转转。

6)放学后到校园转转。

7)到寝室和同学聊聊。

第二阶段,上学并寄宿:

1)上学,每天回家。

2)上学,每周在学校住一个晚上。

3)每周在学校住2个晚上。

4)每周在学校住3个晚上。

经过第一阶段治疗(约一个月),大葳能够白天去上学;经过第二阶段的治疗,虽然每次离家时仍感到痛苦,但能够在家人的鼓励下到校寄宿,并适应了学校生活。

(2)放松疗法:放松或视觉想象、肌肉松弛疗法是帮助这类孩子克服恐惧心理、解除焦虑症状之有效的方法。帮助孩子减轻他们所体验到得焦虑和恐惧,使他们更快进入学校上学。当孩子接近学校门口时,反复做深呼吸,待全身肌肉渐渐放松之后,再进校门,以克服上学时产生的恐惧感和焦虑症状。

3.家庭治疗

家庭治疗可用来解决家庭内的矛盾与冲突,通过家庭访谈,了解家庭(尤其是父母)的个性心理特征、心理健康水平、教育抚养方式有密切关系,为此应详细了解父母的心理健康状况,分析他们的行为方式、情绪反应方式及其可能对患儿产生的影响,并对其进行指导。学校恐惧症患儿家庭成员之间多存在"不良的相互关系",常见形式为亲子之间界限不清、情感分化不完善,一方缺乏关注而另一方则过度关注的异常互补等。家庭治疗就是在训练有素的治疗室的干预下,使已存在的家庭不良关系发生变化,去除家庭内造成儿童拒绝上学以及情绪异常的因素,使其异常情绪和社会功能得以恢复。改变过去溺爱孩子的教育方式,与孩子进行更多的感情焦虑,家长本身心理存在问题的,则要追根溯源,双方同治。有时还可以请老师加入到治疗中来,使家长、患儿、老师之间增加理解和配合。

4.认知行为治疗

认知行为治疗对有情绪问题的患儿急性期和恢复期治疗可获得较好疗效。目前认为它是对学校恐惧症较为有效的治疗手段。实施认知行为治疗时,首先应对患儿的背景情况做一个详细的了解,如患儿的生长环境、学校中的情况等做一个了解,其次对患儿目前的情绪以及行为等情况进行评估,之后通过指导、行为示范、布置家庭作业等方式帮助患儿识别自身的有问题的认知模式,并在日常生活中广泛使用新的认知模式,对患儿积极的行为给予鼓励等强化方式,使患儿情绪及行为改善,使他们能够去上学。认知行为治疗不仅包括对患儿进行有关焦虑治疗训练,还包括对家长进行有关行为训练、对学校有关人员进行协调等,只有将这三方面结合起来,才能使患儿取得进步,使治疗取得圆满的结果。

国外有学者将56例学校恐惧症患儿随机分为认知行为治疗组和一般支持性心理治疗组,进行为期12周的治疗比较后发现,两组患儿均能够使患儿重返学校,并减轻了焦虑和抑郁症状,并在随访研究中发现两组患儿在下一个学年中仍能继续上学。可见,对于学校恐惧症的患儿使用有效的心理治疗可以有效帮助患儿,改善其焦虑症状,重返学校。

(二)药物治疗

由于多数患儿的精神症状方面不是很严重,仅有轻度的焦虑抑郁的患儿,一般很少需要长期服药。对于有严重的焦虑、抑郁情绪的患儿,在心理治疗一时还不能解决时,可以适当地、短期地使用一些药物治疗,一旦症状好转后,可以减药和停药。不像其他精神疾病需要长期地维持巩固治疗。常用药物包括:

1.抗焦虑药

常用的抗焦虑药物有地西泮、艾司唑仑、阿普唑仑等,剂量因人而异,注意剂量不要大。如地西泮2.5mg,一天3次;阿普唑仑0.4mg,一天3次;艾司唑仑1mg,一天2次。苯二氮䓬类药物的作用较好,对消除焦虑、改善情绪、配合心理治疗和调整环境都有良好的效果,但易产生药物依赖,且存在药物滥用的隐患,因此这类药物仅在需要尽快减轻焦虑症状时使用,持续使用的时间不要超过2周。由于安定药物容易形成耐受,需要长时间使用的可以适当换用不同的药物。这类药物的疗效基本相似,对消除焦虑、改善情绪、配合心理治疗和调整环境可以起到良好的效果。一旦患儿症状不是减轻,就可以考虑停药。

2.抗抑郁药

在进行心理治疗的同时,可以适当地使用抗抑郁药进行辅助治疗。SSRIs因其不良反应小,服用方便,已作为儿童焦虑障碍的一线用药。氟西汀20~60mg/d,舍曲林50~150mg/d,帕罗西汀20~40mg/d,氟伏沙明30~60mg/d,西酞普兰20~60mg/d,在缓解焦虑、恐惧及抑郁情绪的治疗中都有较好的疗效,可用于学校恐惧症的患儿。这类药物一般2周后开始起效。其不良反应主要为胃肠道反应,表现食欲下降、恶心、呕吐等,不少患者出现一过性低钠血症。

三环类抗抑郁药,如氯丙米嗪,剂量为 25~75mg/d,可以分 2 次服用,亦可用多塞平 25~100mg/d,一天 2 次。缺点是不良反应多,可见口干、头晕、食欲下降、便秘等。所以,使用药物前后要定期进行心电图、肝功能、血象检查,不良反应严重者要减量,或改换其他药物。

六、预后

大多数学校恐惧症的预后较好。其预后与年龄、起病缓急有关。急性发作往往为年幼组,并常常有各种环境和躯体等方面的诱因,在家中和学校里的伙伴关系较好,治疗较及时,预后较好。慢性者往往无任何肯定事件,而是逐渐退缩而变得更加固执、好争辩、好挑剔等其他行为问题。他们过多依赖家庭和父母,与同学伙伴的关系不密切,往往兴趣少,很难适应社会。不同年龄的患儿的预后有差异,学龄初期的患儿比较容易回到学校,大一点的患儿如学龄晚期和青春期较前者困难些,年长的患儿学校恐惧的情绪往往可以延续到成年,成年后到精神科门诊就诊率明显高于普通人群。

(王延廷　淄博幸福密码文化传播有限公司)

第十二章　进食障碍

进食障碍是一组以进食行为异常为主的精神障碍,主要包括神经性厌食、神经性贪食及神经性呕吐。而儿童期拒食、偏食及异食症等归为婴幼儿和儿童进食障碍。直到20世纪70年代后期,进食障碍都被认为是很罕见的。在出现了对神经性厌食的描述之后,进食障碍才逐渐被看做一类普遍而且可导致功能残疾的疾病。但在临床中许多患者仍然未被识别,据估计通科医生对神经性贪食的识别率为12%,对神经性厌食的识别率为45%。

第一节　神经性厌食症

一、概述

神经性厌食症(AN)是指患者主动拒食,致体重明显减轻,伴有体像障碍的一种进食障碍,常引起严重的营养不良,代谢和内分泌障碍,可伴有间歇性发作性贪食。其主要特征是:极低的体重,低于标准体重15%或体重指数(BMI)小于17.5;以强烈的害怕体重增加和发胖为特点,对体重和体形的极度关注,强烈的渴望苗条;女性出现闭经。尽管先前有过许多病例报道,但直到1868年才由英国医生Gull首先命名了神经性厌食症。

二、流行病学

神经性厌食症主要发生于青少年女性。Docamor等(2001)报道2398例10~21岁学生,神经性厌食症的患病率0.7%,高峰年龄为15岁。国外对在校女大学生和高中生的调查结果显示患病率为0.5%~1.0%,其中90%~95%为女性。发病年龄在12~25岁,患病高峰年龄14~18岁,很少30岁以后起病。国内尚无流行病学的报道资料,但近20多年来,有关进食障碍的报道陆续出现,患者呈逐渐增加的趋势。

三、病因与发病机制

神经性厌食症的病因及发病机制目前尚不清楚。多数学者认为其发病与遗传因素、生物学因素、环境因素、个人心理因素及其他因素等相关。

(一)遗传因素

研究显示家族中有抑郁症、酒依赖、肥胖或进食障碍的人群中,进食障碍发生的危险性明显增高。Halhmd等(1984)对30例女性双生子研究,发现:单卵双生子的同病率为56%,双卵双生子的同病率为7%。已诊断为AN患者的姊妹中有6%~10%也存在该疾病,而同年龄组的普通人群中只有1%~2%的人患病。遗传研究还发现,在进食障碍与情感障碍之间有相关性,但对这两组疾病而言,似乎不可能是由单一的、共同的病因学因素所致。

基因研究主要集中在 5-HT 及其他中枢神经递质系统以及与体重调节相关的基因。但 Scherag(2010)对文献进行系统回顾未能证实此类研究的阳性结果。连锁分析已经发现了在染色体 1,3,4 上的初始连锁部位,但结果存在局限性,仍需进行相关的全基因组关联研究。

(二)生物学因素

Frank 等(2002)对急性期和恢复期 AN 患者脑单胺功能的研究发现 5-HT2A 受体减少,5-HT1A 受体增加,康复后患者纹状体的多巴胺受体(DA2)增加。Muhhrn(2007)、Wagner(2008)的研究也进一步证实进食障碍患者的脑神经环路异常会持续到康复后。人们依次推测 5-HT 神经调节异常可能在 AN 发病前就存在,而且可能会影响疾病的发展。

(三)环境因素

环境因素可能在妊娠期就开始产生影响。Shoebridge(2000)发现进食障碍患者的母亲在孕期感受到更多压力。Cnattingius(1999)研究认为有头颅血肿或早产史女婴罹患 AN 的风险增加。Favoro 等(2006)则发现产科综合征增加了神经性厌食和神经性贪食的风险。

Stice(2002)的前瞻性研究以及 Fairburn 等基于社区的对照研究还发现了其他环境危险因素:有些是一般的有害经历如被忽视、躯体虐待、性虐待、父母丧失功能等;其他则是与食物、体重相关的有害经历,如家庭节食、儿童期肥胖、父母肥胖、来自家人或他人的对饮食、体型的批判性的评论及来自职业的或娱乐的、变得苗条的压力等。

神经性厌食症患者家庭关系常较紊乱,一些研究者认为这种关系对发病有重要作用。Minuchin 等认为本病存在一种特定的关系模式,这个模式由"羁绊、过分保护、僵化以及缺乏解决矛盾的方法"组成。他们还认为神经性厌食患者病情的进展起到了避免家庭矛盾的作用。Kalucy 等对 56 个家庭进行了研究,这些家庭中都有一个家庭成员患有 AN,他们发现这些家庭的其他成员也有对食物不同寻常的兴趣和躯体表现,并且这些家庭关系过于紧密,在一定程度上阻碍了患者的青春期发育。

(四)个人心理因素

研究显示患者性格特征具有拘谨、刻板、强迫的特点和追求完美性、不成熟性、依赖性强的倾向。有人认为这些患者的病前特质(如低自尊、完美主义、焦虑)使他们对青春期的变化缺乏准备,这种观点现在已被病例对照的流行病学研究所证实。Crisp(1977)提出,神经性厌食一方面是一种"对体重的恐惧",同时,体形和月经的改变被认为是向儿童期的退行和对青春期的情感问题的逃避。当然,本病的起病时间提示发育问题在疾病发展过程中也非常重要。

近期有研究发现进食障碍患者的神经心理功能存在缺陷。如 Roberts(2008)发现进食障碍患者急性期存在执行功能困难(如在不同任务或操作间来回转换存在困难,该缺陷也存在于康复后的 AN 患者及其家人)。Southgate(2008)、Lopez(2008)发现进食障碍患者背景整合能力不足(即抓住主旨或大局)。AN 患者存在决策能力和社交认知障碍。这些缺陷对判断力和人际关系的影响可能不利于患者的心理治疗。

(五)其他因素

Treasure 等(2010)的研究调查显示女性也是进食障碍的可能的危险因素,但尚不清楚其中多少与生物学因素相关,多少与社会因素相关。他们认为青少年时期也是一个危险因素,其中生物学因素(如激素分泌增加、脑内突触修剪和髓鞘形成)和环境因素(如应激事件、环境挑战)相互作用可能引发进食障碍。

四、临床表现

神经性厌食症的核心症状为对体形和体重的超价观念、病理性怕胖和残酷地追求低体重;其病程可表现为轻微或一过性,也可表现为严重或持续性。

(一)对"肥胖"的强烈恐惧和对体形体重过度关注是患者临床症状的核心

有些患者即使已经骨瘦如柴仍认为自己胖,或认为身体的某个部位胖,如胸部或臀部太大,这种现象称体象障碍。个别患者有一种"只要食物送入口中立即感到身体胖起来"的特殊感觉。多数患者为自己制定了明显低于正常的体重标准,所以患者担心发胖的心理转化为实际地对体重增加的害怕。部分患者否认有"怕胖"的心理,拒绝治疗也是这类患者的特征。

(二)对进食有特殊的态度和行为

有意限制食量,特别是不愿吃易于增肥的食物,如肉类、面包、糖、糕点、土豆等,每餐必须剩下部分食物。对食物有着浓厚的兴趣,甚至对各种食物的成分和热量了如指掌,严格选择低热量食物。进食速度缓慢,常常将食物分为很小分量,细嚼慢咽。有些患者热衷于为他人准备食品,或者看他人进食。开始患者的行为通常是秘密进行直到出现明显的体重下降或闭经等症状才被发现。30%~50%的患者可出现周期性的贪吃发作,这类行为问题常常在发病后10~18个月内开始出现。

(三)采用各种方式消耗热量,增加排出,避免体重增加

如每日强迫锻炼,做家务,减少坐、躺的时间等,其强度多与体力极不相称,他人看来犹如自虐。有的患者采用咀嚼后不吞咽,吐出食物、进食后诱吐、服泻药或减肥药、利尿、导泻等。这些行为大都是避开他人秘密进行。

(四)情感活动异常

可伴有心境低落、情绪不稳定,尤其在进食问题上情绪难以平静、社会退缩、易激惹、失眠、性欲减退或缺乏,有30%~40%的患者符合抑郁障碍的诊断标准。有些患者有强迫性的特征,如一定要说服他人、做事刻板等。

(五)躯体功能异常

如果症状在青春期前出现,则第二性征发育延迟,此时生长停滞,女性乳房不发育,呈幼稚型及原发性闭经;男性生殖器呈幼稚状态。青春期以后患病的女孩,闭经可为起病后被发现的第一个症状,是诊断神经性厌食症的重要依据。长期的营养不良、雌激素分泌不足、闭经可导致骨质疏松症和不育症。严重时可出现各种器官系统功能障碍,以心脏功能障碍、酸碱平衡和水、电解质紊乱最为危险。

五、检查与评估

(一)体格检查

低体重(当患者体重低于标准体重的60%以下时,死亡率较高),BMI常低于17.5;低血压,脉搏50~60次/min,体温低,皮肤干燥、苍白、皮下脂肪少,毛发变细软及下肢水肿,面容憔悴,乳房不发育,腹部凹陷等。

(二)实验室检查

可发现地塞米松抑制实验呈阳性,头颅检查可见不同程度的脑萎缩,内分泌检查可发现血中生长激素、糖皮质激素水平升高,性激素水平低,甲状腺功能减退症,贫血,低血钾等。这些改变可随着体重的回升而恢复正常。

(三)心理评估

焦虑和抑郁量表(SAS,SDS,HAMA,HAMD)常显示焦虑和抑郁分值高于临界值甚至达到中重度。有强迫表现的可使用耶鲁-布朗强迫量表评估症状。明尼苏达多相个性调查表(MMPI)、艾森克人格问卷(EPQ)可用来了解患者的人格基础。

应在疾病急性期和康复期分别评估,以了解个性,情绪问题与进食障碍的关系为并发或互为因果。

六、诊断与鉴别诊断

大多数神经性厌食的患者都不愿到精神科就诊,拒绝承认存在异常,因此与患者建立良好的关系很重要。应该收集关于疾病进展的完整病史,了解患者现在进食和控制体重的方式,以及患者对体形体重的看法。精神检查时,尤其要注意了解情绪症状,应排除其他的消耗性疾病如营养吸收障碍、结核、内分泌障碍或癌症,及时完善体格检查和实验室检查,尤其要注意消瘦的程度、营养缺乏的征象以及心血管系统的功能状态。

(一)ICD-10研究用诊断标准

F50.0 神经性厌食

A.存在体重减轻,或在儿童缺乏体重增长,导致体重比正常或按其年龄及身高预期的标准低至少15%。

B.体重减轻是自己不用"发胖性食物"有意造成的。

C.存在认为自己太胖的自我知觉,对发胖存在强烈的恐惧,导致强加给自己一个较低的体重限度。

D.下丘脑-垂体性腺轴广泛的内分泌紊乱,在女性表现为闭经;在男性表现为性兴趣丧失或性功能低下(一个明显的例外是厌食症妇女接受激素替代治疗,最常见的是口服避孕药时,出现持续性阴道出血)。

E.此障碍不符合神经性贪食症中A及B条标准。

(二)鉴别诊断

如果伴有抑郁或强迫症状,或人格障碍的特点,会使鉴别有一定难度,也许需要一个以上的诊断编码。青年人躯体因素所致的体重下降必须加以区分,包括慢性消耗性疾病,结核,脑肿瘤,肠道疾病如克罗恩病或吸收不良综合征等。

(三)ICD-10与DSM-Ⅳ-R诊断标准的比较

1.共同点

与DSM-Ⅳ-R比较:两者都对低体重量、主动减重行为、怕胖心理、体象障碍、内分泌障碍有规定。

2.不同点

ICD-10中提及了对生长发育的影响;DSM-Ⅳ-R中将疾病分为局限型和暴食-清除型两个亚型。

七、治疗

综合治疗方案包括躯体治疗和心理治疗,可包括两个阶段,但并非截然分开,其原则和内容分别如下:

(1)短期或住院治疗阶段:挽救生命,恢复体重。

(2)长期或门诊治疗阶段:改善功能,预防复发。

(一)支持治疗

支持治疗的首要目的是挽救患者生命,维持生命体征稳定,主要包括纠正水电解质平衡紊乱和酸碱失衡,给予足够维持生命的能量,补充维生素以及其他对症治疗。对营养极差又有呕吐或坚决拒食者,可采用静脉补液或静脉营养。

(二)营养治疗

其目的是恢复体重。患者重新进食时,食量不宜增加过快,否则有可能导致充血性心力衰竭和急性胃扩张。最好与患者一起制定饮食计划,并根据患者的需要随时修改。开始时给予易消化、无刺激性的食物,每天给予5021~6276J(1200~1500kcal)的热量,食品种类可为半流质、软食等,应保证足够能量、蛋白、维生素和无机盐的摄入。热量以每周2092~2929J(500~700kcal)递增,至每天14644~31380J(3500~7500kcal)能量。低脂肪和低乳糖饮食可帮助减轻胃肠不适。每周体重增加0.5kg和1.0kg的目标较适宜。体重恢复通常需要8~12周。在此期间,测体重次数不宜过多,每周1~2次为宜,以减少对患者的不良刺激。

(三)心理治疗

神经性厌食症患者普遍存在明显的认知行为偏差及家庭关系异常,因此应常规给予心理治疗。英国NICE指南(2004)指出心理治疗的目的应为:降低风险,鼓励体重恢复和健康饮食,减少进食障碍相关的其他症状,促进心身康复。NICE推荐的心理治疗包括认知行为疗法(CBT),人际关系心理治疗,认知分析治疗,心理动力学治疗等。但除了针对儿童、青少年厌食症患者的家庭治疗外,心理治疗疗效的循证依据较少。目前我国临床常使用以下心理治疗。

1.支持性心理治疗

与患者建立良好的医患关系,帮助其树立解决问题的信心,应给予目的清楚、严格且对患者予以理解的良好护理服务,包括:向患者保证他可以进食,没有体重失控的危险,使患者对目标体重更坚定,并且确信患者没有自我引吐或服用泻药。McIntosh等(2005)在新西兰的一项研究发现在疾病急性期,非特定的支持性临床管理比认知行为治疗和人际关系治疗更为有效。

2.行为疗法

通常包括4个部分:

(1)依据患者的身材与健康需求制订目标体重和饮食计划。

(2)目标行为实施过程:

1)消除使症状持续出现和固着的原因,如父母不要过分关注患者,对其行为保持中立态度等。

2)逐步建立正常的进食行为。

3)对目标行为实施记录,如记录进食量等。

(3)建立有效的督促方法:如正性强化和负性强化。

(4)效果评估:根据体重增加情况评估效果,讨论原因,改进计划或保持成果。

3.认知行为治疗

通常包括 3 部分:

(1)找出不良认知、歪曲理念,如对体形体重的认知,对美的理解等。

(2)认知重建,分析导致错误认知的原因,代之以正确的理性的认知并巩固。

(3)逐步改善人际交往和社会适应能力,预防复发。

Pike 等(2003)研究显示认知行为治疗有利于减少脱失,改善预后,延迟复发。但后期的系统综述(Bulik2007)发现认知行为治疗疗效仍不确定。

4.家庭治疗

Bulik 等(2007)对文献系统回顾发现,针对青少年的家庭治疗开始越早疗效越好。治疗内容包括:分析家庭关系、家庭结构,找到可能促进症状出现的问题,调整家人之间的相互作用方式,促进良好的沟通,建立健康的家庭关系。

(四)药物治疗

神经性厌食的治疗中,药物治疗不应作为首选更不应该是唯一的治疗。治疗极低体重患者时要慎重考虑剂量,注意监测躯体状况。抗精神病药的不良反应可能会加重躯体合并症,如 QT 间期延长等而危及生命(NICE2004)。

1.抗精神病药

(1)高效价抗精神病药:哌咪清和舒必利。80 年代曾有相关双盲对照研究,结果显示哌咪清能轻微增重,而舒必利作用不明显;但小剂量舒必利有缓解焦虑、镇吐的作用,分次服用,100~400mg/d。

(2)非典型抗精神病药:奥氮平能缓解患者对体重体形的超价观念,从而有助于体重恢复。Duncan 等(2007)认为奥氮平 2.5~15mg/d 对神经性厌食有临床疗效。

2.抗抑郁药

尽管因为饥饿,神经性厌食症患者通常会有情绪低落,但抗抑郁药仅在患者明确存在抑郁并发症时才有疗效。

(1)三环类抗抑郁药:

1)氯丙咪嗪。可改善食欲,但长期(1~4 年)随访不令人满意。

2)阿米替林和丙咪嗪治疗神经性厌食有一定疗效,剂量为 50~150mg/d。需注意监测其心脏不良反应。

(2)选择性 5-羟色胺再摄取抑制药:抗抑郁效果好,毒副反应小,服药简便。

1)有研究称氟西汀治疗有效并可预防体重恢复后复发,剂量为 20~80mg/d。

2)舍曲林 50~150mg/d。

3)帕罗西汀 10~75mg/d。

3.胰岛素

主要目的是使患者产生饥饿感,增加食欲,改进进食。但对患者的心理和行为异常没有作用,需住院由专业医生操作完成。使用方法为早晨空腹时,肌内注射4~8U,注射后30~60分钟进食。

4.其他药物

促胃肠动力药可改善胃部不适症状;赛庚啶有抗焦虑,增重作用;雌激素替代治疗等;多种维生素补充治疗。

(五)其他治疗

孙伯民等(2012)对经过心理及药物治疗无效的难治性神经性厌食症患者进行脑深部电刺激3~12个月,结果显示患者不仅体重增加,进食行为改善,而且其强迫、焦虑症状也明显缓解。

八、病程与预后

病史较短的病例中完全康复的并不少见。长期预后的研究显示虽然该病可表现为慢性病程,但即使患病多年仍然可能康复。对严重病例的长期随访研究报道5%~10%死于并发症和自杀,如并发低体温、不能逆转的低血糖和继发性感染等。而更具代表性的样本研究显示死亡率较低,且其死亡率随治疗手段的提高而下降。总的来说,大约20%患者可完全康复,另外20%持续严重病情,其余的表现为一定程度慢性化或波动性病程。

病史短、起病年龄小者预后较好。预后较差的因素有:伴抑郁症状,单亲家庭,家庭矛盾冲突多,有暴食、诱吐、导泻等代偿行为,有其他行为异常如强迫症状等。

(李洪伟　北大医疗鲁中医院)

第二节　神经性贪食症

一、概述

神经性贪食症(BN)指反复发作的暴食行为,并存在强烈控制体重的先占观念。患者采用自我引吐、导泻和过度运动等措施,以避免所吃食物的"发胖"效应;患者意识到这种进食模式不正常但不能控制,暴食后出现抑郁情绪和自责心理,常有神经性厌食的既往史,体重正常或高于正常。

1959年"贪食症"一词第一次出现在Stunkard的报道中,最初只是作为神经性厌食症的症状描述。1980年列入美国精神疾病诊断与统计手册第三版中,并使用神经性贪食症这一术语。有人认为它与神经性厌食症只是一种疾病的不同阶段,也有人认为神经性贪食症的生物学改变与抑郁症更为接近,人格特征更突出。

二、流行病学

本病多见于青春期少女和青年女性,在年轻女性中患病率1%~3%。发病年龄通常在16~20岁,可见于体重正常或肥胖人,男女患者之比为1:10。

Gazal等(2001)对2044例15~22岁的学校人群调查,其贪食症的总患病率为0.8%,其中女性为1.2%,男性为0.1%。国内未见正式的流行病学资料。

三、病因与发病机制

神经性贪食症作为一种进食障碍,与神经性厌食症有着类似的病因和发病机制。目前的研究主要关注遗传因素、生物学因素、环境因素、个人心理因素等。

Bulik(2004)等研究发现进食障碍患者的亲属终身患病率是对照组亲属患病率的10倍。而Javaras(2008)等进行双生子研究估计遗传因素对进食障碍的形成起到了50%~83%的作用。研究已发现了在染色体1、3、10p上的初始连锁部位,但结果存在局限性,仍需进行相关的全基因组关联研究。遗传因素的具体作用仍然不清楚,只是存在一些相互矛盾的证据。可能还存在一种对体重和进食习惯的遗传性异常调节。一旦这种异常调节建立起来,对体形和体重持续的关注,过度进食和靠代偿性清除来控制体重形成的恶性循环,可共同作用造成该疾病。

环境因素中某些儿童时期不良经历可能与BN发病有关。曾经认为性虐待在BN患者特别常见,但现在有证据表明本病患者中性虐待的概率并不比那些发展为其他类型的精神障碍的患者高。

其他的易患因素还包括完美主义和低自尊等个人心理因素;抑郁症,酒依赖家族史及初潮较早的家族史等。

四、临床表现

(一)频繁的暴食发作和代偿性清除行为

暴食具有发作性、失控的特征,常在不愉快的情境中发生。其食量远远超过常量,且进食速度很快,所食之物常是平时严格控制的"发胖"食物(如糕点、甜食等)。一旦开始患者很难自主停止,常因腹胀、腹痛而结束。暴食有时是有计划的,进行前有明显的兴奋和焦虑。暴食后常继之以代偿性清除行为,常用的方式有自我诱导呕吐、服用药物利尿药、腹泻药或加速机体代谢、禁食以及过度运动等。暴食和清除行为反复循环,且通常是秘密进行。

(二)情绪障碍

情绪障碍比神经性厌食症患者更突出。情绪波动大,易产生不良情绪如愤怒、焦虑不安、抑郁、孤独感等。患者常以暴食排解不良情绪,但很快又被自我放纵的内疚感、食物会引起发胖的恐惧感和腹部胀满的痛苦感而包围,常常在清除行为后情绪才能平静下来。患者常为自己的行为而懊恼、自责并感到无奈。

(三)躯体症状

躯体症状常表现为轻微的或一过性的疲乏、腹胀、便秘等,但滥用药物或长期自我诱导呕吐可能导致水电解质失衡以及重要脏器功能损害。该症患者大部分体重正常,少数为肥胖。

五、检查与评估

(一)体格检查及实验室检查

由于反复咀嚼和呕吐可产生腮腺肿大、龋齿等体征。呕吐严重时出现水电解质平衡失调。血中激素含量通常无明显异常。

(二)心理评估

焦虑和抑郁量表(SAS,SDS,HAMA,HAMD)常显示焦虑和抑郁分值高于临界值甚至达到中重度。有强迫表现的可使用耶鲁-布朗强迫量表评估症状。明尼苏达多相个性调查表(MMPI)、艾森克人格问卷(EPQ)可用来了解患者的人格基础。

应在疾病急性期和康复期分别评估,以了解个性,情绪问题与进食障碍的关系为并发或互为因果。

六、诊断与鉴别诊断

神经性贪食症也是一种进食障碍,其特征为反复发作和不可抗拒的摄食欲望及暴食行为、又担心发胖的恐惧心理,常采取引吐、导泻、禁食等方法以消除暴食引起发胖的极端措施;可与神经性厌食交替出现,两者具有相似的病理心理机制及性别年龄分布。多数患者是神经性厌食的延续者,发病年龄较神经性厌食晚。如果厌食症伴发间歇贪食症状,则只诊断为神经性厌食症。

(一) ICD-10 诊断标准

F50.2 神经性贪食

A.存在反复发作的暴食(至少在3个月之内每周有2次),每次都在短时间内摄入大量的食物。体重减轻,或在儿童缺乏体重增长,导致体重比正常或按其年龄及身高预期的标准低至少15%。

B.持续存在进食的先占观念,对进食有强烈的欲望或冲动感(渴求)。

C.病人试图以下列一种或多种手段抵消食物的"发胖"作用:

(1)自我引吐。

(2)自行导致的排便。

(3)间歇禁食。

(4)使用药物如食欲抑制剂,甲状腺素制剂或利尿剂,当糖尿病患者出现贪食症时,他们可能会无视自己的胰岛素治疗。

D.存在认为自己太胖的自我知觉,对发胖有强烈的恐惧(通常会导致体重偏低)。

(二) 鉴别诊断

(1)导致反复呕吐的上消化道障碍(无特征性精神病理)。

(2)人格的普遍异常(进食障碍可能与酒精依赖及轻微违法行为)。

(3)抑郁障碍:贪食患者常常体验到抑郁症状。

(三) ICD-10 与 DSM-Ⅳ-TR 比较

1.共同点

两者都对不可抗拒的食欲和暴食行为、代偿行为、病理性怕胖、过度关注,可能有神经性厌食症既往史。

2.不同点

ICD-10要求暴食及代偿行为发生频率每周2次以上,持续3个月;DSM-Ⅳ-TR将疾病分为清除型和非清除型两个亚型。

七、治疗

对神经性贪食的处理比对神经性厌食相对容易,因为患者往往更希望康复,因而常常可以建立起良好的医患关系。另外,大部分BN患者体重正常,躯体状况无明显异常。对绝大多数患者可采用非住院治疗,只有当存在严重抑郁症状或躯体并发症或非住院治疗无效时才收住入院。治疗中应以心理治疗为主,辅以药物治疗。

(一)躯体支持治疗

规定进食量,减少催吐行为,当存在水电解质代谢紊乱时,给予对症处理。

(二)心理治疗

英国 NICE 指南(2004)建议对神经性贪食症成人患者应常规给予认知行为治疗,青少年患者也应接受与其年龄、环境、发展程度相宜的认知行为治疗,并应将其家庭纳入治疗。

1.认知行为治疗(CBT)

(1)首先以患者对暴食行为失控的痛苦为突破点,让患者认识到暴食是非理性饮食控制的直接结果,激发其迫切寻求解脱的愿望,达成接受治疗的协议。

(2)针对患者维持病态饮食模式的思维方式进行认知重建。帮助患者建立正常的饮食习惯、对食物的态度及理想体重的标准等。

(3)最后阶段要考虑防止复发的问题。影响认知行为治疗疗效的最大的负面因素是并存的人格障碍和高频的暴食和清除行为,因而应针对患者的人格特点进行个别心理治疗,促进患者人格发展,对功能恢复以及预防疾病复发尤其重要。存在明显家庭问题的应将其家庭纳入治疗中。

2.辩证行为疗法(DBT)

基于认知行为治疗技术,包括了部分冥想和心理动力学心理分析内容。治疗内容包括每周的个人治疗,针对有效管理人际问题和情绪问题的团体技能训练。Palmer 等(2003)进行疗效研究发现,患者的自伤事件和住院天数减少,治疗 18 个月后所有患者不再存在进食障碍综合征。Safer 等(2001)研究发现接受 DBT 治疗的女性贪食症患者比等待组患者暴食/清除行为明显减少。

3.自我监控

Fairburn(1981)提出一套自我监控的治疗措施,重点是使患者明确他们有能力也有责任控制饮食;让他们每天记录进食次数,摄入的内容及数量、呕吐的次数,进行自我监控;找出与贪食发作有关的环境及情绪因素,尽量避开,在达到预期的阶段目标时,进行自我奖励。近期研究结果显示自我监控可能有效,但是由于样本脱落较多,研究结果并不确定。

4.人际关系心理治疗(IP)

(1)着重于支持患者识别和修正过去及现存的可能与疾病发生发展相关的人际问题。首先帮助患者认识理解并评估与疾病相关的人际关系背景,包括历史因素。

(2)其后着重于某个或多个评估异常的人际关系,治疗过程中力求追溯疾病症状与人际困难的关系,有时需围绕进食障碍行为进行心理教育。

(三)药物治疗

不推荐使用抗抑郁药以外的药物治疗(NICE 2004)。

1.三环类抗抑郁药

对改善患者的症状有明显疗效,但因其明显的镇静作用而使用受限。

2.选择性 5-羟色胺再摄取抑制药

能明显减少暴食和呕吐次数,对贪食症的核心症状(暴食、呕吐、导泻、认知)和相关症状(焦虑、抑郁)有效。其中氟西汀已被美国食品药品监督管理局(FDA)批准用于治疗神经性贪食症。Shapiro(2007)进行文献回顾发现氟西汀 60mg/d 短期内能有效减轻神经性贪食症患者的贪食及清除行为,并改善其相关的心理特质。

3.典型抗精神病药

氟哌啶醇对控制患者暴食行为有明显疗效,尤其单独使用抗抑郁药效果不佳的患者,剂量为 2~6mg/d。

(四)其他治疗

汤深等(2012)通过向神经性贪食症且肥胖患者胃内放置水球达到控制食欲,调整进食行为的疗效,但长期疗效尚无临床依据。

八、病程与预后

由于少有长期的研究,病程和预后都不能确定。迄今为止的证据显示临床严重的病例倾向于形成慢性病程:有 25%～35% 的患者不经治疗可自行缓解;50%～90% 患者经治疗后,症状缓解。病期越长,预后越差。治疗研究的结果表明该病的结局较之以前有明显改善。以认知行为治疗进行干预,大约一半的患者完全康复,在 10 年随访中大约 10% 的患者仍符合神经性贪食诊断标准,15% 存在非典型的进食障碍。本病在妊娠期间趋于改善,但随后的复发也很常见。

(李洪伟　北大医疗鲁中医院)

第三节　神经性呕吐

一、概述

神经性呕吐又称心因性呕吐,是指一组自发或故意反复呕吐为特征的精神障碍。呕吐物为所进食物,一般不伴有其他症状;呕吐与心理社会因素有关,无器质性基础。患者可能有怕胖的心理和要求减轻体重的愿望,但由于保持了适当的进食量,多数患者无明显的体重下降及内分泌紊乱等。

患者个性多具有自我中心、易受暗示、易感情用事、好夸张做作等癔症样特点。在遇到不良刺激后发病,以后在类似情况下反复发作。

ICD-10 及 DSM-Ⅴ均未设神经性呕吐的诊断标准,但该症在儿童常可见到,CCMD-3 保留了这一诊断。

二、临床表现

多数患儿的呕吐是由于不愉快的环境或心理紧张而诱发。一般发生在进食完毕后,突然出现喷射状呕吐,无明显恶心及其他不适。每次呕吐量多少不一,常不影响食欲、进食量和体重。呕吐呈周期性,常定时以同一方式呕吐,尽管有反复发作,一般无内分泌紊乱现象。一般有病前应激,情绪波动时发作频繁。患儿一般活动不受影响。

三、诊断与鉴别诊断

(一)中国精神障碍分类与诊断标准(CCMD-3)

50.3 神经性呕吐

指一组以自发或故意诱发反复呕吐为特征的精神障碍,呕吐物为刚吃进的食物。不伴有其他的明显症状,呕吐常与心理社会因素有关,无器质性病变为基础,可有害怕发胖和减轻体重的想法,但体重无明显减轻。

(1)自发的或故意诱发的反复发生于进食后的呕吐,呕吐物为刚吃进的食物。

(2)体重减轻不显著(体重保持在正常平均体重值的80%以上)。

(3)可有害怕发胖或减轻体重的想法。

(4)这种呕吐几乎每天发生,并至少已持续1个月。

(5)排除躯体疾病导致的呕吐,以及癔症或神经症等。

(二)鉴别诊断

临床上神经性呕吐应与神经性厌食、神经性贪食、癔症和躯体疾病导致的呕吐进行鉴别。

四、治疗

(一)一般支持治疗

取得患儿及家属信任,向患儿和家属讲清楚疾病的本质、发病机制,以消除其紧张情绪并取得对方积极配合。

(二)行为治疗

以正性强化为宜:当患儿的呕吐行为减少时,给予他/她喜欢的玩具、活动、游戏等。忽视出现的呕吐行为。

(三)药物治疗

一般的解痉止吐药效不明显。苯二氮䓬类药,如地西泮对减轻焦虑有一定帮助;使用小剂量舒必利可在镇吐同时缓解焦虑;SSRI类药物也可以选用。严重呕吐的病例,需及时补充液体,以免电解质紊乱和酸碱失衡。

(阎加民　淄博市妇幼保健院)

第四节　异食癖

异食癖(pica)是指持续性地咬食非营养性物质如泥土、污物、石头及纸片等,可导致铅中毒、肠梗阻、肠道寄生虫病等并发症。本症多发生于1岁半至6岁的儿童,男孩较女孩多见。

一、病因与发病机制

有人认为患儿体内缺乏某种特殊的营养性物质,以致企图从非营养性物质中摄取。有对50例缺铁性贫血伴异食癖和50例缺铁性贫血不伴异食癖的对照研究发现:异食癖组有较多的物质剥夺、父母分离、破裂家庭和父母对儿童的忽视,故认为是心因性的。

二、临床表现

表现为幼儿咬吃玩具上的油漆、灰泥、袋子、头发及衣服等。较大一点的儿童吞食黏土、污物、动物的粪便、石头、纸张等。

由于吞食的异物不同可产生不同的并发症。吞食灰泥可产生铅中毒;吞食大量的污物、动物的粪便等可造成肠道寄生虫病;吞食黏土可造成贫血与缺锌;吞食大量淀粉,可导致缺铁性贫血;吞食头发、石头等可造成肠梗阻;吞食黏土的患儿可产生严重的高钾血症和慢性肾衰竭。总之,异食癖的危害在于吞食物质的类型和数量。

三、诊断与鉴别诊断

(一)ICD-10 诊断标准

F93.8 婴幼儿和童年异食癖

A.长期进食无营养的物质,至少每周2次。

B.病程至少一个月。(为某种目的,研究者宁愿将最短病程定为3个月)。

C.未表现出 ICD-10 分类中任何其他精神或行为障碍(精神发育迟滞除外)。

D.患儿实际年龄与智力年龄至少2岁

(二)鉴别诊断

1.精神分裂症、器质性精神病、婴儿孤独症等

这些疾病均可伴有异食症状,但各有其特殊的精神症状,如精神分裂症的思维、感知、情绪障碍;器质性精神病的意识障碍和(或)智力、人格障碍;婴儿孤独症的社交能力严重损害等,各有其特殊的表现可以鉴别。

2.重度精神发育迟滞

除异食症状外,患儿的整个语言及运动功能均发育迟缓,智商低。

3.KleineLevin 综合征

表现为发作性嗜睡,醒后食欲旺盛、狼吞虎咽,每次发作可持续数日至数周,有时合并有运动性不安、兴奋、语无伦次、幻觉等,且多见于青年男性。

4.钩虫病

除异食症状外,患儿有贫血、腹痛等其他钩虫病的征象,大便中可找到钩虫卵。驱虫治疗后,体质改善,异食等症状消失。

四、治疗

治疗方法主要为心理治疗,包括改善环境,对父母的指导以及对患儿的行为治疗。有几种行为治疗对改善异食症状有效。厌恶疗法可采用中度电刺激、催吐药物。阳性强化法与厌恶疗法相比,作用要慢。另外还可采用矫枉过正法等。对于并发的躯体疾病,必须同时给予相应的治疗。

五、预后

一般随年龄的长大异食症状会逐渐消失,很少持续至成人期。对于并发严重躯体疾病者,如不及时治疗可因躯体疾病而导致死亡。

(阎加民　淄博市妇幼保健院)

附:常用心理量表

附录 1:儿少心理健康量表(MHS-CA)

【实施与解释】

1 实施方法:儿少心理健康量表系评定量表。小学生由父母与孩子共同讨论填写,中学生可以自己填写,也可以与父母讨论填写。在每个条目下只选择一个与自己(孩子)情况最相符的状态描述,测试时间一般需要 15~20 分钟。

2 记分方法:条目分别是按七个等级记分,即对被试选择的状态描述进行等级记分。七个等级分别是 1 完全符合,2 不符合,3 稍微不符合,4 不知道,5 稍微符合,6 符合,7 完全符合。每个等级的意义分别为:7 过度性病理性为,6 过渡性神经质行为,5 高健康状态,4 一般健康状态,3 低健康状态,2 缺失性神经质行为,1 缺失性病理行为,1 和 7 属于疾病状态,2 和 6 属于亚健康,3~5 属于健康状态。

分量表分和总分记分:在计算分量表分和总分时采用 5 级评分,先对条目原始等级进行转换,即将原条目记分中的 7 分改记为 1 分,6 分改记为 2 分,原等级 1 分 2 分和其它等级 3~5 分不变,新生成的五个等级的意义分别为 5 分高健康状态,4 分一般健康状态,2 分为亚健康状态,1 分为疾病状态,然后将相应的条目相加,获得量表分和总分。

儿少心理健康调查表

你的姓名_____ 性别_____ 年龄_____ 年级(　　)_____

父亲年龄_____ 职业_____ 文化程度_____,母亲年龄_____ 职业_____

文化程度_____

家庭类型:核心型,大家庭,单亲型,父母离婚,重组型,其他

指导语:这是一份心理健康调查表,从 24 个方面评定你的心理健康状况,每个方面有 7 个等级,请你仔细阅读每一条,判断每条所描述的情况与你实际情况的符合程度,选择一个最合适的等级,在相应的等级的数字画一个圈,你一定要仔细看,认真填写,以便反映你的真实情况。七个等级分别是 1 完全不符合,2 不符合,3 稍微不符合,4 不知道,5 稍微符合,6 符合,7 完全符合。

一、感知觉

1、我有特异功能,能感觉到别人感觉不到的东西。

2、我有点感觉过敏,平常声光都觉得难以忍受。

3、我能清晰的感知客观事物。

4、我能准确的感知客观事物,没有感觉不适。

5、我有时出现一些感觉不适,或者知觉错误。

6、我经常看错东西或听错话或体验到异常感觉

7、我感到一切都不真实,又是感到自己变了样。

二、注意

1.我常被一些无意义的事情吸引以致无法学习工作。

2.我太过于注意问题的细节,影响学习工作效率。

3.我能专心致志去做每一件事。

4.我能专心去做必须做的事。

5.我能集中注意力做好我喜欢做的事情。

6.在学习和工作时,我的注意力不能集中。

7.我做任何事都坚持不了几分钟。

三、记忆

1.过去不愉快的经历不由自主的闯入我的脑海,无法排除。

2.我经常想些不愉快的事情。

3.我的记忆力很好,记东西又快又牢。

4.我的记忆力较好,想记的事情基本能记住。

5.我的记忆力一般,偶尔忘记一些小事。

6.我觉得记东西比较费劲,经常忘记一些重要的事情。

7.我的记忆力特别差,总是不停的找东西。

四、思维过程

1.我的大脑里不由自主地涌现出大量的意念,根本停不下来。

2.我的思维特别快,观念一个接一个地出现。

3.我思考问题比较敏捷,流畅。

4.别人认为我考虑问题比较周全,思维有条理。

5.我觉得自己考虑问题不周到或思维比较慢。

6.我觉得自己的思维逻辑性很差,别人不理解我的想法。

7.我觉得我的思维很乱,有时停滞不前,有时完全不能思考。

五、思维内容

1.我特别注意一些小证据,喜欢诡辩。

2.我非常重视证据,只要觉得别人谈话的依据不充分,我就要与他辩论。

3.别人认为我讲话很在理,分析问题有理根有据。

4.别人认为我考虑问题很实在,切合实际。

5.我有事好幻想或怀疑。

6.别人觉得我的思维很怪,难以理解。

7.在我身上发生的一些特别的事情或我确信无疑的事情,别人就是不相信。

六、思维的自主性

1.觉得自己思维能控制或预测别人言行。

2.我觉得自己能知道别人的想法。

3.我能自由的思考问题。

4.我能很好的控制自己的思维。

5.我的脑子有时不听使唤,想些没有意义的事。

6.我老是想些没有意义的问题,自己无法摆脱。

7.我觉得思维好像不是自己的,我想什么事情别人都知道。

七、语言表达

1.别人认为我讲话过于拘泥细节,很累赘。

2.别人觉得我讲话过于详尽,我发觉他们有些不耐烦。

3.我能准确地表达自己的想法。

4.我能清楚的表达自己的想法。

5.我能让别人懂得我的意思。

6.我发现别人经常听不懂我的话。

7.别人发觉我经常自言自语,他们感到很奇怪。

八、语言理解

1.广播,电视有些话是故意针对我的,别人经常议论我。

2.我对别人的话很敏感,总觉得别人在评论自己。

3.我能准确地理解别人的话。

4.我能较好的理解别人的话语。

5.我偶尔误解别人的意思。

6.我很难理解别人的话。

7.我觉得所有人的话都那么陌生,无法理解。

九、智力

1.我有特别灵敏的灵感,能预知宇宙万物。

2.我觉得自己特别聪明,别人的言行都那么愚蠢可笑。

3.我的理解力强,能活学活用,适应能力强。

4.我学新知识较快,灵活运用能力差,能较好地适应环境。

5.别人觉得我忠厚诚实,我学新东西较慢,但能适应环境。

6.我接受新东西很慢,适应环境有点困难。

7.我的学习理解能力很差,适应环境困难。

十、自信与自尊

1.我各方面都比别人强,我什么事都会做。

2.别人觉得我过高地估计自己的能力,长相或学识。

3.我对自己有充分的信任,充满活力。

4.我能合理地估计自己的优点和不足。

5.我对自己的优点估计不足,担心自己的不足。

6.我对自己没有信心,很在意别人的评价。

7.我觉得自己一无是处,什么都不如别人。

十一、安全与信任

1.我觉得每个人都很友好,从来不怀疑任何人。

2.我过于相信别人,经常受骗上当。

3.我相信大多数人,从不担心自己会上当受骗。

4.我觉得多数人是可信赖的,对现实感到安全满意。

5.我不轻易相信别人,但能与现实保持良好的接触。

6.我觉得别人都靠不住,生活没有安全感。

7.我不相信任何人,整天提心吊胆地生活。

十二、责任感

1.我总觉得自己做的不够好,责备自己。

2.我生怕自己没做好,别人不满意。

3.我的责任感很强,总想把事情做得更好。

4.我是一个有责任心的人,做事认真负责。

5.别人认为我的责任感差,有点以自我为中心。

6.父母觉得我没有责任感,喜欢埋怨别人。

7.每个人都说我生活懒散,整天怨天尤人。

十三、活泼性

1.别人觉得我做事很冲动,不考虑后果。

2.父母觉得我很浮躁,贪玩,乱交友。

3.别人认为我很活泼,开朗,好交际。

4.别人觉得我比较稳重,朴实,合群。

5.我的性格比较内向,深沉,重感情。

6.别人认为我孤僻,寡言,不合群。

7.别人觉得我性格怪异,独来独往,无法接近。

十四、仁慈心

1.别人认为我脾气暴躁,残忍。

2.父母觉得我脾气急躁,缺少同情心。

3.我做事粗心,不太注意别人的感受。

4.别人认为我很随和,善解人意。

5.父母觉得我很温顺,多愁善感。

6.我的性格比较懦弱,胆小怕事。

7.我在别人面前总是低声下气,没有尊严,

十五、需要满足

1.我做任何事情都是从"应该"出发,从不考虑自己的需要。

2.我过分在意别人的看法,过度压抑自己。

3.我比较在意别人的看法,较少考虑个人的需要。

4.在不违反社会规范的前提下,我能合适地满足自己的需要。

5.别人觉得我利欲心比较强,不太在意别人的看法。

6.我做事情总是考虑自己的得失,常常损害别人的利益。

7.别人认为我做事不顾现实,一味追求个人满足。

十六、焦虑体验

1.我整天莫名其妙地焦虑或对某些情境极度恐惧,严重影响我的生活。
2.我经常感到紧张焦虑或害怕某些情境,影响我个人潜能的发挥。
3.我不时有点紧张焦虑,但能自己化解。
4.我的生活过得很忙碌,但多数时间比较开心。
5.我生活得比较轻松自在,从不感到紧张。
6.我对未来没有任何打算,过一天算一天。
7.父母认为我好吃懒做,整日游手好闲。

十七、愉快体验

1.我感到特别愉快,没有任何烦恼。
2.我感到很幸福,对困难毫不在乎。
3.我生活得比较愉快和幸福。
4.生活虽有不如意之事,哦书时间我比较开心。
5.我有时感到忧愁和悲伤,但能自己化解。
6.我总是感到不满,悔恨,埋怨,苦闷,不愉快。
7.我不能从生活中体验到任何乐趣,觉得人生毫无意义。

十八、情绪反应

1.我的情绪极不稳定,易怒,易悲,易流泪,易感动。
2.我的情绪不稳定,经常喜怒无常。
3.我的情绪反应强烈,爱憎分明,好感情用事。
4.我的情绪稳定,反应适度,善于控制。
5.我的情绪反应慢,强度弱,表情冷淡。
6.我体验不到愉快和悲伤,与亲人没有感情沟通。
7.别人认为我的情感幼稚,淡漠或完全没有情感反应。

十九、行为

1.我觉得自己太拘泥于社会规范,以致不敢做任何事。
2.我做事犹豫不决,强迫,过分担心别人的看法。
3.我的精力很充沛,敢作敢为,但自觉地遵守社会规范。
4.我在生活,学习和工作方面较主动,有上进心,服从社会规范。
5.我学习和工作是为了生活,尽可能使自己的行为符合社会规范。
6.别人认为我是个叛逆者,做事冲动,不愿承担社会责任。
7.我对社会规范十分反感,老师做些违纪和违法的事情。

二十、活动

1.我好冲动冒险,喜好从事一些危险的活动。
2.我整天都安静不下来,小动作不断,或有一些怪异的,刻板的动作。
3.我贪玩,好动,话多,整天闲不住。

4.我做事有计划,活动有规律,自控能力强。

5.我不爱活动,喜欢安安静静的学习和工作。

6.我的活动明显减少,行动缓慢或呆坐不动。

7.我想天天卧床不起,整天不想讲一句话。

二十一、兴趣

1.我什么事情都想做,结果什么事情也做不成,且影响正常生活。

2.我的兴趣短暂多变,影响学习和工作。

3.我的兴趣广泛,生活丰富多彩。

4.我热爱生活,学习和工作,有些业余爱好。

5.除正常的生活,学习和工作外,我没有什么业余爱好。

6.我的兴趣明显减退,对生活,学习和工作有厌倦感。

7.我对生活毫无兴趣,讨厌人生。

二十二、人际交往

1.我经常乱交朋友,影响正常的生活。

2.我交友过多,影响学习和工作。

3.我擅长与人交往,从交往中体验到快乐。

4.我主动与人交往,愿意帮助别人。

5.我有目的地与人交往,能帮助别人。

6.我怕与人交往,在人多的场合感到紧张。

7.我拒绝与人交往,与人接触感到恐惧。

二十三、学习和工作

1.我的期望水平过高,压力很大,精神快要崩溃了。

2.我对自己的要求很高,不能从学习和工作中体验到乐趣。

3.我对学习和工作兴趣浓厚,成绩优秀或业绩显著。

4.我工作主动,学习自觉,对成绩感到满意。

5.我学习刻苦,工作努力,成绩一般。

6.我对学习和工作没兴趣,能完成任务,成绩较差。

7.我厌恶学习和工作,不能完成任务,成绩很差。

二十四、健康关注

1.我确信自己得了不治之症,整天忙于看病吃药。

2.我怀疑自己得了严重的疾病,反复检查仍不放心。

3.我对躯体不适比较敏感,夸大病情,过度治疗。

4.我比较关心自身健康,有病及时治疗。

5.我不太关心自身的健康,有病不及时治疗。

6.我不关心自身健康,过量吸烟,酗酒或吸毒。

7.我有意摧残自己的健康,有自残或自杀行为。

附录 2：安全感量表

安全感量表由丛中（北京精神卫生研究所）和安莉娟（河北师范大学教科院心理系）于 2003 年编制。安全感作为基础的心理需要一直受到各理论学派的重视。马斯洛的安全－不安全感量表（S－I）编制于上个世纪五十年代，时间较早，项目较多（共包含 75 题），目前在我国并没有得到普遍使用，并且一直未看到该量表的信度、效度检验和常模的报告情况。

作者认为，安全感是对可能出现的对身体或心理的危险或风险的预感，以及个体在应对处置时的有力/无力感，主要表现为确定感和可控制感。为了能够对安全感这一重要心理特征进行检测，编制了"安全感量表"(Security Questionnaire, SQ)。

安全感量表共包含 16 个项目，分为 2 个因子。人际安全感因子，共 8 个项目，主要反映个体对于人际交往过程中的安全体验。确定控制感因子，共 8 个项目，主要反映个体对于生活的预测和确定感、控制感。

安全感量表

指导语：请仔细阅读下面的每一条陈述，判断与你的感受或行为相符合的程度，然后在右边相应的答案上打勾，来表示你经常性的感受或行为。答案无所谓对或错，因此不必对任何一条陈述花太多的时间去考虑，只要答出你平时的实际感受是怎样的就可以了。

A、非常符合 B、基本符合 C、中性或不确定 D、基本不符合 E、非常不符合

1. 我从来不敢主动说出自己的看法
2. 我感到生活总是充满不确定性和不可预测性
3. 我习惯于放弃自己的愿望和要求
4. 我总是担心会发生什么不测
5. 我从不敢拒绝朋友的请求
6. 遇到不开心的事，我总是独自生闷气或者痛哭
7. 我一直觉得自己挺倒霉的
8. 人们说我是一个害羞、退缩的人
9. 我总是担心太好的朋友关系以后会变坏
10. 对领导我一般是敬而远之
11. 我常常担心自己的思维或情感会失去控制
12. 我总是"万事不求人"
13. 我总是担心自己的生活会变得一团糟
14. 我感到自己无力应对和处理生活中突如其来的危险
15. 我害怕与他人建立并保持亲近关系
16. 无论别人怎么说，我都觉得自己很没用

记分：A,B,C,D,E 共五个等级，分别记为 1,2,3,4,5 分。其中，人际安全感因子包括：第 1,3,6,8,10,12,15,16 题，确定控制感因子包括：第 2,4,5,7,9,11,13,14 题。

附录3：UCLA 孤独量表

UCLA 孤独量表(UCLA Loneliness Scale,Univesity of California at Los Angels)首版于1978年,Russell等人编制而成,曾经在1980年和1988年进行了两次修订,分别为第二版和第三版。本量表(见下)即是第三版,该量表为自评量表,主要评价由对社会交往的渴望与实际水平的差距而产生的孤独感。全量表共有20个条目,每个条目有4级频度评分:4＝一直有此感;3＝有时有此感;2＝很少有此感觉;1＝从未有此感觉。其中有9个条目反序记分,分数越高,孤独程度越高。

测验说明:

请仔细阅读以下的20道题目并根据自己实际情况进行作答;每个条目有4级程度评分:(4)我常常有此感觉;(3)我有时有此感觉;(2)我很少有此感觉;(1)我从未有此感觉。在答题过程中不得漏题同时在同一道题上不要斟酌太多时间,根据自己第一反应作答。如有个别题目与你不符或你从未思考过请选一个你个人倾向的答案。

试题题目:

1.你常感到与周围人的关系和谐吗?
  A.从不   B.很少   C.有时   D.一直
2.你常感到缺少伙伴吗?
  A.从不   B.很少   C.有时   D.一直
3.你常感到没有人可以信赖吗?
  A.从不   B.很少   C.有时   D.一直
4.你常感到寂寞吗?
  A.从不   B.很少   C.有时   D.一直
5.你常感到属于朋友中的一员吗?
  A.从不   B.很少   C.有时   D.一直
6.你常感到与周围的人有许多共同点吗?
  A.从不   B.很少   C.有时   D.一直
7.你常感到与任何人都不亲密了吗?
  A.从不   B.很少   C.有时   D.一直
8.你常感到你的兴趣与想法与周围的人不一样了吗?
  A.从不   B.很少   C.有时   D.一直
9.你常感到想要与人来往、结交朋友吗?
  A.从不   B.很少   C.有时   D.一直
10.你常感到与人亲近吗?
  A.从不   B.很少   C.有时   D.一直
11.你常感到被人冷落吗?
  A.从不   B.很少   C.有时   D.一直

12.你常感到你与别人来往毫无意义吗?
　　A.从不　　　B.很少　　　C.有时　　　D.一直
13.你常感到没有人很了解你吗?
　　A.从不　　　B.很少　　　C.有时　　　D.一直
14.你常感到与别人隔开了吗?
　　A.从不　　　B.很少　　　C.有时　　　D.一直
15.你常感到当你愿意时你就能找到伙伴吗?
　　A.从不　　　B.很少　　　C.有时　　　D.一直
16.你常感到有人真正了解你吗?
　　A.从不　　　B.很少　　　C.有时　　　D.一直
17.你常感到羞怯吗?
　　A.从不　　　B.很少　　　C.有时　　　D.一直
18.你常感到人们围着你但并不关心你吗?
　　A.从不　　　B.很少　　　C.有时　　　D.一直
19.你常感到有人愿意与你交谈吗?
　　A.从不　　　B.很少　　　C.有时　　　D.一直
20.你常感到有人值得你信赖吗?
　　A.从不　　　B.很少　　　C.有时　　　D.一直

附录4:青春期性心理健康量表

青春期性心理健康量表

基本情况

年　龄:　　　(周岁)　性别:　　　民族:　　　文化程度:

所处地:　　　省　　　县　　学校:　　　填表日期:　　年　　月　　日

题项	完全不符合	基本不符合	不确定	基本符合	完全符合
1.我了解人体的生理结构。					
2.我的行为方式符合自己的性别角色。					
3.我了解人体的各种生理功能。					
4.我对有关性方面的事情很感兴趣。					
5.我能和谐自然的与异性相处。					
6.谈到或想到性,我没有羞耻感和负罪感。					

续 表

题项	完全不符合	基本不符合	不确定	基本符合	完全符合
7.我了解生殖器官的构造和功能。					
8.我会情不自禁地去看一些色情刊物、节目等。					
9.我认为性是万恶之源。					
10.我很认同自己的性别角色。					
11.我很欣赏自己身体的特征。					
12.我了解什么是月经和遗精。					
13.当出现性冲动的时候,我感动自己没有办法控制。					
14.一想到性就感到不安、恐惧或羞耻。					
15.我认为性是肮脏的、羞耻的,是见不得人的事。					
16.我很满意自己的性别。					
17.我了解性心理的内容和结构。					
18.我认为周围的人都谈恋爱了,而自己没有谈恋爱就很没有面子。					
19.我总是抑制不住地陷入到有关性的幻想中去。					
20.我了解避孕的知识。					
21.我渴望深入了解异性。					
22.我认为手淫是病态的、下流的。					
23.我了解自己的身体会出现哪些变化。					
24.我对性知识有疑惑时会主动地寻求帮助。					
25.我了解自己的身体会出现哪些变化。					
26.当出现性冲动、性欲望的时候,我能将精力转移到学习、工作、娱乐、交友中去。					

续 表

题项	完全不符合	基本不符合	不确定	基本符合	完全符合
27.我了解性病的各种知识。					
28.我对于自己身体的变化感到很适应。					
29.我能按社会道德规范约束自己的与性有关的言行举止。					
30.我羞于求助或查阅资料来解开自己对性知识的疑惑。					
31.我能通过恰当的方式排解性欲望、性冲动。					
32.我认为性可以作为换取自身利益的一种手段。					
33.我认为应该崇尚现代西方文化中的性解放、性自由。					
34.有关性方面的事情很容易分散我的注意力。					
35.我所了解的性知识主要来源于学校的教育、父母或长辈的教导和社区的宣传。					
36.我认为性幻想、性梦是一种不道德的现象,是令人羞愧的。					
37.我所表现出的与性有关的行为举止都符合当时所处环境的要求。					
38.我能主动并有效地利用社会、家庭、学校提供的各种资源获取性知识。					
39.我认为谈恋爱是寻求刺激或摆脱孤独。					
40.我所表现出的与性有关的行为举止都符合自己所处的社会文化背景。					
41.我所了解的性知识主要来自于色情读物、色情媒体节目或网站。					
42.我表达情感的方式与其他同龄人不同。					

题项	完全不符合	基本不符合	不确定	基本符合	完全符合
43.我认为应该坚守我国传统的性禁锢、性压抑的观念。					
44.引起我性欲望的原因是符合社会道德规范的。					
45.我得到性满足的途径是符合社会道德规范的。					
46.因为性成熟带来的身体和心理上的变化使我的学习和生活不能正常进行。					

性认知分量表:生理知识因子包括1、3、7、12、25共5个条目;性知识因子包括17、20、23、27共4个条目。

性价值观分量表:性观念因子包括9、15、22、3、43共5个条目;性态度因子包括18、32、33、39共4个条目。

性适应分量表:社会适应因子包括26、29、31、37、38、40、42、44、45共9个条目;性控制力因子包括4、8、13、19、21、34共6个条目;自身适应因子包括2、5、10、11、16共5个条目。

测谎题:包括6和14、24和30、28和46、35和41共4对。若成对题得分不一致说明被试测试时可能不认真,随意作答。

以上38个条目中有17个反向计分题,分别为8、9、13、14、15、18、19、22、30、32、33、34、36、39、41、43、46。所有38个条目得分之和即为该量表的总分,反映被测试者性心理健康的总体状况。

附录5:抑郁自评量表(SDS)

SDS是由仲克(Zung)于1965年编制,是用于心理咨询、抑郁症状筛查及严重程度评定和精神药理学研究的量表之一。其特点是使用简便,并能相当直观地反映抑郁患者的主观感受。主要适用于具有抑郁症状的成年人,包括门诊及住院患者。只是对严重迟缓症状的抑郁,评定有困难。同时,SDS对于文化程度较低或智力水平稍差的人使用效果不佳。

SDS的主要统计指标是总分,由受试者评定后,将所有项目的得分相加,即得到总粗分X,然后通过公式转换:$Y = in + (1.25X)$。即用粗分乘以1.25后取整数部分,就得到标准分Y。但在实际应用中,很多使用者仅使用原始粗分。

临床使用时可以采用抑郁严重指数(0.25~1.0)来反映受试者的抑郁程度。

抑郁严重指数=粗分(各条目总分)/80(最高总分)

抑郁程度判断方法:无抑郁(抑郁严重指数<0.5);轻度抑郁(抑郁严重指数0.5~0.59);中度抑郁(抑郁严重指数0.6~0.69);重度抑郁(抑郁严重指数0.7以上)。

抑郁自评量表(SDS)

姓名： 性别： 年龄：

填表注意事项:下面有20条文字,请仔细阅读每一条,把意思弄明白。然后根据您最近一周的实际情况,在适当的方格里面画一个"√"。每一条文字后的四个方格,表示:没有或很少时间;小部分时间;相当多时间;绝大部分或全部时间。

	没有或很少时间	小部分时间	相当多时间	绝大部分或全部时间
1.我觉得闷闷不乐,情绪低沉。	□	□	□	□
2.我觉得一天之中早晨最好。	□	□	□	□
3.我一阵阵哭出来或觉得想哭。	□	□	□	□
4.我晚上睡眠不好。	□	□	□	□
5.我吃得跟平常一样多。	□	□	□	□
6.我与异性密切接触时和以往一样感到愉快。	□	□	□	□
7.我发觉我的体重在下降。	□	□	□	□
8.我有便秘的苦恼。	□	□	□	□
9.我心跳比平时快。	□	□	□	□
10.我无缘无故地感到疲乏。	□	□	□	□
11.我的头脑跟平常一样清楚。	□	□	□	□
12.我觉得做经常做的事情并没有困难。	□	□	□	□
13.我觉得不安而平静不下来。	□	□	□	□
14.我对将来抱有希望。	□	□	□	□
15.我比平常容易生气激动。	□	□	□	□
16.我觉得做出决定是容易的。	□	□	□	□
17.我觉得自己是个有用的人,有人需要我。	□	□	□	□
18.我的生活过得很有意思。	□	□	□	□
19.我认为如果我死了,别人会生活得好些。	□	□	□	□
20.平常感兴趣的事我仍然感兴趣。	□	□	□	□

附录6:焦虑自评量表(SAS)

姓名:　　　性别:　　　年龄:　　　病历号:

下面有20条文字,请仔细阅读每一条,把意思弄明白,然后根据您最一周的实际感觉,在分数栏1~4分下选择与你的情况相符的"√"。每道题不要花费太久思考,凭第一印象回答。目前主要的情绪和躯体症状的自评请根据自觉症状的程度选择。

(评定时间为过去一周内或现在)

评定项目	没有或很少有	有时有	大部分时间有(经常有)	绝大多数时间有
1、我感到比往常更加神经过敏和焦虑	1	2	3	4
2、我无缘无故感到担心	1	2	3	4
3、我容易心烦意乱或感到恐慌	1	2	3	4
4、我感到我的身体好像被分成几块,支离破碎	1	2	3	4
5、我感到事事都很顺利,不会有倒霉的事情发生	4	3	2	1
6、我的四肢抖动和震颤	1	2	3	4
7、我因头痛、颈痛、背痛而烦恼	1	2	3	4
8、我感到无力且容易疲劳	1	2	3	4
9、我感到很平静,能安静坐下来	4	3	2	1
10、我感到我的心跳较快	1	2	3	4
11、我因阵阵的眩晕而不舒服	1	2	3	4
12、我有阵阵要昏倒的感觉	1	2	3	4
13、我呼吸时进气和出气都不费力	4	3	2	1
14、我的手指和脚趾感到麻木和刺痛	1	2	3	4
15、我因胃痛和消化不良而苦恼	1	2	3	4
16、我必须时常排尿	1	2	3	4
17、我的手总是很温暖而干燥	4	3	2	1
18、我觉得脸发烧发红	1	2	3	4
19、我容易入睡,晚上休息很好	4	3	2	1
20、我做恶梦	1	2	3	4

计分与解释:
1.评定采用1~4制计分。
2.把20题的得分相加得总分,把总分乘以1.25,四舍五入取整数,即得标准分。
3.焦虑评定的分界值为50分,50~59分为轻度焦虑,60~69分为中度焦虑,70分以上为重度焦虑。分值越高,焦虑倾向越明显。

附录7:社交回避及苦恼量表(SAD)

社交回避及苦恼分别指回避社会交往的倾向及身临其境时的苦恼感受。回避是一种行为表现,苦恼为情感反应。

社交回避及苦恼量表(Social Avoidance and Distress Scale ,SAD)含有28个条目,其中14条用于评价社交回避,14条用于评定社交苦恼。最初的评分采用"是一否"的方式,但许多研究人员采用了5级评分制。"是一否"评分制得分范围从0(最低的回避及苦恼程度)到28(最高的一级)。

测验说明:

请仔细阅读每一道题根据自己实际情况进行作答:(从每一题后2个答案中选出最适合你的一个),在作答过程中不得漏题,同时在同一题上不要斟酌太多时间根据你看完题后的第一反应作答。有些题目可能与你不符或你从未思考过,如有这种情况请选择一个你个人倾向的答案。整个问卷建议施测时间为15—20分钟。

试题题目:

1、即使在不熟悉的社交场合里我仍然感到轻松。
 A.是　　　　　　　　B.否

2、我尽量避免迫使我参加交际应酬的情形。
 A.是　　　　　　　　B.否

3、我同陌生人在一起时很容易放松。
 A.是　　　　　　　　B.否

4、我并不特别想去回避人们。
 A.是　　　　　　　　B.否

5、我通常发现社交场合令人心烦意乱。
 A.是　　　　　　　　B.否

6、在社交场合我通常感觉平静及舒适。
 A.是　　　　　　　　B.否

7、在同异性交谈时,我通常感觉放松。
 A.是　　　　　　　　B.否

8、我尽量避免与人家讲话,除非特别熟。
 A.是　　　　　　　　B.否

9、如果有同新人相会的机会,我会抓住的。
 A.是　　　　　　　　B.否

10、在非正式的聚会上如有异性参加,我通常觉得焦虑和紧张。
    A.是   B.否

11、我通常与人们在一起时感到焦虑,除非与他们特别熟。
    A.是   B.否

12、我与一群人在一起时通常感到放松。
    A.是   B.否

13、我经常想离开人群。
    A.是   B.否

14、在置身于不认识的人群中时,我通常感到不自在。
    A.是   B.否

15、在初次遇见某些人时,我通常是放松的。
    A.是   B.否

16、被介绍给别人使得我感到紧张和焦虑。
    A.是   B.否

17、尽管满房间都是生人,我可能还是会进去的。
    A.是   B.否

18、我会避免走上前去加入到一大群人中间。
    A.是   B.否

19、当上司想同我谈话时,我很高兴与他谈话。
    A.是   B.否

20、当与一群人在一起时,我通常感觉忐忑不安。
    A.是   B.否

21、我喜欢躲开人群。
    A.是   B.否

22、在晚上或社交聚会上与人们交谈对我不成问题。
    A.是   B.否

23、在一大群人中间,我极少能感到自在。
    A.是   B.否

24、我经常想出一些借口以回避社交活动。
    A.是   B.否

25、我有时充当为人们相互介绍的角色。
    A.是   B.否

26、我尽量避开正式的社交场合。
    A.是   B.否

27、我通常参加我所能参加的各种社会交往,不管是什么社交活动,我一般是能去就去。
    A.是   B.否

28、我发现同他人在一起时放松很容易。
    A.是   B.否

参 考 文 献

[1]李雪荣.孤独症诊疗学[M].长沙:中南大学出版社.2018.
[2]苏林雁.儿童精神医学.长沙:湖南科学技术出版社.2014.
[3]陈秀洁.儿童运动障碍和精神障碍的诊断与治疗 第2版.北京:人民卫生出版社.2017.
[4]郑毅,刘靖.中国注意缺陷多动障碍防治指南.中华医学电子音像出版社.2015.
[5]杜亚松.儿童青少年情绪障碍.北京:人民卫生出版社.2013.
[6]季卫东.儿童青少年精神障碍诊疗指南.北京:人民卫生出版社.2012.
[7]聂晶.儿童与青少年心理障碍的防治.北京:中央广播电视大学出版社.2014.
[8]姚芳传.情感性精神障碍.长沙:湖南科学技术出版社.2016.
[9]陈军.学前孤独症儿童康复教育.厦门:厦门大学出版社.2018.0
[10]陈艳妮.孤独症谱系障碍康复案例解析.西安:第四军医大学出版社.2015.
[11]连翔.自闭症儿童心理发展与教育.上海:复旦大学出版社.2018.
[12]杨广学,王芳.自闭症前沿研究丛书自闭症整合干预.上海:复旦大学出版社.2015.
[13]平军辉,潘飞.精神障碍的诊治与康复.武汉:湖北科学技术出版社.2018.
[14]马敬.实用精神疾病学.天津:天津科学技术出版社.2018.
[15]韩斐.治疗小儿抽动障碍.北京:中国医药科技出版社.2013.
[16]邹丽萍.儿童多动症.北京:军事医学科学出版社.2014.
[17]国家卫生计生委家庭司.青少年健康发展指南.北京:中国人口出版社.2017.
[18]史慧静.儿童青少年卫生学.上海:复旦大学出版社.2014.